经时济世
继往开来
贺教育部
重大攻关项目
成果出版

季羡林
时年九十有八

教育部哲学社會科学研究重大課題攻関項目

“十四五”时期国家重点出版物出版专项规划项目

医患信任关系建设的社会心理机制研究

ON THE SOCIAL PSYCHOLOGICAL MECHANISMS OF THE BUILDING OF DOCTOR-PATIENT TRUST

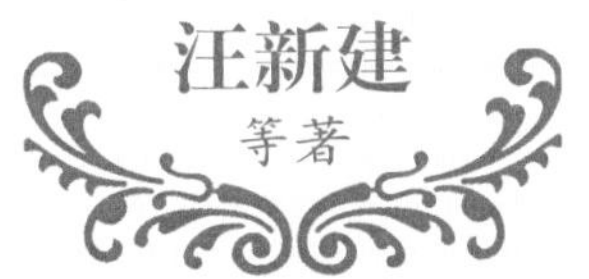

汪新建 等著

中国财经出版传媒集团

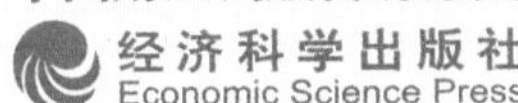

经济科学出版社
Economic Science Press

图书在版编目（CIP）数据

医患信任关系建设的社会心理机制研究/汪新建等著. --北京：经济科学出版社，2022.9

教育部哲学社会科学研究重大课题攻关项目 “十四五”时期国家重点出版物出版专项规划项目

ISBN 978-7-5218-4000-1

Ⅰ.①医… Ⅱ.①汪… Ⅲ.①医院-人间关系-研究 Ⅳ.①R197.322

中国版本图书馆CIP数据核字（2022）第167642号

责任编辑：何 宁
责任校对：蒋子明
责任印制：范 艳

医患信任关系建设的社会心理机制研究

汪新建 等著

经济科学出版社出版、发行 新华书店经销

社址：北京市海淀区阜成路甲28号 邮编：100142

总编部电话：010-88191217 发行部电话：010-88191522

网址：www.esp.com.cn

电子邮箱：esp@esp.com.cn

天猫网店：经济科学出版社旗舰店

网址：http://jjkxcbs.tmall.com

北京季蜂印刷有限公司印装

787×1092 16开 32.25印张 620000字

2022年12月第1版 2022年12月第1次印刷

ISBN 978-7-5218-4000-1 定价：129.00元

课题组主要成员

首 席 专 家 汪新建

课题组负责人 吕小康

主 要 成 员 （以姓氏音序排列）

艾　娟	柴民权	常子奎	程婕婷
董才生	付春野	姜　鹤	李　强
刘　颖	申　悦	陶华岳	王　丛
王　晖	王　骥	辛自强	燕　晓
杨艳杰	姚淑娟	翟学伟	张慧娟
张　曜	张子睿	赵　礼	赵文珺
周一骑	竺晓凡		

总　序

哲学社会科学是人们认识世界、改造世界的重要工具，是推动历史发展和社会进步的重要力量，其发展水平反映了一个民族的思维能力、精神品格、文明素质，体现了一个国家的综合国力和国际竞争力。一个国家的发展水平，既取决于自然科学发展水平，也取决于哲学社会科学发展水平。

党和国家高度重视哲学社会科学。党的十八大提出要建设哲学社会科学创新体系，推进马克思主义中国化、时代化、大众化，坚持不懈用中国特色社会主义理论体系武装全党、教育人民。2016 年 5 月 17 日，习近平总书记亲自主持召开哲学社会科学工作座谈会并发表重要讲话。讲话从坚持和发展中国特色社会主义事业全局的高度，深刻阐释了哲学社会科学的战略地位，全面分析了哲学社会科学面临的新形势，明确了加快构建中国特色哲学社会科学的新目标，对哲学社会科学工作者提出了新期待，体现了我们党对哲学社会科学发展规律的认识达到了一个新高度，是一篇新形势下繁荣发展我国哲学社会科学事业的纲领性文献，为哲学社会科学事业提供了强大精神动力，指明了前进方向。

高校是我国哲学社会科学事业的主力军。贯彻落实习近平总书记哲学社会科学座谈会重要讲话精神，加快构建中国特色哲学社会科学，高校应发挥重要作用：要坚持和巩固马克思主义的指导地位，用中国化的马克思主义指导哲学社会科学；要实施以育人育才为中心的哲学社会科学整体发展战略，构筑学生、学术、学科一体的综合发展体系；要以人为本，从人抓起，积极实施人才工程，构建种类齐全、梯队衔接的高校哲学社会科学人才体系；要深化科研管理体制改革，发挥高校人才、智力和学科优势，提升学术原创能力，激发创新创造活力，建设中国特色新型高校智库；要加强组织领导、做好统筹规划、营造良好学术生态，形成统筹推进高校哲学社会科学发展新格局。

哲学社会科学研究重大课题攻关项目计划是教育部贯彻落实党中央决策部署的一项重大举措，是实施“高校哲学社会科学繁荣计划”的重要内容。重大攻关项目采取招投标的组织方式，按照“公平竞争，择优立项，严格管理，铸造精品”的要求进行，每年评审立项约40个项目。项目研究实行首席专家负责制，鼓励跨学科、跨学校、跨地区的联合研究，协同创新。重大攻关项目以解决国家现代化建设过程中重大理论和实际问题为主攻方向，以提升为党和政府咨询决策服务能力和推动哲学社会科学发展为战略目标，集合优秀研究团队和顶尖人才联合攻关。自2003年以来，项目开展取得了丰硕成果，形成了特色品牌。一大批标志性成果纷纷涌现，一大批科研名家脱颖而出，高校哲学社会科学整体实力和社会影响力快速提升。国务院副总理刘延东同志做出重要批示，指出重大攻关项目有效调动各方面的积极性，产生了一批重要成果，影响广泛，成效显著；要总结经验，再接再厉，紧密服务国家需求，更好地优化资源，突出重点，多出精品，多出人才，为经济社会发展做出新的贡献。

作为教育部社科研究项目中的拳头产品，我们始终秉持以管理创新服务学术创新的理念，坚持科学管理、民主管理、依法管理，切实增强服务意识，不断创新管理模式，健全管理制度，加强对重大攻关项目的选题遴选、评审立项、组织开题、中期检查到最终成果鉴定的全过程管理，逐渐探索并形成一套成熟有效、符合学术研究规律的管理办法，努力将重大攻关项目打造成学术精品工程。我们将项目最终成果汇编成“教育部哲学社会科学研究重大课题攻关项目成果文库”统一组织出版。经济科学出版社倾全社之力，精心组织编辑力量，努力铸造出版精品。国学大师季羡林先生为本文库题词：“经时济世　继往开来——贺教育部重大攻关项目成果出版”；欧阳中石先生题写了“教育部哲学社会科学研究重大课题攻关项目”的书名，充分体现了他们对繁荣发展高校哲学社会科学的深切勉励和由衷期望。

伟大的时代呼唤伟大的理论，伟大的理论推动伟大的实践。高校哲学社会科学将不忘初心，继续前进。深入贯彻落实习近平总书记系列重要讲话精神，坚持道路自信、理论自信、制度自信、文化自信，立足中国、借鉴国外，挖掘历史、把握当代，关怀人类、面向未来，立时代之潮头、发思想之先声，为加快构建中国特色哲学社会科学，实现中华民族伟大复兴的中国梦做出新的更大贡献！

教育部社会科学司

前　言

近年来，医患关系紧张导致的医患冲突已成为当下中国社会一个不容忽视的问题。不时出现的伤医甚至杀医事件，常以极端的形式强烈地刺激着公众的神经。可以说，医患关系紧张与医患冲突是转型中诸多社会问题的集中体现，医患信任的缺失则是中国社会普遍信任缺失的一个缩影。在此背景下，我们承担了教育部哲学社会科学重大攻关项目“医患信任关系建设的社会心理机制研究（15JZD030）”，并展开了深入的调查研究和理论分析，尝试为中国社会的医患信任建设提出具有中国社会心理学特色的对策和建议。

在研究过程中，我们首先系统回顾了中国社会医患信任的历史变迁过程，全面梳理了影响医患信任的社会心理因素，其次采用自编测量工具进行实际调查，并设计了控制实验以验证医患间信任缔结与干预的若干社会心理机制，最后提出了重建医患信任的社会心理学策略。这构成了本书的基本行文脉络。本书是国内首个从社会心理学视角出发，讨论医患信任危机的成因及其对策的系统性研究。我们觉得这是社会心理学研究者对当下社会需求应当做出、也必须做出的回应，同时也期望它能够进一步激发国内外同行的持续关注及深入思考。

随着研究的深入，我们也越来越清晰地认识到，从心理学或社会心理学的学科视角探索医患信任问题以求获得具有学术价值的发现有着不可低估的意义，而同样有意义、甚至更有意义的是再向前一步，把这项研究提升至社会治理的层面，通过医患共同体建设对医患信任问题展开协同治理。这也是对国内学者业已进行的社会心态治理研究的一个积极的呼应。只有将社会心态的产生根源和治理措施置于社会发展的时代脉络和国家治理的广阔背景中加以考察，才能找到行之有效的治理方案。

是为序。

汪新建

2021年8月

摘　要

本书以我国医疗体制改革尚不完善、转型期社会信任缺失及现代医学模式自身尚有不足为基本背景，引出医患信任建设的议题，展开医患信任现状调研、测量工具建构、重点案例库建设等基础性工作，继而探查医患关系紧张的社会心理因素及其作用机制，最后从社会心态建设视角提出了相应的对策建议。本书主要包括以下五个方面的内容。

第一，回顾中国社会中医患信任的历史变迁过程。本书勾勒了从近代社会到现代社会医疗活动的职业化进程对医患关系的形塑，以及近代中国社会的“后发外启”性现代化过程对医患关系的影响，从而在医疗体制宏观因素背景下，讨论了中国人的文化心理和社会心理特征对中国式医患信任的影响。

第二，梳理影响医患信任的社会心理因素。本书将社会心理因素概括为文化心理因素、患方心理因素、医方心理因素和媒体心理因素四个方面。在文化心理方面，考察了常人疾病观对医患信任的影响；在患方心理因素方面，考察了患方体验到的社会排斥及疾病污名对患方信任的影响，以及患方互联网使用行为对医患信任行为的影响；在医方心理因素方面，考察了医患沟通和医方刻板印象对医患间建立信任的作用；在媒体心理因素方面，考察了涉医新闻报道框架对医患信任的影响。

第三，调查当下中国社会的医患信任水平与医患社会心态。课题组自编了患方信任量表中的预设性信任分量表、现实性信任分量表以及医方信任量表，同时，还编制了中国医患社会心态问卷并将其中的患方版翻译成维吾尔语、哈萨克语和藏语版本，以上述量表和问卷为工具，我们开展了覆盖所有省、自治区、直辖市的调查，研究结果一方面检验了所开发调查工具的信效度；另一方面也为后续验证性或干预性研究提供了有价值的线索。

第四，实验验证医患之间信任缔结与干预的若干社会心理机制。研究包括消极就医体验与消极医疗事件的责任归因对患方攻击性的影响，治疗费用与医方态度对患方关于医方刻板印象的影响，主观社会阶层、负性情绪、不确定性信息的沟通方式、涉医新闻报道框架对医患信任的影响。此外，我们的研究还验证了反驳文本对患方信任和道德判断的影响，这些结果为医患关系的精细化治理提供了有价值的干预线索。

第五，重建医患信任的社会心理学策略。我们提出将医患信任问题从简单的人际互信层面提升为社会治理层面，与有关的多元主体协同推进医患共同体建设，通过情感治理的方式对消极医患社会心态进行疏解，并培育积极的医患认同情感，从而为和谐医患关系的创造提供更持久的动力。

本书的调查结果、实验结论和理论思考，为解读当下中国社会的医患信任问题提供了较为全面的社会心理学视角，可增进学界同行增进对医患关系现状及其影响因素的了解，也为医疗机构和政府部门改进医患关系提供了有益的参考。

Abstract

In the context of the imperfect reform of China's medical system, the lack of trust in society during the transition period and the shortcomings of the modern medical model, this study takes the building of doctor-patient trust as its topic, carries out basic work such as investigation of doctor-patient trust status, construction of measurement tools, construction of key case bases, and then explores the social and psychological factors of the strained doctor-patient relationship and its mechanism, and finally puts forward corresponding countermeasures and suggestions from the perspective of social mentality construction. This study mainly includes the following five parts.

Firstly, the historical changes of doctor-patient trust in Chinese society are reviewed. This study outlines the shaping of the doctor-patient relationship by the professionalization of medical activities from modern to contemporary society, as well as the impact of the modernization of modern Chinese society, which is later than and inspired by the West, on the doctor-patient relationship. Then the impact of Chinese cultural and socio-psychological characteristics on Chinese doctor-patient trust is discussed in the context of the macro-factors of the medical system.

Secondly, the socio-psychological factors that affect doctor-patient trust are sorted out. The socio-psychosocial factors are categorised into four areas: cultural factors, patient's psychological factors, doctor's psychological factors and media psychological factors. In terms of cultural psychology, this study examines the impact of lay theories of illness on doctor-patient trust; in terms of patient's psychological factors, it examines the impact of social exclusion and disease stigma experienced by the patient on patient's trust and the impact of the patient's internet searching on doctor-patient trust; in terms of the doctor's psychological factors, it examines the role of doctor-patient communication and doctor-patient stereotypes in establishing doctor-patient trust; in terms of media psychological factors, it examines the impact of medical news reporting framework on doctor-patient trust.

Thirdly, the level of doctor-patient trust and the social mindset of doctors and patients in contemporary Chinese society are investigated. This study compiles and verifies the pre-set trust subscale and realistic trust subscale in the patient's trust scale, as well as the doctor's trust scale. Meanwhile, this study compiles the Chinese Doctor – Patient Social Psychology Questionnaire and translates the patient version into Uyghur, Kazakh and Tibetan languages. By using the above-mentioned scales and questionnaires, a survey covering all provinces and autonomous regions in mainland China is conducted. Through the results, the reliability and validity of these survey tools are confirmed, and valuable clues for subsequent confirmatory or interventional studies are gained.

Fourthly, experiments are conducted to verify several social psychological mechanisms of the establishment and intervention of doctor-patient trust. These mechanisms include the impact of the responsibility attribution of negative medical experiences and medical incidents on the patient's aggressiveness, the impact of treatment costs and doctor's attitude on the patient's stereotype of the doctor, and the impact of subjective social class and negative emotions of the patients, communication styles of uncertain information and medical news reporting framework on doctor-patient trust. In addition, the effect of the refutation text on the patient's trust and moral judgment is verified, and these results provide valuable intervention clues for the refined governance of the doctor-patient relationship.

Fifthly, a socio-psychological strategy to rebuild doctor-patient trust is proposed. It is proposed that the issue of doctor-patient trust be elevated from the level of simple interpersonal mutual trust to the level of social governance, and that the construction of a doctor-patient community be promoted in collaboration with the relevant pluralistic subjects. It is also proposed that negative doctor-patient social mentality be relieved and positive doctor-patient identification be cultivated through emotional governance so that the creation of a harmonious doctor-patient relationship may have a more sustainable impetus.

To summarize, the survey findings, experimental conclusions and theoretical thinking of this book provide a comprehensive social psychology perspective for interpreting doctor-patient trust in Chinese society. These resulte can enhance the acedamic understanding of the current situation of doctor-patient relationship and its influencing factors in China, and provide useful insights for medical institutions and government departments to improve doctor-patient relationship.

目录

Contents

Contents

第一章

引　言

本书将尝试从社会心理学的视角探索医患信任的机制及相关问题。为此，本章将先简略交代研究背景，再对前期相关的文献进行回顾和分析，最后引出本书的研究框架和内容。

第一节　研究背景

一、从医患矛盾现状看重建医患信任的紧迫性

不论调查研究还是亲身经验，都已提示中国社会当下的医患信任危机已经非常严重。据统计，2010 年全国发生“医闹”事件 17 243 起，比 2005 年增加近 7 000 起（赵晓明，2012）；2012 年两会期间中国民主促进会中央委员会的提案显示，全国每年发生的医疗纠纷上百万起（黄照权，2013）。2011 年的国家卫生服务调查显示，患方的就医总体满意度为60.3%，医护人员对社会总体医患关系的评价仅为 60 分（满分 100），低于相应的患者的评价。中国医院协会（丁香园调查派，2013）公布的《医院场所暴力伤医情况调研报告》显示，医务人员遭到谩骂、威胁的情况较为普遍，医务人员躯体受到攻击、造成明显损伤事件的次数逐年增加，涉事医院的比例从 2008 年的 47.7% 上升至 2012 年的 63.7%；同

时，39.8%的医务人员有过放弃从医的念头或计划转行，78%的人表示他们不希望自己的孩子学医，15.9%的人明确表示“坚决不同意孩子从医或学医”。根据王俊秀和杨宜音（2013）中国社会心态报告，医院是城市居民信任程度最低的公共事业部门。

此外，如“安医二附院砍人事件”“10·25温岭袭医事件”等恶性伤医事件也时有发生，更进一步将医患矛盾推上风口浪尖，使医患关系成为令“政府闹心、社会揪心、患者伤心、医生寒心”的社会问题。这些数据都表明，如何系统性地重建医患之间的信任关系，已成为一个亟待研究的现实问题和学术问题。

二、从社会心理学视角研究医患信任的必要性

从宏观上看，医患紧张与现行医疗体制的不完备以及社会信任的普遍缺乏高度相关。但是，这些宏观因素并不直接作用于个体，而只是作为一种背景条件存在。真实社会中，这些宏观不利因素究竟在哪些社会心理机制的作用下具体地影响个体的就医或接诊过程的心理与行为，继而引发医患之间的沟通障碍、情绪波动、言语纠纷甚至暴力行为，仍然欠缺细致的、可以提供具体预测途径的学术研究成果。此外，医疗体制的完善和社会信任的建设尚需较长的时间，短期内是难以实现的。因此，如何通过社会心理学的途径对现有医患互不信任的状态进行修复，理应成为学界关注的重点。

在市场经济条件下，医疗活动是一种商业化的服务行为。如何在与陌生人进行的商业行为中建立信任关系，是现代中国转型社会面临的一大挑战。病人对高质低价的医疗服务的迫切期待和对自身健康权益的高度追求，与医院的营利性需求和职业性的自我保护之间往往存在着明显的差距，医患双方很容易在治疗活动的开始就处于一种互不信任、相互提防的状态，而治疗过程中的任何看似“细枝末节”之处都有可能在相关因素的刺激下被放大，继而引发严重的医患冲突事件，如何破解此种局面，当是改善医患关系首要考虑的问题。

为此，我们拟从中国人信任关系建立的特征入手，探讨在当下社会背景、医疗体制下如何建立医患信任的社会心理机制。通过联合社会学、医学和管理学等方面的研究视角，我们将考察当下中国的医患关系的现状与医患信任缺失的表现，并在此基础上根据人际信任产生、维持与修复的进程和特点，再对建设和谐医患关系提出相应的对策和建议。

第二节 文献综述

一、关于信任的基础研究

信任是比较复杂的社会与心理现象，这种复杂性同样体现在它自身的定义上（乐国安、韩振华，2009）。信任的定义有很多种说法，不同领域的研究者会根据自身的研究需要进行定义，如心理学家倾向于把信任看作主体的一种个人特质；社会心理学家更倾向于把信任视为一种人际现象或人际行为；社会学家倾向于将信任视为一种结构特质；经济学家和组织管理学家则会倾向于把信任看作一种理性的决策行为。

具体而言，心理学家多将信任理解为个体的人格特质，是一种通过社会学习形成的相对稳定的人格特点，常常被表达为一种诚实、预期、信心、信念等。如埃里克松（Erikson，1950）将信任定义为对他人的善良所抱有的信念或指一种健康的人格品质，强调了对意向因素的内部期待；罗特（Rotter，1967）侧重于对他人言行方面的信任，认为信任是个体承认另一个人的言辞、承诺、口头或书面的陈述比较可靠的一种概括性期望；赖茨曼（Wrightsman，1992）则从他人的动机和人格方面来理解、定义信任，认为信任是个体所有的、一种构成其个人一部分特质的信念，认为一般人都是有诚意、善良及信任别人的；萨贝尔（Sabel，1993）认为信任是交往双方共同具有的，是交往双方都认为对方不会利用自己之弱点的一种信心；张和邦德（Zhang and Bond，1992）结合多种信任研究的论述，认为信任是在不确定状态下，个体预期他人或群体的行为是合作的预测倾向。

社会心理学家更关注于信任的行为层面，认为信任是一种情境性的心理反应或行为状态，是人际现象或人际产物（Lewis and Weigert，1985）。多伊奇（Deutsch，1958）通过对囚徒困境中人际信任实验的考察，认为人际信任的有无须要通过双方合作与否来反映，两个人之间的信任程度会随着实验条件的改变而改变。在这种情况下，信任被看作一个由外界刺激决定的因变量。迈尔、戴维斯和斯格尔曼（Mayer，Davis and Schoorman，1995）认为，信任是信任方不考虑自己是否有能力监控对方，而是基于被信任方会对其履行一些特殊而重要的行为的信念，愿意把自己暴露于风险中的一种行为意愿。卢梭、希特金、布尔特和卡默勒（Rousseau，Sitkin，Burt and Camerer，1998）认为信任是由于对他人的目的和行为抱有积极预期而愿意承受一定风险的一种心理状态。心理学家和社会心理学家对信任的理解基本还是坚持传统心理学微观个体心理的范式。因此，他们更加关注信任的认知内容或行为表现，可称为是“私人信任”层面的人际行为和人际关系研究（蔡翔，2006）。然而，也有研究者已经关注到信任更抽象、更宏观的层面，科勒曼（Coleman，1990）把人际信任关系放到对社会系统行动的分析中，认为人际信任关系是在人际互动的基础上建立起来的，多个个体之间的相互信任关系形成了相互信任的共同体。

社会学领域早年很多著名社会学家都讨论过信任现象，如法国社会学家涂尔干（Durkheim，1915）对“团结”（solidarity）的分析，德国社会学家齐美尔（Simmel，1978）提出的“非私人信任”和“制度信任”的概念，德国社会学家韦伯（Weber，1951）则区分一般信任和特殊信任，美国社会学家帕森斯（Parsons，1969）对表“承诺”（commitment）的论述均涉及信任的问题。正式对信任进行了系统研究的学者是德国社会学家卢曼（Luhmann，1979），他认为信任是对风险的外部条件所作的一种纯粹的内心估价，是基于风险和行动之间循环关系的一种社会简化机制，他将信任分为人与人之间的人际信任和人对物或系统的制度信任。巴伯（Barber，1983）从社会行动者在社会交往中彼此寄予的预期开始理解信任，并认为信任与行动者预期的不同内容关联，并与社会关系、社会体制与社会秩序密切相关。英国社会学家吉登斯（1998）认为产生信任的根本是为了获得安全感，关系是建立信任的基础。同时，他还将信任区分为一般信任与基本信任。一般信任是对个人或抽象系统所给予的信任，这种信任产生于无知或缺乏信息时的“盲目信任”；基本信任是对其他人的连续性及客观世界的信任。美国政治学家福山（1998）认为信任指的是在一个社团之中，成员对彼此常态、诚实、合作行为的期待，基础是社团成员共同拥有的规范，以及个体隶属于那个社团的角色。

在经济学和组织管理领域，经济学家立足于理性经济人假设，往往把信任看作人们理性选择后的结果。美国经济学家康芒斯（1962）认为人们通过买卖平等自愿互利的相互信任关系产生了平等的交换关系。威廉姆森（Williamson，1996）基于对人性机会主义和有限理性假设，将信任分为算计性信任、个人信任以及制度性信任三类。美国社会学家科尔曼（1999）从新古典经济学的理性选择理论出发，认为信任是一种在风险条件下的理性行为，是委托人与受托人之间的理性博弈的结果，委托人为了在风险条件下追求个人利益的最大化，必须在拒绝委托或信任受托人之间做出选择。

由于学科视角和研究目的的差异，学者们对信任概念的内涵具有不同的观点。这些定义各有侧重，使得信任内涵散布在多种层面和维度上，这也就使得信任成为一个多元概念，研究必须在多元层面上开展。

二、医患信任的概念内涵

（一）医患关系的主体与特征

医患关系是在患方求治、医方治疗的医学实践背景下自然形成的、自愿结合的关系。它是一个多学科视角下的融合概念，其内涵丰富而复杂。对医患关系本质的理解也存在多元的途径。

较狭义的医患关系通常是指患者与医生之间因患者求诊、医生问诊而结成的医疗服务关系。如较早关注医患关系的社会学家帕森斯（Parsons，1951）认为，医患关系是建立在医生帮助患者有效处理健康问题基础之上的一种临时性角色关系。医患关系的形成就是为了达成患者身体康健的目标，为此，患者向医生提供自身有关疾病的信息，医生根据信息和自身的知识技能，对疾病做出诊断和治疗。医患角色关系发生发展于治疗过程，具有过程性，会随着治疗关系的结束而结束。

不过，在后来的研究中，医患关系的主体逐渐得到扩展。目前，多数研究已经将医患关系的主体拓展至医方与患方之间的关系。其中，医方包括医疗机构、医务工作者（医师、护士及医疗机构管理人员）和医学教育工作者；患方则包括患者及其亲属、监护人或代理人等利益群体。像儿童医院、儿科门诊或重症监护病房中的医患信任，往往并不产生于患者与医方之间，而是患者亲属与医方之间，因此，做这种拓展显然是必需的。当然，作为医患关系的核心，仍主要是患者与医生之间的直接互动关系。

从人际层面上讲，医患关系的重点反映在医生知识技能和双方人际交往的关怀信任上（Stewart，McWhinney，Buck，1979；Donabedian，1988；Van der Feltz - Cornelis，Van Oppen，Van Marwijk，DeBeurs，Van Dyck，2004）。医患关系的形成由医患之间的相互期望引发：患者期望获得医生良好的治疗，医生期望获得患者的信任和尊重。这种相互期望的医患关系建立的基础是医者的治疗技能，核心是建立起相互之间的信任。

从医患双方的角色和权责特点上说，医患关系是一种不对等关系。如伯恩（Bourne，1950）认为，医患关系是一种医生主导的关系，患者只能从属于医生。斯科特和维克（Scott and Vick，1999）从医患之间信息非对称出发，认为医患关系最好是医生作为代理人的一种关系。虽然一些研究者在探讨医患关系的多种模式时都会强调：平等、合作、互助的医患关系最为理想，但这种关系是难以实现的（Veatch，1972）。医患关系的不对等既表现在双方的权责上，又表现在角色地位以及各自占有的信息资源上。在这种条件下，双方的权责履行、角色互动也会更加依赖互动双方对对方的信任程度。

总的来看，无论是何种层面的医患关系，其中都镶嵌着信任内涵。医患的求治互动过程，是一个以信任为核心的过程。病人对医生的信任，使得自己的疾病得以治愈，而医生也需要病人是可信赖的，以保障自己的治疗方案有效，工作顺利开展。简言之，信任在医患关系发生发展过程中具有重要的作用和意义。

（二）医患信任的内涵

医患关系的人际属性、经济属性、文化属性、制度属性和社会结构属性，使得医患信任的概念成为一个多学科视角下的融合概念，它既具有一般信任的典型特征，即不确定性和高风险性（Mayer，Davis，Schoorman，1995）；同时又具有医患关系的特点，即目标明确的合作关系、双方关系不对等、角色地位不可逆，且存在过程性。因此，不同学者对医患信任的定义有很大差异（Hupcey，Penrod，Morse，Mitcham，2001；Gordon，Street，Sharf，Kelly，Souchek，2006）。

许多研究倾向于认为医患信任关系更多的是患者或者患方对医方的单方面信任。伯恩（1950）和帕森斯（Parsons，1951）都认为，医患双方关系是不对等的，医生处于绝对主导的地位，而患者则处于从属和顺从角色。因此，他们眼中的医患信任其实只是患者或患方对医方的信任。这种信任通常称为患者信任（patients' trust），是患者对医生能力和动机的信心，相信医生能从患者最大利益出发而做出符合预期的行为（Leisen and Hyman，2001；Pearson and Raeke，2000；Thom and Campbell，1997）。托姆、霍尔和鲍尔森（Thom，Hall and Pawlson，2004）认为患者信任是对一种弱势情况的接受，这种情况下委托人相信受托人的行事是符合他的最佳利益的。佩莱格里诺和托马斯马（Pellegrino and Thomasma，1993）认为医疗过程中患者的弱势地位不可避免，患者与医生之间一定程度的信任将为治疗方案的可行性提供依据。卡茨（Katz，1984）认为，从患者对医生的敬畏中可以看出处于弱势地位的患者对医疗服务提供者的信任。患者信任主要划分为患者对医疗机构或医疗体系的信任（trust in the health-care system，trust in the medical institutions）和对于医务工作者的人际信任（interpersonal trust），后者强调信任的一方将控制某种资源的权力移交给被信任方，并期望对方的行为能够满足自身的期望，而在一般信任中并不涉及具体控制权的转移。

但是，信任是一个至少包括两个人的社会心理过程，它在人际交往中产生，建立在人们彼此间的互动上（杨中芳和彭泗清，1999）。也就是说，不存在患者单方面对医生的信任，反之亦然。因此，医患关系中的人际信任必然是一种相互作用的过程。实际上，已经有一些研究者关注到医患信任的双向过程，如霍尔、杜根、郑和米什拉（Hall，Dugan，Zheng and Mishra，2001）指出，在医疗过程中，除了患者对于医生的信任之外，医生对于患者的信任也很重要，在慢性病患者与医生的互动中尤其如此。患者对医生（能力等因素）的信任效果显而易见：信任带来了健康状况更多的改善和更显著的疗效；而医生对患者的信任也和疗效有着密切的关系。在双方尤其是患者具有良好沟通理解能力的基础上，医生对患者理解能力、配合能力的信任不仅能够使患者为病愈提供更多来自自身的帮助，也契合了医生追求的治愈目标。这不是一个对称的双向过程，但是这个双向过程不仅存在，也为维持良好的医患信任发挥着重要的作用。朴金花和孙福川（2013）认为，医患信任的完整定义应该是“双方在交往互动过程中，基于诚实守信、公正平等、真诚合作的原则，相信对方不会做出不利于自己甚至有害于自己行为的一种预期判断及其心理状态、交往状态”，医方相信患方会尊重自己，积极配合诊疗；患方相信医方能理解自己的病痛，最大限度地使自己恢复健康、减轻病痛。患方信托医方，医方理解患方，双方交往无设防心态。黄晓晔（2013）也认为，在医患关系中，病人期望得到医生负责任的医治和照顾，医生也期望得到病人的理解与支持，医患关系的核心就是为实现双方的相互期望而建立起的彼此信任，在信任基础上医患之间才能进行良好的互动。

此外，还有研究指出，医患信任主要有两个方面的内容，一方面是医生所具备的知识技能，另一方面是双方人际交往的关心真诚（Van der Feltz - Cornelis et al.，2004）。还有研究指出医患信任并非简单的患方对医务工作者的信任，而是大众持有的一种期待，这种期待包含三方面内容：对社会医疗秩序性的期待、对医生或患者遵守承担的义务的期待、对角色技术能力的期待（Mechanic and Schlesinger，1996）。总之，医患信任可能是个人对个人的信任，也可能是个人对群体、对制度的信任，从社会心态角度看，还可能包含医务工作者群体与患者群体的信任，直接与文化、社会结构等相联系。

萨斯和霍兰德（Szasz and Hollender，1956）曾依据医生与患者的地位、主动性、医患互动形式归纳了三种模式：主动—被动型模式、指导合作型模式和相互参与型模式。他们认为，大量的医患信任都表现为指导合作型，互相参与型则在一些慢性病患者的医患信任中常见。社会阶层也会对医患之间的关系产生影响，社会阶层越低的人，越容易倾向于顺从医生，多数情况下是被动接受者；而中等或较高社会经济地位的人倾向于认为患方是消费者，会积极参与医患互动，介入对自身医疗问题的决策中。威奇（Veatch，1972）则从伦理学角度出发，结合医患角色特点，认为医患关系可能有四种模式：工程模式（the engineering model）、教士模式（the priestly model）、学院模式（the collegical model）和契约模式（the contractual model)。其中，工程模式是指医患关系在医疗过程中强调技术的“纯粹”；教士模式中医生对于患者具有绝对权威；学院模式是医患之间形成互有信任和信心的同伴关系，然而种族、阶层、经济地位和价值观等的不同使得该模式难以实现；契约模式则强调在非法律形式下，医患双方形成的权责约束关系。伊曼纽尔等（Emanuel et al.，1992）认为医患关系的四种形式分别是：家长式、信息告知式、解释式和协商式。

此外，在中国文化视域下，关系是一个特别的概念，关系系统的存在和运作是人们信任的重要来源之一。翟学伟（2014）认为，中国人对于关系的看重实际上已经部分抵消了信任本身所具有的不确定性和受损风险，个人的美德、善意、诚信等个性特征在信任假设中被削弱了。从这个角度来看，人们的信任依赖于人们对关系系统良好运作的预期：为了维持和保护已有的良好关系，医生会对患者尽心负责。因此，医患的关系信任实际上具有人际信任和系统信任的双重属性。已有研究发现，关系信任在中国社会的医患关系中普遍存在（屈英和、田毅鹏、周同梅，2010；陈瑜、邹翔，2015）。中国人更喜欢通过送礼、托关系等，形成医患关系的“关系信任”（翟学伟，2003；黄晓晔，2013）。

在上述归纳的基础上，我们认为，医患信任应是医方与患方之间的相互信任状态。医患信任关系是医方与患方之间的一种理想状态，指双方在交往互动过程中，基于诚实、平等、公正等基本社会价值理念，相信对方不会做出不利于自己甚至有害于自己行为的一种预期判断和心理状态。具体而言，医方相信患方会尊重自己，积极配合诊疗；患方相信医方具备良好的职业道德和医疗执业水平，从人道主义的立场理解患者的病痛，履行防病治病、救死扶伤的职责，最大限度地使患者恢复健康、减轻病痛；患方信托医方，医方理解患方，双方无故意设防、刁难的心态。医患信任可分为三个层面：个体间的人际信任、群体间的群际信任和对医疗制度的制度信任。第一个层面的信任是指直接提供医疗服务的医务工作者与就诊患者之间特定的人际信任；第二个层面的信任是指医务工作者群体和患方群体之间的群际信任状态；第三个层面是患方群体对医疗机构和现行医疗体制的信任状态。这三个方面的医患信任互动关联和转化，影响着患者的就医体验和医者的行医体验，并通过相关社会心理机制具体影响着医方和患方认知、情绪和行为。

（三）医患信任的测量

目前，关于医患信任生成了大量的测量工具，但这些测量工具彼此之间差异较大，对医患信任的操作化定义也不尽相同。

国外有较多对于医患信任量表开发的研究，但多集中于患者对医生的信任方面。最早的也是目前应用最广泛的医患关系测量工具由安德森和戴德里克（Anderson and Dedrick，1990）开发，他们通过两个研究，形成了包含 11 个项目的患者对医生的信任量表（trust in physician scale，TPS），包括可靠性、信心（对医生的知识和能力的信心）、信息（保守秘密和医生所提供信息的可靠性）3 个维度，该量表也经常作为其他测量工具的校标。另外卡奥、格林、戴维斯、科普兰和克利里（Kao、Green、Davis、Koplan and Cleary，1998）在研究医疗费用支付方式对患者对医生信任的影响时，采用了自己编制的 16 个项目的评估患者对医生信任的量表（patient trust scale）。萨弗朗等（Safran et al.，1998a）在初级护理评估调查（primary care assessment survey，PCAS）中，建构了初级卫生保健测评研究信任分量表（primary care assessment survey trust subscale，PCAS – trust subscale）用以评价患者对医生的信任。另一个较有代表性患者信任量表的是由霍尔等（Hall et al.，2002）编制的维克森林患者个人信任量表（wake forest physician trust scale，WFPTS），主要倾向于对医生人际信任的测量，可用于评价患者对熟悉的医生或其他卫生服务提供者如护士、医生助理等的信任，包括忠实性、能力、诚实性和整体信任 4 个维度共 10 个项目，4 个维度分别是：正直（即以患者的利益为基础，避免与之相冲突的利益）、能力（即拥有必要的服务能力和适当的沟通技巧，做出正确的判断，避免错误）、诚实（即向患者传递真实的信息，避免刻意的隐瞒）和综合信任（即其他难以被详细阐述和归入其他维度的内容信任的核心部分或者与情感相关的内容），该量表具有良好的信效度。

此外，霍尔、费尔德斯坦、弗雷特韦尔、罗和爱普斯坦（Feldstein，Fretwell，Rowe and Epstein，1990）构建过医疗服务满意度量表（medical care satisfaction scale，MCSS），分别对综合满意、就诊质量、医务工作者沟通行为、医务工作者技术能力和焦虑减缓 5 个维度进行测量。达格尔等（Dagger et al.，2007）还构建了患者信任行为与态度量表（patients' trust behavior and attitude scale，PTBAS），仅 5 个条目，具体包括：我会向朋友推荐我的医生、我和医生发生过争执、我会再找别的医生为我诊断、我完全按照医生的叮嘱服药、我希望换另外一位医生为我服务。

国外研究者对信任度的测量，其对象主要包括医生、医疗机构、保险公司、卫生系统和医学专业人员。波瓦、芬尼、瓦特鲁斯、迪克豪斯和威廉姆斯（Bova，Fennie，Watrous，Dieckhaus and Williams，2006）通过质性方法对艾滋病患者进行研究，形成了用于测量患者对各类医务人员（包括护士）普遍医患信任的医患信任关系量表（health care relationship，HCR trust scale），包括与医生的人际联系、尊重性沟通、专业合作能力 3 个维度。郑、霍尔、杜根、基德和莱文（Zheng，Hall，Dugan，Kidd and Levine，2002）等开发了患者对健康保险机构的信任量表（patients trust in health insurers），主要指对政府健康保险机构和私人健康保险机构的信任，该量表包括忠诚性、能力、诚实性、保密和整体信任5个维度。也有研究者认为信任和不信任是两个维度的概念，进而构建了对医疗卫生系统的不信任量表（health care system distrust scale），包括诚实性、保守秘密、能力、忠诚性4个方面，共10个条目（Rose，Peters，Shea and Armstrong，2004）。

也有研究者关注到医生对患者的信任，建构了医生对患者信任评定量表（physician trust in the patient），包括患者角色和患者对医生尊敬程度的两个维度结构，共12个条目（Thom et al.，2011）。但总体来说，测量医方对患方信任的量表还较少见。

国内的量表开发方面，董恩宏和鲍勇（2011）通过德尔菲专家咨询法构建了我国首个基于医疗质量管理的患者信任度指标体系。李耀炜（2013）基于消费者的视角构建了包含医疗机构、医疗人员和就医情境3个维度的我国医疗服务对患者信任度影响的测评体系。张艳（2012）通过对原英文版的医患信任量表进行编译和调整，并根据专家评定制成中文版医患量表，最终应用于对长沙和衡阳地区418名艾滋病患者的调查，形成了包含人际沟通、专业合作及经济因素3个维度的量表。董恩宏和鲍勇等（2012）发展了维克森林医师中文信任量表，在原量表基础上经专家小组讨论和专家咨询制成了涵盖11个条目的初步修订量表，并选取上海三级医院门诊候诊患者进行问卷调查，通过信度、效度检验，形成以仁爱和技术能力两个维度为核心的，包含10个条目的最终量表，并指出维克森林医师信任量表中文修订版具有良好心理测量学属性和信、效度，可以作为测量患者信任的参考工具。

总的来说，医患信任的测量有很大的完善空间，这主要体现在以下三个方面：（1）医患信任的主要测量方式传统而单一，主要的数据获取方式还处于小样本时代；（2）医患信任测量的领域还处于混杂的状况，没有一致认可的权威量表，甚至一些测量工具还未进行过测量学特征的考评；（3）大量的量表集中在患者对医生的信任上，患者对医疗组织和医护团体的整体信任以及医生对患者信任的量表还较少。

三、医患信任的影响因素

这里所谓影响因素，指的是影响医患信任的普遍性的、微观层面的因素，而不是指引发我国社会大规模医患信任危机的特殊的、时代性的因素（该方面因素稍后讨论）。在任何一个社会、任何一种医患关系中，这些因素都有可能对医患信任造成影响。这里分别从个体因素和就医情境因素两个方面概述已有文献的研究。

（一）个体因素

相关研究已分别从信任者和被信任者的角度研究医患信任发生发展的影响因素。

从信任者角度上说，中西方学者都已经注意到一个普遍现象，即有的人更可能表现出对他人的信任，更容易与人合作，较少受到交往对象和情景因素影响。克洛斯特曼、史拉普、内布里希、蒂沃萨克和布里托（Klostermann，Slap，Nebrig，Tivorsak and Britto，2005）探索有无慢性病的青少年如何知觉医患信任，发现年龄稍小的青少年更关注人际信任中个人健康信息的保密。而慢性病青少年患者在父母介入的治疗中表现出更高信任。罗马诺和马克（Romano and Mark，1992）的研究发现，低收入、高愤怒特质和医疗低参与度是引发患者对医生不信任的高风险因素。

被信任者的特质对医患信任过程的影响引发了更多研究者的关注。斯特里特、奥马利、库珀和海代特（Street，O'Malley，Cooper and Haidet，2008）的研究发现，患者更愿意相信与自己的信仰、价值观、交流方式相似的医生。马斯特霍尔和罗特（Mast，Hall and Roter，2007）的研究也发现，患者满意度受双方性别的对应关系以及医师沟通风格影响。希伦、德·阿埃斯和斯梅茨（Hillen，de Haes and Smets，2011）综合分析了45篇癌症患者对医生信任的研究，发现患者对医生的信任能够因医生的技术能力、诚实、以病人为中心的行为而加强。霍亚特等（Hojat et al.，2010）采用杰弗森医生共情量表（Jefferson scale of patient perceptions of physician empathy，JSPPPE），验证了患者感受到的医生共情能力能够显著影响患者的满意度和医患人际信任。

霍尔等（2001）在总结了大量医患信任的研究后发现，大多数有关患方信任的影响因素研究都包含了以下几个因素：（1）尽责与仁爱（fidelity），即以患者的利益为先，充分忠实于患者利益。（2）能力（competence），即拥有必要的服务能力和适当的沟通技巧，做出正确的判断，避免错误。（3）诚实（honesty），即向患者传递真实的信息，避免刻意隐瞒。（4）保护患者隐私（confidentiality），即慎重使用患者的敏感信息。（5）总体信任（global trust），即其他难以被详细阐述和归入其他维度的内容，信任的核心部分或者与情感相关的内容。

（二）就医情境因素

国内很多研究发现，就医情境对医患信任关系存在显著的影响。唐庄菊、汪纯孝和岑成德（1999）指出，医院的声誉、医院的收费会直接影响病人对医院的信任感。金玉芳和董大海（2004）通过在药店进行的研究发现，环境是医疗机构留给消费者的第一印象，外观、卫生状况、舒适度等都会影响患者信任。刘一和于鲁明（2014）的研究发现，患者对城市大医院医生的总体信任评分高于乡镇卫生院，其主要影响因素是乡镇卫生院医生技术水平较低、缺少适应患者需求的设备和药品以及公共卫生不能满足患者需求。

医患紧张在不同科室中的表现程度也不尽相同。杜鹏、王立波、李飞成和张东航（2012）选取吉林省某医院近 4 年发生的医疗纠纷投诉案例，发现外科系统投诉率较高，投诉人以中老年患者为主，患者的维权意识不断提高，由此对医务人员在诊疗中重视医患沟通、加强人文关怀、避免纠纷升级等方面提出了更高的要求。宋方芳、余瑛、徐丹红、杨苏华和游斌权（2015）通过对某三甲医院 3 年间发生的 152 例医疗纠纷进行调查分析发现，医务人员工作繁重、临床科室医疗纠纷居多、高级职称医生和初级职称护理人员涉入纠纷情况最高、医疗质量是被患者投诉的重点等特点。王将军等（2015）收集北京某三级甲等医院 2009 ~ 2013 年医疗投诉数据 2 579 件，分析投诉人性别、年龄、投诉来源、内容、环节、解决方式及被投诉人职业类别等信息，发现 2009 ~ 2013 年投诉人对“门诊”（1 861 件，72.2%）、“医生”（1 501 件，58.2%）及“服务态度”（690 件，26.8%）的投诉最多，外科和妇产科位居被投诉科室前两位。史树银、赵海燕和张帆（2015）采用统计描述方法，分析 2009 年 1 月至 2014 年 12 月某三甲医院发生的 153 例医疗纠纷投诉事件，发现医疗纠纷发生科室主要分布在妇产科、门诊部、骨科。林雪玉和李雯（2015）检索国内全文期刊数据库，提取近 3 年来文献资料齐全的文章，对 1 552 例医疗纠纷案例进行纠纷原因、科室分布、防范措施统计分析，发现导致纠纷的主要原因中，责任因素占比 47.10%、技术因素占比 38.60%；高发科室中，外科占 30.86%、内科 18.43%、骨科 14.69%、妇产科 11.34%。李恒等（2011）分析哈尔滨市某医院 312 例医疗纠纷，发现普通外科和骨科的医疗风险较高。

四、医患信任的多重功能

（一）医患信任对患方态度与行为的影响

许多研究表明，患者对医生的信任能够促使患者更加遵从治疗方案，承受治疗方案所可能引发的不适和痛苦，减少不安和焦虑，保持与医生的长期合作关系，更少寻求替代诊断方案，乐于向其他人推荐某位医生，自我感知的健康状况明显改善，发挥类似于安慰剂的作用，提高满意程度等（Thom，Bloch and Segal，1999；Safran et al.，1998）。

萨夫兰等（Safran et al.，1998a）使用自我报告法，生成遵从医生建议程度、对医务工作者的满意程度和健康状态改进三个指标，用于测量患方信任对于患者健康的影响。研究虽然未能证明医患信任程度同健康状况改善之间存在显著相关关系，但其结论支持了医患信任对于患者遵医嘱和提高患者满意度的显著影响。结论显示：信任程度处于前5%的患者遵从医生建议的比例为43.1%，而对于信任程度处于最后5%的患者，这一数值为17.5%。同样，信任程度处于前5%的患者对于医务工作者的满意程度为87.5%，而这一数字对于中等信任程度的患者仅为18.4%。另外，患者对医疗机构和医疗体系信任度越高，对医疗服务的满意度越高，越倾向于遵医嘱，换医意愿更小（Thom，Ribisl，Stewart and Luke，1999；Safran，Montgomery，Chang，Murphy，Rogers，2001；Safran et al.，1998a）。

（二）医患信任对医方态度与行为的影响

大量研究结果表明，人际信任可以有效提高个体活动的有效性（Kramer，1999）。具体而言，人际信任有利于节约管理和监督的成本（Rousseau，1998），有利于激发个体积极的态度（Dirks and Ferrin，2002），有利于促进个体的绩效和利他行为以及有利于减少个体消极的工作态度与行为，如离职意向、消极行为等（Colquitt et al.，2007）。拓展到医患情境中，医患信任能有效激发医务工作者的积极态度与行为，并提高其工作绩效；而有违乃至破坏医患信任的情况，必然会引起医方的负性情绪、工作压力、工作倦怠甚至是离职倾向。

陈燕凌、穆云庆、陈黎明和李书章（2012）选择重庆市3家大型综合性三甲医院，通过对450名医务工作者和850名患者的调查发现，患者认为影响医患关系的因素按照平均值排列依次为：医疗质量、沟通程度、工作态度、费用合理性、门诊或住院的便利程度、人文关怀；医务工作者则认为影响医患关系的因素中患者对医生的信任度所占比例最高，其次为患者病情的严重程度、患者对医学知识的了解程度、患者受教育程度、患者的经济状态和患者的家庭背景。由此可见，医务工作者和患者在影响双方信任关系的认知上是存在差异和不一致的，医方认为患者对医方的信任是影响双方关系的首要因素，当然患者的个体特征也会在医患关系的建立、发展和维持的过程中发挥作用，对医务工作者的态度与行为产生积极或消极的影响。

而在信任缺失的医疗活动中，医务工作者为了避免或减少医患冲突，会采取防御性医疗措施（郑大喜，2007a），例如，进行撒网式的化验和检查，进行不必要的会诊和转诊，以免漏诊，为了稳妥常常采取保守的治疗方案，避免高风险的诊断和治疗方法。有些医生由于不信任患者，故而出现回避收治危重患者和进行高危手术的行为，这种行为反过来又可能对医患信任造成破坏（于栋梁，2010）。

李菲等（2008）以现场问卷调查的方式对广东省 5 个地级市 19 家公立医院的 586 名医护人员进行调查，结果显示医护人员中，66.2% 的人认为当前医患关系不和谐，23.9% 的人对改善医患关系信心不足，42.2% 的人表示近 1 年来有时候受到医疗纠纷的困扰，75.7% 的人表示为规避医疗纠纷而采取某些防御性医疗措施，78.2% 的人认为医疗纠纷使医务人员的合法权益受到威胁。黄春锋、黄奕祥和胡正路（2011）为了从医方角度解读医患失信对医务工作者的影响，于 2009 年 7 ~9 月对广东及海南省 3 个市不同等级医院的医务工作者进行问卷抽样调查，发现医务工作者存在采取防御性医疗措施的自保行为，如医方进行开大处方、重复检查、出具繁多的手术知情同意书等自保行为，这又加剧了医患不信任的状况。

（三）医患信任对患者临床疗效的影响

许多研究表明，医患信任能提高临床疗效。具体而言，医患信任能够减少高血压患者的症状、降低血压（Orth，Stiles，Scherwitz，Hennrikus and Vallbona，1987），降低糖尿病患者的血糖水平（Greenfield，Kaplan，Ware Jr，Yano and Frank，1988），减轻手术患者疼痛而减少麻药的使用等（Egbert，Battit，Welch and Bartlett，1964）。卡普兰、格林菲尔德和韦尔（Kaplan，Greenfield and Ware，1989）的研究发现医患关系与心理健康存在显著的相关关系。此外，良好的医患信任和医患沟通还能提高患者参与治疗的积极性，提高心脏病患者的生活质量（Farin and Meder，2010）。还有研究发现，医患信任程度与患者对自身健康状态的感知（Mohseni and Lindstrom，2007）、疾病症状的改善（Thom，Kravitz，Bell，Krupat and Azari，2002），以及生理健康相关的生活质量正相关（Preau et al.，2004）。

因此，即使不是所有正向的医患信任都直接提升临床疗效，但基于提升患者对医疗服务的满意度和患者生活质量的目的，建构良好的医患信任关系仍是医疗机构和整体社会的必需选择。

五、医患信任危机的表现与成因

医患信任危机主要表现为医疗纠纷急剧增长，医患矛盾激化，恶性医患冲突频频发生。关于这方面的调查数据，已经有很多。

（一）关于医患冲突与医患信任的调查数据

2012 年两会期间民进中央的提案显示，全国每年发生的医疗纠纷超过上百万起（黄照权，2013）；2010 年全国发生“医闹”事件 17 243 起，比 2005 年增加近 7 000 起（赵晓明，2012）。冯俊敏、李玉明、韩晨光、徐磊和段力萨（2013）回顾 2003～2012 年的 418 篇有关医疗纠纷的文献发现，医疗纠纷在我国现阶段呈不断加剧的态势。杨连忠、王晓敏和张蔚星（2011）对华北某三甲医院 2006 年 1 月至 2010 年 12 月形成的 107 起医疗纠纷案进行分析，发现虽然医疗纠纷呈现愈演愈烈的趋势，却极少通过法律途径得以解决。不仅如此，恶性伤医事件屡见不鲜，进一步将医患矛盾推上风口浪尖。复旦大学健康风险预警治理协同创新中心 2015 年的一项调查显示，在 326 所受调查医院中，每年每所医院发生暴力伤医事件的平均数从 2008 年的 20.6 起上升至 2012 年的 27.3 起；遭遇患者扰乱诊疗秩序的占 73.5%，发生打砸事件有 143 起，占 43.9%；对医院设施直接破坏的占 35.6%；打伤医务人员 113 人，占 34.7%；针对过去 10 年医患冲突重案的研究发现，2004 年为 4 起，2013 年和 2014 年均为 90 起，增加了 20 余倍；在各种医患纠纷案件中，90% 的患者通过诉诸暴力的形式来解决，其中暴力伤人事件占 81.1%，肢体冲突占 76.22%，语言冲突占 61.59%，聚众闹事、出现打砸事件的为 52.44%。李菲等（2008）以现场问卷调查的方式对广东省 5 个地级市 19 家公立医院的 586 名医护人员进行调查，42.2% 的人表示近 1 年来有时候受到医疗纠纷的困扰，75.7% 的人表示为规避医疗纠纷而采取某些保护措施，78.2% 的人认为医疗纠纷使医务人员的合法权益受到威胁。

相关社会认知的调查也显示出医患信任的危机状态。2011 年的国家卫生服务调查显示，患方对就医总体满意度为 60.3%，医护人员对社会总体医患关系的评价仅 60 分，低于患者评价。2013 年，在一项涉及 9 个省份，45 家医院的医务人员从业状况问卷调查中，共有 5852 位医疗工作者参与，结果显示，七成以上医生认为医患关系紧张，61.9% 的医护人员表示被患者信任的程度一般，仅有 26.0% 的医护人员认为患者信任自己（张新庆、刘延锦、涂玲和胡燕，2014）。徐英（2013）通过某市医院协会向该市 1 200 名医务人员发放“医患关系问卷调查表”，收回有效问卷 1 057 份，并对国内近年的典型案例进行归类、汇总、分析，结果发现 40.68% 的被调查对象认为医患关系比较差，61.68% 认为现在医患关系紧张，有 39.26% 的医务人员认为在现今医疗环境下以避免一切医疗纠纷为治疗原则。乐虹、魏俊丽、向雪瓶、苏明丽和贾红英（2011）对北京、武汉和成都 3 市的 6 家医疗机构的 375 名医务人员和 702 名患者进行问卷调查，发现双方对医患关系认知存在差异，医方认为医患关系紧张的比例明显高于患方，医患关系的不佳现状对医方影响较大；吕兆丰等（2008）的调查显示，20.6% 的人认为医患关系“不好”或“很不好”；也有研究结果显示，医护人员中 66.2% 的人认为当前医患关系不和谐，23.9% 的人对改善医患关系信心不足（李菲等，2008）。

2008年，由39健康网发起的中国医患关系大调查项目，经对3 564份有效样本的分析主要发现：（1）患者日趋理智，更看重医生技术水平及负责程度；（2）医生态度冷漠，沟通不畅是医患关系恶劣主因；（3）八成人不完全信任医生；（4）患者经常跑几家医院确诊病情；（5）逾六成人不知如何处理医疗纠纷。中国青年报、丁香园、搜狐健康和腾讯网受卫生部委托，于2007年联合开展大型调查问卷，发现医患双方普遍表示医患关系紧张，几乎无人肯定当前的医患关系处于非常和谐的状态（39健康网，2008）。

而医务工作者本身也明显感到医患冲突的压力。中国医院协会于2012年起调查了全国316家医院、8 388名医务人员和8 204名患者。其于2014年公布的《医院场所暴力伤医情况调研报告》显示：医务人员遭到谩骂、威胁较为普遍，发生医院的比例从2008年的90%上升至2012年的96%；医务人员躯体受到攻击、造成明显损伤事件的次数逐年增加，发生医院的比例从2008年的47.7%上升至2012年的63.7%；每年发生次数在6起及以上的比例逐年上升，2012年（8.3%）是2008年（4.5%）的将近两倍，平均来看，每年都会发生1~3起此类事件，2012年达到顶峰；住院区、就诊区、办公区成为医院场所发生暴力伤医事件的高发区。同时，98.7%的医务人员表示暴力伤医事件对自己有影响，39.8%的医务人员有过放弃从医的念头或计划转行，78%的医务人员表示他们不希望自己的孩子学医，15.9%的医务人员明确表示“坚决不同意孩子从医或学医”，28.4%的医务人员倾向于选择自我保护性诊疗方式（贾晓丽等，2014）。

总之，不论是直观感受，还是实证研究，都证明我国医患信任处于危机状态。这是我国当下社会信任危机在医患关系领域具体而突出的表现。

（二）医患信任危机的成因探讨

目前，关于我国医患信任危机成因的分析主要溯及三个根源：（1）社会转型期社会信任的缺失；（2）我国现行医疗体制的弊端；（3）现代医学模式自身的弊端。

1. 社会信任危机与医患信任危机

转型期中国社会的信任危机发生原因之一是整个社会中契约精神的缺乏。董文莹（2006）在论述我国社会转型时期医患关系“集体不信任”的现象时提到“中国传统社会中的信任主要是基于人际信任而产生的。传统中国是以农耕经济为特征的乡土社会，这样的社会形态要求有一个相对稳定的生活环境，因此人们重视血缘、地缘的关系，并发展出一套礼仪来规范关系。中国传统社会还有一套基于血缘、地缘信任来协调交往关系的乡规民约。人们基本上都会按照既定的行为模式进行社会交往，因而冲突很少发生”。即使发生了冲突，人们也可以借助乡规民约，以及民间力量加以解决（童星，2002）。因此，中国传统社会中的信任可以不需要借助法律和社会契约的约束（董文莹，2006）。然而，改革开放40余年来，我国进行了深刻的经济体制改革，新的经济体制不断冲击我国传统的社会结构和价值体系，维持社会信任的社会契约、制度契约、法律契约和心理契约遭到不同程度的削弱，导致当前我国社会规范和价值体系的存续出现了断层，社会信任缺乏有效保障，信任成本急剧增加，社会信任危机随之产生。

社会信任危机对医患信任具有深刻的影响，是医患信任危机产生的社会根源。第一，社会信任危机降低了全社会范围内的信任水平，大大增加了在该社会环境中建立任何信任关系所需的成本，使医患之间初始信任的建立更加困难；第二，社会信任危机通过大众舆论和媒体传播的作用为人所共知，成为社会大众对社会环境的集体性表征，在社会关系中，一旦个体感知到信任关系相关的消极因素，信任关系就会迅速瓦解，在医患关系中，由于医务工作者和患者之间地位的不对等性，导致医患之间的信任关系更加难以维持，患者对社会信任危机的表征无疑大大加剧了医患信任关系的脆弱性；第三，在社会信任危机的社会背景下，一旦发生与医患信任相违背情况，医患信任关系的修复就几无可能，这在当前发生在我国的众多医患纠纷案例中得到了充分体现。在王俊秀和杨宜音主持发布的2013年《中国社会心态报告》中，他们基于北京等六座城市居民的调查发现，在包括邮政、燃气、自来水供应、电力、公办教育、城市公共交通、电信业和医院8大类公共事业部门中，医院是城市居民信任程度最低的公共事业部门；在2014年发布的《中国社会心态报告》中，基于对深圳居民的调查发现，公众对医生的信任水平只达到基本信任水平，低于对教师的信任水平，但高于对法官、政府官员和警察的信任水平。这在一定程度上体现了制度信任与群际信任的区别。虽然民众对医院存在较大不满，但这种不满是组织和制度层面的，而不完全是针对医务工作者本身的。

2. 医疗体制改革与医患信任危机

为了适应我国社会转型的需求，从20世纪80年代开始，我国对医疗卫生体制进行了范围最大，也是影响最为深刻的医疗体制市场化改革。医疗体制的市场化改革使我国的医疗服务事实上成了一种商业化活动，也在一定程度上成为医患关系进展受限的制度根源。例如，医疗体制改革的一个重要目标是从“以公平为主，兼顾效益”的福利性医疗政策向“经济导向型”医疗保障政策的制度转化，同时，政府对医疗卫生事业的投入停滞不前，甚至出现下降趋势，医院为了维持效益，不得不增加医疗服务费用，导致患者的医疗成本上升，成为医患矛盾的重要导火索之一（李正关、冷明祥，2009；樊民胜、张琳，2004）；而先付费后治疗、以药养医、收入与病人挂钩、科室包干等政策使得医务工作者逐利心态膨胀，医务工作者成为事实上的商人，同时患者功利性地把治病当作是出钱购买陌生医生服务的平常消费，因此要求更平等地参与医疗活动，这就使得医患关系发生了消费主义转变，医患信任关系也随之发生转变。

虽然此后为了弥补医疗体制改革（以下简称“医改”）引发的医患关系紧张的局面，相关部门不断出台新的医改方案，但是效果并不理想。例如，2009 年，历时三年酝酿和争论的新医改方案出台，新医改的主要目标之一便是改善当前紧张的医患关系；在 2012 年召开的第十一届全国人大四次会议上，温家宝将“改善医患关系”作为政府工作报告的主要内容之一，列为推进医药卫生工作的第二项任务，表明了国家和政府对缓解紧张的医患关系的重视程度（刘洋、李国军，2010）。然而，2005 年 7 月，国务院发展研究中心的一份报告中就已提到“中国的医疗卫生体制改革基本上是不成功的”（毕宏音，2008）。

目前，我国社会缺乏对医疗行为进行专门监督的健全法律体系，判断医患纠纷的重要法律依据——医疗鉴定，出自与医院有类似“父子关系”的鉴定机构，鉴定结论在形式上回避了具体鉴定人的法律责任和义务，医患之间的信任缺失就在所难免（罗天莹、雷洪，2002）。徐昕和卢荣荣（2008）在研究暴力伤医事件时认为，患者对医方医疗纠纷解决机制的不信任是导致患者采取极端手段的潜在因素。杨阳（2009）通过比较新西兰和中国的医疗体制，发现新西兰民众对医疗体制的不满更多是因为较长的候诊时间，而中国医患之间的不信任主要源于无序、扭曲的市场竞争中医疗行业的集体性逐利，以及由此造成高昂的、过度的医疗费用。童文莹（2006）的分析指出，医疗法制建设不足，医疗保障体系不健全，以及医疗市场运行缺乏有力监督是导致我国医患信任危机的重要原因。此外，社会媒体对医患关系的影响也不容忽视。宁丽红（2013）提出，媒体常以“保护弱者”的名义将医疗纠纷责任归于医方，放大了医患信任危机，加剧了患者对医生的不信任感。刘颖洁（2013）认为，社会媒体的惯例化报道引发了大众对医患关系的认知偏差，对医患纠纷的非理性报道为大众带来示范效应，大众媒介的“医生侵害患者”成为优势话语，加剧了患者弱势的心态，这一系列因素增加了医生和患者之间的心理距离，加深了信任鸿沟。

3. 现代医学模式的弊端与医患信任危机

随着医学知识技术的空前进步，医疗过程不断精细化、专业化，医生变为冰冷的治疗手段，患者成为无知的病症载体，治疗过程重结果而轻沟通，由此催生出医患之间的信任鸿沟。美国的一项跟踪调查显示，在 1996 ~ 1999 的 3 年间，医患关系质量在交流（communication）、患者对医生的信任（patient trust）和人际处理（interpersonal treatment）方面均呈下降趋势（Murphy，Chang，Montgomery，Rogers and Safran，2001）。

现行的医学模式被通称为生物医学模式。在该模式下，疾病发生的领域得到了严格的限定：躯体作为生物器官形式的存在。韦茨（Weitz，2004）概括生物医学界定疾病的五个要素：（1）偏离常态；（2）明晰且具有普遍性；（3）由独特的生物因素导致；（4）与机器的崩溃类似；（5）通过客观、中立的科学过程得到定义和处理。这一模式的兴起，彻底改变了西方的医学，并普及于世界其他地域，成为一种普及性的医学模式。在这种医学模式下，人是否患病，需要经医疗机构中的医生通过各种诊断技术（往往依靠精密的仪器设备）下最后的判断，并不是完全依赖于病人的主诉，而主要依赖于仪器的诊断数据。“许多现代的医生们似乎是按这样一个等级序列来排列医学证据的价值：通过复杂的科学诊断过程得到事实，这是他们认为最精确和与诊断结果关系最紧密的；其次是他们用感官查探得到的事实；最末等的则是病人们自己说出的事实。”①

经历现代医学训练的医生，多少接受了这些观念。在美国一项针对内科大夫的访谈中，研究者发现许多内科大夫秉持如下观点：（1）内科大夫的任务是关心“医学”问题，而不是“心理社会”问题；（2）内科医生没有那么多时间来管病人遇到的社会和心理问题；（3）和病人讨论他/她的情感压力对病人来说太痛苦了，最好别这么做；（4）和病人讨论心理社会问题是浪费时间，因为内科医生没有能力解决这些问题（Duffy、Hamerman and Cohen，1980）。在这些医生的眼中，作为整体的人在治疗过程中已经强行被分离成肉体的人和心理（精神）的人，治疗的中心已经从“人”变成了“病”，疾病获得了独立于求诊个体的客体地位（吕小康、汪新建，2012）。

生物医学模式加强了医患之间的不对等地位，使医患之间的沟通变得困难。医生变得只会说“行话”（专业术语）而不说“人话”（日常语言），医务工作者因为掌握了“科学知识”而在沟通中处于强势地位、不屑于与患方做更多人际性的沟通与交流（王一方，2013），这也加剧了患方对医方的不信任感。

总之，社会转型所导致的社会信任危机和医疗体制改革是医患信任危机产生的社会背景因素，这为医患信任关系的构建提供了广阔的社会环境，并与前述医患信任的一般影响因素一起，导致了中国当下社会的医患信任危机。但是，社会性、群体性和个人性的影响因素通过什么样的社会心理机制结合在一起，成为一种弥散性的医患紧张的社会心态，并没有得到深入的研究。这正是本书所要着力解决的问题。

---

① Reiser, S. J. Humanism and fact-finding in medicine. New England Journal of Medicine, 1978, 299 (17): 950 – 953.

六、本书中的核心概念界定

在前述文献梳理的基础上，本部分拟界定医务工作者、医疗机构、医者（医方）、患者、患方、医患关系、医患信任、医疗事故、医疗纠纷、医患冲突这10个相互关联的核心概念，以便统合后文的相关论述。本书主要研究我国大陆地区的医患信任，如无特殊说明，书中提及的相关机构、群体和个人均以我国大陆地区为限。

（一）医务工作者

指在医疗机构中从事医疗事务的技术人员、护理人员和管理人员。主要包括：

（1）医疗防疫人员（包括中医、西医、卫生防疫、地方病及特种病防治、工业卫生、妇幼保健等技术人员）；

（2）药剂人员（包括中药、西药技术人员）；

（3）护理人员（包括护师、护士、护理员）；

（4）其他技术人员（包括检验、理疗、病理、口腔、同位素、放射、营养等技术人员等相关工作、专业的人员）；

（5）医疗机构的行政管理人员。

本书中提及的“医务工作者”主要指医生和护士。其中，医生是指依照《中华人民共和国执业医师法》取得执业医师资格或者执业助理医师资格，经注册在医疗、预防、保健机构中执业的专业医务人员，包括执业医师和执业助理医师；护士是指经执业注册取得护士执业证书，依照《中华人民共和国国务院令（第517号）——护士条例》规定从事护理活动，履行保护生命、减轻痛苦、增进健康职责的卫生技术人员。

（二）医疗机构

指依据我国《医疗机构管理条例》和《医疗机构管理条例实施细则》的规定，经登记取得《医疗机构执业许可证》的，从事疾病诊断、治疗活动的医院、卫生院、疗养院、门诊部、诊所、卫生所（室）以及急救站等医疗机构，具体类型主要包括：

（1）综合医院、中医医院、中西医结合医院、民族医院、专科医院、康复医院；

（2）妇幼保健院；

（3）中心卫生院、乡（镇）卫生院、街道卫生院；

（4）疗养院；

（5）综合门诊部、专科门诊部、中医门诊部、中西医结合门诊部、民族医门诊部；

（6）诊所、中医诊所、民族医诊所、卫生所、医务室、卫生保健所、卫生站；

（7）村卫生室（所）；

（8）急救中心、急救站；

（9）临床检验中心；

（10）专科疾病防治院、专科疾病防治所、专科疾病防治站；

（11）护理院、护理站；

（12）其他诊疗机构。

其中，医院、卫生院是我国医疗机构的主要形式，也是本书中提及的医疗机构的主要所指。

（三）医者（医方）

本书中的医者（又称医方，或简称“医”）有狭义和广义两种界定。

狭义上的医者符合上述界定的医务工作者和医疗机构。医者既可指特定的组织（医疗机构），也可指特定的群体或个人（医务工作者），在具体的讨论中，其所指需视论述情境而定。

广义的医者（医方）不仅包括医务工作者和医疗机构，还包括医疗机构管理部门（如国家和地方的各级卫生与计划生育委员会）的工作人员、医学教育工作者（医学院的教师和研究人员）及正在医学教育机构接受医学教育、即将成为医务工作者的人员（如医学院、卫生职业学校的学生）。

本书主要从狭义角度使用“医者”（医方）这一概念。

（四）患者

本书中的患者有狭义和广义两种界定。

狭义的患者指与医疗机构建立了医疗服务关系，并在医疗机构接受医疗服务的人。在这个意义上，患者就是前往医疗机构寻求帮助的就医人，这包括因机体病变或生理、心理功能障碍而前往医疗机构寻求治疗的投医者，也包括为预防生理心理疾病而要求检查、保健或咨询服务的无生物医学意义上疾病的自然人。

广义的患者泛指患有疾病、忍受身心痛苦的人。他们可正在医疗机构接受医疗服务，或曾在医疗机构接受服务，或未曾在医疗机构接受服务，但正忍受身心痛苦。这一定义不局限于将患者与医疗机构或医疗服务挂钩，而强调个体自身的疾病体验。

如无特殊说明，本书中的患者均指狭义上的患者。这种患者角色通常具有过程性和临时性，会随医疗服务关系的结束而终结。

（五）患方

包括上述界定中的“患者”（狭义或广义）及患者亲属、朋友、监护人和其他代理人群体。在这个意义上，患方其实是除了医者之外的其他社会成员或组织。因此，医患关系中的“患方”主体并不完全等同于患者，而可以指代除了医者之外的所有社会成员。

如无特殊说明，本书中的“医患双方”均指医方与患方，而不是仅指医生与患者。

（六）医患关系

医患关系是指医方与患方之间结成的以医疗服务关系为核心、包括其他派生性关系的社会关系。医患关系的核心是医者与患者之间的医疗服务关系，但也可泛指医疗机构、医务工作者群体、医学教育工作者群体及医疗机构管理部门这四大群体与组织，与其他社会成员、社会群体和社会组织之间的社会关系。本书从泛指意义上研究医患关系，但重点研究医务工作者与患者之间的关系。

（七）医患信任

医患信任，或医患信任关系，是医方与患方之间的一种理想状态，指双方在交往互动过程中，基于诚实、平等、公正等基本社会价值理念，相信对方不会做出不利于自己甚至有害于自己行为的一种预期判断和心理状态。具体而言，医方相信患方会尊重自己，积极配合诊疗；患方相信医方具备良好的职业道德和医疗执业水平，从人道主义的立场理解患者的病痛，履行防病治病、救死扶伤的职责，最大限度地使患者恢复健康、减轻病痛；患方信托医方，医方理解患方，双方无故意设防、刁难的心态。

医患信任可分为三个层面：个体间的人际信任、群体间的群际信任和对医疗制度的制度信任。第一个层面的信任是指直接提供医疗服务的医务工作者与就诊患者之间特定的人际信任；第二个层面的信任是指医务工作者群体和患方群体之间的群际信任状态；第三个层面是患方群体对医疗机构和现行医疗体制的信任状态。这三个方面的医患信任互动关联和转化，影响着患者的就医体验和医者的行医体验，并通过相关社会心理机制具体影响着医方和患方认知、情绪和行为。

（八）医疗事故

医疗事故是指医疗机构及其医务人员在医疗活动中，违反医疗卫生管理法律、行政法规、部门规章和诊疗护理规范、常规，过失造成患者人身损害的事故。本定义采自由国务院颁布，于 2002 年 9 月 1 日起公布施行的《医疗事故处理条例》。

（九）医疗纠纷

本书中的医疗纠纷，是指医患双方在医疗行为实际发生之后，对医疗行为的过程或结果存在认识或评价上的分歧，一方向另一方追究责任并赔偿损失，通常经过商议、调解、鉴定或裁决方可结案的社会矛盾冲突事件。医疗纠纷通常是由医疗机构或医务工作者的过错、过失和医疗事故引起的，但医方在医疗活动中并没有任何疏忽和失误，仅仅是由于患方单方面的不满意，也会引起纠纷。也就是说，医疗事故通常会引发医疗纠纷，但医疗纠纷的根源并不仅仅是医疗事故。

（十）医患冲突

医患冲突是医患双方之间由于实际利益、基本理念、认知方式等方面的分歧，认为另一方对自己造成利益侵犯、身体损害、名誉损失，导致医疗秩序破坏等消极后果。医患冲突常以诉讼、仲裁、协商等常规形式出现，或以身体侵犯、言语辱骂、威胁等非常规形式出现的社会冲突。

本书将医患冲突作为比医疗纠纷内涵更广的一种冲突形式，它包括但不限于医疗纠纷，其起因也不仅仅局限于医疗事故。本书中的医疗纠纷一定发生在医疗行为已经实际发生之后，但医患冲突并不一定要求存在实际发生的医疗行为。在某些暴力伤医事件中，某些医务工作者本身并未给施害者进行过任何治疗，而只是作为施害者发泄对医疗机构不满而预谋施暴的受害对象。此时不存在治疗服务过程，也就不存在医务工作者本身的过失过错，不能归于医疗事故和医疗纠纷，只能归于医患冲突。另外，网络上对医务工作者的谩骂、攻击也可视为医患冲突的一种轻微形式，谩骂的当事人也不一定基于特定的医疗服务，而只是一种情绪宣泄，但实质上会形成不利于医患关系健康发展的舆论氛围，本书也把它视为医患冲突的一种。

第三节　研究不足与改进方向

一、研究方法层面的不足与改进方向

从第二节的综述可以看出，国内外的医患信任相关研究虽已初具规模，但仍存在许多可进一步拓展的空间。

第一，医患信任现状评估和测量指标构建还不够健全。无论是国内还是国外，对于医患信任现状的大范围调查几乎未见，仅在小范围有少量调查。虽然大量研究指出中国医患信任陷入危机，但其主要论证依据是越来越多的医疗纠纷和愈演愈烈的医患冲突案例，医患信任总体现状及其整体波动特征还欠缺固定化的指标加以体现。近些年来兴起的大数据技术，有望在数据分析和资料处理上突破现有研究的局限。

第二，医患信任量表的全面性和本土化存在不足。这主要体现在以下四个方面：（1）医患信任的测量方式传统而单一，主要的数据获取方式还处于小样本时代；（2）医患信任测量的领域还比较混杂，没有一致认可的权威量表，甚至一些测量工具还未进行测量学特征的考评；（3）大量量表都集中在患者对医生的信任上，测量患者对医疗组织和医护团体，以及医生对患者信任的量表还较少；（4）本土化的通用量表还较少见，许多量表都是对国外量表的引进和改良，但由于国外医疗体制和医学文化的不同，有些条目并不一定适合中国情境。因此，建立本土化的医患信任量表和相关指标仍是今后研究的一个重点。

第三，针对医患信任关系的行为决策实验研究还较为少见。虽然在信任研究领域已有大量实验研究，但面向的均是普通人际关系或组织关系。医患关系具有与普通人际关系或组织关系非常不同的特点和结构，医患信任面临着比一般人际关系更大的信息不对称和风险程度，因此，有必要开展医患信任关系在信息、认知和决策层面的心理和行为机制实验研究。同时，许多实验仍停留在实验室实验的阶段，较少使用近年来在社会科学领域日渐兴起的现场实验法，在真实社会情境中开展医患信任的相关研究，这方面的实验设计仍有待加强。

二、研究内容层面的不足与改进方向

首先，对医患信任危机产生（实际上包括社会信任危机产生）的社会心理机制的探讨还处于起步阶段。在社会信任领域，更多的研究侧重于理论分析、个案研究和总体状况调查，模型化的精细实证研究并不多，更多的是宏观层面的分析。在医患信任领域，虽已有许多经验调查和理论分析，但往往只将医患信任危机归因于社会信任缺失、医疗体制不够完善、医学模式存在弊端这些宏观变量，欠缺从微观视角的理论诠释和动态化、生态化的过程分析。同时，现有研究虽对医学文化、医疗制度、伦理道德、人际关系、个人特质等因素在医患信任中具有重要作用这一点已经达成共识，然而这些因素究竟存在哪些交互作用的路径，医患信任如何从个人层面依次经由人际层面、组织层面上升到社会层面成为一种社会心态，这种社会心态又如何反过来从社会层面依次经组织层面、人际层面直至个人层面发生作用和影响，这种交替往复的过程涉及哪些社会心理机制仍不明晰。

其次，医患信任建立和维持的过程机制需要完善。目前，虽有少量关注信任关系的动态发展模式，但其模式都是基于组织行为学的基本设定，这种设定通常以常规企业或组织中的信任关系为背景，注重的是同事和上下级之间的信任，而不是医患之间的信任。以医患关系为具体对象的动态模式还很少有成果发表，仅停留在静态的影响因素分析的阶段。这不仅导致了医患信任关系维系策略产生的滞后，也阻碍了医患信任的提升。

最后，对医患信任修复模式的研究，无论是理论探讨还是实证研究都较为少见。修复医患关系信任的主体是什么，信任修复是否可以在个体人际层面的医患关系中得以实现，如果不能，是否可以跳出私人信任的修复，转向社会层面的信任修复？目前提出的医患信任问题解决方案都是宏大层面的解决方案，如完善医疗体制改革、健全医学模式和医学理念、建设社会信任体系。但是，体制改革本身还处在摸索期，医学模式的转换和医学理念的培养也需时日，建设社会信任体系更是一项浩大费时的工程。如何就医患信任这一层面提出更加具体的修复策略，仍需要进一步的细节设想和内容充实。

第二章

中国医患信任的社会心理变迁历程

瑞典病理学家韩森（Henschen，1966）曾言，人类史即疾病史。人在一生中不可避免会生病，因而在某个时刻总是会以患方的身份参与同医方的社会互动。在这个意义上，医患关系是最基础和最普遍的人际关系之一，也是社会关系的重要组成部分。准确梳理当前医患关系的发展趋势与基本特征有助于把握其基本状态和变化趋势，为后续研究工作的开展奠定基础。

第一节　古代社会的医患关系与医患信任

自有人类以来，疾病就一直伴随着人类社会的发展进程。为了对抗疾病，医生这个职业应运而生。事实上，医患关系并不是一成不变的。在古今中外医疗的实践活动中，医患关系的类型和总体状况与当时的社会条件、科学技术水平、经济发展情况等都息息相关。分析不同时期的医患关系特征可以更好地把握其历史演进，也便于理解中国当前的医患关系状况。

一、古代社会的医患关系变迁

既有研究表明，在中国先秦时期，巫医同源。至战国时代齐国人扁鹊提出了“四诊”和“六不治”，反对巫术，正式开启了巫医分离的进程（于孔宝，2013；

王蕾，2016）。在古希腊，著名的医学家希波克拉底（Hippocrates）明确主张“直接的观察、客观的分析”，提倡用患者自身的各种表现来解释疾病的发生、预测疾病的演化，彻底摒弃了鬼神致病的传统观念。东西方几乎在同一时期出现了真正意义上的医学萌芽，医生逐渐发展为一种独立的社会职业，医患关系也由此开始成形。

在这一时期，医学同哲学的关系仍然非常密切。哲学在农耕文明的时代几乎处于整个人类知识体系的最高层次，起到了统领和指导其他知识门类发展的重要作用。人们将这一时期的医学模式概括为自然哲学医学模式。在这一时期，人类整体的社会经济发展较慢，自然人均处在以辛勤劳作获取生存条件的初级阶段。人际关系仍然以家庭为基本单元、以宗族血缘相连接。人们的社会活动范围十分有限，大部分人同村聚居，社会关系相对比较稳定和单一。这种自然亲缘关系和地缘关系构成了典型的“熟人社会”。在“熟人社会”中，人们的行为规范主要是由道德伦理来支配，人际关系则由熟人之间的人情信任来维系，“医生的口碑也靠口口相传”（霍荻、谭雪梅，2017）。

基于特定的社会发展水平和医学发展程度，古代医患关系具有以下特征：

第一，古代医患关系是以个体间关系为主形成的关系。由于不存在现代性的社会建制，古代时期医生行医是以个体为基本单元的。根据个体化的知识传承和经验摸索，医者或游方或坐堂，同病人进行一对一的交往和沟通。医患双方往往遵守自愿平等的原则，患者和家属得到医生的充分重视和尊重，医患关系相对简单和清晰。古代医生在行医过程中形成了一系列的道德规范。希波克拉底呼吁医生在数位治疗之神面前发誓，并在实践中遵守一套特定的道德标准。这一套道德标准成了著名的《希波克拉底誓言》，它确立了保密的必要性，并且强调要有意识地保护病人。在中国历史上，“医者仁心”的思想深入人心。扁鹊、华佗、孙思邈、张仲景等名医在中国历史的记述中不但代表了古代最高水平的医疗技术，同时也将宅心仁厚、行医为民的“神医”形象深深烙印在公众的记忆之中。如唐代名医孙思邈在《大医精诚》中就写道：“所以医者不得侍己所长，专心经略财务，但作救苦之心，于冥运道中，自感多福者耳。”明代名医龚廷贤在其经典医书《万病回春》中提出了“医家十要”，即存仁心、通儒道、精脉理、识病原、知气运、明经络、识药性、会炮制、莫嫉妒和勿重利。这一时期的医方在诊治过程中更加注重对患者的人文关怀。

第二，古代医患关系是一种直接的、面对面的关系。在诊疗过程中，医生根据自身经验判断病情、做出判断、实施治疗。整个过程医生都会直接面对患者，例如，中国传统医学就强调通过“望闻问切”等方法同病人进行接触，对病情进行诊断。中国古代的等级体系中，医处于“工”的阶层，在“士农工商”的结构中处于较低位置，在古代，医生和病人之间没有其他人员（护士、医技人员等）作为中介，双方面对面直接交流。从总体上看患方具有更多的主导权。

第三，古代医患关系是相对稳定的。由于古代社会人员流动性不高，医生的数量也不大，医学分类尚不成熟。古代的医生大都接近于现代的“全科医生”和“家庭医生”。医生对于自己的病人有较长时间的交流沟通，对于病情的进程有比较系统的追踪和把握，能够做到全面和综合的治疗。同样，病人对于医生的选择也比较有限，只能固定在一定距离范围内为数不多的几个医生。医生与患者形成了较为稳定的相互依赖关系：病人以身体健康托付医生，医生为了个人荣誉，对于患者也必须尽职尽责。医患关系相当于具有多次博弈的稳定联结。

第四，医患之间的相互认识水平较为深入。由于古代医学水平相对低下，医生诊治主要依靠个人经验，缺乏系统的科学依据，甚至更多依赖笼统模糊、哲学思辨式的方式。由此，传统医学中大都产生了同宗教和天人关系相关的医学理论。“天人一体”的观念及其对应的宗教价值，将作为医疗对象的人视为一个整体。人作为人本身的系统性反而没有被分裂开来。医生对疾病的认识是同人的整体、生活习惯、周遭环境等结合起来考察的。造就了医生把患者的生理、心理、社会和环境视为整体的观念和认知方式。因而在古代医患关系中，医生不仅关注疾病，更重视患者的心理和家庭等各个方面的因素，医生对于病人的认识更为深入和全面。

二、古代社会的医患信任状况

总体而言，古代社会的医学科学与医疗护理水平都极为低下。然而这一时期医患关系在总体上却并没有因为医疗水平的低下而出现系统性的紧张。在漫长的前科学时代，人们对于疾病极为恐惧，因此对医方的诊疗寄予了厚望。这种情感上的依赖为古代社会的医患关系塑造了一种普遍存在的积极氛围。更为关键的因素是，囿于客观科学发展程度的制约，医疗在古代社会中尚未形成高度制度化的专门行业。不以“行业”面貌出现的医方在与患方的互动中密切接触，更容易诉诸个人情绪而非职业规范。二者之间的关系除了具有在技术层面上的诊疗过程外，还增加了一层情感上的绑定。因此，古代社会的医患关系长期维持在较为稳定的状态，医患之间的信任程度较高。

第二节 近代社会的医患关系与医患信任

一、近代社会的医患关系变迁

近代以来，医患关系随着医学技术的不断进步，其模式出现了重大变化。不论在中国还是欧洲，古代医患关系中患方的话语权长期具有一定优势。然而从18世纪中叶开始，医患关系中医方的话语权开始加强，并逐渐成为医患关系中的主导。英国社会学家朱森（Jewson，1976）认为："医院的兴起使整个医疗行业发生了重大改观。"在法国大革命结束后，巴黎的医院进行了改革，形成了不同于以往的医院医学。在新的医院医学中，过去以爱丁堡大学为中心的"床边医学"所注重的患者自述和生活史不再构成医疗诊断的主要依据，医学检查和病理解剖开始占据中心位置。在传统上以整体出现的，具有个体特征的"病人"在这个阶段被化约为不同的组织和器官（陈勇，2010）。19世纪，实验室医学（laboratory medicine）在德国的大学兴起。对疾病的研究深入到了微观层次，即从细胞和生化反应的水平来对疾病进行诊断和解释。自此，患者自述与对治疗的想法在整个诊疗过程中被彻底边缘化，医生在诊疗过程中掌握着话语权和处置权，病人的话语权显得无足重轻。在对这一时期医生病案做文本分析后可以看出，医生的记录从存在较多的病人自述逐渐发展到完全不记录患者和患者家属的言语，仅仅记载医生对患者所做检查的结果，医生所使用的语言也完全医学专业化（陈勇，2010）。

随着西方近代医学传入中国，传统的东方医患关系也逐渐发生了变化。由于中国人对于医疗的传统理解，"西医"模式一进入中国就引发了极大的社会震动。如美国医学教育家胡美医生回忆道："当一个西医医生提及使用护士的时候，完全没有任何人知道他到底在说什么，在任何时候当他说要护理病人，都会在家属中引起震惊和恐慌。人们会说：'什么？怎么能让女孩子做那些佣人做的工作！有谁听说过可以把一个陌生人请到家里来照顾病人？'他们坚持要让母亲、姐妹或佣人们在病人的身边伺候。事实上，没有任何外人有可能真正接近中国家庭。"①

① Hume，E，Doctors Conrageons，Harper & Brothers Publishers，1950：244.

西医的传入除了在科学原理上对以“阴阳调和”为核心的中医理论构成了本体论和方法论挑战之外，也从宗教上冲击了中国的家庭伦理观念。英国医学家巴慕德（Balme，1921）提出，现代医学在两个方面出现了突破式进展：一方面是医学科学技术的进步，尤其是建立在经验实证基础上的生物学的发展，将人体的生理和机能完整作为被观察的对象来进行研究和剖析，医生也在此基础上对疾病进行诊治；另一方面是托管制度（trusteeship），在托管制度下，医生和护士对患者个人的尊重是一项基本准则，病人进入医院接受治疗，医院负责完成对病人治疗程序的控制和护理。在托管制度下，医院建立起了诸如“挂号”“门诊”“住院”“护理”等一整套的关于实施诊疗的完整制度。从现代医院诞生的那一刻开始，传统医患之间基于个体关系的温情与伦理被现代性所替代，患方与医方形成了“委托—代理”式的法律关系（王其林，2019）。委托制同西方基督教传统存在极其紧密的关联。在中世纪及之前的欧洲，人患病后多被送入教堂。基督教对病人实施关怀而非治疗。这种传统和观念落地生根，渗透到现代医学及护理的整体体系内，构成了委托制度的先声。受基督教传统的影响，西方认为该制度是理所当然的。然而在中国，委托制则面临着种种挑战。这些挑战甚至也延续到今天。

在传统社会中，陌生人之间的信任水平总体而言是较低的。当近代医疗体系进入中国后，首要面对的就是由于各种不信任所引发的冲突。西医的传入是与传教活动联系在一起的。1835 年美国传教士伯驾（Peter Parker）在广州新豆栏开设了一家眼科医局，这被视为近代西医入华的先声。西医医师最初在华行医小心翼翼、如履薄冰。然而很明显，“以医传教”的愿望在中国实现得并不好。相比基督教，中国人在接受西医方面显得更迅速一些。在此后 100 多年时间里，“中西医之争”反复爆发，由数起“教案”而连带声誉受损的西医构成了那一时期医患关系的基调。在 1935 年，一名西医医生在《医药评论》杂志上发表文章称：“民国二十三年，可谓医事纠纷年。”据历史学者龙伟（2011）统计，在 1934 年各类医疗诉讼案件有 38 起之多，远远超过之前历年数字。医患关系恶化由此可见一斑。在西方 19 世纪出现的患方话语向医方话语转换的现象在中国造成了重大社会冲击。因为才在不久之前，中国的患者绝不会如此顺从和安静，医生来到病人家中时，全家人都会发声。医生（郎中）在倾听病人自述和家人意见之后给出诊断结果并开出药方。接下来，患者一家可能还会延请更多的医生，和他们继续讨论并决定使用看起来更“好”的处方。然后这些传统做法在西方现代医学体系进入中国后被彻底改变。此外，中国的特殊之处还在于中西医并存，民众不断在传统与现代之间摇摆，导致民国时期的医患关系变得十分复杂。中国学者陶炽孙在 1935 年以辛亥革命为分界线，对中国“新医”的受难历史进行划分，他认为在辛亥年之前，新医受难大多表现为外籍医生受攻击、新医院被捣毁，而在辛亥革命之后西医医院被攻击捣乱减少，但相应的法律诉讼开始大量增加。

在这一时期，媒体的信息呈现是相当值得关注的一个问题。一方面，民国时期的主流报刊，如《申报》《大公报》，以及医学专业杂志，如《中华医学杂志》《医事汇编》等，对于医疗问题采取了直面问题不回避的立场，对医疗界（包括医生和医院）中出现的各种不良现象进行了十分猛烈的抨击。但另一方面，这些报章也对医疗纠纷采取了公正客观的态度，并不一味指责医生和医院。如《申报》在评论 1934 年医疗纠纷爆发时指出："近年来医患纠纷，耳闻目睹，不知凡几。而大半是不合逻辑的，持权仗势欺人者有之，无理取闹者有之，籍端敲诈者亦有之。"这种公平持中的立场提高了媒体的公信力，对于社会正确认识当时的医疗纠纷起到了积极作用。

总体而言，西方医学的传入对长期处于传统社会的中国人不仅意味着崭新的医疗技术和手段，更意味着全然不同的科学观念乃至对世界的认知体系。而后者所带来的冲击是更巨大的。由于变化的出现过于迅猛，观念与认知很难在短时间里发生改变。这种在心理学中被称为"原有经验"的因素对认知的形成具有重要影响。社会认知主体在先前经验的基础上，形成某些概括认知对象特征的标准和原型，从而使其认知判断更加简洁明了（乐国安，2013）。"既有经验"同崭新的事实与信息之间如果无法调和则必然发生激烈的冲突。在西医的医疗模式问题上，中国的大众出现了极其强烈的陌生感，无法通过"原有经验"加以理解和解释，从而导致了巨大的医患关系和社会问题危机。例如，在西药的使用上，当时民众普遍存有不信任的心理。当使用西药后没有及时起效，则民众认为西医西药不过是一个骗局；而当西药迅速起效，则民众会怀疑药的成分，甚至认为其使用了"人心人眼"。这种巨大的不信任完全不以医生是否尽心尽力、和蔼谦卑、积极沟通而有所改观。19 世纪末爆发的一系列"教案"或多或少都隐藏着东西方文化激烈冲突的因素。如 1870 年震惊中外的"天津教案"的导火索即为民众误认为天主教堂"采生折割"——故意残损健全人的身体以制药牟利，进而酿成惨剧。

另外，如前所述，近代西方医疗模式完全颠覆了之前传统医患关系中的温情模式。正如法国哲学家福柯所描述的当代医疗体系那样，医生所看到的病人并不是对这个人作为一个整体的全面注视。医生关注的是表现在身体之外或潜藏其中的疾病，以及对病症进行区分。病人（sick-man）中的"人"被逐渐抽离而仅剩疾病。在患者看来，医生越具有专业性，其对于人的关怀就越低，冷淡、冷漠成了医患间的常态。这与传统医疗模式也大相径庭。再加上医院所构成的封闭空间，病床、手术台等带有标志性意味的认知对象，都强化了近代以来中国人对于现代医疗的不适应感。不信任和不适应成了医患关系构建的“历史经验”，一直延续至今。

二、近代社会医患信任的特点

影响近代社会医患信任发展的最关键因素是医学科学的突飞猛进。现代医学所取得的进展重构了整个医疗行业和医患关系的模式。在这一进程中，传统的医患关系逐渐消解，而新的医患关系模式逐渐建立。

在现代医学逐步建立的过程中，医患信任不再稳固。医患信任的程度出现了两极分化的现象。作为实证科学的医学强调观察、检验和经验归纳，对疾病和人体关系的了解比前科学时代有了长足的进步。一方面，一些经典药物的发明，如青霉素、阿司匹林和安定等，实质性地改变了人类与疾病斗争的形式，民众对于医生的信任程度空前提高；另一方面，医学作为一门科学，有其自身的局限性，诊治有可能失败是无法绝对避免的客观现实。一旦出现失败的诊疗结果，医患关系在局部就会变得紧张，医患信任也因此受到冲击。

在中国，医患信任情况则更为复杂。因为现代医学是以“西医”的面貌出现在华夏大地之上的，因此民众对“西医”的情感较为复杂。除了客观的诊疗结果好坏会影响医患信任，中国近代社会中的“华夷之辨”“西学中体”都在思想层面给医患信任增添了所谓的“国别性”矛盾。

第三节　现代中国社会的医患关系与医患信任

一、新中国医疗体系初步建立时期的医患关系

新中国成立之初，我国的医疗卫生条件相当落后，人民群众的总体健康水平很低。1949 年，我国人均预期寿命为 44 岁。人民政府对于这一问题十分重视。这一时期我国的正规医疗机构数量少，医护人员数量远不能满足城乡居民的健康需求。1950 年 8 月，周恩来总理主持召开了第一届全国卫生工作会议，指导制定了医疗卫生事业的一系列方针政策。他建议在尤其缺医少药的农村建立起由县、乡、村三级医疗机构组成的“农村医疗网”，形成一个完整的医疗体系（徐行、高鑫，2016）。经过几年的努力，我国的医疗卫生事业开始出现了稳定向好发展

的势头。尽管当时社会整体医疗水平仍然较为低下，后来又受到了“文化大革命”的强烈冲击，但到 1978 年，我国已经基本建立了能够覆盖国家公职人员、大学生和企业职工的公费医疗和劳动保障制度，在农村初步形成了以集体制为内核的合作医疗制度。

尽管整体医疗保障水平很低，但这一时期医患关系并不紧张，总体来看很少出现医患双方僵持不下的局面，更少出现恶性医疗纠纷。有研究认为，这要归功于广义上的“公费医疗”政策。在公费医疗的政策背景下，病人与医生之间不产生经济关系，医生收入与病人缴费无关。因此，即便医疗效果不好，患者也不会产生“花了钱还看不好病”的怨气，医疗纠纷也较少。也有研究认为，这一时期医疗纠纷较少是因为人“不患寡而患不均”的思想作用。社会大众所获得的医疗服务大体是均等的，尽管是一种低水平的均等，但公众不会产生被差别对待的感受，尤其不会产生“有钱有势才能看好病”的想法。在诊治过程中即使出现了差池，当发现周围总有此类事件发生时，心理上也会更容易接受这种结果。还有分析认为，在计划经济时代，以“单位制”为代表的公共服务供给降低了个人在医疗领域中的责任和负担，满足了公众的基本公共卫生服务需求，因而为医患关系提供了充分的缓冲（姚泽麟，2017a）。还有研究提出，这一时期医患关系良好的原因在于医患信任水平较高，而医患信任水平较高的根本原因是患者同医院以及在医院工作的医生之间的关系，是个人与“公家”的关系。个人对“公家”存在的普遍信任，转而投射到了具体的医院和医生身上。

二、改革开放与医疗体制改革时期的医患关系

自改革开放以来，伴随着经济的飞速发展，我国的医疗服务水平也快速提升，医生的医疗技术专业水平显著提高，医院的硬件条件也有了突飞猛进的改善。然而也恰恰是在这一时期，医患纠纷开始增多，医患关系日趋紧张。

我国的医疗卫生领域的改革是在改革开放的大背景下开始的。纵观这一历程，其出发点之一是为了减轻政府的财政负担。1979 年初，时任卫生部部长的钱信忠在全国卫生厅局长会议上发表讲话，提出要“运用经济手段管理卫生事业”。这一用词极为大胆前卫的说法掀开了中国医改的序幕。同年 4 月，卫生部联合其他两部委制定颁布了《关于加强医院经济管理试点工作的通知》，在全国选定了五个医院推行“五定一奖”的办法，对医院采取“经济核算、考核奖励、定额补助”的改革方案。1985 年被称为“医改元年”，按照卫生部出台的政策，医改的手段从一开始就非常明确，即“放宽政策，简政放权，多方集资”，简言之就是放宽了政策但是收紧了财政投入。此后政府财政投入迅速缩水，公共卫生

支出占 GDP 的比重断崖式下降，基层，尤其是原本漏洞百出的农村医疗卫生及防疫网络，加速衰落。与此同时，公立医疗机构自负盈亏，追逐利润成为了提供医疗服务的动力来源。医患关系矛盾开始突出。1986 年 10 月，卫生部、公安部联合制定发布《关于维护医院秩序的联合通告》。通告明确禁止“任何人利用任何手段扰乱医院的医疗秩序，侵犯医务人员的人身安全，……患者不得在自己的要求未满足时寻衅滋事”。这一通告的颁布从一个侧面说明当时的医疗场所已经出现与医疗有关的治安问题。《人民日报》在 1988 年 9 月 12 日首次刊登了对“医疗红包”的报道。该报道坦言：医疗红包已经不是零星现象，而是遍布整个医疗体系的毒瘤（姚泽麟，2017a）。由此可见，医患信任下降、医患关系紧张的情况在当时已经初露端倪。

1992 年，医疗改革迎来了市场化新机遇。卫生部官员在多次会议上表示，医院要加快市场化改革进度。与此同时，卫生系统内部的“市场化派”和“反市场化派”之间争论不断。这种争论在此后的医改进程中仍然持续不断。2000 年，江苏宿迁仅保留两座公立医院，其余均对外拍卖。“宿迁模式”使医改市场化达到了顶峰。而公立医院改革在这一时期出现了“华西模式”，即公立医院利用体制优势，不断扩展兼并，重金吸引人才，提高医生待遇，从而吸引更多病人就医。在全国范围内，模仿华西医院形成了一系列的“巨无霸”三甲医院。

在政府投入明显不足的条件下，医院通过多种渠道开源创收，不仅使医院规模不断扩大，医院数量在这一时期也持续增加。从 1990 ~ 2000 年，我国医院总数从 14 377 家增加至 16 318 家。医疗服务行业逐步通过市场机制的激励做大做强，医疗基础设施建设取得了长足进步（赖伟，2008）。中国初步摆脱了医疗资源不足的问题。但也应该看到，由于政府公共服务投入的减少以及医院完全市场化的运作，其弊端开始显现。医生为了创收，多开药、乱开药的现象不断出现。有媒体在报道中披露医生甚至在药方中开出了电饭锅。医院公益性质不断降低。患者“看病难”“看病贵”的现象不但没有得到根治，反而在某种程度上加剧了。这一系列现象引发了管理部门的警觉和反思。

2003 年“非典”之后，中国的医改进入了一个新的阶段。“非典”暴露了中国公共卫生体系方面的严重漏洞。医改开始向增强医疗机构的公益性和提高医保覆盖面的方向发展。2005 年，有关部门提出了“市场化非医改方向”的说法。同年，国务院发展研究中心和世界卫生组织（WHO）合作发布了“中国医疗卫生体制改革”的研究报告。该报告认为，中国医疗体制改革基本不成功。重新塑造中国医疗体制的压力顿时增加。

也在这一阶段，医患关系恶化的问题不断凸显，医患信任逐年走低，尤其是医方形象遭到了极大破坏。在这一时期，医患关系中的经济因素的影响在快速提升。医疗服务被完全视为商品，遵循等价交换原则。这种经济化的趋势使得医患之间传统上的共情关联和伦理约束都失去了原有的作用。可以说，“商品化”医疗服务的影响一直延续到今天，是导致医患关系紧张的最大结构性原因。在结构性影响下，医患双方对彼此的认知也发生了显著改变。

三、当下社会医患信任的现状与趋势

医患纠纷频发是我国当下医患关系紧张的直观体现。医患之间缺乏信任是造成现有不和谐医患关系的主要原因之一。近年来，我国医患互不信任的现象日趋严重。2013 年，中国医学科学院和北京协和医学院开展的一项针对医务人员从业状况的调查结果显示，仅有 46.4% 的患者表示信任医生，而仅有 26% 的医生认为患者信任自己（张新庆、刘延锦、涂玲、胡燕，2014）。因此，深入了解医患信任的建立机制及其影响因素，重建医患信任，是改善医患关系的核心内容。

一些大型调查和学术研究的数据显示，我国医患信任关系正在持续地恶化，具体表现在医患纠纷与暴力伤医事件的发生日益频繁、对医疗服务满意的患者比例下降，以及医患彼此关系及信任度的评价下降等多个方面。

第一，医患纠纷的发生频次快速上升。冯俊敏等（2013）回顾了 2003 ~ 2012 年的 418 篇相关文献，发现医疗纠纷在我国呈不断加剧的态势。在 2010 年，全国发生“医闹”事件 17 243 起，比 2005 年增加近 7 000 起（赵晓明，2012）。杨连忠、王晓敏和张蔚星（2011）对华北某三甲医院自 2006 年 1 月 ~2010 年 12 月出现的 107 例医疗纠纷案进行分析，发现医疗纠纷呈现愈演愈烈的趋势，然而却极少通过法律途径加以解决。

第二，医院场所暴力伤医事件显著增加。中国医院协会于 2012 年开展了“医院场所暴力伤医情况调研”，涉及全国 316 家医院，8 388 名医务人员和 8 204 名患者，结果显示：医务人员遭到谩骂、威胁的情况较为普遍，发生上述事件的医院的比例从 2008 年的 90% 上升至 2012 年的 96%；医务人员躯体受到攻击、造成明显损伤事件的次数逐年增加，所涉及医院的比例从 2008 年的 47.7% 上升至 2012 年的 63.7%；每年发生次数在 6 次及以上的医院的比例逐年上升，2012 年（8.3%）是 2008 年（4.5%）的近两倍，平均来看，每年都会发生 1 ~ 3 起此类事件，2012 年达到顶峰（贾晓莉等，2014）。

第三，对医疗服务满意的患者比例逐年减少。根据 2013 第五次国家卫生服务调查，医务人员报告患者对其提供服务的满意程度显示：85.2% 的医务人员报告患者对自己的服务表示满意，12.2% 表示一般，2.6% 表示服务不满意。与 2008 年的调查结果相比较，满意的比例减少了 5.8 个百分点，不满意的比例增加了0.9个百分点。患者不满意医务人员提供服务的程度有所增加（王帅、张耀光、徐玲，2014）。

第四，医患对彼此关系的评价持续下滑。徐英（2013）通过对某市1 057名医务人员进行问卷调查和对国内近年来的典型案例进行汇总分析，发现有40.68%的被调查对象认为现在的医患关系比较差，有61.68%的被调查对象认为目前的医患关系处于紧张状态，有39.26%的医务人员认为在现今医疗环境下应以避免一切医疗纠纷为治疗原则。

第五，医患对彼此信任度的评价不断降低。2008年，针对患者信任的变化状况，第四次国家卫生服务调查小组进行了问卷调查并发布了《中国医患关系调查研究》的结果。当问及“与前几年相比，您感觉患者对医务人员的信任程度有何变化”时，有48.8%的医务人员认为“下降了”，有28%的人选择没有变化，其中，城市三级医院医务人员中认为“患者的信任降低了”的比例最高，为59.5%，而在乡镇卫生院，该比例为28.5%。2013年，在第五次国家卫生服务调查中，研究者调查了医务人员自感患者对其提供服务的信任程度，有47.9%的医务人员表示患者信任自己，有42.4%的人表示一般，而有9.7%的人则表示不信任自己。与2008年相比，医务人员认为患者信任自己的比例减少了22.1个百分点，不信任的比例增加了6.8个百分点，说明医务人员自感不被患者信任的程度有所增加（王帅、张耀光和徐玲，2014）。以上大型调查和学术研究的数据，都从不同的角度说明了医患之间的互不信任状态已达到非常严重的程度。

四、当下社会医患信任的特征

医患信任是发生在医方和患方之间的信任关系。具体而言，“医方信任”表现为医生相信患方会尊重自己、遵守医嘱、积极配合治疗、不隐瞒病情等(Thom et al.，2011)；“患方信任”表现为患者相信医方具备医疗诊断和治疗的专业技术能力（医技信任），也相信医生会把患方的利益放在第一位并努力实现患方利益最大化（医德信任）。换言之，医患信任具有双向性，既包括患方信任，也包括医方信任。

进一步深入分析可以发现，医患信任可能是个人对个人的信任，也可能是个人对群体、对制度的信任。从社会心态角度看，还可能包含医务工作者群体与患者群体的总体信任，这种信任直接与文化和社会结构等因素相联系。例如，“人际水平的医患信任是指医患双方在互动过程中，相信对方不会做出不利于自己甚至有害于自己行为的一种预期判断和心理状态”（汪新建、王丛和吕小康，2016）。同时，所谓医患制度信任是指医患双方对整体医疗体制的信任；而医患群际信任是指医患群体之间的态度预期与刻板印象（Ozawa and Sripad，2013）。上述三类信任构成了医患信任发生的三个层次：人际层次、制度层次和群际层次。这三个方面的医患信任相互关联、彼此影响并相互转化，共同影响着患者的就医体验和医者的行医经历。

医患信任，是每个国家都会关注、因而带有普遍性的问题，但由于医疗传统和社会文化的差异，中国的医患信任关系有其特殊性，这主要体现在以下几个方面。

第一，医患间的关系信任取向明显。中国人的行为具有相当高的关系取向（relationship-oriented），有无关系或关系好坏成为信任能否建立的关键。因此，中国人即使处于制度中，也喜欢通过关系建立信任，不管医院的专家信息系统设计得如何完备，专家简历介绍得如何详细，患者仍然希望通过关系找到好的或信得过的医生，通过患者可以延伸到的或重新搭建的关系网络，把医患双方纳入其中，将医患双方由陌生人关系转变成熟人关系，以获得更多的医疗资源（黄晓晔，2013）。屈英和、田毅鹏和周同梅（2010）的调查显示，高达70.6%的患者希望通过关系就医，86.6%的医生接受“关系就医”，更重要的是，40.7%的患者认为，“关系介绍的更可信、心里更踏实”。关系信任取向体现了医患双方试图凭借“第三方推荐”来建立快速信任，这种快速信任能够降低临时关系中的不确定性、降低就医风险。关系信任取向与关系就医不仅是患者规避医疗风险、建立医患信任的体现，同时也是患者对抗生物医学模式制度化下医生冷漠的一种方式。

第二，医患信任关系中医生被赋予高角色期待。在中国社会，医生一直以来都是备受尊重的，医生被称为“大夫”，这个称谓在传统社会中是指具有一定地位，甚至是很显赫的官阶（如隋唐以后，大夫为高级官阶，清代高级文职称大夫，武职则称将军）。医生还和教师一样被称为“先生”，应当意味着医生与天、地、君、亲、师次序中“师”的地位是相等同的。医生的职责是“与人祛病”，而在传统医学中，“病”的含义是直接建立在对身体的理解基础之上的：身体并非只是生理器官的静态组合，它是开放性的动态的场域，兼具生理、心理和精神的多重功能。身体还与环境、自然相呼应，例如，“五行配脏”的学说。传统医学将五行（木火土金水）与五脏（肝心脾肺肾）的功能属性做了规范和确定，以五行的功能说明五脏的生理功能。这就从理论上把人体的组织器官与自然界的时间、空间、色彩、气味等联系起来构成了一个天人相应、内外相同的功能网络。这样，五脏以形质解剖为基础，在功能上与自然相通应，与六腑相表里，与肢节九窍相联系，通过精、气、血、经脉的贯通而构建了一个身心合一、天人合一的图景。何为疾病呢？所谓疾病就是由身心合一的人体系统或由人体系统和环境、自然构成的天人合一系统的平衡状态遭到了破坏。任何具体病症的出现一定与整体和系统功能的失调密切相关。所以医生的“与人祛病”也就自然成了“究天人之际”的过程，“医道即天道”，要传播道理，讲授知识、解除疑惑，至此，医生和教师扮演的角色似乎没有什么区别了——传道、授业、解惑。

在文字记载和口口相传中，具有精湛医术与高尚医德的诸如扁鹊、华佗、董奉、张仲景等医生们，其妙手回春的本领不仅是一种狭义的“治病”，更是一种广义的“济世”。故中国社会的医生要解决的就不单单是生理的问题，还包括心理的问题、与社会和环境的关系问题，甚至人生与世界观的问题。这也意味着，中国社会普通民众及患者群体对于医生有很高的角色期望。

在现实的医患关系中，由于对医疗专业知识和信息资源占有的不对称，前来求助的患者处在弱势和被动的位置，再加之对医生的高角色期待，遂形成了医生的高权威和高支配的地位。显然，这种高权威和对医生角色的高期待有利于医患之间初始信任及快速信任的建立。同时也令患者对医生产生出一种内隐的敬畏态度，这种内隐态度潜在地影响患者对医生群体的认知、情感倾向和行为反应。

第三，医院不同部别和科别的医患信任水平存在差异。国内的研究发现，与门诊部相比，住院部的医患信任关系更好，住院患者在与医护人员的多次积极互动中，建立起对医护人员的人格信任（谢铮、邱泽奇和张拓红，2009）。

同时，国内对不同科别的医疗投诉与医疗纠纷的数据分析显示，外科、骨科及妇产科的医患信任水平较低，例如，在医疗投诉方面，王将军等（2015）收集北京某三级甲等医院从2009～2013年医疗投诉案例2 579起，发现外科和妇产科居被投诉的前两位。在医疗纠纷方面，林雪玉和李雯（2015）检索国内全文期刊数据库中近3年的1 552起医疗纠纷案例，发现其分布是，外科占30.86%、内科占18.43%、骨科占14.69%、妇产科占11.34%。

第四，不同级别医院的医患信任水平存在差异。国内的医院按不同的标准被分为不同的级别，若将高级别的医院与低级别的医院在医患信任关系方面做个比较，哪一类会更好些呢？

有研究认为，低级别医院的医患信任状况优于高级别医院。在2013年第五次国家卫生服务调查中，被调查的医务人员认为患者信任自己的比例从高到低依次为：城市大医院（44.4%）、乡镇卫生院（52.3%）、社区卫生服务中心（53.7%）；被调查的医务人员认为患者不信任自己的比例从高到低依次为：城市大医院（12.7%）、社区卫生服务中心（6.0%）、乡镇卫生院（5.1%）。城市大医院医务人员与基层医疗卫生机构医务人员相比，更感到不被患者信任（王帅、张耀光和徐玲，2014）。

但也有学者将医患信任划分为技术性信任和非技术性信任，并由此得到了不同的结论。例如，黄春锋、黄奕祥和胡正路（2011）发现，尽管三级医院的医疗技术水平较高，但是大量的疑难病患者涌向三级医院，造成医务人员的负荷重、风险大，在如此紧张的环境下，医患冲突极可能一触即发。反之，一级医院的运转负荷较轻，有条件为医患沟通提供更多的机会，但在技术方面却处于弱势。介于上述二者之间的二级医院则有可能综合一级医院和三级医院的长处，从而能够更好地在技术性信任和非技术性信任之间进行平衡。

此外，还有研究聚焦于乡村地区，探讨我国村民群体与村医群体之间的互信程度。例如，房莉杰、梁小云和金承刚（2013）通过对我国中部地区某两个村庄的参与观察发现，村民普遍认为乡镇医院医生的医术不如老村医，以致对乡镇卫生院医生表示不信任。村民对村医的信任主要源于"熟人社会"情境产生的非技术性信任，以及村民群体与本乡本土村医群体间频繁的群际接触。群际接触可以减少群际偏见，改善对外群体的态度，越多地接触目标群体，越有可能产生相互的熟悉感及这种熟悉感基础上对自己人的认同与信任（贺雪峰，2011）。

五、小结

梳理研究者们对医患信任问题的探讨，可大致概括为以下三个方面。

第一，医患信任的测量工具。国外关于医患信任量表的研究和开发较多，其测量对象主要包括医生、医疗机构、保险公司、卫生系统和医学专业人员，但多集中于患者对医生及医疗机构的信任方面。国内一些医患信任量表是在引进和修订国外相关量表的基础上形成的。例如，董恩宏和鲍勇（2012）开发了维克森林医师信任量表（wake forest physician trust scale，WFPTS）的中文修订版，包含仁爱和技术能力两个维度，每个维度各有 5 个条目，用以测量患者对医生的信任水平。张艳（2012）开发了医疗服务关系信任量表（healthcare relationship trust scale）的中文修订版，抽取长沙和衡阳地区的 204 名艾滋病患者进行测试，形成了包含人际沟通、专业合作及经济因素 3 个维度，共 15 个条目。同时，也有研究者尝试建立本土化的医患信任测量工具，例如，董恩宏和鲍勇（2011）通过德尔菲专家咨询法编制了我国首个基于医疗质量管理的患者信任度评价指标体系，包括反应性、技术能力、仁爱、诊疗质量、沟通能力和整体信任 6 个维度，24 个条目。李耀炜（2013）基于消费者的视角编制了我国医疗服务对患者信任影响的测评体系，包含医疗机构、医疗人员和就医情境 3 个维度。总体来说，国内医患信任测量领域尚缺乏被人们所一致认可的具有权威性的量表，数据获取还是小样本的，甚至一些测量工具尚未进行测量学特征的考评。

第二，影响医患信任的个体因素。此方面的讨论分别是从患方和医方两个角度展开的。首先，患者的人口统计学特征、患者所在的社会阶层、医疗过程中患者的参与状况、患者对医患心理契约履行状况的感知等因素对于医患信任有重要影响。研究显示，患者的受教育程度、经济状态、家庭背景等会左右医患关系的状态（陈燕凌、穆云庆、陈黎明和李书章，2012）。较高社会阶层的患者在与医护人员交往中表现得更活跃，更愿意向医护人员提出疑问、寻求解释（谢铮、邱泽奇和张拓红，2009），积极的互动与沟通能够增进医患间的互信程度。还有证据显示，很多医患纠纷与医疗费用相关，与医生或医院产生矛盾和冲突的人群大多是中低收入阶层，高收入阶层相对很少（郑大喜，2010a）。此外，患者在医疗服务中的参与程度也是影响患者能否对医方产生信任的重要原因。医疗服务本身具有高接触性（high-level contact），若患者在接受治疗的过程中能参与了解其中全部或大部分活动，那么就可以降低患者对医疗服务的风险感知（刘文波、王国、张亮和陈荣秋，2009），提升收益感知，增强医患间的信任程度。另有研究发现，患者对医患心理契约履行状况的感知会引发医患信任关系的变化。心理契约是互动双方关于彼此的、不成文的内隐期望（Levinson，Price，Manden，Mandle and Solley，1962），有别于正式的契约。就患者而言，其内隐期望是建立在对医生或医方的社会角色、职业责任、医疗服务标准的认知之上的，是由一整套涉及双方责任义务的主观假设构成的。患者一旦感受到医生或医方有所背离，就会立即产生不满的情绪并重新评估信任关系，甚至导致医患信任关系的削弱或瓦解（李德玲、卢景国，2011）。其次，关于影响医患信任的医生的个体特征，小泽和斯里帕德（Ozawa and Sripad，2013）归结为下述几个方面：诚实（honesty）、沟通能力（communication）、技术能力（competence）、信心（confidence）、尽责（fidelity）、公平（fairness）、保护患者隐私（confidentiality）。国内的马志强、孙颖和朱永跃（2012）基于信任的整合模型，从医生的正直（integrity）、善意（benevolence）、能力（ability）三个方面对医患信任缺失的原因进行了分析，他们发现，当下我国医患信任缺失与医生的能力不足有密切关系，一些医疗事故和医疗纠纷都是源于医生误诊和医院医疗条件的限制，医生的善意与正直会使患者感觉到放松和受尊重，从而信任医生，而医生的善意和正直与否则主要是通过其诊疗行为体现出来的。

第三，医患信任的功能分析。首先，国外学者主要从三个方面分析良好医患信任对患方态度、行为以及临床疗效的积极影响：能够增强患者的遵医嘱行为，甚至承受治疗方案所引发的不适和痛苦（Thom，Bloch and Segal，1999）；能够使患者保持与医生的长期合作关系，更少地寻求替代的诊疗方案（Safran et al.，1998b）；能够提升患者对自身健康状态的感知、促进疾病症状和心理健康状况的改善（Mohseni and Lindstrom，2007）。国内研究方面，谢琴红、赖佳、何静和宋兴勇（2015）利用维克森林医师信任量表中文修订版（包含仁爱和技术能力两个维度）以及患者后续行为意向量表中文修订版（包含患者的推荐意向和再诊意向两个维度），考察医患信任对患者后续就医行为意向的影响，研究中发现，患者所感知到医生的仁爱表现对其后续的推荐意向和再诊意向均无显著影响，但是患者所感知到医生的技术能力对其后续推荐意向和再诊意向均有显著影响。也就是说，患者对医生技术能力的信任比对医生仁爱程度的信任更能影响患者个体的后续就医行为。因此，即使不是所有正向的医患信任都能直接提升临床疗效，但出于提升患者对医疗服务满意度和患者生活质量的考虑，建构良好的医患信任关系仍是医疗机构和社会的必然选择。其次，医患信任的破坏或缺失会对医方态度与行为产生消极影响。2008 年，第四次国家卫生服务调查小组通过研究发现，医患信任能显著影响医务工作者的态度、行为以及心理健康状况。具体来讲，良性的医患信任能够提升医务工作者的积极情绪，提高工作满意度。反之，医患信任的破坏会引起医方的消极情绪，降低工作满意度，减少工作投入，导致工作压力和工作倦怠的出现，甚至产生抑郁倾向和离职倾向（卫生部统计中心，2010）。

此外，在信任缺失的环境下，医务工作者为了避免医患冲突而倾向于采取防御性医疗措施。例如，进行大撒网式的化验和检查，进行不必要的会诊和转诊，避免做有可能给自己带来高风险的诊断和避免采用具有高风险的治疗方法等。还有一些医生甚至拒绝收治危重患者和不做高危手术，这种行为反过来又可能对医患信任造成破坏（于栋梁，2010）。

第四节　医患信任危机的社会心理机制

前述分析已经表明，医患信任危机是伴随我国社会转型和医疗体制改革产生的重要社会问题。然而，当前的医患信任研究大多从宏观的社会制度和社会结构视角出发，探讨医患信任危机的社会制度成因，所提出的解决策略也集中于政府法规、社会制度和社会政策层面，对社会制度和社会结构如何影响医患信任的建立、发展和维持缺乏关注。基于宏观视角的医患信任研究无法关照医患群体双方中观和微观的社会互动过程，对医患互动的过程和机制缺乏解释力，造成宏观的医患信任研究与中微观的医患信任过程之间产生了断层和错位。因此，从医患群体间的人际—群际关系视角出发，探讨医患信任危机的社会心理背景，以及社会信任危机和医疗体制改革的社会心理背景如何影响医患群体间的群际关系发展，可以有效弥合当前医患信任研究中宏观视角与中观和微观过程之间的断层。

一、医患信任危机产生的社会心理背景

医患信任危机的产生有着深刻的社会心理背景，这些社会心理背景一方面是医患信任危机产生的根源；另一方面则通过向医患群际关系发展过程的渗透影响着医患信任危机发展变化的过程和机制。

（一）社会信任欠缺加剧医患信任危机

当前我国改革开放已经进入“深水期”，社会转型进入攻坚阶段，社会转型期带来的阵痛已经充分显现。所谓社会转型，是指人类社会从一种生存方式向另一种生存方式转变的过程。在转变过程中，原有的社会内在结构和规范制度发生根本性变化，生活在其中的人们的生活方式、生产模式、心理结构、价值观等各个方面随之发生全面而深刻的变革（孙立平，2005）。在这一转型过程中，由于旧的社会文化和规范已经被破坏，而新的社会文化规范尚未建立，因此往往引发诸多社会问题，对人们的社会生活和心理行为模式产生广泛的消极影响，社会信任危机就是社会转型过程中产生的主要社会问题之一。

社会信任危机发生的主要原因是整个社会中契约精神的缺乏。由于信任是在明知无法控制他人的行为的情况下，将自己的弱点暴露给他人，以获取所期望的目标的行为意愿（Mayer，Davis and Schoorman，1995），因此信任具有高风险性和不可控性。那么，如何约束他人失信的风险呢？法国思想家卢梭认为，最为主要的约束力量就是契约。契约是一个广泛的概念，它包含社会契约、制度契约、法律契约以及心理契约等。然而，在我国当前的社会情境中，社会转型使传统的以人际信任为核心的社会规范和价值观念受到严重冲击，民众无法像传统社会那样通过心理契约建立亲密人际信任来构建其社会信任的系统，而新的社会规范和价值观体系尚不完善，维持社会信任的社会契约、制度契约、法律契约和心理契约遭到不同程度的削弱，使得社会信任缺乏有效保障，信任成本急剧增加，社会信任危机随之产生。

社会信任危机对医患信任具有深刻的影响作用，是医患信任危机产生的社会心理根源。首先，社会信任危机降低了全社会范围内的信任水平，大大增加了在社会环境中建立任何信任关系所需的成本，使医患关系初始信任的建立更加困难；其次，社会信任危机经过大众舆论和媒体的传播深入人心，成为社会大众对社会环境的集体性表征，在社会关系中，个体一旦感知到影响信任关系的消极因素，信任关系就会迅速瓦解，在医患关系中，由于医务工作者和患者之间地位的不平衡性，使医患之间的信任关系更难以维持，患者对社会信任危机的表征无疑大大加剧了医患信任关系的脆弱性；最后，在社会信任危机的社会背景下，一旦

发生违背医患信任的情况，医患信任关系的修复就变得非常困难，这在当前我国众多医患纠纷案例中得到了充分体现。

（二）医疗体制改革问题对医患信任关系的异化

为了适应我国社会转型的需求，从20世纪80年代开始，我国对医疗卫生体制进行了数次改革，其中最广为人知，影响也最为深刻的是医疗体制市场化改革。医疗体制的市场化改革使我国的医疗体制从政府大包大揽，到引入社会商业资本，使医疗机构大量商业化，医疗机构不得不以逐利手段维持自身的运行和发展，医疗服务事实上成了一种商业化活动。医疗体制的市场化改革一定程度上成为医患关系紧张局面的制度根源。例如，医疗体制改革的一个重要目标是从“以公平为主，兼顾效益”的福利性医疗政策向“经济导向型”医疗保障制度转化，政府对医疗卫生事业的投入停滞不前，甚至出现下降趋势，医院为了维持效益，不得不增加医疗服务费用，从而使患者的医疗成本上升，成为医患矛盾的重要导火索之一（李正关、冷明祥，2009；樊民胜、张琳，2004）。先付费后治疗，以药养医、收入与病人挂钩、科室包干等政策使得医务工作者逐利心态膨胀，医务工作者成为事实上的商人，而同时患者功利性地把治病当作是出钱购买陌生医生服务的平常消费，要求更平等地参与医疗活动，医患关系发生消费主义转变，医患信任关系随之发生转变。

医疗体制改革的问题对医患信任具有深刻的消极影响，是医患信任危机产生的医疗体制根源。首先，医疗体制改革改变了我国传统的医患关系类型，使得在传统社会中基于“熟人”之间的人际信任建立起来的相对和谐的医患信任关系遭到破坏。同时，由于社会转型和医疗体制改革的不成功，以制度保障为核心的新型医患信任关系远未形成，导致医患信任既缺乏人际的心理契约保障，又缺乏制度和社会契约的保障，医患信任关系难以建立。其次，医疗体制改革加剧了医患之间的隔阂，使得原本就处于劣势地位的患者更加不信任医务工作者，为了保障自身权益，患者不得不在医疗过程的各个阶段质疑医务工作者的行为，医患信任关系雪上加霜。

二、我国传统医患关系模式的人际属性

我国的传统医患关系模式历经先秦时期的萌发阶段、汉宋时期的发展成熟阶段和明清时期的瓦解阶段，在漫长的历史进程中，根植于传统文化土壤中的医患关系模式不可避免地继承了我国传统社会关系的人际属性，是一种特殊的人际关系模式（房莉杰、梁晓云、金承刚，2013；Pearson and Raeke，2000），这种人际属性以多元化的医患互择模式为基础，并在医患互动过程中得到充分表现。

（一）传统医患关系中的医患互择模式

在我国传统医患关系中，医方和患方是广义的，双方都不是一个纯粹的单一性群体（见图2-1）。从医方来说，在真正意义上的医生群体之外，还存在多种一定程度上扮演“医生”角色的群体，这些群体包括而不限于：（1）僧道，通过讲经论道纾解信众的心理问题与疾病，某些僧道还掌握一定水平的医术，可以直接为患者治病；（2）巫医，巫医是从先秦以来就存在的一种医者群体，其成分包括巫师、方士、术士、神汉神婆等，主要通过符咒、符水、丹药等方式治疗疾病（于赓哲，2008），随着时代进步，巫医在医患关系中扮演的角色逐渐削弱，然而在医疗条件匮乏、思想意识落后的农村和边远地区仍然较为盛行；（3）神佛，与上述方式不同，求助于神佛时并没有任何实质性的医疗过程出现，患者或家属主要通过求神拜佛、许愿祈祷的方式寻求精神上的寄托或慰藉；（4）民众自救，由于医疗资源匮乏，以及以阴阳五行学说为基础的传统医学理论通俗易懂，因此民众在长期的生活实践中积累了诸多的“土方”“偏方”，作为罹患轻度疾病或无力求医时进行自救的可选医疗方案。

患方可以根据社会地位的高低分为两个群体：上层社会群体和普通民众。上层社会群体享有充分的和高水平的医疗服务，这些群体不但是国家供养的“官医”（即广义的“御医”）的主要服务对象，也是大多数民间医士（又称“游医”）期望服务的对象，因此具有最大限度的择医权利；而普通民众则基本不能享受官医的服务，只能尽可能地选择医术较为高明的“游医”，甚至经常由于无法承担医疗费用而选择寻求巫医、僧道、神佛或者自救的手段治疗疾病。

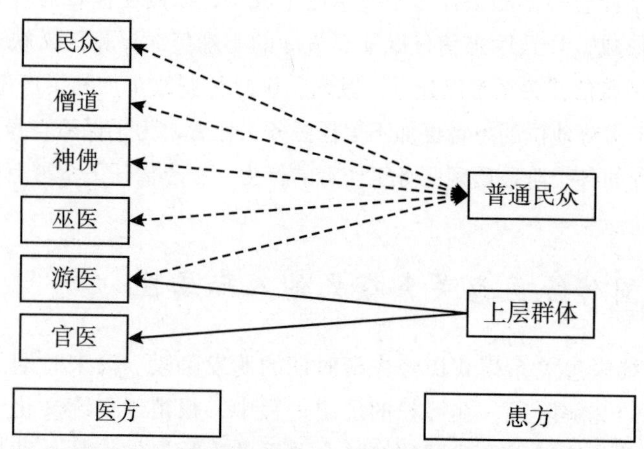

图2-1　我国传统医患关系的医患互择模式

注：1. 虚线代表普通民众的择医对象，实线代表上层群体的择医对象；2. 箭头发起方具有选择主导权。

这种多元选择并存的医患互择模式表明，我国传统医学模式中的医患关系与现代医学模式相比具有明显差异。现代意义上的医患关系特指专门从事医疗服务的医务工作者和罹患身心疾病的患者，而这种狭义的医患关系仅是我国传统医患关系模式的部分内容。这意味着在现代医学模式中对立的医患双方在传统医患关系中并不具有严格的对等性和相互的唯一性，这就大大降低了医方和患方形成基于群体关系的对立的可能性，使我国在传统医疗实践中难以形成群际性的医患关系模式。事实上，正是在这种独特的医患互择模式基础上，形成了我国传统医患关系中的人际互动模式。

（二）传统医患关系的人际属性

在多元选择的医患互择模式基础上，我国传统医患关系模式具有显著的人际属性，这种人际属性表现在基于个体的互择方式、个性化的医疗过程和共同参与的互动模式中。

首先，基于人际传播和个人信念的医患互择方式。多元化的医患互择模式使医患双方都存在相对的选择自由。有学者指出，由于我国传统社会是以农耕文明为基础的封闭社会，信息传播的主要方式是口耳相传的人际传播，因此在患者择医的过程中，对医者的医术和医德水平的判断主要借助于人际传播实现，患者往往通过亲属、朋友、邻里等人际渠道获取医者信息，做出就医决定（于赓哲，2014）。而医者对患者的选择则主要基于个人信念，一些医者秉承“医乃仁术”的医学理念，以悬壶济世为己任，行医不分贫富贵贱，即所谓的“世之良医”；还有一些医者具有独特的行医理念，对治疗哪些患者有鲜明的个人判断，如扁鹊提出的行医“六不治”原则；而大多医者则以逐利为目标，以行医为谋生手段。

其次，个性化的医疗过程。多元化的医患互择模式对医者的医疗思想具有深刻影响。由于医者并非患者唯一的就医选择，因此大多数医者关心的往往不是在患者人满为患时如何提高医疗效率，而更多的是为了与其他医者和扮演医者角色的群体争夺患者资源，尤其是优质的患者资源（上层社会群体）。与此相对应，医者的医疗过程往往表现出鲜明的个性化特征，主要表现在以下两个方面。一是忽视医疗效率，在对每一个患者的治疗过程中都花费大量的时间和精力，这使得医者可以用延长医疗过程的办法来弥补患者资源的不足。更重要的是，通过精益求精的医疗过程，医者能够积累医术和医德方面的名声，而医者的名声则直接关乎其患者资源的多寡。二是制定个性化的医疗方案，在不计效率的前提下，医者可以为每个患者制定个性化的医疗方案。这一方面使得医者能够独占该患者的治疗权，另一方面也能够增进患者的信任和医患之间的良性互动。

最后，共同参与的互动模式。多元化的互择模式赋予了医患双方相对平等的地位，使得医患双方共同参与医疗过程成为可能。在传统医学模式下，对病患的判断是基于“象思维”的，“象思维”注重动态整体，反映在医疗过程中就是疾病是患者的身心特征和所处社会环境共同导致的，因此要治疗患者的疾患，医者就必须充分了解患者的身心状况和所处环境，并“充分发挥自身的联想能力”，对病患的“象”进行“细心的观察、辨别与体悟”（吕小康，2013）。这赋予了患者参与医疗过程的充分必要性，患者与医者共同探讨导致病患的原因，甚至患者的亲属也可以参与到医疗过程中，讨论医疗方案，监督医者的医疗过程。多元化的医患互择模式使医患共同参与的互动模式由必要变为可能，医者为了博取患者信任，扩大患者资源，提高社会名声，往往容许和鼓励患者和患者亲属参与到医疗过程中，甚至不惜在医患互动中逢迎患者和亲属的喜好和要求，以最大限度地满足患者需要，从而达到自身目的。

三、医患关系模式的人际—群际嬗变

（一）群际关系视角下的医患信任

群际关系（intergroup relation）是社会心理学的主要研究领域之一，是指在特定社会情境下，不同社会群体之间，尤其是本群体（内群体）和外群体之间的社会心理过程和机制。作为一个重要的研究范畴，群际关系视角的研究并不关注纯粹个体间的社会互动过程，而是将个体视为特定群体的典型成员，在群体规范和价值观的规制下与外群体以及外群体的成员进行接触和互动。由于不同社会群体往往具有不对等的社会地位，因此社会群体间的群际关系往往是冲突性的，与之相对应，群际关系的研究主题大多集中于群际冲突、群际偏见、群际威胁、群际情绪等，探讨消极群际关系的发生发展机制和影响因素，并致力提出解决群际冲突的应对和干预策略（孙连荣、杨治良，2013；艾娟，2014；黄殷、寇彧，2013）。

在当前研究中，研究者们对医患关系的本质尚存争议。一些研究者认为，医患之间并不具备对等的地位，由于有求于医方，患方在医患关系中总是处于弱者地位，不得不依附于医方（Parsons，1951；Thom，Hall and Pawlson，2004），因此医患关系往往是单方面的；还有一些研究者则认为，医患关系是一种临时的、个人之间的特殊人际关系，医患双方在医疗互动之前素不相识，医疗过程结束之后医患之间的社会互动也随之结束，因此医患关系更应当被视为一种偶然的个体互动过程（黄晓晔，2013；Pearson and Raeke，2000）。

然而，伴随我国社会信任缺失和医疗体制改革的社会心理背景，医患关系的群体性日益凸显。社会信任缺失使医患信任危机成为广泛存在的社会性和群体性问题；而医疗体制改革赋予了患方更多的权利，患方处于医患关系中绝对弱势地位的现状得到了改善。相应地，在当前的医患关系研究中，医患矛盾和冲突不再被视为医患之间的个体性问题，而是更多地被作为一种社会性和群体性问题进行讨论。一些研究者指出，医患关系应当划分为个体和群体两个层面，医患关系既是医患间的具体的和特殊的个体互动过程，也是在群际关系规制下典型群体成员间的群际互动过程，只有这样，当前研究者对医患关系的社会制度和法制保障的探讨才有意义（朴金花和孙福川，2013）。因此，将医患关系视为一种典型的群际关系，将医患信任研究纳入群际关系视角下，符合当前我国医患关系发展的社会现实需要。

同时，由于群际关系的发展是基于群际信任发展机制的，因此基于群际关系视角探讨医患信任问题就具有了天然的理论依据。研究者指出，群际冲突根源于信任的高风险性，这使得个体不得不更加信任内群体成员而排斥外群体成员，对外群体成员有更多的不信任感，群际矛盾与冲突具有了社会心理根源（De Dreu et al.，2010）。个体对内群体和外群体的分类是基于群体认同过程的，而群际刻板印象威胁的生成和发展则是群际信任的主要表达方式。在社会信任缺失和医疗体制改革的社会心理背景下，医患群体的群体认同和群际刻板印象发生了偏移和错位，这是医患信任危机发生和发展的群际关系机制。

（二）医患关系的模式嬗变

近代以来，随着西方现代医学的“西学东渐”，传统医学模式逐渐失去了在我国社会中的主导地位，我国的医患关系模式也随之发生了人际—群际属性嬗变。医患关系不再是单纯的人与人之间特殊的人际关系，还兼具了基于群际关系的群际属性，成为一种混合了人际和群际属性的关系模式，而我国社会转型和医疗体制改革的当代社会背景则进一步凸显了医患关系模式的群际属性。

1. 西方现代医学模式下医患关系的人际—群际属性嬗变

从16世纪中叶开始，西方科学技术开始向我国渗透，西方现代医学正是随这一“西学东渐”的过程进入我国，并对我国传统的医学模式发起冲击（尹秀云，2007）。到新中国成立之前，西方现代医学已经取代了我国传统医学模式，在我国社会中占据了主导地位。在现代西方医学的长期侵蚀和改造下，我国传统的医患关系模式发生了巨大变化，医患关系的人际属性削弱，群际属性开始显现，医患关系发生了人际—群际属性的嬗变。

这种转变首先表现在作为传统医患关系基础的医患互择模式的瓦解和严密对立的医患群体形成。西方现代医学在我国社会中对健康与疾病、患者与医者进行了重新界定，构建了崭新的医疗理论、场所和技术体系。在这种新的医学理论体系中，医者角色由经过系统专业医学训练的医生占据，传统医学模式中的僧道、巫医、神佛，甚至民众自己都失去了扮演医者角色的资格和能力；同时，现代医学普及全民医疗卫生事业的理念和实践热忱使接受医疗的权利向下层民众渗透，患者群体的阶层差异逐渐缩小。由此，传统的医患互择模式逐渐瓦解，取而代之的是严密对立的医患群体。

伴随着医患互择模式的瓦解，传统的个体化的医疗过程也发生变化。由于失去了就医的多元性选择，患者只能到正规的医疗场所（医院）就医，患者资源的迅速增加使得医者不得不追求医疗效率，缩短医疗过程。为了达到这一目的，医者一方面建立了从挂号到治疗的一整套标准化医疗流程，另一方面则大量使用医疗器械辅助诊断和治疗。医疗程序标准化和医疗器械的大量使用在有效提高医者医疗效率的同时，也大大降低了医疗过程的个体性，传统医学模式中的个性化医疗过程不再可能，取而代之的是标准化和规范化的医疗模式。

另外，医患互择模式的瓦解导致患者资源从不足变为溢出，这降低了医者让患者参与医疗过程的主观动机，直接导致了患者在医患互动中话语权的下降，共同参与的互动过程遭到破坏。同时，医疗模式的转变也使医患共同参与医疗过程变得不再必要，在现代西方医学模式下，“象思维”的疾病判断理论完全被摒弃，取而代之的是以生物医学为基础的治疗理论，这种理论“以器官病理学为准绳，以器官的病理改变为依据，认为病理改变是疾病的原因”（吕小康、汪新建，2013），除非医者认为患者的身心特征和所处环境与病患直接相关，否则这些内容就不再成为医者需要考量的必要条件，患者和患者家属参与医疗过程就失去了必要性。

因此，作为人与人之间的互动过程，医患关系仍然具有鲜明的人际属性，具体的医患互动往往是一种临时性和偶然性的人际互动（黄晓晔，2013），然而随着西方医学在我国占据主导地位，医患关系的群际属性也得以显现，医患关系逐渐演变成为兼具人际和群际特征的人际—群际关系模式。

2. 医患关系的群际属性在我国当前社会背景下的凸显

西方现代医学赋予了医患关系以人际—群际属性，但是在我国当前社会中，医患关系更多的是以群际属性的面貌显现在人们面前，表现为一种群际性的关系危机。这种特殊的医患关系属性是在我国社会转型背景下，由于社会信任危机和医疗体制改革所导致的。

社会信任危机是包括医患关系危机在内的群际冲突的广域社会背景。当前我国社会转型已经进入“深水期”，社会转型对我国社会结构和社会文化的冲击充分显现：一方面，社会转型破坏了我国以人际关系为基础的传统文化，以人际信任为核心构建起来的传统社会规范失去约束力；另一方面，以契约精神为基础的现代社会规范尚未形成，契约精神在社会、制度、法律和心理层面都远未建立。在这一社会规范的“空窗期”，社会信任危机不可避免。

而医疗体制改革则是医患关系危机的直接制度原因。20 世纪 80 年代，我国开始对医疗体制进行市场化改革，市场化改革使我国医疗机构迅速商业化，刺激了医疗机构和医生的逐利心态，使患者的医疗成本上升，成为医患关系危机的直接导火索和根源（樊民胜、张琳，2004）。

另外，媒体传播也在医患关系群际属性的凸显过程中扮演重要角色。在传统医患关系模式下，无论是患者的择医过程，还是医患互动过程，都是在个体层面发生的，即使在医疗过程中发生医疗事故和纠纷，医患双方也只会把责任归咎到对方个体身上，封闭的社会环境限制了医疗纠纷的传播和影响范围。因此，在传统医患关系模式下并非不会发生医患矛盾，而是由于传播渠道的限制难以为人所知。但是，在当前的社会环境中，媒体传播的方式和范围远超以往，尤其是自媒体（微信、微博等）的发展使普通民众也掌握了一定的媒体话语权，使得任何一次医疗纠纷和医患矛盾都有可能迅速传播，这增加了社会大众对医患矛盾严重性的直觉评估。更为重要的是，社会大众对具体医患矛盾的感知具有扩散性，影响着人们对医患双方的群体性心理表征（吴佳玲、陈一铭和季彤，2012）。因此，当前大众媒体传播的空前发展扩大了医患关系的群体属性对社会大众的影响。

总之，医患关系的人际—群际嬗变表明当前的医患关系具有了不同于传统医患关系模式的新特征，而群际属性的凸显则表明应当关注和探讨群际属性对我国当前医患关系实践的影响作用。

3. 基于群际属性的医患关系特征

医患关系的群际属性赋予了当前医患关系模式新的特征，在我国社会转型的大背景下，医患关系的群际属性得以凸显，这些新的特征对医患双方的医疗实践产生深刻影响，也一定程度上成为导致当前医患关系危机的重要原因。

（1）群际属性对医疗实践的影响。在现代医学模式下，医患双方成为两个相对对立的群体。群体属性在医患双方的心理表征中得以凸显，这些心理表征并非一定产生于医患互动过程中，但是这种心理表征不可避免地反映在医患双方的医疗实践中，可能对医患互动的过程和效果产生影响。

首先，群体属性的凸显影响患者的求医意愿和行为。群体属性的凸显对医患关系的影响在医患互动之前就已经发挥作用，这种作用尤其表现在患者一方。研究表明，当凸显某种疾病的“患者”的群体身份时，个体更易于把某种症状解释为疾病，也更倾向于寻求专业的医疗检查（Adams，Pill，& Jones，1997；St

Claire, Clift, & Dumbelton, 2008)。因此，群体属性的凸显使患者更倾向于寻求医疗诊治，从而开始新的医患互动。

其次，群体属性的凸显促使医患双方形成基于群体的关系规范，并影响医患双方的互动过程。有研究者发现，当凸显“专业医务工作者”群体性身份时，医院的护士更愿意接种流感疫苗，表明医务工作者群体身份的凸显激活了护士为患者健康负责的关系规范（Falomir - Pichastor, Toscani, & Despointes, 2009）；另外一些研究则表明对“专业医务工作者”的群体性身份认同程度不同的护士对医疗规范的认知也存在差异（Millward, 1995）。

最后，医患双方可以从各自群体内部获取社会支持，从而有效改善医患互动的效果。无论是患者还是医务工作者，都倾向于从感知到的群体内部获取社会支持。有研究表明，在寻求了罹患同样疾病的其他患者的社会联结和支持后，罹患精神疾病、艾滋病等易于被污名化疾病类型的患者更可能积极应对这些疾病，也的确能够获得较高的治疗效果（Crabtree、Haslam、Postmes and Haslam, 2008; Reicher and Haslam, 2006）。

（2）群际属性对医患互动模式的影响。前面指出，西方现代医学的冲击使传统医学模式下的多元化医患互择模式发生转变，以追求效率和标准化为特征的现代医患互动模式占据主导地位。为了满足群际性的医患关系要求，标准化的医疗程序得以实施。在这种医疗程序中，医患双方的互动模式呈现出碎片化和片段化的特征：对医者来说，患者只是他在一天中诊治的数十个患者中的普通一员；而对患者来说，医生也仅仅是其就医过程中的一个片段。医患双方都无暇对对方进行个体化的了解，因而需要更多地根据对方群体化的表征进行互动，从而使医患互动模式呈现出更多的群际属性。

（3）群际属性对医患关系危机发生机制的影响。

医患关系的群际属性一定程度上影响了我国医患关系危机的发生，是医患关系危机的发生机制之一。在我国当前的社会转型背景下，社会信任危机和医疗体制改革使医患关系进一步恶化，医患双方的群体性对立和冲突日益严峻。这种消极性的医患关系线索通过大众媒体的传播被社会大众充分感知，形成社会大众对医患关系消极性的社会表征。在医患互动过程中，这种消极性的社会表征不可避免地对医患双方都产生了心理和行为上的影响，而医患互动的碎片化和片段化则增加了这种消极性社会表征在医患互动中的作用（林甜甜，2014）。消极的社会表征以刻板印象、群体认同、自我验证等多种社会心理机制影响医患之间的互动过程，深刻地影响医患关系（Wheeler and Petty, 2001）。

四、医患信任危机演变的群际关系机制

社会转型所导致的社会信任危机和医疗体制改革不成功是医患信任危机产生的社会心理背景，这一社会心理背景为医患信任关系过程构建了广域的社会心理环境，影响着医患群体之间的群际关系发展过程，其作用机制是通过群际刻板印象和群体认同错位两个群际关系发展机制实现的。

（一）群际刻板印象

刻板印象是指对某一或某群人的固定印象，是人们对某些特定个体或群体具有的心理特质的观念和预期，这些观念和预期可能是正确的，也可能是错误的，然而这些认识却对人们有着重要的影响（庞小佳、张大均、王鑫强和王金良，2011）。如果某个特定社会类别的成员能够快速地与一组特征性属性相联系起来，刻板印象就得以激活。大量的研究表明刻板印象激活对于人们的行为存在影响，刻板印象激活会使人们产生与刻板印象相一致的行为，这种受到刻板印象激活后个体所产生的行为变化称为行为效应（Wheeler and Petty，2001）。

也就是说，刻板印象是个体对某一群体概括性的认知表征，使得该群体中的每一个个体都成为该群体的典型代表，具有该群体成员的典型特征。同时，刻板印象对个体的行为具有驱动作用，个体会按照对某一群体的刻板印象与该群体和群体中的个体进行互动。个体刻板印象的来源包括个体直接经验和社会集体表征，而往往又以社会集体经验为主。例如，个体接受了关于“农民工文化程度低，素质低下”的社会集体表征后，即使该个体认识某个文化程度很高的农民工，也无法改变其已经接受了的社会集体表征。

对于医患群体而言，在医患信任危机的社会氛围下，医患群体双方极易形成有关对方的消极刻板印象。患者可能形成“医生没有职业道德、见死不救、收受红包、见钱眼开”等消极的刻板印象，而医务工作者则可能会形成“患者蛮不讲理、无知、医闹”等消极刻板印象。有研究者使用自由联想测验方法对医务工作者的职业形象进行了探查，发现被试存在对医务工作者的消极刻板印象（林甜甜，2014），表明针对医患双方群体的消极刻板印象的确存在。

需要着重指出的是，大众媒体传播在医患群体的消极刻板印象的形成和扩散中扮演着重要角色。许多研究表明，大众媒体更倾向于刊载有关医患群体的消极性事件，因此在大众媒体对医患群体的刻画中，医患群体往往以消极的形象出现（王卫华，2012）。大众媒体是社会公众获取信息的主要途径，尤其是在当前微博、微信等自媒体飞速发展的社会背景下，医患群体消极刻板印象的传播速度和

范围超过了以往的任何时期，对社会大众的社会认知具有深刻的影响。

医患群体的消极刻板印象能够对二者间的群际互动过程产生负面影响，损害医患信任的建立和发展。一方面，刻板印象具有行为驱动性，医患群体一旦形成对对方的消极刻板印象，就可能根据这种消极认知和评价与对方进行互动，表现出消极的行为，破坏医患信任；另一方面，刻板印象的消除极其困难，即使个体面临与刻板印象相反的证据，也很难改变个体对某一群体的整体认知和评价。因此，一旦医患双方形成了对对方群体的消极刻板印象，这种消极刻板印象将对医患群体间的信任建构产生持续性的长期影响。

（二）群体认同错位

群体认同是指个体意识到其属于某个特定群体，并意识到作为该群体成员所带来的情感和价值意义的过程（Tajfel，1978；张莹瑞、佐斌，2006）。这一理论假设：人们都有对个体和他人进行社会分类的需要，都倾向于将个体所属的群体（内群体）与他人所属群体（外群体）区分开来再加以比较，而个体对其社会认同的自我评价来源于内群体与外群体间的社会比较。同时，人们根据群体认同确定其社会角色以及与其他个体和群体的互动模式，而群体认同混乱或错位则会导致个体无法确认其行为模式，影响其心理过程和机制。研究表明，群体认同的混乱能够对个体的心理产生系统性的消极影响，如引发个体焦虑、抑郁等情绪体验，破坏个体自我概念的完整性、降低个体自尊水平和安全感水平等（赵志裕、温静和谭俭邦，2005）。

在社会转型和医疗体制改革的共同作用下，医务工作者和患者的群体属性出现了混乱，使得医患双方对各自的群体认同产生了冲突，进而导致医患双方群体认同之间的错位。

对医务工作者来说，随着现代西方医疗技术和观念的传播，以及医疗体制改革的作用，医务工作者的群体认同产生了两个方面的冲突。一方面，传统医者角色与现代医者角色的冲突。医务工作者的角色形象和行为模式面临着从传统向现代的转变。在传统社会中，医务工作者既承担着治疗患者躯体病痛的工作，还扮演着安抚患者心理、纾解患者心理压力的“心理治疗师”的角色，所谓“医者父母心”就是指医务工作者要全方位地照顾患者，从生理和心理两个层面“治疗”患者。而在当前社会中，医疗技术的发展增强了医务工作者对医疗器械的依赖性。医务工作者和患者的互动急剧减少，取而代之的是大量医疗器械的使用，医务工作者的“心理治疗师”角色削弱甚至失去功能。另一方面，医者角色与商人角色的冲突。在我国医疗体制改革背景下，医务工作者除了承担“医者”的角色外，以药养医、收入与病人挂钩、科室包干等医疗政策还迫使医务工作者为了维持生计扮演“商人”的角色，不得不依靠出卖医疗服务谋取利益。公益性质的“医者”认同和功利性质的“商人”认同发生了尖锐冲突和对立。

患者的群体认同同样存在两个方面的冲突。第一，传统患者角色和现代患者角色的冲突。在传统社会中，患者被医务工作者视为鲜活的“人”，接受医务工作者从身体到心理的悉心照顾，医患之间可以就医疗过程进行深入探讨，患者可以积极参与到医疗过程中；而在现代医学背景下，患者作为“物体”或“对象”的形象出现，成为医务工作者操作医疗器械进行治疗的“对象”，医疗过程与汽修厂的工人修理汽车没有太大差别，患者在医疗过程中处于完全被动的地位，失去了主动参与医疗过程的机会。第二，患者面临着“病人”角色和“消费者”角色的冲突。在医疗体制改革的背景下，患者既是“病人”，又承担着“消费者”的角色。医疗服务被作为一种商品出售，患者既是“接受治疗的病人”，又是“购买商品的消费者”。作为“病人”，患者要服从医务工作者的安排，充分信任医务工作者，并接受治疗的效果；而作为“消费者”，患者则有权利知道所购买“商品”的价值和功效，并有权利质疑医务工作者的职业道德和治疗效果，这两种角色的行为模式不可避免地存在冲突。

医患群体对各自群体认同的冲突导致了医患之间群体认同的错位。如图2－2所示，在医患互动过程中，如果医务工作者和患者各自的群体认同是一一对应的，那么医患间就能够迅速地建立信任关系。例如，医生秉持传统医者角色认同的同时，患者秉持传统患者角色认同，那么二者的角色行为模式是一致的，医务工作者可以与患者就医疗目的和医疗过程达成一致意见，医患信任便得以迅速建立和顺利发展。即使医患间是“商人”和“消费者”的群体认同对应关系，因为双方都坦承医疗过程是基于经济利益的商品交换活动，所以仍然能够建立基于经济理性选择的信任关系。

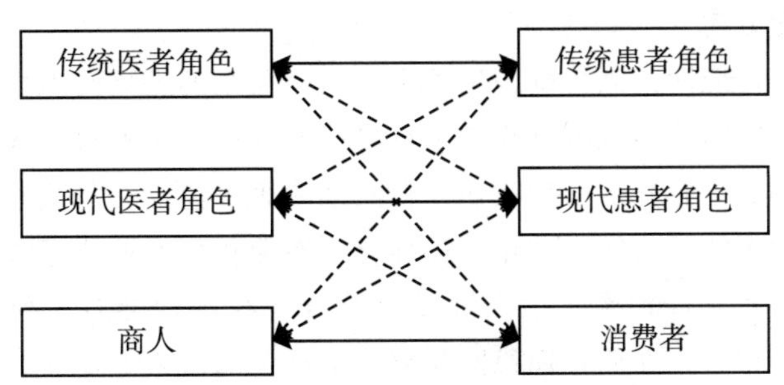

图2－2　医务工作者与患者群体认同错位示意

注：实线表示医患认同一致形态，虚线表示医患认同错位形态。

然而，在更多情境下，医患群体之间的群体角色认同并不一致，而是存在群体认同的错位。医患之间对彼此的行为模式存在错误期待，导致医疗过程难以顺利进行，医患信任危机随之产生。例如，医务工作者秉持现代医生的群体认同，而患者却具有“消费者”的群体认同，那么由于对自身在互动中角色模式理解的差异，医务工作者力求主导医疗过程，将患者视为没有任何专业知识的治疗目标，患者只能被动地接受医疗过程；而患者则认为自己是消费者，有权利参与医疗过程，并对医务工作者的医疗活动提出建议和质疑。因此，医患群体间的互动过程必然产生各种矛盾和冲突，医患信任更加无从建立。

五、人际—群际视角下的医患信任建设

社会信任危机和医疗体制改革不成功是医患信任危机的社会环境因素，也是医患信任危机的社会心理根源，而这两个社会心理、环境因素对医患信任危机的产生和发展有着深刻的影响，表现在医患群体间的群际关系发展机制中。在社会信任危机和医疗体制改革的社会背景下，医患群体易于形成有关对方群体消极的刻板印象；同时，医患群体双方所形成的群体认同可能存在错位，因而对对方群体产生了错误的角色期望。在消极的刻板印象和群体认同错位的群际关系过程影响下，医患群体双方在认知、态度和行为方面产生了多重矛盾，为医患信任危机的产生提供了社会心理基础。在西方医学模式的影响下，我国传统医患关系模式发生了人际—群际的嬗变过程，而在我国社会转型期的特殊社会背景下，则进一步凸显了医患关系的群际属性。这并未改变医患互动的人际特征，只是在既有的人际属性基础上增加了医患关系的群际属性。而群际属性的凸显对医患双方的医疗实践和互动模式产生深刻影响，这使得当前的医患关系模式具有了不同于传统医患关系模式的新特征。为此，我们可以从理论上进一步思考重建当下中国社会医患信任的可能方向。

首先，是否可能回归到传统医患关系？医患关系的基础是医学模式，因此该考量可以等同于回归到传统医学模式是否可能？这一考量的答案显而易见，西方现代医学模式占据主导地位的现状在较长时期内难以撼动。与我国传统医学模式相比，西方现代医学模式在科学化、标准化、专业化、产业化等方面具有绝对优势，这些优势使西方现代医学最大程度上符合了我国社会对医疗卫生事业的需求。与这些优势相比，在西方现代医学模式下产生的医方专业性垄断、“去人化”的医疗过程等问题并不能动摇其地位和优势。

其次，能否在现有医学模式下复制传统医患关系模式？现代医学模式对医疗效率的追求决定了当前医患关系的人际—群际属性，也是标准化和器械化的医疗过程、碎片化的医患互动、医方主导的医患地位等医患关系内容产生的源泉。而

在传统医患关系中，无论是个性化的医疗方案，还是医患共同参与的医疗过程，都建立在不计效率的医学模式基础上。因此，传统和现代的医患关系模式具有截然不同的根基，可以说，只要现代医学模式不放弃对医疗效率的追求，传统医患关系模式的主要特征就难以复制到当前社会环境中。

最后，是否可以在现代医学模式下借鉴传统医患关系模式，以及可以在多大程度上进行借鉴？虽然现代和传统的医患关系模式具有很大差异，但是这并不意味着现代医患关系模式是排斥人文关怀和医患和谐的。事实上，在许多现代医学占据主导地位的西方国家，医患关系并未作为一个严重的社会性问题出现。这意味着我国严重的医患关系危机具有独特的社会环境土壤，即社会转型引发的社会信任危机和医疗体制改革。社会信任危机和医疗体制改革使医患双方的群体性对立发展为群际冲突，是医患关系危机产生的社会根源。因此，在多大程度上可以借鉴传统医患关系模式取决于导致医患关系危机的社会根源能否消解。

由此看来，想要单纯地模仿或恢复传统医患信任关系的“师古方案”，其现实可行性可能是欠缺的。这一方面是由于传统和现代的医患关系模式的本质差异性，另一方面则是由于我国当前的社会背景。医患关系从传统到现代的人际—群际嬗变使目前的医患关系模式回归到传统医患关系模式的设想几无可能，而我国社会转型背景下的社会信任危机和医疗体制改革则严重局限了借鉴传统医患关系模式的现实可行性。为此，我们必须面向未来，重新探讨在当下情境下建设中国式医患信任关系的新的可能。

第三章

影响医患信任的社会心理因素

本章将立足中国社会的医学文化与医疗制度，研究中国文化心理所塑造的中国民众特有的常人疾病观，并通过实证研究探讨其对医患关系的影响作用与社会心理机制，从而为了解和改善当下中国医患关系紧张现状提供有益建议。

第一节　文化心理因素

文化心理因素作为影响中国人医患信任最重要的因素之一，其作用是潜移默化的。以儒家文化为代表的中国主流文化是中华民族传统美德的结晶和传承，塑造了中国人的文化特性。不同个体的风险感知受到文化心理因素影响，在医患情境中也表现出医患风险认知不对等的状况，患者进而形成了区别于专业医务人员的常人疾病观。常人疾病观是普通人对于某一疾病的认知、解释和态度的文化心理集合体。与专业医务人员相比，普通人更关注心理、家庭和社会因素而非生物学因素的致病作用，就医选择多元而并不遵循标准化的就医模式，同时更愿意将疾病体验视为个人生活的特殊问题加以建构性理解。常人疾病观与科学医学观之间的不一致性可能降低患者的就医满意度、对医信任和医嘱依从性，从而影响治疗效果，引发医患矛盾。

一、常人疾病观的内涵

医患关系紧张有诸多社会心理学成因，其中不可忽视的一个方面就是医患双方就同一疾病在沟通过程中所持的不同观念。虽然疾病的诊断与治疗通常依赖专业的现代医学知识，但患方仍常因自身持有的、不同于医方所代表的现代医学知识的各种朴素信念，而选择是否就医、是否相信诊断、是否遵从医嘱等。医患沟通虽在某种程度上是一种专家与被指导者之间的关系，但患方对疾病、健康、医疗服务、就医期待等问题所持有的主观的认知和态度也在很大程度上影响医患沟通的质量。健康与疾病的专业知识与日常信念之间通常存在隔阂甚至冲突，这会成为医患沟通不畅的一个诱因。“常人疾病观”（lay beliefs/theories of illness，又译为“常人疾病理论”）的提出和相关研究，可丰富对医患视角之间不一致性的理解，并对改善医患关系提出建设性的意见和建议。

（一）常人、常人理论与常人疾病观

在日常生活中，人们通常以自己所持有的关于事物的某些观念来指导自身的行为，即使这些行为本质上需要专业的、未经职业培训难以获得的知识与经验。所谓“常人”（layman），意即普通的、非专业领域人士，也就是普通人、平常人的意思。当然，专业与否是相对而言的。神经外科的专家，完全可能是计算机专业的常人。常人对于世界万物的本质、各种社会事物运作、日常琐碎问题等都有自己的一套非科学、内隐式、非正式的解释方法，这就是所谓的常人理论。凯利（Kelly，1991）将常人理论定义为“普通人所持有的关于事物如何运作的观念”。它如同滤镜一般，影响人们对各种日常问题的认知和态度，并指导人们的相应行为。

常人理论这一概念有广义和狭义之分：广义上泛指人们对于世界上人、情、物等各种现象的整体观念体系，可被视为普通人的朴素处世哲学；狭义上则指人们对于某一具体问题的解释、看法，是相对具体的、有关某方面的个人建构。常人理论内容涉及不同学科、不同方面，因此又可进一步分为如常人教育观（Hüttner，Dalton – Puffer and Smit，2013；Savani，Rattan and Dweck，2017）、常人经济观（Jonsson and Söderberg，2016；Ranyard，2017）、常人幸福观（Agbo and Ome，2017；Tullett and Plaks，2016）、常人疾病观（Cameron and Leventhal，2014；Knettel，2019）等。

常人理论之所以被称为“理论”是因为它与科学理论（scientific theories）具有一定的相似性：在内容上受科学性理论启发（Jayaratne et al.，2006）；在结

构上是具有一定内部结构的信念、规则和概念体系（Furnham，1988；Hong、Levy and Chiu，2001）；在功能上支持人们理解世界、进行预测和控制，从而降低认知不确定性（Plaks，Grant and Dweck，2005）。然而，常人理论并不是普通人的科学性理论，其所包含的假定与公理通常是内隐的、模棱两可的；多以归纳式逻辑证实自身对事物的解释，而并不关心证伪问题；经常将两个变量的相关关系错判为因果关系；通常通过实际观察得出对某一现象的具体解释，但并不将具体的解释抽象为可以解释同一属性内不同现象的一般性原则（Furnham，1988）。因此，常人理论属于"弱理论（weak theories）"（Furnham，1988），是普通人借由理解日常生活的现象学建构（Levy，Chiu and Hong，2012）。

在医疗情境中，常人通常指没有相关医学背景的患方，包括就诊的患者本人及其亲属或代理人。常人疾病观是患方所持有的对于某一种或某一类疾病的病因、疗法、病情发展、意义与影响等问题的认知、解释和态度的集合，是常人理论在疾病与健康领域的具体应用与体现（Furnham and Kirkcaldy，2015；Zedelius，Müller and Schooler，2017）；其对立面则是受过专业医学训练的医方所持有的科学医学观念，多指当下的主流生物医学观念。从本质上来说，它是普通人结合实证观察、个人经验、媒体报道等渠道所获取知识而形成的对某一种或某一类疾病相关现象的解释模型。当然，这并非意味着患方常人观绝对不符合科学医学理念，也不是说所有医务人员持有的一切观念都一定符合科学医学理念。只是总体而言，医患双方持有的医学知识不对等，甚至往往存在一定的知识鸿沟，遇到具体疾病时所诉诸的疾病解释和求医策略也存在一定的不同。强调"常人疾病观"的"常人"性，仍可在一定程度上突出普通人对医学现象的未经现代医学训练的朴素理解。这就像使用医方和患方的词汇描述两个群体时，并不是指"医方"就完全不可能成为"患方"，医生也可能生病而成为患者，但他们显然不同于普通患者。因此，做出一定的区分仍可在理论阐释及学术交流中起到突出重点的作用。

像所有其他领域的常人理论一样，常人疾病观通常是不具体的，不基于系统观察的，没有明确的量化法则，研究对象界定不够清晰，无法对事物发展做出直接精准的预测。但从功能上看，常人疾病观支持个体理解病情、对疾病发展进行预测和控制，从而降低认知不确定性，它直接影响患方的疾病观念、就医行为、医患沟通、对医嘱的依存性等诸多影响医患关系的基本要素。

（二）常人疾病观的研究历程

西方常人疾病观的研究历史迄今已有约50年。1972年，安乐诺维斯基（Antonovsky，1972）从严重性（seriousness）、可控性（controllability）、可察觉性（salience）和易患病性（susceptibility）四个维度测量了以色列城市犹太民众对癌症、心脏病、精神病和霍乱这四类疾病的常人观，并发现不同年龄、性别、教育背景的各个群体对于以上四类疾病所持的观念高度一致。这一研究发现使人们认识到常人疾病观无论对个体健康行为还是对公共健康管理都有重要影响。此后，社会心理学家在这一领域进一步开展了大量研究，在研究内容、研究方法和测量工具方面积累了一定成果。

受安乐诺维斯基（1972）研究的影响，早期对于常人疾病观的多数研究主要关注通用常人疾病观，致力于建立通用的理论模型。本 - 西拉（Ben - Sira，1977）同样以四种疾病为例（心脏病、肥胖症、呼吸系统疾病和肠道疾病）研究了以色列主妇对疾病的可预防性、可察觉性、易患病性的认识和了解程度，发现具有不同人口统计学特征的常人群体持有相似的疾病理论：当常人认为某一疾病易患病性越高，在他看来，该疾病的可察觉性就越高，因此更愿意主动了解该疾病相关知识，并对其可预防性和预防措施了解更多。这一研究虽一定程度上揭示了常人对于疾病不同方面的观念及其内部关系，但并不能解释常人感知疾病、判断疾病、应对疾病这一心理过程。莱文塔尔、迈耶和内伦茨（Leventhal，Meyer and Nerenz，1980）的研究试图解决这一问题，他们提出了自我调节常识模型（common-sense model of self-regulation）。这一模型以危险控制（danger control）为原则，认为常人会首先识别疾病风险，形成疾病表征（illness representations），然后采取应对行动降低风险，并评估所采取行动的有效性，进而调整下一步行动。其中，常人对于疾病的表征包括疾病识别（identity）、病程（timeline）、病因（causes）、结果（consequences）、可控性（control）这五个维度。疾病识别维度指常人对疾病症状或体征感受的判断或辨识；病程指常人对疾病发病时间、持续时间、会否复发等疾病发展时间线的观念；病因指常人对引起疾病原因的判断；结果指常人认为疾病会造成什么样的影响或结果；可控性指常人认为疾病是否可治愈，或者自己是否有能力应对该疾病。常人在这五个维度对疾病的表征会影响其应对疾病的策略。例如，常人若感受到某种病症，并且持续时间较长，影响较严重，其更有可能求诊（Leventhal，Phillips and Burns，2016）。随着研究的深入，利文撒尔等（Leventhal et al.，2016）修订该模型，认为常人从以上五个维度形成疾病表征后，会采取什么样的应对策略还取决于其所持有的疗法表征（treatment representations），即常人会根据过往经验、观察或获取的相关知识，形成不同疗法的原型（treatment prototypes）。当其形成了一定的疾病表征，相关疗法原型被激活，二者之间最为匹配的应对策略即被选择。

几乎同一时期，克莱曼（Kleinman，1980）提出了另一个常人疾病观通用模型——疾病解释模型（explanatory model of illness），试图揭示常人对某一疾病及其治疗方法的观念。根据该模型，常人对于任一疾病的理解都包括：(1) 什么原因引起疾病？(2) 为什么会在某个时刻生病？(3) 该病在身体里会怎么发展？(4) 该病会带来什么影响？(5) 该怎么应对此病？当感受到身体异样时，常人会用所处文化或社会环境赋予知识内容去从以上五个方面理解疾病。

尽管自我调节常识模型和疾病解释模型在具体内容维度上稍有差别，但从本质上讲，二者都是将常人疾病观的内容结构化，具有结构主义特征。虽说可在一定程度上揭示常人疾病观，但其试图用简单的规律和模型解释丰富复杂的心理内容，有削足适履、牵强附会之嫌。实际上，克莱曼（Kleinman）自己在研究后期也承认对模型（model）一词"感到不适"，认为这过于形式化，是符号主义和形式主义作品留给他的"残渣（residue）"（Kleinman，1995），他本人的研究也开始转向常人对特定疾病感受的叙事性研究。另外，自我调节常识模型建构的理论和实证研究则基本上是由利文撒尔及其同事完成的（Cameron and Leventhal，2014；Leventhal et al.，2016），其他学者更多的是应用该模型对特定疾病常人疾病观进行研究（Garg，Meraya，Murray and Kelly，2017；Henry，Chisholm，Kyle，Griffiths and Bundy，2017；Shiloh，Heruti and Leichtentritt，2016），这也从侧面证明了通用常人疾病观研究的局限性。

研究者发现常人针对不同疾病的观念并不能一概而论，因此越来越多的研究者开始将焦点转向某一疾病或某一类疾病的常人观，即特定常人疾病观。早期的特定常人疾病观研究聚集于心理疾病，后拓展至躯体疾病。弗海姆和洛伊克（Furnham and Lowick，1984）通过访谈与问卷的方法研究了酗酒症常人观，此后研究者开展了大量有关心理疾病常人观的研究，如厌食症（Gulliksen，Nordbø，Espeset，Skårderud and Holte，2017）、自闭症（Qi，Zaroff and Bernardo，2015）、精神分裂症（Park，Lee，Furnham，Jeon and Ko，2017）、自杀（Walker，Lester and Joe，2006）、抑郁症（Markova and Sandal，2016）、性别认同障碍（Furnham and Sen，2013）等。随着对心理疾病常人观研究的开展，社会心理学家也开始关注躯体疾病的常人疾病观，如糖尿病（Gibson，2017）、囊肿性纤维化（Lowton，2002）、帕金森病（Werner and Korczyn，2010）、癌症（Wang，Lam，Wu and Fielding，2014）、艾滋病（Nyundu and Smuts，2016）、肥胖症（Mcferran and Mukhopadhyay，2013）、肺结核（Asiimwe，Cross and Haberer，2015）、类风湿性关节炎（Williams，2009）、高血压（Buckley，Labonville and Barr，2016）等。此类研究多聚焦于慢性疾病，较少涉及其他短病程疾病和急性病。

目前，针对各种类型疾病的特定常人疾病观研究仍在不断增加。研究者发现，尽管由于教育普及、媒体宣传、主动学习等因素的影响使得常人疾病观与作为现代医学主流的生物医学观念存在一定的一致性（Furnham and Buck，2003；

Mitchell and Locke，2015），现代医学教育以不同的方式渗透于社会，使得现代医学知识也成为常人所拥有的知识和信念，但二者之间的差异仍然普遍存在，并未随着医学教育的普及而完全消失。分析这些差异，有助于人们进一步认识医学教育的局限，并对现代生物医学的治疗模式进行进一步的反思。

二、常人疾病观的特征

常人理论的特征通常是与某一专业领域的专家知识相比较而言的。就常人疾病观而言，其比较基准的自然是主流的生物医学理念。克莱曼（1980）在提出常人疾病解释模型后，综合了其与生物医学解释模型的内容结构，提出了可用于对比二者的通用解释模型，该模型认为无论是常人疾病解释模型还是生物医学解释模型都包括以下五个方面：病因（etiology）、病程（course of illness）、病理生理（patho-physiology）、症状（symptoms）和疗法（treatment）。尽管这一对比模型仍然带有结构主义色彩，但却为常人疾病观和生物医学观的比较提供了基本维度。因此，从理论上讲，与生物医学理念相比，常人疾病观特征应体现在以上五个方面。但梳理现有常人疾病观研究发现，二者的差异性主要体现在对疾病的归因模式、治疗方法选择以及对疾病症状感知和意义建构这三个方面，对于病程和病理生理两个方面常人疾病观的研究尚不明确。

常人对于某一疾病的归因是指其如何解释某种疾病发病原因、如何判断一些可能造成某种疾病的危险因素。相对于以生物和遗传解释为主的专业医学理论，研究者发现常人在对疾病归因时更关注心理、社会和家庭等因素（Harvey et al.，2013；Wang，Lam，Wu and Fielding，2014）。例如，哈维等（Harvey et al.，2013）对失眠症常人观的研究发现，常人无论是对自身失眠症的病因判断还是对他人失眠症的病因解释都集中在情绪情感（emotions）和思考习惯（thinking patterns）两个方面，常人认为造成失眠症的因素包括压力、情绪、睡眠习惯、环境、饮食、体育锻炼、遗传等27类之多。而安、普罗科特和弗拉纳根（Ahn，Proctor and Flanagan，2009）的研究发现医护专业从业者更倾向于以生物学角度去解释失眠的发病。米切尔和洛克（Mitchell and Locke，2015）对自闭症常人观的研究发现除了生物医学证实的基因或神经缺陷这一主要病因外，相当一部分常人认为环境因素、心理问题、某种疫苗带来的副作用、孕期营养不良、日常饮食营养不良、家庭影响、父母教养方式、滥用药物等都是可能的致病因素。此外，对于高血压、糖尿病、癌症等躯体疾病的常人疾病观研究也发现普通人对病因的判断不同于科学生物医学理论的解释（Akinlua，Meakin，Fadahunsi and Freemantle，2016；Mwaka，Okello，Kiguli and Rutebemberwa，2014；Schoenberg，Drew，

Stoller and Kart，2005）。

治疗方法选择指的是常人对于某一疾病的治疗倾向于采取哪种方法、认为哪种方法更为有效。一些研究发现常人对于精神或心理疾病疗法的选择异于生物医学治疗方案：常人一般倾向于选择精神疗法来治疗精神或心理疾病（Furnham and Kirkcaldy，2015），而精神医学普遍认为药物治疗是对抗精神和心理疾病最为有效的方法（Furnham and Bower，1992）。此外，研究还发现常人对疾病病因的解释直接影响着其对治疗方式的选择。弗恩海姆和哈拉尔森（Furnham and Haraldsen，1998）研究常人对四种性变态疾病的归因与疗法选择的关系，结果发现常人对病因判断与对疗法选择呈现强相关。弗海姆和巴克（Buck，2003）对自闭症和强迫症常人理论的对比研究也验证了这一点。常人对疾病的归因五花八门，如果他们将疾病归因于生物医学因素，则倾向于选择药物疗法；如果将之归因于心理因素或社会因素，则更相信心理疏导、自我管理等其他疗法（Furnham and Kirkcaldy，2015）；此外，还有一些人倡导宿命论，在选择疗法时求助于一些所谓“超自然”力量。这与通常采用标准化就医模式与问诊渠道的生物医学理论背道而驰。

此外，常人疾病观与生物医学观念的差别还体现在常人对于疾病病症感知和意义建构方面，即常人基于原有知识经验，如何看待疾病给个人的身体、心理带来的变化，并在此过程中如何生成意义、建构理解的过程。首先，不同于生物医学对于疾病病症的客观描述，常人对于病症感知多是综合了心理、生活、社会等多种因素。马洪、奥布里恩和奥康纳（Mahon，O'Brien and O'Conor，2014）研究发现患有不同慢性疾病的病人除了生理病痛外，普遍感到“失落感”“愤怒与沮丧”“不确定与压力”并且要“调整适应新生活”。一项对于软组织肉瘤患者病痛感受的综述性研究也发现患者对自身病症的感知包含对自身生活质量的影响，如对精神健康的影响、对身体形象的影响、对照顾孩子的影响、对工作的影响等（Winnette，Hess，Nico，Tai and Copley - Merriman，2017）。

其次，与生物医学观相比，病症感知后的意义建构是常人疾病观研究一项特有的内容，也是某种程度上促进生物医学向人文医学转变的一项极具意义的内容。常人对于疾病态度的形成和对疾病给自身带来的影响的认识并非仅从简单的生理反应或病痛感受角度出发，而是综合了个体自我意识、政治经济历史的宏观社会因素，以及人际交往等微观社会因素，且这种意义建构方式与疾病种类和病情程度无关（Atkin and Ahmad，2000；Kirk，Cockbain and Beazley，2008）。伯里（Bury，1982）发现常人对于慢性疾病的观念并非单纯地从生理病痛角度思考，而是把疾病放在人生发展和自我意识的多维框架中，将疾病视为扰乱其人生轨迹的一段经历（biographical disruption），换言之，疾病会导致常人重新思考人生、认识自我。杜托和菲尔德（D'Houtaud and Field，1984）发现常人的疾病经验感受不仅与疾病本身有关，还受其社会经济地位影响。低社会地位阶层倾向于关注疾病对个体工作生活能力的影响，高社会地位阶层则更关注疾病对于健康本身的影响。本德洛（Bendelow，1993）发现社会对男女两性的角色期待和刻板印象会使男性和女性对于疼痛产生不同的感知和耐受力。琼克（Jonker，2017）对患有1型糖尿病的青少年常人疾病观进行研究，发现他们普遍将疾病看作自己生活的一部分，并认为自己与他人不同。此外，还有研究说明常人的患病经验感受会受夫妻关系、人际关系等微观社会层面因素的影响（Colson，2016）。相反，传统的生物医学是将患者客观化与去人性化，将其视为没有自我的生物体，企图从纯科学的角度理解各种病症（Lawton，2003）。受此观念影响，很长一段时间无论是医学教育还是医护实践都过分"注重了机体和器官的还原，忽略了较之更丰富的心理和精神的还原"，"对人的疾病诊治过程中忽视了对人的整体性的关注"（段志光，2017）。20世纪70年代常人疾病观研究兴起，同一时期医学人文概念出现（段志光，2017），尽管前者是否促使后者产生这一问题尚待考证，但从二者研究进程看，常人疾病意义建构研究将有助于促进医学对于人作为生命体而非单纯的生物体的关怀。

克莱曼提出的对比解释模型中还包括病程和病理生理两个方面，但目前对于这两方面的研究并未充分展开。常人对于病程的认识是指常人认为某种疾病会如何发展变化，如果不加以治疗会怎么样。几乎所有的研究都将这一部分内容简化为常人对于某种疾病是慢性还是急性的判断。一部分研究发现常人对疾病急慢性判断存在与科学医学不一致的情况（Akinlua et al.，2016；Odusola et al.，2014），但也有相当多的研究发现二者在此方面存在一致性。造成这种研究结果高度不一致的情况可能有两方面原因：一是将常人对于病程的认识等同于急慢性病判断，极大地简化了研究问题和可能的答案，自然使被调查者的回答呈现急性或慢性两极分化。实际上，想要了解常人对病程的理解还可以从不同方面提问，比如发病的速度、持续时间、是否反复、没有症状是否即是无病等。哈姆、默拉和莱文塔尔（Halm，Mora and Leventhal，2006）的研究就发现对于哮喘，常人基本可以正确判断其为慢性病，但同时有53%的被试却认为他们只有在出现哮喘症状时才患此病，没有症状时就是健康的。这显然与简单的急慢性判断不一致。二是由于医学常识的普及，常人对于相对简单的判断题基本可以给出较为科学的答案，事实上许多发现前面所述不一致性的研究都是针对受教育水平较低、经济发展较为落后的群体或地区开展的（Moorley，Cahill and Corcoran，2016；Mwaka et al.，2014），这也间接证明了医学常识普及教育对常人有关急慢性病判断存在的影响。另外，病理生理方面指常人对于疾病所带来的机体变化如何给出生物医学的解释。常人疾病观针对这一方面的研究尚需进一步开展，这可能是由于这一问题本身太过专业，常人很难作答，故相关研究还较少。因此这两方面问题，未来研究值得关注。

常人疾病观的研究资料主要基于研究对象的自我报告，通过自编问卷和访谈的形式要求患方报告关于所患疾病的观念。例如，弗海姆和巴克（2003）为了测量自闭症常人观和强迫症常人观，采用了自制封闭式问卷收集数据，该问卷主要包含病因与疗法和相关知识两个部分，通过统计分析，研究发现常人观认为自闭症病因为生物因素，而强迫症的病因为心理因素。维尔纳、戈德堡、曼德尔和科尔琴（Werner，Goldberg，Mandel and Korczyn，2013）进行了一项关于老年痴呆症常人观性别差异的研究，该研究采用的方法是电话调查，主要有 6 个封闭式问题，分别测量常人对于老年痴呆症的认识、易患病性判断、焦虑、恐惧、相关知识和熟悉度。莫利、卡希尔和科科伦（Moorley，Cahill and Corcoran，2016）在研究有关中风病因的常人理论时，采用了半结构化深度访谈法收集数据，并运用解释现象学分析方法（interpretative phenomenological analysis）对数据进行解构，最终筛选出两项常人认为的中风病因（生活方式和超自然因素）。

随着常人疾病观研究的深入，研究者开始考虑建构通用的测量工具。相对于常人疾病观研究的数量来说，能被广泛接受的量表还很少。这其中最为典型的通用式常人疾病观测量工具是疾病感知问卷（illness perception questionnaire）。它以莱文塔尔等（Leventhal et al.）创立的疾病自我调节理论为基础，由温曼、皮特里、莫斯 - 莫里斯和霍尔纳（Weinman，Petrie，Moss - Morris and Horne，1996）编制第一版，莫斯 - 莫里斯等（2002）对其进行修订，形成了疾病感知问卷修订版（illness perception questionnaire-revised）。修订版问卷包括三个部分，共 70 个条目：第一部分测量维度是病症识别（identity），包含疼痛、恶心、气短等 14 个基本症状，被访者选择自认为与被研究疾病相关的症状条目，累计形成病症感知分数，分数越高表明感知的症状越多。第二部分共 38 个条目，分为 7 个维度：病程（急慢性）、周期性、后果、个人控制、治疗控制、疾病一致性及情感陈述。第三部分为病因维度，共 18 个条目，但各条目间彼此独立，不做累加记分。2006 年，布罗德本特、皮特里、迈恩和温曼（Broadbent，Petrie，Main and Weinman）简化了问卷条目，形成了包括 9 个维度，每个维度 1 个条目的疾病感知问卷简易版（brief illness perception questionnaire）。疾病感知问卷实质上是通过结构性问卷法收集患方对于疾病观的自我报告，问卷所涉维度涵盖了上述对于常人疾病观研究的主要方面，即常人如何判断病因（病因维度）、如何选择疗法（个人控制、治疗控制维度）、如何建构疾病的意义（后果、情感陈述维度）。从问卷所包含的具体条目来看，该问卷并非只测量常人对于生物医学因素的判断，而是结合常人观研究成果，将心理、情绪、社会等因素加入。例如，后果维度某些条目为“我的病给我的生活带来严重后果”“我的病会严重影响到别人对我的看法”；情感维度有些条目为“得这种病让我很焦虑”“我的病让我感到害怕”；病因维度某些条目为“压力或烦恼”“家庭问题”。此外，在大的框架下，该问卷允许研究者根据不同疾病特点调整具体条目，形成更有针对性的测量问卷，测量不同疾病的常人观。该系列问卷问世后，已被译成法语、德语、意大利语、西班牙语、中文等多种版本，广泛用于各种急慢性疾病的研究，具有良好的信效度（马纯华、张丽娟、颜君、唐海林，2015；梅雅琪等，2015；宋莉等，2007；Keskin et al.，2017；Min，Chang，Lee，Choe and An，2017；Petrak，Sherman and Fitness，2015）。

当然，由于人们对不同类型疾病的具体感受与理解存在明显不同，更多的研究都只针对某一类型的疾病构建特定的常人观测量工具。例如，洛班、巴罗克拉夫和琼斯（Lobban，Barrowclough and Jones，2005）在疾病感知问卷修订版基础上，调整部分条目，形成了精神分裂症感知问卷（illness perception questionnaire for schizophrenia），用于专门测量有关精神分裂症常人观。该问卷后经部分研究检验，具有较好的心理测量学特性（Cavelti et al.，2012；Dyduch et al.，2008；Shokrgozar et al.，2017）。哈维等（Harvey et al.，2013）为测量常人失眠理论，开发了自我失眠归因问卷（causal attributions of my insomnia questionnaire）。该问卷包含 6 个问题，每个问题选项设计 12 个可能导致失眠的因素，采用 Likert 7 级评分，测量常人对自我和他人失眠的归因。该研究自我汇报问卷具有较好的信效度，但这一结论仍需其他研究证实。克内特尔（Knettel，2019）开发了精神疾病归因问卷（mental illness attribution questionnaire），该问卷从超自然力量、社会压力、生活方式、健康、药物使用、遗传和个人缺陷这七个维度测量常人对于精神疾病的归因，经检验具有良好信效度。

上述具体领域的特定常人疾病观测量工具多在西方背景下得出，是否适用于中国或其他非西方文化还有待验证。对于常人疾病观这一受本土文化的疾病观、身体观、价值观等文化价值因素影响的概念来说，简单地移植某一文化下的测量工具往往会造成信效度的缺失或变异，因此开发具有本土契合性的测量工具仍是未来研究的重点之一。

三、常人疾病观对医患关系的影响

常人疾病观对医患关系的影响主要通过它对医患沟通质量和医学治疗效果的影响而达成。其中，医患沟通也有狭义与广义之分。狭义上的医患沟通是指医务工作者在日常诊疗过程中与患方的沟通，主要以医疗服务的方式进行；广义的医学沟通则泛指医务工作者和医疗卫生行业人员以非诊疗服务的方式与社会各界就医疗卫生和健康服务的法律法规、政策制度、伦理道德、服务规范等内容进行的沟通（王锦帆和尹梅，2013）。目前多数常人疾病观研究都是在狭义层面上探讨其对医患沟通的影响，在这一层面，“较低的满意度、对医生较低的信任感和尊敬程度、诊疗和恢复过程中的负性情绪体验等，都可作为医患沟通出现障碍的反映指标”。（王丹旸和朱冬青，2015）

由于患方所持的常人疾病观与科学医学观的不一致性，它很容易影响医患沟通的满意度，进而降低患方对医方的信任。多诺万（Donovan，1991）对 54 名风湿病患者的研究发现，他们通常从生活环境中寻找致病因素并判断疾病严重程度，而并非从生物医学角度解释发病与病情程度。由于这种差异，患者表现出对就诊过程的各种不满意，比如超过一半的被试抱怨就诊过程过于仓促、医生并没有耐心听取病人对自身疾病的叙述、担心医生并没有真正了解自己的病情、认为医生过于冷静客观等；超过 1/3 的被调查者不能接受就诊中所要求进行的全面身体检查，因为他们认为关节炎只是某关节部位的病症，完全没有必要进行全身检查，这是一种经济浪费。施洛曼和施密特克（Schlomann and Schmitke，2007）进行的元分析研究还发现，普通人对高血压的解释和观念与科学医学的理论差异会导致医患之间的不信任，而试图简单对病人进行生物医学知识灌输、以纠正其已有的常人观，会加剧这种不信任。

患者对医嘱的理解程度和医患双方对疾病风险的认知差异，也是影响医患沟通质量的重要影响因素（Grigorescu et al.，2015）。个体在沟通中并非信息的被动接受者，而是主动加工者（Jiang，2017），常人会把医患沟通过程中医生传达的信息放到自身的常人疾病观的框架中进行加工，而非全然按照医方的方式进行理解。当常人疾病观与科学医学理论相一致时，医方所传递的信息就能得到较好的理解，反之则不然（Williams，2009）。弗罗施、金梅尔和沃尔普（Frosch，Kimmel and Volpp，2008）进行的一项针对常人高血压归因方式对其药物疗法有效性判断的影响的研究发现，当实验启动被试与科学医学不一致的常人观时，医患信任度较低的被试对药物治疗有效性的认可明显低于医患信任度高的被试，从而影响其对医嘱的遵守程度。贝恩斯和维特科夫斯基（Baines and Wittkowski，2013）梳理了 13 项利用疾病感知问卷及其修订版进行的有关精神疾病常人观的研究，发现常人疾病观与患方就医行为和对医嘱的依从性有很大关系，当患方认为自己的疾病可控可治时，其表现出更大的依从性和更积极的配合态度。此外，阿金卢阿等（Akinlua et al.，2016）对尼日利亚民众的高血压常人观的研究也发现，常人视角下的高血压病因与疗法会影响患者对医嘱的遵守程度。针对其他类型疾病的研究也得到了类似的结论（Linetzky，Jiang，Funnell，Curtis and Polonsky，2017；Tefera，Hailay，Lillian and Tesfahun，2016）。

常人疾病观还会直接或间接影响患者的健康恢复情况。少量研究通过测量患方常人疗法选择与医方治疗方案的差异性，直接研究常人疾病观对患者健康恢复的影响。斯威夫特和卡拉汉（Swift and Callahan，2009）通过对涉及2 300名患者的26项相关研究的元分析发现，当患者从常人角度认为的有效疗法与医生对其采取的疗法相一致时，其病情更可能好转而且不易放弃治疗。另外两项关于抑郁症患者的常人疗法倾向对治疗结果影响的研究也证实，当患者自我倾向的疗法和医生实际施予的疗法不一致时，患者病情较少得到减轻，抑郁症状更加严重，产生更大的身心消耗，造成较差的医患合作（Kocsis et al.，2009；Kwan，Dimidjian and Rizvi，2010）。

常人疾病观还可以通过患方信任、依从度等中介变量，对患者恢复状况产生间接影响。前述常人疾病观影响医患信任，并且已有研究表明患方信任与治疗效果及患方健康生活质量呈现正相关（Platonova，Kennedy and Shewchuk，2008；Trachtenberg，Dugan and Hall，2005）。李和林（Lee and Lin，2011）通过对中国台湾地区614名2型糖尿病患者历时一年的纵向分析发现患方信任对患者血糖控制和身体健康状况具有促进作用。费尔南德斯等（Fernandez et al.，2012）对美国糖尿病患者的研究也证实了这一结果。另外，还有一些研究发现患方信任可通过依从度、自我效能或患方对疗效的期待等中介变量对治疗效果产生影响（Lee and Lin，2009；Saha，Jacobs，Moore and Beach，2010）。

此外，有关患者自述就医体验的研究也间接反映了常人疾病观对治疗效果的影响。患者自述就医体验（patient report experience）是指研究者通过问卷、调查等方式收集到的患者对于就医过程中医患沟通、医治及时性、用药解释、就医环境等方面满意度的数据，它多被用来作为反映医疗护理质量的一个指标（Li et al.，2014；Price et al.，2014）。由于患者自述的就医体验实际上是患方基于自身对于疾病和就诊的观念或期待而对医方服务做出的评价（Manary，Boulding，Staelin and Glickman，2013），因此它在一定程度上体现了患方常人疾病观与科学医学理论之间的差异，其对治疗结果的影响也可间接反映患方常人疾病观对其健康恢复状况的影响。尽管这方面研究结论不尽相同，但已有研究表明患方就医体验与因病死亡率负相关（Ruggieri，Berta，Murante and Nuti，2018）。肯尼迪、泰维斯和肯特（Kennedy，Tevis and Kent，2014）的研究对美国171所医院2011～2012年患者的医院满意度调查（Hospital Consumer Assessment of Healthcare Providers and Systems，HCAHPS）的数据、治疗结果数据等进行了收集和分析，结果表明低因病死亡率始终与高患方满意度相关。维默伦、席尔贝克、范·特里赫特和德·哈恩（Vermeulen，Schirmbeck，van Tricht and de Haan，2018）对654

名非情感性精神障碍患者的研究也发现高满意度的患者无论是在他评治疗效果还是自评治疗效果方面评分都明显高于中、低满意度患者。一项对患方体验与治疗有效性的综述性研究也发现患方就医体验与治疗有效性正相关（Doyle，Lennox and Bell，2013）。总之，常人所持的一系列与疾病相关的朴素信念，会通过是否遵从医嘱、是否信任医方、是否对医疗服务满意等方式影响治疗的过程与结果，是医患关系构建中不可忽视的重要影响因素。

由以上研究梳理可见，目前有关常人疾病观影响的研究基本将重点放在常人疾病观对个体疾病应对策略或治疗效果的影响，部分研究进一步以此为中介探究其对医患信任、医患关系的影响。直接以常人疾病观对医患关系影响为研究对象的研究较为罕见，因此二者之间的关系究竟如何，其中存在何种影响路径和作用机制，以及医患关系或沟通是否会反过来影响常人疾病观，都值得进一步探究。

四、从常人疾病观看文化心理对医患信任的作用

作为非专业医务人员的患方所持有的常人疾病观直接影响其对疾病的判断、治疗方案的选择以及后续的就医行为。患方在就医时使用一套复杂的常人观点与医护工作者进行交流，若医方的诊疗观点与之相悖，则很容易造成医患沟通障碍，进而影响后续治疗效果。现代医学知识体系的高度专业性，使得普通人难以掌握与专业医务工作者同等的医学知识，常人观与“科学观”之间的差距甚至矛盾，将是当代社会与当代医学一个近乎永恒的主题。在此背景下，准确地掌握患方的常人疾病观，了解其与科学医学观之间的异同，对于采取更精准的治疗措施并确保干预效果具有重要的实际意义。立足中国的医学文化与医疗制度来研究中国人的常人疾病观，并探讨其对医患关系的影响作用与社会心理机制，进而提出改善当下中国医患关系紧张现状的干预建议，是一个可行的研究方向。以下试从三个方面提出这一方向未来研究的方法论路径。

第一，综合医学心理学、医学社会学和医学人类学的视角与相关成果，开发具有中国本土特色的常人疾病观测量工具与研究方法，对中国民众一般性的常人疾病观，以及具体疾病的常人疾病观进行综合性的调查。常人疾病观受本土文化影响至深，谈论常人疾病观的过程，实际上就是挖掘本土文化下的身体观、疾病观、诊疗观的过程。因此，在任何文化下开展常人疾病观的研究，必须结合当地文化进行。尤其是近代以来的中国社会，长期处于以中医为代表的中国传统医学理念与现代医学理念交织震荡、“共存而不共融”（吕小康和汪新建，2013）的局面，这使得当下中国人的常人疾病观具有“中西医糅合”的独有特征：“现代

的中国人虽然通过学校教育和大众传媒的传播，接受了诸多西式的生理学知识和医学名词，但这并不妨碍他们同样通过大众传媒和日常生活经验，潜移默化间传承了许多传统的思想观念，并以混合杂糅的方式看待自己的身体和疾病”（吕小康和汪新建，2012）。这种观点增加了当下中国人常人疾病观的复杂性，因此不能简单地借用西方的工具与方法进行研究。在某种程度上，常人疾病观研究更应突出的是其文化独特性而非通用性，不必过分追求国际化的跨文化比较而丧失自身的独有特征。在这方面，社会心理学的研究可从医学社会学、医学人类学的研究方式与研究主题中汲取经验与启发。

第二，以前述对常人疾病观的调查为基础，进一步探析常人疾病观对医患沟通的社会心理作用路径。患者自身信念对就医行为与满意度的影响，并不是最近研究才关注的主题，但此类研究多只将其作为“背景因素”之一，泛泛而谈地讨论其对医患沟通的影响，或是局限于某些特殊的个案介绍和经验式总结，更为深入细致、可以导出因果关系的研究还不多见。因此这部分研究应结合现场实验的方式，在不同科室和治疗情境下，结合社会信任理论、风险认知理论等相关领域的研究成果，探索常人疾病观对医患沟通和医患关系的影响过程。尤其是对慢性病、精神疾病等对护理照料需求较高，治疗过程的体验性因素（如医务人员的诊疗服务态度、就医过程的便捷性等）对医患关系影响较大的疾病类型，需要重视常人疾病观对医患沟通质量和医患信任的影响。待相关机制明确后，再进一步向医疗机构提出硬件环境改造、就诊流程优化、沟通模式改善等针对性的干预措施并验证其成效。

第三，在前述研究基础上，进一步反思当代生物医学治疗模式的优劣处，反思当下医学教育、医学知识普及和医院管理模式中存在的不足，并探索弥合科学医学观与常人医学观之裂缝的有效途径。常人疾病观的成分复杂多元，常常会有一些误导性、伪科学的信念，还可能与宗教信仰或民间信仰高度相关，尤其当患者出现“因病致贫、因病返贫”“因病信教”的情况时，部分个体可能产生极端化的信念，从而助长反社会倾向，成为引发医患冲突的潜在风险因素（韩静舒、谢邦昌，2016；梁振华、齐顾波，2015；汪辉平、王增涛、马鹏程，2016；郑红娥、王伟，2014；周浪、孙秋云，2017a；周浪、孙秋云，2017b；Callander and Schofield，2015；Keshet and Liberman，2014；Oates，2013）。如何通过教育、媒体、社会活动等手段操控常人疾病观，引导其向健康科学的方向发展，从而减少其与科学医学理论的差异，努力提升患者的现代医学常识水平，使患者的就医期待处于合理的水平，是从社会文化层面改善医患关系的一个长远路径。这实质上是广义上的患者教育和医学科普的过程，这种教育和普及不能局限于医疗机构场景，而需要深入教育机构、社区和社会生活的各个层面，对大众进行疾病预防、科学用药、理性就诊等方面进行宣传教育，将患者教育的阵地前移，并充分发挥网络时代新媒体和新传播方式的作用（蔡博宇、徐志杰，2016；王韬、曾荣、朱建辉、方秉华，2015；Gielen and Green，2015；Hall，Bernhardt，Dodd and Vollrath，2015），进一步探索平易近人、效果突出的科学医学知识传播途径。

第二节 患方心理因素

在医患关系中，患方处于相对弱势的地位，其对医方的信任程度与患方心理有直接关系。如果患方对医方存在预设性不信任，将会严重影响医患信任。所谓预设性不信任是指在人际交往中，交往各方未经实际有效沟通和信息互动，未经了解、认识和直接交往实践过程的验证，交往者即通过对交往对方的地域、家庭出身、教育背景、社会身份与地位、职业角色与职业伦理、利益关系和社会声誉等分析，持有对方不可信的预设，以至在交往过程中有倍加防范的心理态度和行为取向。患方心理对医患信任的影响体现在多个方面，本书着重从患方心理疾病的社会排斥和互联网使用行为两方面考察了它对医患信任的影响。

一、社会排斥及其对医患关系的影响

社会排斥是指由于受到某一社会团体或他人的排斥和拒绝，在实现个人归属需求和关系需求的过程中被阻碍的现象和过程（Twenge，Baumeister，Tice and Stucke，2001；Williams，2007）。在我国，受到我国心理健康教育发展不完善等原因的影响，心理疾病患者群体在社会中极易被污名化和被排斥（高士元等，2005；高文珺、李强，2008；李强、高文珺、许丹，2008）。这种倾向导致原本已经受到心理疾病困扰的患者遭受额外的社会性伤害，但这种伤害对医患关系进一步影响的研究还较少。本书拟对此做进一步的探究。

（一）数据来源和研究设计

本书使用中国社会综合调查（CGSS）的数据进行分析，探讨个体对于心理疾病患者群体的社会排斥情况以及这种社会排斥对于医患关系的影响，根据研究目的设计了两个分研究。自2003年CGSS项目开展以来，每年会结合不同的主题进行调查并对数据进行公开。其中只有2011年的主题模块为“心理健康与社会污名”，扩展模块为“健康”。因此，本书的数据来源是中国综合社会调查2011

年心理健康与社会污名问卷和健康问卷。

在2011年中国综合社会调查的心理健康与社会污名模块中，调研员通过出示关于X（指示卡中主人公的姓名）情况的提示卡，要求被试针对X的状况进行作答，以此对我国公民的心理健康状况及对心理健康存在问题的群体的社会污名情况进行调查。在健康模块中，要求被试对医生的信任、医术、道德和沟通等问题进行评价。

2011年中国综合社会调查共收集数据样本5 620份，结合本书的研究目的和以往研究成果，对所有数据进行了筛选，确定了相应研究中的自变量、因变量和控制变量并根据统计需求重新进行了编码。

1. 研究一：心理疾病与社会排斥

（1）自变量。

本书的研究目的是考察我国公民对于患心理疾病群体的社会排斥情况，因此在中国综合社会调查（2011）B卷中选择两个题目作为自变量的数据来源。第一个题目是量表题“X有没有可能是正在经历下面的状况?”包含三个项目，分别是“正常的生活起伏”“心理疾病”和“生理疾病”，要求被试在4点量表上进行打分，1表示“很可能”，4表示“完全不可能”，“不知道”选8，在统计中，将选择“不知道”的处理为缺失值，得分越高，该状况可能性越低。第二个题目是单项选择题目“您认为X的情况主要是由抑郁、哮喘、精神分裂、压力过大还是其他原因引起的?”“不知道”选8，统计中记为缺失值。

（2）因变量。

在中国综合社会调查问卷（2011）中没有专门测量被试对他人社会排斥的题目，在关于社会排斥的以往研究中也更多地关注被排斥者，很少有对排斥者心理的研究。因此在本书中，使用原问卷中社会距离和社会污名两个分问卷进行统计。

社会距离分问卷包含Q13～Q18 6个题目，在4点量表上作答，1表示“绝对愿意”，4表示“绝对不愿意”，8表示“不知道”，在统计中处理为缺失值，得分越高代表社会距离越远。社会污名分问卷包含Q23～Q42 12个题目，在4点量表上作答，1表示“非常同意”，4表示“非常不同意”，8表示“不知道”，在统计中处理为缺失值，其中除了Q28、Q32、Q34、Q36、Q38以外都是反向计分题目，得分越高表示对X的污名程度越高。

社会排斥的表现可以划分为多个方面，其中包括社会关系排斥（杜建政、夏冰丽，2008）。社会距离作为判断社会关系亲密与否的一个指标，可以在本书中作为社会排斥的行为指标。此外，之前的研究认为社会排斥一般指向的对象是具有某些消极特质的个体，如自私、冲动、违反道德等（Baumeister and Tice,

1990)，因而个体对于他人污名的倾向可以作为判断其排斥他人的态度指标。本书将社会距离作为衡量个体社会排斥与否的行为指标，将社会污名作为衡量个体社会排斥与否的态度指标，并且将二者相加，生成新的变量，命名为社会排斥。将社会距离、社会污名和社会排斥作为本书的3个因变量。

(3) 控制变量。

除了主要的研究变量之外，本书还加入了部分可能会影响被试社会排斥与否的其他变量作为控制变量。主要包括性别、年龄、民族、宗教信仰、政治面貌、户口类型、受教育程度、主观社会阶层、客观社会阶层、生活满意度和生活幸福感。

年龄变量通过用2011减去被试填写的出生年份变量进行计算生成。民族变量通过将原有数据重新编码得到，设置为“汉族”和“少数民族”的二分变量。宗教信仰变量通过将原有变量进行重新编码得到，设置为“有宗教信仰”和“没有宗教信仰”的二分变量。户口类型变量通过将原变量进行重新编码得到，设置为“农业户口”和“非农业户口”的二分变量。

在本书中对受教育程度变量进行重新编码，将“小学和私塾”选项合并为“小学及以下”，将“职业高中”“普通高中”“中专和技校”合并为“高中及中专”，将“大学专科”“大学本科”“研究生及以上”合并为“大专及以上”，将其他处理为缺失值，形成了“没有受过任何教育”“小学及以下”“初中”“高中及中专”和“大专及以上”五个选项。

客观社会阶层根据被试去年一年的收入进行向上累计分布统计，结合客观社会阶层的十级划分方式，按照累计百分比划分为十个等级。其中，按照向上频次累计，将年收入在前0~10%（年收入390元以下）的被试重新编码为1，前10%~20%（年收入400~1 960元）的被试重新编码为2，前20%~30%（年收入2 000~3 900元）的被试重新编码为3，30%~40%（年收入4 000~6 750元）的被试重新编码为4，40%~50%（年收入6 800~9 855元）的被试重新编码为5，50%~60%（年收入10 000~13 560元）的被试重新编码为6，60%~70%（年收入14 000~19 850元）的被试重新编码为7，70%~80%（年收入20 000~24 960元）的被试重新编码为8，80%~90%（年收入25 000~35 600元）的被试重新编码为9，90%~100%（年收入36 000元以上）的被试重新编码为10。

(4) 研究设计。

本书使用SPSS19.0软件对研究变量进行了多元线性回归分析，将自变量和控制变量分别引入模型当中。首先，在模型一中将自变量一“X正在经历的情况”引入模型，观察被试对于X情况的判断对于3个因变量的影响状况；其次，模型二在模型一的基础上引入控制变量，观察受控制变量影响下的自变量对于因变量的影响情况；最后，模型三在模型二的基础上将自变量二“对X目前状况的原因判断”这个分类变量引入模型，观察对于导致X目前状况的原因的不同判断对于因变量的影响。

2. 研究二：社会排斥与医患关系

（1）自变量。

本书的研究目的是考察社会排斥对于医患关系的影响，因此自变量选取研究一中通过社会距离和社会污名两个变量生成的自变量——社会排斥。

（2）因变量。

在中国综合社会调查问卷（2011）中没有专门测量被试对国内医患关系评价的题目，但是在扩展模块D卷中，D16分问卷涉及对于中国医生的评价，共5个题目，包括对医生的信任程度（总的来说，医生还是可信的）、医患沟通能力（医生会同病人讨论所有可能的治疗方案）、医术（医生的医术没有他们应该有的那样好）和医德（比起关心病，医生更关心自己的收入；如果医生在治疗中出了错，他们会告诉病人）的评价。D16分问卷要求被试在5点量表上进行评分，1代表“非常不同意”，5代表“非常同意”，8代表“无法选择”，在统计中按缺失值处理，其中D16a、D16b和D16e为反向计分题目，得分越高表明对中国医生总体评价越好，也反映出患者与医生之间关系更为和谐。通过计算D16分问卷5个题目的平均值作为因变量，反映对医患关系现状的评价。

（3）控制变量。

本书控制变量的类型与处理方法和研究一相同。

（4）研究设计。

本书使用SPSS19.0软件对研究变量进行了多元线性回归分析，将自变量和控制变量分别引入模型当中。首先在模型一中将自变量社会排斥引入模型，观察被试对X社会排斥的情况对于医患关系评价的影响；其次，模型二在模型一的基础上引入控制变量，观察受控制变量影响下的自变量对于因变量的影响情况。

（二）研究对象基本情况

1. 被试基本情况描述

在研究开始前，研究者对数据进行了简单的筛选。主要根据年龄结构删除了未成年被试1人，85岁以上被试33人，剩余被试共5 586人，其中男女比例基本平衡，被试最小年龄为18岁，最大年龄为85岁，平均年龄47.93±15.78岁，68.03%的被试接受过初中及以上教育。被试其他基本信息情况如表3-1所示。

表 3-1　　被试基本情况统计（n =5 586）

项目	类别	n	百分比（%）
性别	男性	2 547	45.60
	女性	3 039	54.40
民族	少数民族	301	5.39
	汉族	5 276	94.45
	缺失值	9	0.16
宗教信仰情况	信仰宗教	625	11.19
	不信仰宗教	4 961	88.81
政治面貌	共产党员	605	10.83
	民主党派	9	0.16
	共青团员	306	5.48
	群众	4 647	83.19
	缺失值	19	0.34
户口登记类型	农业户口	3 145	56.30
	非农业户口	2 439	43.66
	其他	2	0.04
受教育程度	未受过教育	737	13.19
	小学及以下	1 327	23.76
	初中	1 736	31.08
	高中	991	17.74
	大专及以上	793	14.20
	缺失值	2	0.04
年龄		M = 47.93	SD = 15.78
主观社会阶层		M = 4.15	SD = 1.80
客观社会阶层		M = 5.61	SD = 2.86
生活满意度		M = 3.74	SD = 0.98
生活幸福感		M = 3.90	SD = 0.87

2. 研究变量统计结果描述

对于自变量和因变量各题目的描述统计结果如表 3-2 所示。其中，因变量包括社会距离分问卷、社会污名分问卷和社会排斥分问卷，Cronbach's α 系数分别为 0.875、0.837 和 0.872。

表 3－2　研究变量描述性统计结果

变量	项目	*n*	*M*	*SD*
X 有没有可能是正在经历的状况？	正常的生活起伏	5 203	2. 18	0. 825
	心理疾病	5 299	1. 97	0. 833
	生理疾病	5 222	2. 31	0. 845
您认为 X 的情况主要是由什么原因引起的？	抑郁	1 151（20. 61%）		
	哮喘	964（17. 26%）		
	精神分裂	579（10. 37%）		
	压力过大	2 205（39. 47%）		
	其他	162（2. 90%）		
	缺失值	525（9. 40%）		
社会距离量表	跟 X 做邻居	5 342	2. 33	0. 820
	花时间和 X 交往	5 382	2. 37	0. 806
	让 X 照顾您的小孩或您认识的小孩	5 394	3. 23	0. 818
	和 X 交朋友	5 371	2. 43	0. 822
	在工作中和 X 密切合作	5 224	2. 59	0. 840
	让 X 和你的亲戚结婚	5 084	3. 33	0. 770
	平均得分	5 516	2. 71	0. 646
社会污名量表	如果 X 接受治疗，他周围的人会排斥他	5 336	2. 10	0. 624
	如果 X 让人知道他正在接受治疗，他就会失去一些朋友	5 298	2. 15	0. 633
	如果别人知道 X 接受过治疗，不管他现在取得多大的成绩，他以后的发展机会还是会受到限制	5 110	2. 28	0. 682
	X 在我旁边会让我觉得不舒服	5 337	2. 25	0. 675
	X 这样的人是猜不透的	4 821	2. 49	0. 689
	X 这样的人和其他人一样聪明	4 685	2. 22	0. 624
	不应该让 X 这样的人当公务员	4 947	2. 36	0. 750
	很难和 X 这样的人交谈	5 149	2. 38	0. 674
	不应该准许 X 这样的人有小孩	5 138	1. 98	0. 697
	X 这样的人比大多数人更有创造性	4 059	2. 70	0. 673

续表

变量	项目	*n*	*M*	*SD*
社会排斥量表	X在我身边会让我紧张	5 293	2.25	0.675
	X这样的人在工作上和其他人的效率一样	4 702	2.50	0.689
	X应该对他的情况感到丢脸	5 260	1.95	0.626
	X这样的人和其他人一样值得信任	4 930	2.23	0.620
	X这样的人很难被他周围的人接受	5 149	2.40	0.672
	如果X这样的人有做哪个工作的资格，他就应该有和其他人一样的工作机会	5 159	2.10	0.577
	X应该害怕告诉别人他的情况	5 095	2.42	0.718
	如果对X的情况保密，他家里人的生活会更好	5 028	2.33	0.714
	不应该允许X这样的人在工作上管人	5 040	2.41	0.718
	不应该允许X这样的人教育孩子	5 165	2.37	0.763
	平均加权得分	5 517	2.29	0.343
医患关系	总的来说，医生还是可信的	5 540	3.83	0.735
	医生会同病人讨论所有可能的治疗方案	5 416	3.26	1.017
	医生的医术没有他们应该有的那样好	5 354	2.66	0.889
	比起关心病人，医生更关心自己的收入	5 416	2.41	1.028
	如果医生在治疗中出了错，他们会告诉病人	5 392	2.35	1.069
	平均得分	5 563	2.91	0.596

（三）模型结果

在建立模型之前，研究者对自变量和控制变量中的分类变量进行了处理，设置了相应的虚拟变量。其中性别的参照类为“女性”，受教育程度的参照类为“大专及以上”，宗教信仰参照类为“有宗教信仰”，民族参照类为“少数民族”，政治面貌参照类为“群众”，户口类型参照类为“非农业户口”，导致X目前状况的具体原因的参照类为“其他原因”。

1. 心理疾病与社会排斥研究模型结果

将自变量一“X目前的状况”引入建立模型一，之后在模型一基础上加入控制变量建立模型二，最后在模型二的基础上添加“对导致X目前原因判断”的变量建立模型三。将3个因变量分别生成模型。

(1) 社会距离模型结果。

以社会距离为因变量，得到的模型拟合结果如表3-3所示。

表3-3　　社会距离模型结果

项目	模型一 a		模型二 a		模型三 a	
	B	标准误差	*B*	标准误差	*B*	标准误差
(常量)	2.730***	0.044	2.604***	0.089	2.463***	0.106
正常的生活起伏	0.073***	0.012	0.069***	0.012	0.070***	0.012
心理疾病	-0.187***	0.012	-0.184***	0.011	-0.130***	0.013
生理疾病	0.068***	0.011	0.069***	0.011	0.039*	0.012
性别（参照类：女性）			-0.035*	0.021	-0.035	0.020
年龄			0.116***	0.001	0.114***	0.001
受教育程度（参照类：大专及以上）						
未受教育			-0.071**	0.049	-0.075**	0.049
小学及以下			-0.107***	0.040	-0.114***	0.040
初中			-0.039	0.034	-0.044	0.034
高中			-0.016	0.035	-0.017	0.035
您的宗教信仰（参照类：有宗教信仰）			-0.025	0.032	-0.023	0.032
您的民族是（参照类：少数民族）			0.012	0.043	0.017	0.043
客观社会阶层			0.030	0.004	0.025	0.004
主观社会阶层			0.034*	0.006	0.031	0.004
总的来说，您觉得您的生活是否幸福			0.035	0.016	0.039	0.015
总的来说，您对您的生活状况感到满意吗			-0.085***	0.014	-0.087***	0.014
政治面貌（参照类：群众）						
共产党员			-0.024	0.033	-0.023	0.033
民主党派			-0.009	0.254	-0.010	0.252

续表

项目	模型一 a		模型二 a		模型三 a	
	B	标准误差	B	标准误差	B	标准误差
共青团员			-0.024	0.049	-0.024	0.049
户口类型（参照类：非农业户口）			-0.009	0.012	-0.011	0.012
具体归因（参照类：其他原因）						
抑郁*					0.098**	0.058
哮喘					-0.022	0.057
精神分裂					0.146***	0.061
压力过大					-0.081	0.056
F 值	66.487***		15.407***		16.281***	
调整 R^2	0.045***		0.062***		0.078***	

注：* 表示 $p<0.05$，** 表示 $p<0.01$，*** 表示 $p<0.001$。

* 此处“抑郁”和“精神分裂”是依据 CGSS 2011 原始问卷中的措辞而定，由于这只是一个社会学的调查问卷，未严格界定心理疾病与心理障碍、抑郁障碍与抑郁症在医学层面的区别，宜做泛化理解。因此后文所书“抑郁症”也按照原始问卷中的概念范围进行结论推论。

（2）社会污名模型结果。

以社会污名为因变量，得到的模型拟合结果如表 3-4 所示。

表 3-4　　社会污名模型结果

项目	模型一 b		模型二 b		模型三 b	
	B	标准误差	B	标准误差	B	标准误差
（常量）	2.395***	0.023	2.374***	0.047	2.267***	0.055
正常的生活起伏	0.084***	0.006	0.078***	0.006	0.083***	0.006
心理疾病	-0.265***	0.006	-0.265***	0.006	-0.188***	0.007
生理疾病	0.024***	0.006	0.027	0.006	-0.021	0.006
性别（参照类：女性）			-0.014	0.011	-0.013	0.011
年龄			0.079***	0.000	0.075***	0.000
受教育程度（参照类：大专及以上）						

续表

项目	模型一 b		模型二 b		模型三 b	
	B	标准误差	B	标准误差	B	标准误差
未受教育			0.000	0.026	-0.004	0.026
小学及以下			0.023	0.021	0.016	0.021
初中			0.014	0.018	0.010	0.018
高中			0.010	0.018	0.009	0.018
您的宗教信仰（参照类：有宗教信仰）			0.025	0.017	0.029	0.016
您的民族是（参照类：少数民族）			0.002	0.022	0.009	0.022
客观社会阶层			-0.019	0.002	-0.016	0.002
主观社会阶层			0.010	0.003	0.007	0.003
总的来说，您觉得您的生活是否幸福			-0.016	0.008	-0.010	0.008
总的来说，您对您的生活状况感到满意吗			-0.016	0.007	-0.020	0.007
政治面貌（参照类：群众）						
共产党员			-0.040*	0.017	-0.040	0.017
民主党派			0.002	0.133	0.000	0.131
共青团员			-0.018	0.026	-0.018	0.025
户口类型（参照类：非农业户口）			-0.021	0.006	-0.023	0.006
具体归因（参照类：其他原因）						
抑郁					0.150***	0.030
哮喘					-0.043	0.030
精神分裂					0.176***	0.032
压力过大					0.127***	0.029
F 值	114.286***		21.389***		24.441***	
调整 R^2	0.076***		0.085***		0.115***	

注：* 表示 $p<0.05$，** 表示 $p<0.01$，*** 表示 $p<0.001$。

(3) 社会排斥模型结果。

以社会排斥为因变量，得到的模型拟合结果如表3-5所示。

表3-5　　　社会排斥模型结果

项目	模型一 c		模型二 c		模型三 c	
	B	标准误差	B	标准误差	B	标准误差
(常量)	5.115***	0.059	4.973***	0.119	4.727***	0.141
正常的生活起伏	0.089***	0.016	0.084***	0.016	0.087***	0.017
心理疾病	-0.243***	0.015	-0.240***	0.015	-0.171***	0.016
生理疾病	0.058***	0.015	0.059***	0.015	0.018	0.016
性别（参照类：女性）			-0.035*	0.028	-0.035*	0.027
年龄			0.110***	0.001	0.107***	0.001
受教育程度（参照类：大专及以上）						
未受教育			-0.049	0.066	-0.054	0.065
小学及以下			-0.063	0.053	-0.071*	0.052
初中			-0.018	0.046	-0.024	0.045
高中			-0.004	0.047	-0.006	0.046
您的宗教信仰（参照类：有宗教信仰）			-0.008	0.043	-0.005	0.042
您的民族是（参照类：少数民族）			0.007	0.057	0.014	0.057
客观社会阶层			0.022	0.005	0.025	0.005
主观社会阶层			0.027	0.008	0.024	0.008
总的来说，您觉得您的生活是否幸福			0.020	0.021	0.025	0.020
总的来说，您对您的生活状况感到满意吗			-0.068**	0.018	-0.072**	0.018
政治面貌（参照类：群众）						
共产党员			-0.033*	0.044	-0.032*	0.044
民主党派			-0.005	0.340	-0.007	0.335
共青团员			-0.026	0.066	-0.027	0.065

续表

项目	模型一 c		模型二 c		模型三 c	
	B	标准误差	*B*	标准误差	*B*	标准误差
户口类型（参照类：非农业户口）			-0.017	0.016	-0.019	0.016
具体归因（参照类：其他原因）						
抑郁					0.133***	0.077
哮喘					-0.030	0.076
精神分裂					0.180***	0.081
压力过大					0.114**	0.074
F 值	105.144***		20.126***		22.560***	
调整 R^2	0.070***		0.081***		0.107***	

注：* 表示 $p<0.05$，** 表示 $p<0.01$，*** 表示 $p<0.001$。

（4）研究一模型结果总结。

从表 3-3 ~ 表 3-5 可以看出，模型一 a、模型一 b 和模型一 c 中自变量“对 X 目前状况的判断”与社会距离，社会污名和社会排斥情况之间有显著的相关关系。其中，正常生活起伏和生理疾病与因变量的相关关系在加入控制变量的情况下依然显著；社会距离、社会污名和社会排斥程度与正常生活起伏和生理疾病呈显著正相关，与心理疾病呈显著负相关，而这一自变量得分越低代表越可能是某一状况。即当 X 的状况更多地被认为是处于心理疾病的状况时，被试对 X 的社会距离、社会污名和社会排斥会增强。

从模型二 a、模型二 b 和模型二 c 可以发现，加入控制变量后，自变量“X 目前的状况”与因变量的关系依然显著；控制变量中年龄变量与 3 个因变量都呈显著的正相关关系，随着年龄的增加，对个体的社会距离、社会污名和社会排斥都显著增强；性别变量只与社会排斥变量呈显著相关，相对于女性，男性社会排斥倾向不明显；主观社会阶层变量只与社会距离变量呈显著相关，主观社会阶层越高，社会距离越大；受教育程度变量也只与社会距离变量呈显著相关，相对于大专及以上受教育者，未受教育与小学及以下受教育者对于个体的社会距离会更近；生活满意度变量与社会距离和社会排斥呈显著负相关，生活满意度越高，社会距离和社会排斥越低；政治面貌与社会污名和社会排斥呈显著相关，相对于群众，党员社会污名和社会排斥倾向不明显。

模型三 a、模型三 b 和模型三 c 中加入了另一个自变量，即对于个体目前状况原因的判断，从模型的结果可以看出，相对于其他原因，抑郁、精神分裂与社会距离、社会污名和社会排斥之间呈显著的正相关关系，哮喘与3个因变量之间的相关关系不显著，压力过大与社会距离关系不显著，与社会污名和社会排斥呈显著正相关。从结果来看，精神分裂和抑郁对于社会排斥程度的贡献更大，即对被认为是抑郁和精神分裂的对象，被试的社会排斥程度更强。

2. 社会排斥与医患关系研究模型结果

将自变量社会排斥引入建立模型一，之后在模型一的基础上引入控制变量建立模型二。

（1）模型结果。

以医患关系评价为因变量，以社会排斥为自变量建立模型，并且加入控制变量，模型拟合结果如表3-6所示。

表3-6　　　　社会排斥与医患关系模型拟合结果

项目	模型一 d		模型二 d	
	B	标准误差	*B*	标准误差
（常量）	3.266***	0.048	3.150***	0.083
社会排斥	-0.105***	0.009	-0.098***	0.009
性别（参照类：女性）			-0.024	0.018
年龄			-0.011	0.001
受教育程度（参照类：大专及以上）				
未受教育			0.082**	0.042
小学及以下			0.047	0.035
初中			0.035	0.031
高中			-0.003	0.031
您的宗教信仰（参照类：有宗教信仰）			0.040*	0.027
您的民族是（参照类：少数民族）			-0.048**	0.038
客观社会阶层			-0.090***	0.004
主观社会阶层			0.066***	0.005
总的来说，您觉得您的生活是否幸福			0.022	0.013
总的来说，您对您的生活状况感到满意吗			0.081***	0.012
政治面貌（参照类：群众）				
共产党员			0.031*	0.029
民主党派			0.016	0.222

续表

项目	模型一 d		模型二 d	
	B	标准误差	B	标准误差
共青团员			0.013	0.044
户口类型（参照类：非农业户口）			-0.045**	0.010
F 值	54.877***		18.002***	
调整 R^2	0.011***		0.055***	

注：* 表示 $p<0.05$，** 表示 $p<0.01$，*** 表示 $p<0.001$。

（2）研究二模型结果总结。

从模型一 d 的结果来看，社会排斥对医患关系有显著的负向预测作用，即社会排斥程度越强，对医生的评价越低，反映出医患关系越不和谐。

从模型二 d 的结果来看，在加入控制变量后，社会排斥对于医患关系的负向预测作用依然显著。同时控制变量中，未受教育的被试相比大专及以上教育程度的被试对医患关系的评价更积极。相对于有宗教信仰的被试，没有宗教信仰的被试对于医患关系的评价更积极。相对于少数民族，汉族对于医患关系的评价更消极。客观社会阶层对医患关系有显著的负向预测作用，主观社会阶层对医患关系则有显著的正向预测作用，即客观社会阶层越高，对医患关系评价越消极，而主观社会阶层越高，对于医患关系评价则越积极。对生活的满意程度越高，对于医患关系的评价也会越积极。相对于群众，党员对于医患关系的评价更为积极。相对于非农业户口被试，农业户口被试对于医患关系的评价更消极。

（四）总结与讨论

1. 我国居民对于患有心理疾病的群体具有明显的社会排斥

本书发现当被试认为个体更有可能处于心理疾病影响的状况下时，对于个体就有更大的社会距离和社会污名程度，也会有更强烈的社会排斥。从模型三 a、模型三 b 和模型三 c 的结果来看，相对于其他原因，被试对患有抑郁症和精神分裂的个体有更强的社会排斥倾向。其中，精神分裂对因变量的预测作用强于抑郁，即相对于抑郁症患者，当被试认为个体患有精神分裂症时，对他会有更大程度的社会距离、社会污名和社会排斥。

在以往的研究中发现，被社会排斥的对象往往是缺乏能力、违反规则的个体（Baumeister and Tice，1990）。从医学社会学的角度来看，“疾病”符合社会学中对于越轨行为的界定（Goldie，Conrad and Schneider，1982），心理疾病患者被认为是越轨群体，因与社会文化相悖受到社会排斥，符合以往研究的发现。与精神分裂症患者相比，抑郁症患者是一类以低落心境为核心的情绪障碍，表现为在情绪上的悲伤、空虚等症状，伴随着认知和躯体上的症状，但具有自知力。而精神分裂症患者则会出现幻觉、妄想、脱离现实、缺乏自知力。总的来说，精神分裂症患者与人们日常认知的健康个体有着更多的差异，从研究结果来看，对于精神分裂症患者的社会排斥也更为强烈。此外，本书的研究结果显示我国公民对于抑郁症患者的社会排斥程度也比较高，这将影响抑郁症患者的就医倾向，并可能对其治疗造成困扰，不利于我国心理健康事业的发展。

2. 对心理疾病患者的社会排斥会影响医患关系

本书中，研究二的结果表明社会排斥对于医患关系有一定预测作用，即较强的社会排斥将会对和谐的医患关系产生较大的威胁。

另外，在心理疾病的治疗过程中不能忽略社会文化影响下的社会认知（陈子晨等，2018）。结合研究一的结果可以发现，对心理疾病患者的污名和社会排斥容易引发心理疾病患者的病耻感，行为上表现出疾病表达的偏差，造成医患交流不畅而引发医患矛盾。以往研究发现，社会中的人们，尤其是非西方文化影响下的社会人群会较多地出现心理问题躯体化的现象（吕小康、汪新建，2012a），具体表现为出现心理不适时较少以心理化方式表现，而更多表现为躯体上的不适，在求医过程中以躯体化症状而非心理问题为主诉。从医患话语分殊的角度来看，患方提出的躯体不适得不到医学指标的证实，难以从目前的疾病分类体系中寻找对应的病症来制订治疗方案，无法满足患方诊疗需求，引发医患纠纷（吕小康、汪新建，2012b）。

综上所述，本书基于2011年的中国综合社会调查数据进行分析，从排斥者视角出发，研究影响排斥者社会距离、社会污名和社会排斥程度的因素以及社会排斥对于医患关系的影响。研究结果表明被试对个体状态和导致状态原因的认知对社会排斥倾向具有较强的正向预测作用，社会排斥对于医患关系有较强的负向预测作用。但是本书对于影响社会排斥者的因素总结尚有不足，需要在以后的研究中扩展对其影响因素的研究，将更多的因素纳入研究框架中，寻找社会排斥现象形成的心理机制，并以此为切入点，进一步寻找降低社会排斥从而改善医患关系的具体路径。

二、互联网使用行为对医患信任的影响

（一）问题提出

医患信任作为医患关系领域的重要课题，主要从个体层面、人际层面和文化

层面展开研究（吕小康、朱振达，2016）。宏观的文化层面研究主要集中在制度和政策方面，缺乏对于信息传播媒介的研究。在医患关系逐渐紧张的过程中，不同时间进程中媒体对医报道有不同的新闻框架（苏春艳，2015）。“媒体框架理论”认为不同的媒体报道框架对受众的社会认知会产生深刻影响（Lippman，1997）。在既有研究中，研究者通过梳理国内纸质媒体对医方的报道发现，近年来，医生形象的负面报道不断增加，强化了医生消极刻板印象（汪新建、王骥，2017）。而随着互联网技术的发展，传统媒体受到了来自新媒体的冲击（宋全成，2015），互联网信息成为影响人们社会认知的重要因素，不同媒介的信息对于受众认知有不同的影响。根据中国互联网络信息中心发布的《中国互联网发展状况统计报告》（2018）显示，截至 2018 年 6 月，我国网民使用手机上网的比例达 98.3%，使用台式电脑、笔记本电脑上网的比例分别为 48.9%、34.5%，网民人数高达 8.02 亿。可以说，互联网信息已经随着互联网基础设施的建设和使用人数的增加，渗透到了人们生活的方方面面，因此有必要对互联网媒介与医患信任的关系进行研究。

已有互联网使用对医患信任的影响研究发现，新媒介受众的医患信任与传统媒介受众的医患信任有显著差异（张泽洪、熊晶晶、吴素雄，2017），针对互联网用户与非互联网用户的研究发现，互联网用户存在对医患关系负面新闻的偏好（郝龙、王志章，2018），互联网使用状况对医患信任程度有显著影响，网民对于医生的信任程度低于非网民，并且影响两个群体医患信任的因素存在差异（朱博文、罗教讲，2017）。然而仅停留于发现网民与非网民群体的信任差异是不够的，我们还需要了解互联网的哪些相关因素会对网民群体的医患信任产生影响。需要强调的是，一般认为医患信任是医患双方互动中对对方的信任（汪新建、王丛、吕小康，2016），这里我们只关注患方对医生的信任（简称“对医信任”），而不涉及医方对患方的信任，以及患方对医疗卫生系统的体制性信任。

（二）研究对象与方法

1. 研究对象

本书的样本来自北京大学中国社会科学调查中心主持的中国家庭追踪调查（CFPS）成人问卷 2016 年公开数据。CFPS 数据包含针对个人网络使用的调查模块，涵盖了个人上网行为的各类指标，包括是否上网、上网时间、上网行为等。此外，也有与医疗问题相关的健康模块和主观态度模块，涵盖了个人医疗行为的指标和对医生的态度指标，包括常去的医疗点、对医疗点的满意度、医疗水平评价和对医生的信任程度等。同时，数据还包含了研究所需要的个人人口学特征信息，符合本书对于主要研究变量的要求。

根据研究需要对所有数据进行整理和筛选，本书删除了缺少核心变量的成人代答问卷、年龄在 18 岁以下的未成年问卷和 75 岁以上的问卷，并删除了仍然处于在学状态的被试以及从事医疗行业的医方被试，最终获得有效问卷 29 647 份。根据是否使用互联网将被试分为网民和非网民。从全样本来看，男女比例基本一致，平均年龄为 46.30 ± 14.756 岁。全样本及不同分组被试主要人口学特征如表 3 – 7 所示。

表 3 – 7　　　　　　　被试人口学特征

变量	选项	全样本（n = 29 647）		非网民（n = 17 171）		网民（n = 12 476）	
		频次	频率（%）	频次	频率（%）	频次	频率（%）
性别	男	14 762	49.80	8 217	47.85	6 668	53.45
	女	14 885	49.97	8 954	52.15	5 808	46.55
户口	农业户口	21 944	74.02	13 923	81.19	8 021	64.41
	非农户口	7 658	25.83	3 226	18.81	4 432	35.59
	系统缺失	45	0.15				
婚姻状态	未婚	2 605	8.79	456	2.66	2 149	17.23
	在婚	25 051	84.50	15 190	88.47	9 861	79.04
	同居	114	0.38	57	0.33	57	0.46
	离婚	581	1.96	283	1.65	298	2.39
	丧偶	1 295	4.37	1 184	6.90	111	0.89
	系统缺失	1	0.00				
医保类型（多选）	公费医疗	612	2.06	191	1.11	421	3.37
	城镇职工医疗保险	4 052	13.67	1 250	7.28	2 802	22.46
	城镇居民医疗保险（含一老一小保险）	2 167	7.31	1 051	6.12	1 116	8.95
	补充医疗保险	147	0.50	41	0.24	106	0.85
	新型农村合作医疗	20 040	67.60	13 348	77.74	6 692	53.64
	以上都没有	2 528	8.53	1 255	7.31	1 273	10.2
	系统缺失	101	0.34	35	0.20	64	0.51
信任倾向	信任	16 195	54.63	9 028	52.72	7 167	57.48
	怀疑	13 399	45.20	8 098	47.28	5 301	42.52
	系统缺失	53	0.18				

续表

变量	选项	全样本（n = 29 647）		非网民（n = 17 171）		网民（n = 12 476）	
		频次	频率（%）	频次	频率（%）	频次	频率（%）
年龄		M = 46.30 SD = 14.756		M = 53.94 SD = 12.105		M = 35.77 SD = 11.161	
受教育时间（年）		M = 7.62 SD = 4.709		M = 5.53 SD = 4.222		M = 10.69 SD = 3.567	
年总收入		M = 13 802.64 SD = 67 276.184		M = 5 417.89 SD = 14 652.190		M = 25 342.76 SD = 101 145.926	
主观社会地位		M = 2.79 SD = 1.074		M = 2.90 SD = 1.130		M = 2.63 SD = 0.971	
生活满意度		M = 3.58 SD = 1.093		M = 3.65 SD = 1.124		M = 3.49 SD = 1.042	

2. 研究变量

（1）因变量。

研究使用CFPS数据主观态度模块中对医生的信任度题目的结果作为因变量。原题目为“您对医生的信任能打几分？”题目要求被试用0～10的数字对医生的信任程度进行打分，0代表“非常不信任”，10代表“非常信任”。

（2）自变量。

本书关注的自变量主要包括两个方面，一个是与互联网使用有关的变量，另一个是与医疗行为有关的变量。研究通过CFPS数据中手机和网络模块、健康模块及主观态度模块中的相关题目生成自变量。

与网络有关的题目包括“互联网的使用”“业余上网时间”“上网行为”“互联网行为重要程度”及“互联网作为信息渠道的重要程度”。“互联网的使用”变量是二分变量，由原问卷中“是否移动上网”和“是否电脑上网”两个变量合并生成。两个题目都选择“否”则为非网民，记为“0”；两个题目中任一个选择“是”则为网民，记为“1”。“业余上网时间”变量中不使用互联网的非网民，记为“0”，网民按照实际填写的业余上网时长记录。“上网行为”变量由原问卷“使用互联网学习/工作/社交/娱乐/商业活动的频率（次）”处理生成，选择“从不”选项则认为被试不用互联网进行该活动，记为“0”，选择其他选项则认为被试使用互联网进行该活动，记为“1”，产生一组二分变量。“上网行为重要程度”是5点评分题目，1表示“非常不重要”，5表示“非常重要”，由原问卷“您认为使用互联网学习/工作/社交/娱乐/商业活动在上网时的重要程度”结果生成。“互联网作为信息渠道的重要程度”是5点评分题目，1表示“非常不重要”，5表示“非常重要”。

与医疗行为有关的题目有“一般去哪里看病（常去的医疗点）”“对看病点条件满意度”“看病点医疗水平评价”和“认为我国医疗问题有多严重”。“一般去哪里看病”题目包括“综合医院”“专科医院”“社区卫生服务中心/乡镇卫生院”“社区卫生服务站/村卫生室”及“诊所”五个选项。“对看病点条件满意度”和“看病点医疗水平评价”两个题目都是5点评分题目，1表示“很满意或很好”，5表示“很不满意或很不好”。“认为我国医疗问题有多严重”题目要求被试用0～10表示严重程度进行打分，其中0分表示“不严重”，10分表示“非常严重”。

（3）控制变量。

本书将被试的主要人口学特征作为控制变量纳入分析中，主要包括被试的性别、年龄、受教育程度、户口状况、婚姻状态、医疗保险类型和2016年总收入。此外，还将被试部分主观态度题目纳入控制变量中，包括被试的主观社会地位、生活满意度和对人信任与否。主观态度题目中，被试对于自己主观社会地位和生活满意度的评价在5点量表上进行，1表示“很低或很不满意”，5表示“很高或很满意”，对人信任与否的题目包括两个选项，将选择“大多数人都是值得信任的”被试视为信任型被试，记为“1”，将选择“要越小心越好”的被试视为怀疑型被试，记为“0”。

本书的主要研究变量及解释如表3－8所示。

表3－8　　　　研究变量及说明

变量		变量解释
因变量	医患信任程度	0～10分正向评分，得分越高越信任
自变量	互联网使用	不使用＝0，使用＝1
	互联网使用时间（小时）	不使用＝0
	互联网行为	学习/工作/社交/娱乐/商业活动（不使用＝0，使用＝1）
	互联网行为重要程度	1～5点打分，得分越高越重要
	互联网信息获取重要程度	1～5分正向评分，得分越高越重要
	常去医疗点	综合医院、专科医院、社区卫生服务中心/乡镇卫生院、社区卫生服务站/村卫生室及诊所（未选中＝0，选中＝1）

续表

变量		变量解释
自变量	医疗满意度	1～5 分负向评分，得分越高越不满意
	医疗水平	1～5 分负向评分，得分越高评价越低
	医疗问题严重程度	0～10 分负向评分，得分越高越严重
控制变量	性别	男＝1，女＝0
	年龄	用调查年份变量（2016）减去出生年份变量得到
	受教育时间（年）	—
	户口	农业户口＝1，非农户口＝0
	婚姻状态	未婚，再婚，同居，离婚，丧偶（未选中＝0，选中＝1）
	医疗保险类型	公费医疗/城镇职工医疗保险/城镇居民医疗保险（含一老一小保险）/补充医疗保险/新型农村合作医疗/以上都没有（选中＝1，未选中＝0）
	2016 年总收入	—
	主观社会地位	1～5 分正向评分，得分越高主观社会地位越高
	生活满意度	1～5 分正向评分，得分越高越满意
	信任倾向	信任＝1，怀疑＝0

3. 模型设计

在进行进一步分析之前，将上述变量中的分类变量转化为虚拟变量，同时为了使模型结果更加清晰简洁，将部分变量进行了重新编码。将“互联网行为重要程度”变量重新编码为“上网行为分类”变量，根据前一变量的结果对比被试对 5 个问题重要程度的回答，获得被试在 5 个题目中评分最高的分类记为“1”，其他分类记为“0”，据此分为“学习型”“工作型”“社交型”“娱乐型”“商业活动型”，当被试有一个以上分类被记为“1”时编入“混合型”，将重新编码的“上网行为”变量在回归分析中处理为虚拟变量，参照类是“混合型”；“常去的医疗点”变量的参照类是“诊所”。控制变量中“性别”的参照类是“女”，“户口状态”的参照类是“城市户口”，“婚姻状态”变量根据是否有伴侣分为两类，参照类是“无伴侣”，医疗保险类型根据是否参保分为两类，参照类是“无医保”，“信任倾向”的参照类是“怀疑型”。

为了验证是否使用互联网和使用互联网群体的互联网行为对医患信任的影响，本书设计了两个分研究：研究一针对全体被试进行统计分析，目的在于探究整体情况下自变量对因变量的影响情况；研究二针对网民群体被试进行研究，目的在于分辨网民群体和非网民群体之间的差异以及网民群体自身上网偏好对于因变量的影响。

根据两个分研究的研究目的，分别设计了回归模型。针对研究一设计了3个模型，模型一将互联网使用时长和所有控制变量纳入模型当中，分析在控制相关人口学变量的情况下，互联网使用对被试医患信任的影响情况；模型二在模型一的基础上加入与医疗行为有关的3个变量，分析在控制其他变量时，这3个变量对医患信任的影响；模型三在模型二的基础上添加了互联网使用时长与医疗满意度、医疗水平评价和医疗问题严重程度评价的交互项，分析主要自变量之间的交互作用对因变量的影响。

针对研究二设计了3个模型，模型四是在控制人口学变量的情况下，研究与医疗行为有关的3个变量对非网民群体医患信任的影响；模型五是在控制人口学变量的情况下，研究与医疗行为有关的3个变量对网民群体医患信任的影响；模型六是在模型五的基础上添加“上网行为分类”和“互联网作为信息渠道重要性”两个与网民群体行为和认知有关的变量，分析网民群体的行为和认知特征对其医患信任的影响。

（三）研究结果

1. 网民与非网民医患信任和医疗评价状况

研究对于全样本以及网民、非网民分组情况下的主要变量的状况进行了统计，具体结果如表3-9和表3-10所示。

表3-9　　网民与非网民医患信任和医疗评价状况

变量	全样本（$n=29\ 647$）		非网民（$n=17\ 171$）		网民（$n=12\ 476$）	
	M	*SD*	*M*	*SD*	*M*	*SD*
互联网使用时间	5.39	10.089	0	0	12.81	12.116
医患信任程度	6.72	2.373	6.93	2.394	6.43	2.314
互联网信息获取重要程度	2.42	1.609	1.42	0.991	3.81	1.219
医疗满意度	2.50	0.716	2.42	0.721	2.61	0.694
医疗水平	2.61	0.766	2.57	0.781	2.67	0.742
医疗问题严重程度	5.98	2.593	5.51	2.634	6.61	2.393

表 3-10　　网民与非网民常去医疗点和网民网络行为

变量	全样本（n=29 647）		非网民（n=17 171）		网民（n=12 476）	
	频次	频率（%）	频次	频率（%）	频次	频率（%）
常去医疗点						
综合医院	10 048	33.89	4 882	28.43	5 166	41.41
专科医院	1 626	5.48	732	4.26	894	7.17
社区卫生服务中心/乡镇卫生院	6 364	21.47	4 329	25.21	2 035	16.31
社区卫生服务站/村卫生室	5 364	18.09	3 771	21.96	1 593	12.77
诊所	6 176	20.83	3 412	19.87	2 764	22.15
缺失值	69	0.23	45	0.26	24	0.19
互联网使用						
是	12 476	42.08	—	—	—	—
否	17 171	57.92	—	—	—	—
上网行为分类						
学习型	—	—	—	—	763	6.12
工作型	—	—	—	—	999	8.01
社交型	—	—	—	—	2 465	19.76
娱乐型	—	—	—	—	1 468	11.77
商业活动型	—	—	—	—	294	2.36
混合型	—	—	—	—	6 487	52.00

2. 模型结果

（1）研究一模型结果。

将变量按照研究一的研究思路逐步添加到模型中，得到如表 3-8 的模型结果。表 3-11 显示了全样本回归的模型结果。

表 3-11　　全样本模型结果

变量	全样本（n=29 647）					
	模型一		模型二		模型三	
	标准 β	SE	标准 β	SE	标准 β	SE
常数项	4.395***	0.168	4.916***	0.166	4.918***	0.166
互联网使用时间（小时）	-0.029**	0.022	-0.026**	0.021	-0.026***	0.022

续表

变量	全样本（$n=29\ 647$）					
	模型一		模型二		模型三	
	标准 β	*SE*	标准 β	*SE*	标准 β	*SE*
性别	-0.043***	0.043	-0.040***	0.043	-0.040**	0.043
年龄	-0.027**	0.002	-0.035**	0.002	-0.035***	0.002
受教育时间（年）	-0.010	0.007	-0.003	0.007	0.003	0.007
户口	0.079***	0.053	0.067***	0.052	0.067***	0.052
婚姻状况	-0.034**	0.059	-0.022*	0.058	-0.021*	0.058
是否有医疗保险	0.026**	0.075	0.024**	0.072	0.024***	0.072
2016年总收入	-0.016	0.000	-0.013	0.000	-0.013	0.000
主观社会地位	0.101***	0.024	0.088***	0.024	0.088***	0.024
生活满意度	0.147***	0.023	0.103***	0.022	0.102***	0.022
信任倾向	0.149***	0.045	0.129***	0.043	0.129***	0.043
常去医疗点						
综合医院			-0.017	0.058	-0.018**	0.058
专科医院			-0.038***	0.092	-0.037***	0.092
社区卫生服务中心/乡镇卫生院			0.038**	0.069	0.038**	0.069
社区卫生服务站/村卫生室			0.031**	0.074	0.031***	0.074
医疗满意度			-0.132***	0.026	-0.132***	0.026
医疗水平			-0.126***	0.026	-0.127***	0.026
医疗问题严重程度			-0.058***	0.023	-0.058*	0.023
医疗满意度×互联网使用时间					0.031	0.026
医疗水平×互联网使用时间					-0.029	0.025
医疗问题严重程度×互联网使用时间					-0.013***	0.022
F 值	86.894***		92.827***		80.171***	
调整 R^2	0.083***		0.137***		0.137***	

注：* 表示 $p<0.05$，** 表示 $p<0.01$，*** 表示 $p<0.001$。

从表3－11对全样本被试回归模型的分析可以看出，互联网的使用可以有效预测被试的对医信任程度，互联网使用时间越长，对于医方的信任程度越低。控制变量中，相对于女性，男性对医信任水平更低；年龄越大的被试对医方的信任程度越低；有伴侣的被试相对于没有伴侣的被试对医信任更低；有医保的被试相对于没有医保的被试对医信任更强；相对于城市户口的被试，农业户口的被试有更高的对医信任；主观社会地位和生活满意度能够显著正向预测对医信任；相对于怀疑型的被试，信任型的被试也有较高的对医信任。与医方有关的因素当中，常去综合医院和专科医院的被试相对于常去诊所的被试对医患信任有更低的评价，常去社区卫生服务中心/乡镇卫生院和社区卫生服务站/村卫生室的被试相对于常去诊所的被试对医信任更高；有较高的医疗满意度和较高的医疗水平评价的被试也会有较高的对医信任，认为医疗问题越严重的被试医患信任越低。互联网使用与医疗满意度和医疗水平评价交互项的预测作用不显著，但是与医疗问题严重程度评价的交互项预测作用显著，表明互联网使用在对医疗问题严重程度评价和医患信任中起调节作用。

（2）研究二模型结果。

将变量按照研究二的研究思路逐步添加到模型中，得到如表3－9的模型结果。表3－12显示了分样本回归的模型结果。

表3－12　　网民—非网民模型结果及对比

变量	非网民（$n=17\ 171$）		网民（$n=12\ 476$）			
	模型四		模型五		模型六	
	标准 β	SE	标准 β	SE	标准 β	SE
常数项	5.351***	0.154	4.871***	0.165	4.713***	0.168
性别	0.004	0.039	－0.040***	0.042	－0.041***	0.042
年龄	－0.034***	0.002	－0.032**	0.002	－0.020	0.002
受教育程度时间（年）	0.004	0.005	0.001	0.007	－0.008	0.007
户口	0.053***	0.051	0.069***	0.052	0.070***	0.052
婚姻状况	－0.009	0.060	－0.019	0.058	－0.017	0.057
是否有医疗保险	0.046***	0.073	0.024*	0.072	0.023**	0.072
2016年总收入	－0.019*	0.000	－0.013	0.000	－0.012	0.000
主观社会地位	0.062***	0.018	0.089***	0.024	0.085***	0.024
生活满意度	0.084***	0.018	0.102***	0.022	0.100***	0.022
信任倾向	0.105***	0.037	0.131***	0.043	0.129***	0.043

续表

变量	非网民（$n=17\ 171$）		网民（$n=12\ 476$）			
	模型四		模型五		模型六	
	标准 β	SE	标准 β	SE	标准 β	SE
常去医疗点						
综合医院	-0.034**	0.055	-0.017	0.058	-0.019	0.058
专科医院	-0.029**	0.099	-0.037***	0.092	-0.036***	0.092
社区卫生服务中心/乡镇卫生院	0.004	0.055	0.038**	0.069	0.039**	0.069
社区卫生服务站/村卫生室	0.031**	0.057	0.032**	0.074	0.032**	0.074
医疗满意度	-0.143***	0.022	-0.132***	0.026	-0.132***	0.026
医疗水平	-0.114***	0.021	-0.126***	0.026	-0.124***	0.026
医疗问题严重程度	-0.016*	0.018	-0.058***	0.023	-0.062***	0.023
互联网行为						
学习型					0.012	0.089
工作型					-0.023*	0.079
社交型					0.013	0.057
娱乐型					0.009	0.069
商业活动型					-0.001	0.143
互联网获取信息重要程度					0.065***	0.030
F 值	100.878***		97.810***		76.948***	
调整 R^2	0.100***		0.136***		0.140***	

注：* 表示 $p<0.05$，** 表示 $p<0.01$，*** 表示 $p<0.001$。

从表 3-12 的结果可以发现，模型四和模型五的区别在于被试群体不同，分别为非网民和网民。网民与非网民群体存在一致性，主要表现为年龄越大越可能有较低的对医信任；与城市户口被试相比，农业户口被试有更高的对医信任；有医保的被试相对于没有医保的被试有更强的医患信任；生活满意度、主观社会地位和信任倾向都能够显著正向预测两个群体的对医信任；相对于常去诊所的被试，常去专科医院的被试医患信任更低，常去社区卫生服务站/村卫生室的被试医患信任更高；对医疗满意度和医疗水平评价越高，也会有更高的医患信任；对中国医疗问题严重程度的评价能够负向预测两群体被试的医患信任。差异在于，在网民群体中，性别对医患信任有显著的负向预测作用，相对于女性网民，男性网民对医信任水平更低，但性别因素对非网民群体的医患信任不具有显著预测作用；2016年总收入对非网民群体的医患信任有显著负向预测作用，但对网民群体的医患信任预测作用不显著；对非网民群体来讲，常去综合医院的被试对医信任更低，这一变量在网民群体中不显著；对网民群体来说，常去社区卫生服务中心/乡镇卫生院被试医患信任更高，这一变量在非网民群体中不显著。

模型六是针对网民群体网络行为和互联网获取信息重要程度对网民群体医患信任的影响研究。根据模型六的结果可以发现，加入互联网行为变量和互联网信息重要程度变量之后，年龄变量对于医患信任的影响不显著了；并且，相对于混合型网民，在使用互联网时认为工作更重要的工作型被试具有更低的医患信任，而对互联网获取信息重要程度评价越高的被试会有更高的医患信任。

（四）总结与讨论

1. 医患信任与医疗行为和医疗评价

研究中发现，相对于诊所，常去专科医院和综合医院的被试对医信任更低，常去社区卫生服务中心/乡镇卫生院和社区卫生服务站/村卫生室的被试对医信任更高。从医疗点的层次来看，专科医院和综合医院多为大型医疗点，而社区卫生服务中心/乡镇卫生院和社区卫生服务站/村卫生室则是与个人生活区域更为接近的中小型医疗点。以往的研究也曾发现城市大医院医务人员与基层医疗卫生机构医务人员相比，更感到不被患者信任（王帅、张耀光、徐玲，2014）。这可能是由于越高级别的医院越是面对着更多的患者和更复杂的医疗问题，更容易产生医患摩擦，从而降低了患者对于医疗点的信任，而较低级别的医疗机构则在接诊量和接诊难度上与高级别医院有差异，较少产生医患摩擦，对患者医患信任影响小（黄春锋、黄奕祥、胡正路，2011）。另外，城乡医疗机构的差异对此也有一定影响，控制变量中户口因素对医患信任的影响是显著的，农业户口的被试医患信任水平要更高，也从侧面印证了这一结果的可靠性。

2. 医患信任与互联网行为和互联网信息

目前对于互联网影响个体认知的研究主要倾向于“媒体抑郁论”的观点（Gordon，2000；Tsfati，2010；卢春天、权小娟，2015），认为互联网的使用会降低使用者的信任，本书的结果也支持这样结论，即使用互联网的时间越长，被试对医信任越低，是否使用互联网能够显著预测被试的医患信任。除此之外，为了弥补以往主要关注互联网使用时间的研究缺陷，本书还考察了对互联网获取信息重视程度和不同互联网行为与医患信任之间的关系。研究结果显示，被试对于互联网作为信息渠道的重视程度也能显著地正向预测其对医信任水平；不同的互联网行为倾向对于被试医患信任有不同的影响，尤其是工作型的网民对医患信任的评价显著低于混合型网民。互联网的兴起使得医患之间的沟通更加便捷，在线医疗健康知识的传播更加迅速（Anderson，Rainey and Eysenbach，2003；Wald，Dube and Anthony，2007），对于医患信任的建设会有一定促进作用。此外，不同的人使用媒介的目的不同，带来的后果也不尽相同（McQuail，2009），前人的研究发现互联网使用方式对社会资本有不同的影响（曾凡斌，2014），而另外一些研究发现互联网的使用通过影响价值观来影响信任（苏振华、黄外斌，2015），因此，本书认为，在互联网使用方式与医患信任之间应当存在其他变量影响或者调节着不同互联网使用行为对于信任的影响。对于工作型互联网使用者对医信任不同于其他类型互联网使用者的可能解释是，工作型互联网使用者有着不同于其他类型互联网使用者的人格特质，或者工作目的导致对互联网信息筛选倾向不同，又或者工作影响了被试的某些特质进而影响了其信任倾向。本书曾试图探索有关的因素但未能在已有数据的基础上找到明确的结果或其他合适的变量，因此这一问题还有待进一步探讨。现有的研究结果也提示我们在研究互联网对于被试对医信任的影响时需要考虑互联网用户的不同上网驱动因素和上网行为习惯，可以从被试主动搜索行为和被动接收信息等不同角度进行深入研究。

3. 医患信任与互联网研究不足与展望

目前对于互联网信息与医患信任的研究主要依靠现有全国性数据进行分析，虽然样本代表性比较强，但是根据目前全国性调查的数据只能得到使用互联网时间、是否使用互联网和部分互联网行为对医患信任有一定预测作用（Gordon，2000）以及关于互联网与医患信任的研究主要支持的是“媒体抑郁论”，还缺乏更为深入和细致的研究。除了应该分辨网民与非网民群体在医患信任问题上的差异以外，还应该针对互联网用户的行为特征和网络社会心态进行更进一步的研究，寻找和归纳导致互联网用户医患信任与非互联网用户医患信任差别的原因。本书虽然针对互联网用户的互联网行为和对互联网信息重要程度评价对医患信任的影响进行了研究，但受到研究数据收集形式的影响，不能进行更为细致全面的探查，目前互联网使用方式的分类也比较粗糙，在以后的研究中需要加以改善。此外，除了依靠已有全国性调查数据以外，还应该重视来自互联网的信息，采用大数据技术，针对互联网信息与医患信任或医患其他问题进行进一步的研究。根据拟态环境论（Lippman，1997），受众对于来自媒介的信息进行加工整合，形成意识中的客观现实，构建比较稳定的认知水平。另外，法国哲学家鲍德里亚的“超真实”理论认为受众对于媒介信息的认识超越了其信息的本质，信息成为环境本身（陈力丹、陆亨，2007）。由此可以推论媒介的信息对于受众认知具有塑造作用，因此有必要结合实验心理学的方法，针对影响互联网使用者社会心态和社会认知的因素设计相关实验，寻找稀释互联网负面效应的途径。

第三节　医方心理因素

医患互动中医方无疑是极为重要的一方，医方相关因素对医患关系的影响也最为直接。了解医生角色的刻板印象及其在医患群体间的差异可以帮助我们进一步了解医方心理因素对医患信任的影响。在许多人眼中，医生群体同时存在“天使”与“魔鬼”两种面孔，既有救死扶伤等积极的一面，也有态度差、不负责等消极的一面，其所引发的社会态度与社会情绪较为复杂多面。在医患关系紧张的社会背景下，探讨医患两个群体对于医生群体的刻板印象内容及其形成机制，对了解目前医患关系的现状、寻找解决医患紧张关系的路径有一定帮助。本节采用菲斯克、卡迪、格利克和许（Fiske，Cuddy，Glick and Xu，2002）的刻板印象内容模型（stereotype content model，SCM）来测量医生群体的刻板印象内容，同时采用词语自由联想测试法来丰富其结果，以期丰富对医生群体的刻板印象内容研究，为缓解医患紧张提供理论借鉴。

一、方法

SCM 是近些年来应用得较为广泛的刻板印象内容模型。菲斯克等认为虽然在描述刻板印象时有许多不同的标签，但是所有的标签最终都能够汇聚到两个维度之上，即能力和热情。其中，能力维度包含有才能、有技巧、聪明和有信心等形容词，热情维度则包含善良、可信任、宽容、友好和真诚等形容词。

这一模型的主要争议在于菲斯克认为热情维度中混杂着道德维度，但后者并不具备独立性，热情—能力两维度的划分比道德—热情—能力三维度的划分更为简洁实用。但是，诸多学者对此提出质疑。利奇、埃勒斯和巴雷托（Leach，Ellemers and Barreto，2007）指出，在进行内群体评价的时候，群体中的个人更加强调道德因素，而不是社会性（热情）维度或者能力维度。管健（2009）指出，在中国文化情境下，道德因素对于刻板印象内容会表现出明显的影响。高明华（2010）认为刻板印象内容模型确属两维度结构，但这两个维度是道德和能力，而非热情和能力，道德在刻板印象内容形成中起着决定性作用。程婕婷、张斌和汪新建（2015）通过收集中国群体刻板印象的形容词，建立了热情能力二维模型以及热情、能力和道德三维模型，将二者进行对比发现三维模型要优于二维模型。

虽然每个学者的研究对象与刻板印象的具体内容并不一致，但综合看来，道德维度作为刻板印象内容中的一个重要影响因素，在菲斯克等的研究中可能没有受到足够的重视。尤其在中国文化情景下，道德因素确系人们进行刻板印象评价时关注较多的维度，仅将其置于热情维度下进行考察并不能够很好地满足实际测量的需求。

因此，本书为了了解目前社会成员对于医生群体的刻板印象内容及其影响因素，仍将道德因素从热情维度中独立出来进行研究。测量工作采用管健和程婕婷（2011）以菲斯克、许、卡迪和格利克（Fiske，Xu，Cuddy and Glick，1999）的SCM问卷为基础获得的中国化版本。该版本共包括6个题目，其中代表热情维度的题目有“待人热情的”“友好亲和的”；代表能力维度的题目有“有能力的”“有才华的”；代表道德维度的题目有“值得信赖的”“诚实正直的”。量表采用Likert 5点计分，1表示完全不认同，5表示完全认同。

使用SCM所提供的有限形容词对医生群体进行描述仍有局限，因此补充使用自由联想方法以期更全面地展示该群体的刻板印象内容。本书要求被试写出至少3个、最多6个自己能够联想到的、与医生有关的词语。所使用的被试与SCM研究被试相同，将词语自由联想作业与刻板印象内容量表一同发放给被试，一半的被试先进行词语自由联想再完成问卷，另一半被试先完成问卷再进行词语自由联想，以平衡两种测量间的顺序效应。

测量结束后，对经由词语自由联想收集到的词语进行调整，将出现不足两次的词语看作非群体性观点删除，保留出现两次及以上的结果。之后，对不同顺序位置的词语赋予权重。一般认为，第一个联想到的词语与医生群体的刻板印象有更加紧密的联系，因此给予其更高的权重。故在本书中，第一个被联想到的词语权重1.5分、第二个权重1.4分，之后以此类推，最后一个被想到的词语权重1分。计算每个词语的加权分数，进行定量研究。在频次分析的基础上，进一步将收集到的形容词按照词性的相近性进行第一层分类，把每个有统计意义的词语进行合并描述，形成第一层的小类别。之后，继续根据描述内容进行第二层分类，将描述同一内容的小类别纳入一个大类当中，形成两个群体对于医生自由联想词汇的两种分类，进行对比。这种分类过程有利于将零散的资料模块化和系统化，以获得更具代表性的分析结果。

二、对象

对医生和患者两个被试群体提供同样的SCM量表并进行同样的词语自由联

想测试。本书中的医生指依照《中华人民共和国执业医师法》取得执业医师资格或者执业助理医师资格，经注册在医疗、预防、保健机构中执业的专业医务人员，包括执业医师和执业助理医师。患者则指患有疾病、忍受身心痛苦的人。他们可能正在医疗机构接受医疗服务，或曾在医疗机构接受服务，或未曾在医疗机构接受服务，但正忍受身心痛苦。同时，患者及其亲属、监护人或代理人等利益群体也属于广义患者的范畴，实际上，最大范围上的患方可泛指除医方之外的社会成员（吕小康、朱振达，2016）。

患者被试通过两种渠道收集，其一在天津市某三甲医院现场寻找有意愿参与调查的患者被试发放纸质问卷。填写时间为 5 ~ 15 分钟且无漏选题目为有效问卷。在网络中发放电子版问卷，填写时间超过 1 000 秒、少于 200 秒或全部选择相同答案被视为无效问卷。医生被试来自天津市两所三甲医院，在医院休息室和会议室发放纸质版问卷，填答时间在 5 ~ 15 分钟之间且无漏选为有效问卷。共调查被试 650 人，筛选后共得到有效被试 596 人。

其中，面向患者群体，发放 SCM 问卷 530 份，回收有效问卷 480 份。患者平均年龄 42.5 岁，标准差 10.3 岁，其他人口学变量统计情况如表 3 – 13 所示。

表 3 – 13　　　　患者被试人口学变量统计

变量	类别	样本数量（n）	比例（%）
性别	男	228	47.5
	女	224	46.7
	空缺	28	5.8
学历	博士研究生	8	1.7
	硕士研究生	27	5.6
	大学本科	178	37.1
	高中	153	31.9
	初中	73	15.2
	小学及以下	13	2.7
	空缺	28	5.8
户口所在地	农村	115	24.0
	城市	202	42.1
	空缺	74	15.4

面向医生群体发放刻板印象内容问卷 120 份，回收有效问卷 116 份。医生的平均年龄为 35.4 岁，标准差 7.4 岁，其他主要人口学变量如表 3 – 14 所示。

表3-14　　医生被试人口学变量统计

变量	类别	样本数量（n）	比例（%）
性别	男	39	33.6
	女	75	64.7
	缺失	2	1.7
合计		116	100
从事医务工作时间（年）	5年以下	38	32.8
	5~10年	25	21.6
	10~15年	26	22.4
	15~20年	14	12.1
	20~25年	7	6.0
	25~30年	3	2.6
	30年以上	1	0.8
	缺失	2	1.7
合计		116	100

在调查过程中，要求患者群体站在大多数人的角度上对医生群体进行评价；对于医生群体，则要求其站在医生的角度上对于医生群体进行评价。收集的数据使用SPSS软件进行处理。

三、结果

（一）SCM量表的测量结果

医患两群体对于医生群体在刻板印象内容量表上的得分结果如表3-15所示。

表3-15　　SCM模型下各维度得分结果与医患群体差异（$n=596$）

维度	医生（$n=116$）		患者（$n=480$）		t（医生-患者）
	M	SD	M	SD	
热情	3.75	0.77	3.45	1.03	3.38**
能力	3.96	0.76	3.76	0.98	2.41*
道德	4.04	0.71	3.50	1.06	6.66***

注：* 表示 $p<0.05$，** 表示 $p<0.01$，*** 表示 $p<0.001$，下同。

本节研究要求医生站在医生的角度对于医生群体进行内群体评价，其刻板印象内容量表得分反映了医生被试对于自己群体的评价。从表 3－15 可以看出，相对于理论中值 3，医生群体对于内群体的评价显著高于理论中值结果（$p<0.05$）。这说明医生群体对于自身的评价是较为积极的，符合内群体偏好的假设。同样，也可以看出患者群体对于医生群体的评价较积极。热情维度、能力维度和道德维度显著高于理论中值 3（$p<0.05$）。

对比患者被试与医生被试的结果，可以发现患者被试对于医生群体的评价与医生被试对自己群体的评价之间存在显著差异，且在每个维度上有不同的表现。在热情、能力和道德三个维度上，医生被试对于自己群体的评价均显著高于患者被试对于他们的评价，这符合卡迪、菲斯克和格利克（Cuddy，Fiske and Glick，2008）对于刻板印象内容模型内群体偏好和外群体贬抑的假设。其中，道德维度 t 值显著高于其他两个维度，说明医生被试和患者被试在道德维度评价上差异最大；差异次大的是热情维度；最后是能力维度，但能力维度仅在 0.01 的显著性水平上边缘显著，表明医生和患者被试对于医生群体的能力评价结果之间的实际差异不大。

将各个维度进行对比，寻找不同维度之间的差异，可以得到目前两群体对于医生群体刻板印象的表征方式，结果如表 3－16 所示。

表 3－16　刻板印象内容各个维度的均值差检验（$n=596$）

均值差	医生（$n=116$）			患者（$n=480$）		
	M_d	SD_d	配对 t 值	M_d	SD_d	配对 t 值
热情—能力	－0.26	0.80	－2.90**	－0.30	0.83	－7.98***
热情—道德	0.30	0.59	－5.55***	－0.05	0.69	－1.487
能力—道德	0.09	0.59	－1.58	0.26	0.72	7.78***

注：M_d 表示均值差，SD_d 表示均值差的标准差。

根据表 3－16 结果，患者被试对于医生群体的评价在热情维度和能力维度之间有显著差异，且热情维度得分显著低于能力维度得分。因此，可以将医生群体归为高能力—低热情类型中。同时，能力维度与道德维度得分存在显著差异，能力维度得分显著高于道德维度得分。但是热情维度与道德维度之间没有显著差异，且道德维度和热情维度与能力维度的差异方向一致，t 值差异较小。这说明患者被试对于医生群体的评价在热情维度和道德维度上没有明显差异。

医生被试配对 t 检验结果显示，医生被试在对自己所在群体做出评价的时候在热情维度和能力维度上存在显著差异。与患者被试评价结果不同的是，其评分在道德维度和能力维度上差异不显著。在医生被试进行内群体评价时，道德维度显著高于热情维度得分。这表明医生被试在对自己群体做出评价时注重道德维度的评价，将自己的群体成员认知为高道德水准的。这也符合利奇等（Leach et al.，2007）的研究中提出的内群体评价时重视道德维度的假设。

（二）词语自由联想测验结果

词语自由联想测验部分共收集患者被试联想的无重复词语285个，医生被试联想的无重复词语192个。保留出现不小于2次的词汇作为有效数据，患者被试中保留有效词汇128个，医生被试中保留有效词汇62个。

患者被试词语自由联想结果如表3－17所示。128个有效词汇中，积极词汇有80个，占总数的62.5%，加权总分860.4，消极词汇36个，占总数的28.1%，加权总分190.7，还有中性词汇12个，占总数的9.4%，加权总分63.7。

表3－17　　患者群体词语自由联想结果（部分）

词语	样本数量（n）	加权得分	词语	样本数量（n）	加权得分
救死扶伤＋	97	128.3	值得信任的＋	5	7.6
白衣天使＋	80	108.2	有爱心的＋	6	7.5
妙手回春＋	56	72.2	起死回生＋	6	7.2
华佗再世＋	26	34.8	热情的＋	5	7.2
辛苦的－	21	27	尽职尽责＋	5	7
和蔼的、和蔼可亲－	19	25.3	正直的＋	6	7
善良的＋	18	23.3	护士	5	6.9
专业的＋	18	22.8	医德高尚＋	5	6.2
医者仁心、仁心仁术、妙手仁心＋	18	22.2	技术高的＋	5	5.8
治病救人＋	16	20.9	神圣的＋	5	5.8
红包－	13	18.9	健康的＋	4	5.7
白衣服的、白大褂	14	18.4	奉献的＋	5	5.6
好的＋	12	16.7	收入高的＋	4	5.6
（白衣）天使＋	13	16.4	有才能的＋	4	5.6
严肃的＋	11	15.1	聪明的＋	4	5.6

注：＋表示积极词，－表示消极词，未加符号表示中性词或词性模糊。

从患者被试词语自由联想结果中可以看出，患者被试对于医生的刻板印象内容是积极的。或者说，在其刻板印象当中对于医生能力、道德等方面有较高的要求。

医生被试词语自由联想结果如表3-18所示。收集到62个有效词汇中，积极词汇总计30个，占有效结果总数的48.4%，消极词汇共30个，占有效结果总数的48.4%，中性词或不能判断词性词2个，占有效结果总数的3.2%。

表3-18　医生群体词语自由联想结果（部分）

词语	样本数量（n）	加权得分	词语	样本数量（n）	加权得分
辛苦 -	39	40.4	兢兢业业 +	3	3.2
劳累 -	16	17.8	耐心 +	2	2.7
累 -	14	15.9	高强度 -	2	2.6
忙碌 -	14	15.3	有能力 +	2	2.6
收入低 -	12	14.3	被误解 -	2	2.5
压力大 -	12	14.3	细致 +	2	2.5
白衣天使 +	13	14.2	信任 +	2	2.5
救死扶伤 +	9	9.6	过劳 -	2	2.4
危险 -	7	8.8	紧张 -	2	2.4
穷 -	7	8.4	付出回报不成正比 -	2	2.4
加班 -	7	8	工资低 -	2	2.4
熬夜 -	5	6.8	冷静 +	2	2.4
善良 +	6	6.6	爱心 +	2	2.3
严谨 +	6	6.6	不受尊重 -	2	2.3
高尚 +	6	6.5	大爱无疆 +	2	2.3

注：+表示积极词，-表示消极词，未加符号表示中性词或词性模糊。

医生被试的词语自由联想结果与患者被试的结果存在较大的差异，尤其是对于工作带给自己的积极感受方面描述较少，更多地关注工作本身带来的负面感受，如劳累、辛苦等，以及受到现在医患关系紧张情况带来的困扰。

仅区分积极词和消极词进行研究的方法简单有效，但仅从积极或者消极的角度对医生群体进行描述是不充分的。因为即使同为积极词或者消极词，词所描述的方面有可能是不一样或者完全相反。为此，有必要对这些词汇进行进一步的归类分析。

两组被试的相同分类结果的内容对比如表 3 – 19 所示。

表 3 – 19　　患者被试与医生被试词语分类相同结果对比

类别名称	患者被试	医生被试
德高望重	医德高尚、医德、职业道德、品德高尚、声望高、妙手仁心、仁慈、医者仁心、仁心仁术、医者父母心、悬壶济世	仁心仁术
好的工作态度	负责的、有责任感的、爱岗敬业的、敬业的、尽职尽责、细心、仔细的、认真的、严谨的、谨慎的、严肃的、严格	严谨的、细致、认真、负责、敬业、责任
神格化	神圣的、崇高的、高尚的、守护神、白衣天使、天使、起死回生、华佗再世、妙手回春	神圣、高尚、白衣天使、天使
消极医患关系	医疗纠纷、医闹	医闹
正面社会形象	勤劳的、伟大的、无私的、奉献的、舍己为人、有修养的、正直的、值得信任的、为人民服务、助人为乐、有爱心的、美好的、好的、冷静的、权威的、工作待遇好、收入高的、高收入的、富有的、社会地位高、高大的	爱心、冷静、无私、奉献、勤劳、信任、勇敢、勤奋、干练、大爱无疆
职业弊端	劳累的、辛苦的、忙碌的、工作压力大、压力大的	压力大、无休假、无假期、加班、熬夜、夜班、值班、早出晚归、被误解、不被理解、不受尊重、付出回报不成正比、累、辛苦、劳心、劳累、过劳、疲劳、疲倦、紧张、焦虑、无奈、忙碌、繁忙、风险大、高危、危险
专业知识	有学问、有学识、专业的、医术高明、有技术、有才能的、能力强、有能力、技术高的	专业、博学、高学历、有能力
职业期望	使命、手术、看病、生的希望、治病救人、救死扶伤、药到病除	救死扶伤

两群体不同分类结果的内容对比如表 3 – 20 所示。

表 3－20　　患者群体和医生群体分类结果不同结果对比

医生被试	包含内容	患者被试	包含内容
反面社会形象	收入低、工资低、穷	人物特征	护士、大夫、男的、白色衣服、白大褂、白色、戴眼镜
好医生的工作状态	任劳任怨、兢兢业业	物品	医药、药品、药剂
职业特点	责任大、高强度	医德	大医精诚、人道主义
		医患关系	医患关系
		印象	大胆的、洁癖、健康的、生病、死亡、恐怖
		场所	医院
		高智商	聪明的
		好医生的态度	友好、善良、友善的、温和、和蔼的、和蔼可亲、态度好、亲切的、慈祥的、热情的、热心、有耐心的、急患者之所急
		坏医生的特征	不耐心的、冷漠的、冷酷的、麻木的、没有人情味的、不能信任的、不诚实的、虚伪的、做作的、不负责任的、庸医害人、见钱眼开、势利、红包、利欲熏心、黑心的、态度不好、敷衍、不和气、不救死扶伤
		积极医患关系	救命恩人
		看病贵看病难	药价贵、看病贵、看病难
		厉害	厉害的

由于医生被试数据收集难度较大，患者被试人数与医生被试人数之间有较大的差异，也导致收集到词汇的数量有很大差距，造成了在分类过程中出现医生被试组中词汇分类的类别少、类别下仅有一两个词汇的现象，但仍能在一定程度上反映出医患之间对医生刻板印象情况以及两群体间存在的差别。

四、讨论与结论

（一）SCM 的结果讨论

总体而言，患者在评价医生时，在热情、能力和道德三方面得分较高。这表明患者群体对于医生群体的刻板印象是积极的。但是与以往研究（高明华，2007；程婕婷，2015）对比可以发现，对于医生群体的积极评价仍出现了明显的下降。这种结果可能是由于被试群体差异和测量主体不同导致的，以往研究中使用的被试为在校大学生，而本书中收集的数据主要来自已进入社会的成年被试，鲜有学生数据。真实的就医体验可能影响患者对医生的刻板印象。

从医生对自己群体的评价中可以看出，医生群体很重视道德因素在自己群体中的地位。或者说，在医生看来，自己群体的成员应当是并且确实是遵守医德的。然而患方大多认为医生在接诊当中是冷漠的，表现在患者对医生群体成员的评价当中，热情维度得分是最低的。但医生在评价自己群体成员时，热情维度得分显著高于患者评分的结果。这可能由于在接诊过程中，医生与患者之间并不是一对一的接触形式，而是一对多的接触形式。从医生的角度来看，医生坐诊一天需要接待数十个病人，一旦开始一天的问诊就很难再离开办公桌半步，因此很难在面对每一个患者的时候都和颜悦色，自己已然表现得很尽职。而从患者的角度来看，寻求医生的帮助除了想要得到生理的治疗外，还想要医生以认真的态度对待自己并寻求心理上的安慰。如果后一种需求不能得到满足，就容易将医生视为是低热情度的个体。这种需求之间的“不平衡”，是造成医患冲突的潜在风险因素之一。

（二）词语自由联想测试结果讨论

患者群体对于医生评价的词汇主要是积极词、少有消极词，但医生对于自己团体进行评价时，积极词与消极词各占半数。这表明患者群体倾向于将医生群体视为具有高超技术、高尚情操、高生活品质的对象，而医生群体成员对自身情况的认识却要更为复杂、态度上则正反参半。

对词汇分类的结果显示，医患之间对医生形象的认识存在诸多差别。例如，在神格化分类当中，患者群体对于医生的刻板印象仍然停留在救苦救难、全知全能的阶段，患者被试除有医生被试也认同的白衣天使、天使、神圣等词语外，还有起死回生、华佗再世、妙手回春等描述性词汇，这些词汇都带有神化医生职业的倾向。这很大程度上是由于我国社会文化当中对于医生形象的崇高化描绘所致。如表现扁鹊、华佗神乎其神医术的传说等，导致社会上大多数群体对于医生的认识始终停留在“神医”的层面，而忽视了医学模式自身与医生个体的各种局限，容易对医生提出不切实际的要求和期望。

另外，除患者被试和医生被试都提到的对于医生品行方面的刻板印象（如勤劳、伟大等）之外，患者群体还提到了工作待遇好、收入高的、高收入的、富有的、社会地位高、高大的等，即认为医生在工作中的付出和回报是相符合或者回报大于付出的。而医生在评价自己群体成员的形象时除了提到品质上的正面社会形象之外，还提到了其在社会上的反面社会形象，包括收入低、工资低、穷。与前面患者群体提到的正面社会形象中的高收入特征截然相反。同时，在医生的分类结果当中，归入职业弊端类别中的词语除了有和患者群体一样的劳累、辛苦等词语以外，还有被误解、不被理解、不受尊重、付出回报不成正比、风险大、高危、危险等词语，这些词语都是与医生的工作经历相关的内容。这表明医生群体对于自己群体所遭受的不公平待遇有强烈的感知。汪新建、柴民权和赵文珺（2016）对医务工作者在医患关系中的群体受害者身份感知与集体内疚感之间的关系进行探讨的过程中发现，启动了群体受害者身份的被试对于其群体成员伤害患者行为的集体内疚感显著低于控制组，即“认为由于自己所属群体遭受过不公平对待，因此其伤害外群体的行为在一定程度上是情有可原和值得谅解的”，这样的恶性循环对于医患关系的建设是十分不利的。

（三）结论

基于SCM和词语自由联想测试的结果，可发现目前患者群体对于医生群体的刻板印象除了评价积极的特点之外，还存在着对于医生能力期待过高的问题，其最直接的后果是患者更加难以接受在医疗过程中不符合自身期待的结果。从医生被试的测试结果看，SCM问卷中虽然显示出了其对内群体偏好的倾向，但是在词语自由联想的测试中，这种偏向并不明显。患者被试对好医生和坏医生分类结果表明，患者心中存在好医生和坏医生的评价指标，患者群体在就诊过程中是在根据这个指标对医生进行评价。当然，这种指标并不完全是量化的，而更多的是范畴化的。一旦有医生行为脱离患者所设定的好医生范畴，患者很容易就会将医生归入坏医生行列，这种信念并在关于医生的负面新闻报道中予以强化。

同时，医患两个群体对于医生这份职业的评价存在很大的差异。患者倾向于认为医生在工作中的付出与回报成正比，而医生则认为自己的付出与回报不成正比，甚至还有诸多的风险，两者在对于医生工作性质优劣的理解方面存在较大的分歧，这可能也是导致医患之间产生冲突的一个潜在原因。了解目前医患之间对于医生群体的刻板印象现状与差别后，后续研究可进一步研究此类刻板印象的形成机制与印象管理措施，从而为建构更为积极的医方形象和建设和谐的医患关系提供更有针对性的措施。

第四节　媒体心理因素

作为医患沟通的桥梁之一，媒体在塑造医患关系和建构医方形象方面扮演着重要角色。我国媒体中的医方形象在不同的社会历史时期表现出不同的特征。传统媒体和自媒体形态在医方形象塑造策略上有共性也有不同，社交新媒体的大规模应用使报道诉求更加多元化，医方形象的构建呈现出多维特征。媒体为追求新闻价值和迎合大众心理，可能有意选择新闻来源、采取有偏好的立场选择和叙事框架，从而在医疗报道中呈现出负面的医方形象。媒体的放大和传播功能使得医患消极刻板印象得到强化，直接破坏了医患关系和医患信任。改善医方形象，缓和医患关系和建立医患信任，需要媒体、公众、患方和医方做出各自的努力，才能带动和谐医患关系的生成。媒体对医患信任的影响可以从媒体中的医方形象和媒体对医患纠纷的报道两个方面进行探讨。

一、媒体中的医方形象及其对医患信任的影响

近年来，我国医疗纠纷和冲突频发，医患信任急剧下降，成为严重困扰人们的社会问题。学术界围绕着医患信任水平下降和医患冲突等开展了一系列的探讨，作为这一探讨延续，本节拟从心理学的视角出发，尝试透过考察国内媒体对医方形象的呈现及其特点，来分析其对医患信任的影响，以更好地理解媒体在医患关系中所扮演的角色，并在此基础上提出相应的对策建议。本书中提到的“医”与“患”或“医方”与“患方”，其主体并不仅局限在医生个体和患者个体本身，所谓医或医方包括医疗机构、医务工作者（医师、护士及医疗机构管理人员）和医学教育工作者，患或患方则包括患者及其亲属、监护人或代理人等利益群体（吕小康、朱振达，2016）。故这里关注的媒体中医方形象不仅仅是医生的媒体形象，也包括所有医务工作者和医学教育工作者，甚至包括医院在内的医方媒体形象。

（一）国内媒体中医方形象的演变及其特征

我国媒体对于医患关系的报道模式和特点经历了一个发展变化的过程，不同阶段媒体所塑造的医方形象带有特定的社会历史烙印。过去30年间，医方的形象已经发生了明显转变。有研究者选取了10家国内报纸，对新闻报道中医方形象进行考察后发现：20世纪八九十年代，对医生的正面和中立评价高达81.89%，负面报道只有10.59%；而在2006年，正面和中立报道比例下降为45.19%，负面报道则上升至32.59%，且负面报道呈不断增长的趋势（彭曼，2007）。医疗体制改革进程、媒体自身的发展变化以及重大公共卫生事件的爆发使得我国媒体关于医疗报道出现了明显的阶段性特点。

从1949年新中国成立至20世纪末，我国的医患关系基本处于正面报道阶段。新中国成立初期，在公费医疗制度下，医患关系比较和谐。这一时期的医疗报道多以正面宣传和积极引导为主，医方“白衣天使”的形象深入人心。20世纪八九十年代，医疗体制改革初期，医院面临市场化，医改中的一些问题开始显现，但媒体报道框架并没有改变，一如既往地正面宣传医疗体制改革。曾有研究者以《人民日报》（全国版）为例研究媒体中的医生形象发现：1979～1995年，《人民日报》在报道医生相关的形象时，正面的积极报道超过了80%（孙振领、黄芳，2008）。

自2000年开始，媒体的医疗报道进入“危机”阶段。2000年2月，地方医院率先实行“完全市场化”医院改制，医疗危机凸显。媒体对医疗纠纷的关注增强，相关报道增多。随后，媒体开始大量报道医疗纠纷和医患冲突事件。非典等公共卫生事件也促使媒体开始进行专业化思考。与此同时，媒体社会化发展迅速，社会监督意识增强。媒体中的医方不再是单一的完美形象，对医生、医院的批评声音越来越多。医患矛盾成为这一阶段医疗报道的关键词。孙振领等（2008）的研究发现，至2004年，在《人民日报》报道中，对医生不利的负面新闻超过一半，占52.5%；而正面积极的报道降低为37.3%。庞慧敏（2012）指出，在20世纪八九十年代，医生形象以主流政治观与专业社会贡献为主，常被誉为“白衣天使”；而到了2006年左右，新闻报道的关注点转向医改话题，对医院追逐利益、医生医德缺失等方面的报道增多。

从2008年至今，我国医疗危机报道进入多元化发展阶段。2009年1月，新一轮医改方案正式出台，旨在建立健全医疗保障体系，实现基本公共卫生服务的均等化。与医患相关的议题受到社会前所未有的重视。传统新闻媒体在不断调整有关医疗危机的报道方向，从专业角度建设性报道医疗问题；与此同时，社交新媒体的大规模应用使报道诉求更加多元化，医方形象的构建呈现出多维特征。现阶段，媒体中的医方形象呈现两极分化的态势：一方面，医方作为患方在危机面前可以依赖的权威专家，不但能够做到医到病除，而且能够以患方的利益最大化作为行医宗旨。“白衣天使”“救死扶伤”“妙手回春”“并肩作战对抗病魔”的医方形象在媒体报道中时有出现。但是，这类报道往往被认为具有明显的舆论引导意图，有时甚至被等同于官方话语，公众对这类报道的接受程度有限。而随着社交媒体、自媒体等新媒体形态的出现，民间话语直接参与医方形象塑造。公众作为新闻的传播者而呈现出的正面医方形象更接近生活，在受众眼中的可信度也更高。“手术室外耐心安抚哭闹小患者的最美医生”“医生忍着胃痉挛的剧痛坚持做完手术”“高强度工作，医生只能躺在走廊打盹儿”等描述越来越多地出现在新媒体环境中，正面的医方形象也不断地进入公众视野。另一方面，“医患沟通中的医生和医院形象却由大量医疗纠纷和医患冲突新闻事件间接塑造，呈现前所未有的负面争议。民间舆论和大众媒体话语较多指向对医院和医生的批评”（苏春艳，2015）。曾经的“白衣天使”，现在被称为“白狼”。提起医生，人们就会和收红包、吃回扣、乱开药、大处方、冷漠无情等消极印象联系在一起。这样的媒体报道在一定程度上损害了医务人员的良好形象，影响了医务人员在社会大众心目中的认知，使医务人员的职业荣誉感下降（王帅、张耀光、徐玲，2014）。

总体来说，当下国内媒体呈现的医方形象并非单一结构，但消极形象占主导、负面报道多于正面报道。这其中固然有现实的医疗制度和医疗实践的自身原因，但媒体作为沟通和传播平台，其报道框架、新闻渠道、预设立场等在呈现医疗事件时，也为大众有意或无意地塑造了现如今医患关系中的医方形象。这是媒体和媒体研究者所必须正视的。

（二）医方形象的媒体呈现策略

医疗事件的媒体报道在媒介传播的大框架之下，首先遵循媒介传播的一般范式，其次采纳特定医疗情境和社会历史文化环境的特殊策略。从媒介传播的一般规律来看，公众在媒体面前与三种意义上的“现实”存在密切联系：一是实际存在着的不以人的意志为转移的“客观现实”；二是传播媒介经过有选择的加工后提示出的“象征性现实”（即拟态环境），实际上是一种媒介语境中的社会现实；三是存在于人们意识中的“关于外部世界的图像”的“主观现实”，这种主观现实是一种观念化了的现实（方延明，2009）。“拟态环境”理论是由美国政治评论家、媒体人沃尔特·李普曼（Walter Lippman）在《公众舆论》一书中提出，其主要看法为：第一，拟态环境不是对现实环境“镜子式”的摹写，不是“真实”的客观环境，它部分程度地与现实环境存在偏离。第二，拟态环境也绝不是与现实环境完全割裂，而是以现实环境为原始蓝本。所以，媒体受众是通过媒体建构的象征性现实作为中介了解和感知客观现实，在意识中形成主观现实，进而构建比较稳定的认知水平。

然而，媒体中的象征性现实不可能是客观现实的镜子式直接反映，而是偏离客观现实又与客观现实有着直接关系的拟态现实。我国媒体在报道医疗事件时，媒体人受到诸多利益因素和预设立场的驱使，在搭建媒介拟态环境过程中有可能并不如实反映客观现实，甚至主动偏离客观现实，那么受众就逐渐形成了有偏差的“主观现实”。当媒体偏好报道非常态的不和谐医患关系，甚至预设医方失职失德为医患矛盾中的主要原因时，那么媒体就通过中介拟态环境向大众传达了似乎客观的负面医方形象。大众传媒正是通过这种方式渗透和影响了受众的主观感受和认知水平。

媒体报道中新闻来源的选择是影响新闻内容的重要因素，能够反映构建新闻的视角选择和报道背后的意识形态等（王贵斌、张建中，2004）。新闻来源决定着医疗报道的话语主体，“掌握了对事实进行定义、设定解释框架的主动权和话语权”（曾庆香、黄春平、肖赞军，2005）。当下我国媒体关于医患关系主题的新闻来源选择不均衡，患方话语和官方话语呈现较多。有学者选择 2006 年《人民日报》《南方周末》和《扬子晚报》三家报纸全年关于医患关系主题的报道进行研究，发现消息来源以政府部门和患者方面居多，分别占 29.06% 和 23.01%，而来自医方的比例最少，只有 5.98%（单文苑，2007）。在医疗活动中，患方和医方之间的医学专业知识明显不对称，患方常常被视为医患关系中的弱势群体，媒体工作者在新闻素材采集过程中更容易接触到有诉求的患者及患者家属。媒体报道倾向于选择患方作为话语主体来阐述和解释医疗纠纷和医患矛盾。医方在媒体报道中常处于失语状态或者发声很少。媒体人在新闻呈现中往往受到新闻来源的暗示。在现有的媒体话语生产机制下，患方和医方分别以怎样的姿态出场，都取决于新闻来源的选择。新闻来源直接作用于媒体再现和建构社会现实，从而引导了受众对医方和患方形象的感知。一边倒的新闻来源选择是媒体塑造医方负面形象的策略之一。弱势群体自身的社会地位和生存状态更容易获得社会的同情，更能增加故事的戏剧性和悲剧化色彩。另外，患者的遭遇会使媒体受众成为“替代式参与”的对象，容易引起共鸣，对医生的负面报道迎合了大众心理（庞慧敏，2012）。

新媒体环境下，多元媒体形态的出现有可能改变传统媒体下的医方形象表达。随着互联网技术的发展和移动网络的普及，以微博、微信为代表的自媒体形态越来越多地参与到了媒介传播。自媒体具有互动性和开放性的特点，人们可以便捷、自由地通过自媒体接收和发布信息。与传统媒体自上而下的传播模式不同，自媒体的传播者不再局限于职业的传统媒体组织，普通民众在任何时间、地点都可以利用自媒体传播信息，可以说正是自媒体的出现打破了传统媒体一家独大的信息垄断局面（夏亮，2012）。

当前，一种新旧媒体交融的传播环境正在形成。传统媒体在医疗报道中受预设立场和新闻来源的影响，在新闻关注度的驱动下，更多地关注了非常态的医疗纠纷和医患冲突。医疗报道呈现给大众的是医患矛盾亟待改善的社会现实和不完善的医疗体制下不令人满意的医方形象。在传统媒介点对面的传播模式中，受众的主动性很难体现。而在新媒体环境下，点对点、一对一的小众传播模式凸显优势，受众由传统的单一信息接受者变成了传、受一体的双重身份，心理认知的主观性得以显现（刘芳，2015）。新媒体赋予公众更多的话语权，满足和促进了公众表达的愿望。自媒体的传播主体来自各行各业，相比传统媒体从业人员处于单一行业，自媒体传播主体的行业覆盖面更广。在一定程度上，他们对于新闻事件的综合把握可以更专业、更具体。相较于传统媒体人，自媒体传播主体带有更少的预设立场和偏见，集中受到利益驱使的可能性较小。他们在新媒体环境下的新闻传播中主动偏离客观现实的动机不明显。

自媒体在呈现医方形象时表现出异于传统媒体的几个特征：第一，同一事件的多视角、多渠道解读，有益于接近并还原客观的医方形象。第二，医务人员参与度增加。来自医方的表达让公众有机会了解医方的工作和艰辛。医务人员通过自媒体平台直接参与媒体医生形象建构，弥补了传统媒体新闻来源选择不均衡的缺陷。第三，高时效性和参与感，第一时间反映医疗事件中的医方形象。自媒体的便捷性使得医患事件有可能即时直观地呈现在公众面前。第四，存在情绪化表达代替事实分析的倾向。自媒体传播主体作为事件的参与者难免带入主观立场，有时情绪宣泄成主导，无法从整体进行事实分析。自媒体主体水平参差不齐，且难于监管是自媒体不可忽视的不足之处。第五，转发功能提高了医方媒体形象的传播性。不管是正面形象还是负面形象。弥漫性传播力量不可小觑。总之，新媒体环境下，传统媒体和自媒体形态在医方形象塑造策略上有共性也有不同。由于自媒体的参与性特征凸显，自媒体在塑造医方形象的媒体力量中分量越来越重，值得重视。

（三）公众对医方形象的感知及其对医患信任的影响

媒体塑造的医方形象在信息传播过程中直接或间接地影响公众对医方形象的认知，而公众对医方形象的感知则直接影响医患关系和医患信任的建立。但是大众媒体往往带着一定的报道偏好和预设立场去选择新闻来源和叙事策略，经由媒体建构的医患关系和医方形象具有一定的主观性和倾向性。同时，公众对媒体信息的解读存在个体差异，与其已有认知水平有关。

从舆论学的视角看，新闻事实是表达意见的材料。同类事实数量的积累，是造成某种意见的基础，同类事实传播、积累的数量越大，也就越容易形成意见。当公众从新闻媒介中多次接触同类的事实，自然会由这些事实的共性做出同一判断，对现实问题得出一致的结论（刘大颖，2006）。医患冲突作为现如今主要社会矛盾之一受到媒体的高度关注，大量医疗纠纷事件频繁出现在媒体报道之中，形成公众对于医方形象感知的信息基础。而出于对新闻价值的追求，媒体往往聚焦于有影响力的典型医患事件，并赋予其代表性意义，再通过报道描述继而发生的同类相似事件，唤起公众的相关记忆，建立不同事件之间的联系，将医疗事件类型化，从而强化大众对医患关系和医方形象的认知。如此，“医患关系紧张”“医生冷漠”的认识一次又一次地在媒体医疗纠纷报道中得到强化。

公众的认知水平和心理预期也影响着媒体中医方形象的感知和再传播。公众的认知水平在这里是指公众对于媒体表达的认识、判断以及评价能力。公众的认知水平是媒体受众在选择媒体、解读媒体信息以及信息再传播过程中的决定因素。公众的认知水平差别很大，这与每个人的生活经历、教育背景、社会经验直接相关。认知水平高的受众，能够主动选择媒体、筛选信息、理性判断，批判性地接受媒体建构的内容。相反，认知水平不高的受众，大多被动接受媒体信息，容易被媒体的立场左右，受媒体的偏好影响，对新闻事件洞察不够全面，甚至产生理解偏差。另外，公众在接受新的媒体信息之前，对类似事件的已有认知会让公众产生一种心理预期，这一心理预期会影响对新的媒体信息的接受程度。美国心理学家卡尔·霍夫兰德（Carl Hovland）最早采用心理实验方法进行大众传播研究，其研究发现传播效果受到诸多因素影响，其中包括受众最初的态度和观点以及心理预期（霍夫兰德、贾尼斯、凯利，2015）。当医疗纠纷事件出现，公众更倾向于接纳与自身立场相近的信息，甚至排斥观点不一致的内容，即和已有认知相近的媒体塑造更容易被公众主动选择并产生强化认知的效果。因此，当媒体通过医疗报道塑造的医方形象与公众既有医方感知相近时更容易被接受。

在医患关系紧张的现实社会环境下，媒体为了追求新闻价值和迎合大众心理，往往会采取有偏好的立场选择和叙事框架，媒体中的医方形象多呈现出负面形象。广为传播的“收红包”“大处方”“冷漠无情”的负面医生形象让患者在进入医院和医生打交道之前就产生消极的心理预期，形成对医方消极的刻板印象。刻板印象是人们交往活动中普遍存在的认知现象，是人们对某个群体形成的一种概括而固定的看法。它一旦形成，就具有较高的稳定性，往往会阻碍人们接受不同的信息，造成偏见的产生，给人们的交往带来不利的影响，甚至导致冲突的产生。媒体报道医患纠纷的事件后，患者及公众在不确定医生是否有错之前，就会产生对医生比较一致的不满与指责，形成对医生的消极刻板印象或使原有的刻板印象更极端（瞿晓萍、吴菁、叶旭春，2012）。

媒体的放大和传播功能使得医患消极刻板印象得到强化，直接影响医患关系和医患信任。一项在北京市和合肥市进行的问卷调查发现，新媒体的使用没有促进医患传播质量的提升，反而降低了大众对医生的信任程度（郑满宁，2014）。医患信任“在人际水平上是指医患双方在互动过程中，相信对方不会做出不利于自己甚至有害于自己行为的一种预期判断和心理状态，此外，还包括医患双方对整体医疗体制的信任，以及群际信任、即医患群体之间的态度预期与刻板印象”（汪新建、王丛、吕小康，2016）。作为潜在患者的公众，在尚无就医经历的情况下，受消极刻板印象的影响参与或关注“他人”的医患纠纷事件，很容易产生有偏差的判断，歪曲夸大医患冲突的严重程度，这就极容易强化患者群体对医生群体的不满和怨恨，造成医患群际信任的恶化。同时，由于医院管理不善和医疗体制改革相关的负面新闻的不断刺激，患者及其家人很可能在进医院之前其负面的刻板印象就已经被激活，而就诊中对医生医疗决策的意图动机持怀疑的态度，阻碍了正常的医患沟通，损害了患者和医生之间的信任。由此可见，媒体塑造和传播的负面医生形象，造成并加强了大众对医方的消极刻板印象，对作为医患关系核心的医患信任起到了负面的影响。

（四）小结

通过前面的讨论可以看出，新闻来源的选择不均衡和有偏见性的预设立场使媒体在医疗报道中建构了负面的医方形象，从而导致了医患信任关系的恶化。在当今多元化媒体时代，医方、患方、新闻工作者和普通民众都可以成为信息建构者。来自不同角度的更加多元的医方形象很有可能逐渐出现在公众的视野中。但是，自媒体的传播主体可能来自各行各业，职业背景和受教育程度差别很大，对于同一医患事件的解读容易呈现碎片化和情绪化的特征。此外，公众的认知水平和心理预期也会影响医方形象的再塑造。因此，若要改善医方形象，提升医患关系和建立医患信任，媒体、公众、患方和医方均需付出各自的努力。这主要包括以下三个方面。

第一，就媒体（当然也包括自媒体）而言，需承担起自身的社会责任。媒体应把握好新闻价值与社会价值的关系，不宜以渲染炒作的方式处理具有重大社会影响的医患关系问题。面对具体的医患冲突事件，尽可能坚持不偏不倚的公正立场，从多渠道获得新闻来源，客观全面地揭示事件原委，而不是依据预设立场做出判断和结论，从而为医患信任关系的提升营造积极的舆论氛围。

第二，就医方而言，需理性、全面地理解媒体的社会功能和作用。媒体的报道虽然不免有自身的局限，如对事实进行有选择的甚至更偏向不利于医方的报道，但其所涉及的医患冲突的事实仍然是存在的，至少是部分存在的。因此，医方应该将媒体报道作为一种警示，反思和改进自身工作中的不足之处。另外，在自媒体有充分发展的今天，医方并非仅是在舆论环境中被动接受检视的角色，医院、医生和其他医务工作者都可以合理运用自媒体发出自己的声音，而积极的双向沟通可以起到极好的增信释疑作用。

第三，就患方和普通民众而言，需要逐渐学会带有一定批判性地接受媒体的声音。患方是医患关系中的弱势一方，在医疗过程中，患方与医方权利是不对等的，所以在医疗过程中出现疑问、效果不佳，乃至医疗事故时会感到无助和恐惧，这恰恰是造成患方不信任医方的关键所在。因而对患者和普通公众来说，广泛获取相关信息和知识，摒除偏见，善意而宽容地看待医方的治疗决策和行为，为医方创造一个更加积极和良好的工作环境，推动和谐医患关系的生成，得益的将是医疗过程中的所有参与方。

二、医患纠纷报道的媒体框架及其对医患信任影响

医患纠纷的媒介呈现方式直接或间接地影响着受众对于医患关系的认知，在减少医患矛盾、改善医患信任、构建和谐的医患关系的问题上，媒体起到的作用不容小觑。媒体在新闻生产的过程中，往往采用特定的叙事框架对待相应的主题。既有研究表明，媒体报道的“新闻框架”对受众认知产生了重要影响。本书以媒体报道的框架理论为分析视角，以官方主流媒体代表报纸《人民日报》和《健康报》为研究对象，采用内容分析法，试图探究和发现我国官方纸媒近 10 年来在医患纠纷报道中的媒体框架，继而探讨受众对医患关系的认知如何受到媒体影响，媒体又是如何影响到医患信任的。

（一）框架理论的源起与基本内涵

框架理论又称框架分析，是近 20 多年来美国传播学研究中最为热门的研究范式，被认为是定性研究的重要方法，并被广泛应用于社会学、政治学、心理学和认知语言学等领域，形成了多维视野的研究态势，对社会科学的发展产生了重大而深远的影响。

框架理论是一种理论，也是一种研究范式，最初源于人类学和社会学研究，后来逐渐发展成为传播学领域的主流理论。框架理论是加拿大社会学家欧文·戈夫曼（Erving Goffman）借用英国人类学家格里高利·贝特森（Gregory Bateson）《游戏与幻觉理论》中的“框架”概念，在其《框架分析》一书中创立的理论。他在书中基于人类学视角，系统地阐述了人际互动的传播分析的理论与方法，提

出了由主体认知和传播环境等多重因素构成的框架决定了传播意义的生成（刘强，2015）。戈夫曼认为："框架乃是在特定心理情境中，由一群语言学符号讯息所发展出来的经验，人们借此建立了观察事物的基本架构，用来处理和分析外在世界层出不穷的社会事件。""所有我们对于现实生活经验的归纳、解构与阐释都依赖一定的框架；框架使得我们能够确定、理解、归纳、指称事件和信息"（Goffman，1974）。

随着框架理论的不断发展，该理论的具体内涵得到了多种系出同源却又略带差异的定义。美国传播学者恩特曼（Entman）认为，"框架涉及选择和凸显。框架一件事，就是选择所感知的现实的某些方面，并使之在传播文本中更加突出，用这样的方法促成一个独特问题的界定、因果解释、道德评价以及如何处理的忠告"（Entman，1993）。从事社会运动研究的美国学者高姆森（Gamson）指出，框架的定义大致分为两类：一类指界限（boundary）之意，可引申为对社会事件的规范；另一类则指人们用以诠释社会现象的"架构"（building frame）。从界限的角度来看，框架类似于人们借以观察世界的镜头，凡属此镜头纳入的实景，都成为人们认知世界中的部分。而以架构的意义来看，人们通过框架来建构意义，用以了解社会事件发生的原因与脉络。前者代表了取材的范围，后者则显示意义的结构，是一种观察事物的世界观（Gamson and Modigliani，1989）。戈夫曼将框架定义为人们用来认识和解释社会生活经验的一种认知结构，它"能够使它的使用者定位、感知、确定和命名那些看似无穷多的具体事实"（Goffman，1974）。美国社会学家吉特林（Gitlin）发展了戈夫曼的概念，提出了更明确的定义：框架就是"在关于存在着什么、发生了什么和有什么意义这些问题上进行选择、强调和表现时所使用的准则"（Gitlin，1980）。

关于媒体报道框架，美国传播学者李普曼的解释是：媒体的报道中一般含有某个特定的报道框架，媒体用这个报道框架选择、定义、评论各种信息。受众在接受媒体报道的同时，也接受了报道中的框架，并按框架形成自己对某个事物的认识（Lippman，1997）。这就是媒体框架理论。具体到新闻报道中，新闻框架包含以下两个方面：一是对新闻材料的选择，即新闻的来源；二是对新闻材料的建构，主要指报道对象的选择、报道内容的表现以及报道数量、版面位置和主题基调等。大众传播媒体在对具有新闻价值的事实进行取舍的前提下，对某些观点和信息加以突出。同时，它又排除其他的，尤其是相反的观点。"长此以往，大众传播媒体对受众的认知力和注意力的分配结构产生相当的影响"（汤天甜，2015）。臧国仁（1999）则进一步将媒体框架划分为高层次结构、中层次结构和低层次结构三类。高层次结构即宏观层面，是对某主题实践的定性或对新闻话语的主题推导；中层次结构主要是新闻报道的话语结构分析；而低层次结构包括字、词、修辞、句法等用以表现框架的语言符号手段与策略（周伊晨，2012）。综上所述，媒体通过具体的媒体语言手段、媒体的话语选择和议程设置构建出媒体框架，呈现社会事件的新闻表达，对受众的相关认知产生影响。

（二）媒体框架的实证分析

基于上述框架理论分析，本书在研究医患纠纷报道的媒体框架的过程中将聚焦于媒体框架构建的宏观层面（高层次结构和中层次结构）、微观层面（低层次结构）的语言分析不在本次研究范围之内。通过对媒体报道框架的具体内容进行分析，本书试图发现媒体在报道医患纠纷时通常采纳什么样的框架结构及其原因。

1. 研究对象

由于医疗卫生问题是关乎每一个人切身利益的社会议题，因而对医患纠纷的媒体报道形式多样，报道数量很大。电视、广播、期刊、报纸，以及以网络为依托的新媒体形态的微信、微博中都常见医患纠纷的报道。考虑到主流媒体的影响力，纸媒呈现的专业性和稳定性等因素，本书选取了《人民日报》和《健康报》作为分析的主要对象。1985 年被认为是我国医疗体制改革的起点，在随后的 20 年里，国家先后下发了一系列与医疗改革相关的文件推进医疗改革，试图建立市场化的医疗行业运行机制（曹海东、傅剑锋，2005）。为了呈现我国媒体医患报道的最新发展变化特点，本书锁定医改启动之后的第三个 10 年，也就是本书的研究时间段确定在 2005 ~ 2015 年的 11 年之间。

具体材料的获取依赖于“医患信任关系建设的社会心理机制”课题组建立的“医疗纠纷媒体报道案例库”（吕小康、张慧娟、张曜、刘颖，2017）。该案例库是教育部哲学社会科学研究重大课题攻关项目《医患信任关系建设的社会心理机制研究》的阶段性成果。本书中的医患纠纷，是指医患双方在医疗行为实际发生之后，对医疗行为的过程或结果存在认识或评价上的分歧，一方向另一方追究责任并要求赔偿损失，通常经过商议、调解、鉴定或裁决方可结案的社会矛盾冲突事件。一般而言，医疗纠纷是由医疗机构或医务工作者的过错、过失和医疗事故引起的。但在实际案例中，医方在医疗活动中并没有任何明显的疏忽和失误，仅仅是由于患方单方面的不满意，也会引发医患纠纷。换言之，医疗事故通常会引发医患纠纷，但医患纠纷的根源并不单单是医疗事故。案例库的案例来源于中国知网报纸期刊数据库，利用关键词人工检索人工阅读整理，截至目前案例库收录案例 2 625 条，时间跨度从 2000 年 6 月 2 日至 2015 年 12 月 30 日，涉及中国知网报纸期刊数据库中 340 余种报纸，2 000 余篇文章。本书所需要的在 2005 ~ 2015 年出现在《人民日报》和《健康报》的医患纠纷报道都涵盖在“医疗纠纷媒体报道案例库”中。

2. 类目构建

根据媒体框架理论和研究目的，本书的具体研究内容设定为以下几个方面：(1) 涉及医患纠纷报道的数量；(2) 议题内容；(3) 话语主体；(4) 报道基调。其中，目标媒体报纸上的医患纠纷报道数量属于媒体报道框架的高层次结构内容，能够反映目标媒体对于医患议题的关注程度。议题内容是指具体的报道内容，反映医患纠纷中不同侧重面受到关注的程度。话语主体的选择可以间接地反映出目标媒体的预设立场。报道基调是目标媒体所持立场的直观反映，分为正面报道、中性报道和负面报道。议题内容、话语主体和报道基调这三方面都属于媒体报道框架的中层次结构内容。四个研究类目基本上可以反映医患纠纷媒体报道的宏观框架。

3. 资料统计

(1) 报道数量。

在本书的研究范围之内，查找到《人民日报》对医患纠纷的相关报道总共43篇，《健康报》对医患纠纷的相关报道总共155篇。两份报纸各年份报道的具体数目如表3－21、表3－22所示。

表3－21　《人民日报》2005～2015年医患纠纷报道数量统计　单位：篇

项目	2005年	2006年	2007年	2008年	2009年	2010年	2011年	2012年	2013年	2014年	2015年
篇数	3	5	2	1	1	5	4	10	5	2	5

资料来源：作者根据“医疗纠纷媒体报道案例库”自制。

表3－22　《健康报》2005～2015年医患纠纷报道数量统计　单位：篇

项目	2005年	2006年	2007年	2008年	2009年	2010年	2011年	2012年	2013年	2014年	2015年
篇数	34	19	17	12	14	3	8	7	20	12	9

资料来源：作者根据“医疗纠纷媒体报道案例库”自制。

从报道数量上看，《人民日报》在医改启动之后的第三个10年里针对医患纠纷的报道并不多，也没有表现出明显的年度趋势上的变化。相比之下，《健康报》在近10年里对医患纠纷的关注度很高，相关报道数量约为《人民日报》的3.6倍。

(2) 议题内容。

研究《人民日报》医患纠纷报道发现，相关报道的议题内容主要围绕着以下几方面展开：医患矛盾、医闹、纠纷的解决、医生的困境。其中，探讨医患纠纷如何解决的议题得到了最多的报道，总共20篇报道，几乎占近10年《人民日报》医患纠纷报道的半数。内容主要涉及医患纠纷的第三方调解机制和医疗责任保险的探索和实践。其中，医患矛盾议题8篇，医闹议题7篇，有关医生的议题8篇，如表3－23所示。医闹的报道多表达了谴责和对医闹进行立法惩处的决心。以医生为议题的报道主要围绕医生的职业困境和职业危机而展开。

表3－23　《人民日报》2005～2015年医患纠纷报道的议题内容分布统计

议题	篇数（篇）	所占百分比（%）
医患矛盾	8	19
医闹	7	16
纠纷的解决	20	46
医生	8	19

资料来源：作者根据“医疗纠纷媒体报道案例库”自制。

研究《健康报》医患纠纷报道发现，相关报道的议题内容主要围绕着以下几方面展开：医患矛盾、医闹、医疗事故、医患纠纷、暴力伤医、（医疗）从业行为。和《人民日报》相比，《健康报》关注了医患纠纷议题的侧面更多维、更全面。其中，关于医患纠纷的议题得到了最多的报道，总共66篇，如表3－24所示。虽然《健康报》和《人民日报》在这10年间都用了将近半数的报道数量关注医患纠纷议题，但是在具体内容上有所不同。《健康报》作为医疗行业内具有全国影响力的中央级大报，除了探讨解决医患纠纷的途径之外，更多地表现出了对医疗行业的关切，试图从已经发生的医患纠纷事件中发现潜在的行业问题，以期做出改善，防微杜渐。另外，医疗行业行为是《健康报》在近10年的医患纠纷报道中的第二大议题。此类报道聚焦医疗行业行为规范，内容广泛，深入细节，指导性很强。

表3－24　《健康报》2005～2015年医患纠纷报道的议题内容分布统计

议题	篇数（篇）	所占百分比（%）
医患矛盾	4	2
医闹	10	6
医疗事故	23	15
医疗从业行为	43	28

续表

议题	篇数（篇）	所占百分比（%）
暴力伤医	9	6
医患纠纷	66	43

资料来源：根据“医疗纠纷媒体报道案例库”自制。

（3）话语主体。

媒体报道中的话语主体是影响新闻内容的重要因素，能够反映构建新闻的视角选择和报道背后的权力意识等（王贵斌、张建中，2004）。本书发现，《人民日报》和《健康报》在医患纠纷报道中话语主体的选择主要分为医方、患方、官方和专家学者。其中，官方是指卫生行政部门和法院。在这里，专家学者除了指来自医学界和法律界的专业人士，还包括关注医患纠纷的社会学专家学者。统计表明，《人民日报》和《健康报》都倾向于把官方和专家学者作为话语主体，较少选择患方为话语主体。（同一篇报道中可能出现不止一种话语选择，正是表3-25和表3-26话语主体出现的频次不等同于篇数的原因。）

表3-25　《人民日报》2005~2015年医患纠纷报道的话语主体选择分布统计

话语主体	频次	所占百分比（%）
医方	20	33
患方	11	16
官方、专家学者	28	44
其他	4	7

资料来源：作者根据“医疗纠纷媒体报道案例库”自制。

表3-26　《健康报》2005~2015年医患纠纷报道的话语主体选择分布统计

话语主体	频次	所占百分比（%）
医方	52	27
患方	31	16
官方、专家学者	99	51
其他	12	6

资料来源：作者根据“医疗纠纷媒体报道案例库”自制。

（4）报道基调。

一般来说，媒体报道的基调可以分为正面、中性和负面。本书以医患纠纷报道为研究对象，似乎不应该存在正面报道。但研究发现事实并非如此，根据报道议题内容的不同，媒体呈现出了不同的报道基调。本书界定，当媒体报道对议题内容持有积极和肯定的语气时，报道基调为正面；当报道中对所报道议题内容持有消极、批评、否定的态度时，报道基调为负面；如果在同一篇报道中，以上两种态度均有出现时，界定为中性。从统计结果可以看出，《人民日报》和《健康报》在报道基调上表现出了一些不同。《人民日报》在医患纠纷报道中正面报道基调选择多于同期《健康报》的相关报道。《健康报》则选择了更多的中性报道基调，如表3-27、表3-28所示。

表3-27　《人民日报》2005~2015年医患纠纷报道的报道基调分布统计

报道基调	篇数（篇）	所占百分比（%）
正面	12	28
中性	13	30
负面	18	42

资料来源：作者根据“医疗纠纷媒体报道案例库”自制。

表3-28　《健康报》2005~2015年医患纠纷报道的报道基调分布统计

报道基调	篇数（篇）	所占百分比（%）
正面	16	10
中性	82	53
负面	57	37

资料来源：作者根据“医疗纠纷媒体报道案例库”自制。

4. 分析讨论

通过以上媒体报道的内容分析可以发现，《人民日报》和《健康报》在近10年来医患纠纷的报道中表现出了一些媒体报道框架建构方面的重要特征。第一，从报道数量上看，《人民日报》作为在我国非常有影响力的纸媒并未使用大量篇幅或以很高的频率报道医患纠纷，而且10年间没有太大的变化趋势。考虑到媒体报道的舆论导向作用，有意识地降低医患纠纷议题的报道数量符合主流媒体以正面和积极报道为主的传统。第二，从议题内容的分析来看，《人民日报》在医患纠纷的报道中关注的是医患矛盾、医闹、医生的困境和纠纷的解决方式。其中，纠纷的解决方式和途径报道占到近半数，而且数篇关于“医患纠纷调解模式调查”的系列报道更加凸显了国家解决医患纠纷的迫切心理。同时也向受众传达了医患纠纷解决的积极一面。第三，从媒体话语主体的选择上看，《人民日报》倾向于选择更多来自医疗行政管理部门、司法部门和相关领域专家学者的话语。这明确地凸显了《人民日报》的主流媒体地位和权威性，也与该报肩负引导和教育大众的责任密不可分。第四，从总体上看，《人民日报》的报道基调在正面、负面和中性各类别中没有明显的区分分布。实际上，这一现象和报道的议题内容直接相关。在有关医患纠纷的解决议题报道中，《人民日报》大多采用了正面和积极的报道基调；然而在医闹等问题的报道上，相关报道则采用了否定、谴责的负面报道基调。

《健康报》是由国家卫生健康委员会主管的，在全国具有重要影响力的医疗行业大报。本书的分析结果发现，《健康报》的医患纠纷媒体报道框架体现了该报的社会定位和“立足卫生界，面向全社会”的办报宗旨。第一，医患纠纷报道数量大，体现《健康报》作为行业大报的行业责任感。第二，报道议题的设置虽然在表面上分为医患矛盾、医闹、暴力伤医、医疗事故、纠纷和行业行为，但事实上其内容主旨主要围绕行业规范和经验教训展开，符合该报以各级卫生行政管理人员、广大医药卫生工作者以及人民大众为服务对象的实际情况，行业发展的关注点非常突出。第三，中性的报道基调和官方专家学者的话语主体，是由《健康报》的报道意图决定的。在《健康报》的医患纠纷报道中，不管具体的议题内容是什么，绝大多数报道多引用法律界专家学者的意见建议，还有相关法律法规的介绍，努力普及和提高医务工作者和人民大众的法律意识，提醒医务工作者和人民大众应该依据法律规范约束自我行为和保护自己。此外，作为我国的官方主流媒体，《人民日报》和《健康报》都明显地控制了报道的倾向性，尽量表现公正、客观的媒体第三方身份。

通过对《人民日报》和《健康报》近 10 年的医患纠纷报道的内容分析，我们对媒体报道的框架构建有了更直观的理解。这就对于了解媒体报道在塑造我国当前的医患关系、影响受众认知、影响医患信任提供了研究的基础。

（三）媒体框架对受众认知和医患信任的影响

1. 媒体框架对受众认知的影响

根据媒体框架理论，受众对重大社会事件的理解和判断在很大程度上依赖于新闻媒体的报道框架，其中主流媒体的报道框架对受众的影响尤为明显。框架理论是研究媒体如何建构社会现实从而影响受众对社会认知的理论。框架理论不仅可以分析媒介的新闻报道，还可以考察受众认知的心理机制（赵士林、关琳子，2010）。传播学研究的成果告诉我们，媒体通过选择新闻事实形成媒介议题，使得某些事实从无数客观事实中凸现出来，进而参与“社会现实的建构”过程，影响人们对于社会现实的认知（刘莲莲，2009）。

戈夫曼指出，框架可以涵盖三个层次的意义或价值：第一，转换。框架是人们将社会真实转换为主观认知的重要凭据。第二，理解与分析。人们借由框架来理解、分析外在世界层出不穷的事件。第三，沟通与交流。人们之间的沟通经由框架的分享而实现，意味着框架也是交流传播的平台（肖伟，2010）。媒介框架对受众认知影响的相关研究很多。孙彩芹（2010）在对框架理论发展的综述中梳理了有关媒介框架理论研究的四类主要内容，分别是对框架内涵及其理论的探讨、对媒介框架来源的研究、对媒体报道内容的框架分析、关于媒介框架对受众认知影响的研究。由此可见，媒体建构对于认知的影响是框架理论研究的重要内容。张结海（2016）则梳理了负面事件媒体报道框架影响认知的四个环节：一是媒体选择框架传递负面事件信息；二是受众在接收到框架信息之后，形成初步的个人框架并产生相应的情绪；三是受众在继发情绪的驱动下，主动收集信息并加工，形成判断；四是受众出现多种行为倾向。由此可见，媒体对社会事件的建构是通过媒体框架经由受众的感知和处理进而对受众造成认知和行为上的影响而实现的。媒体通过主题设置、话语选择和语言表达搭建媒介框架。根据社会情境和传播意图的不同，媒体在报道框架的搭建上会采用不同的策略。当然，不同的媒体框架也相应地对受众会产生不一样的影响。当受众接收到媒体信息之后，基于相应的媒体框架形成一个初步的个人框架。恩特曼将个人框架定义为“储存在大脑中的引导个体信息加工的观念群”。通常，个体框架包含两类：一类是价值观框架，存在时间长，比较稳定；另一类是与具体事件相关的短期主观判断。相比之下，后者对于影响个人认知来讲作用更显著，它包括对新闻事件的感知、组织和解读并因此形成某种态度和看法（张结海，2016）。媒体框架正是通过影响这一部分的个体框架来影响受众认知的。

本书通过对《人民日报》和《健康报》近10年里医患纠纷报道的内容分析发现了《人民日报》和《健康报》医患纠纷报道的媒体框架特征。一般认为，媒体建构是以受众为导向的。也就是说，媒体的框架选择正是媒体影响受众认知的意图体现。以《人民日报》医患纠纷报道为例，《人民日报》用“尽量少提”的报道数量弱化受众形成医患危机的认知。半数以上的报道关注医患纠纷的解决途径探讨，帮助受众对于棘手的医患纠纷形成积极的认知。官方和专家学者的话语主体选择，为读者受众展现《人民日报》的权威性，增强受众对《人民日报》的信赖。报道基调的无倾向性，表达了《人民日报》在医患双方对立中保持立场中立，这样，受众更有可能接受接收到的媒体信息。所以，《人民日报》医患纠纷报道的媒体框架符合《人民日报》作为主流纸媒在医患纠纷议题上的传播意图，同时，该框架试图影响受众形成医患纠纷有希望获得解决的积极认知。《健康报》3.6倍于《人民日报》的报道数量正是意欲引起医务界和大众的重视和关注。《健康报》把话语主体大多给了相关法条和法律界的专家学者，体现了法律规范行为，法律保护自己的认知表达。试图引导受众客观冷静依法解决医患矛盾。《健康报》把行业规范作为最主要的议题内容，向公众传达了医疗行业从自身出发解决医患问题的决心，树立医方的正面形象，减少医患对立。总而言之，《健康报》的报道框架体现了医疗行业对医患纠纷的高度重视，表达了医疗行业从自身出发以规范行业行为来规避医患纠纷的决心，突出法律法规对医患纠纷的解释，以此帮助受众加深对医疗行业的理解并引导公众依法对待医患难题。

2. 媒体框架对医患信任的影响

医患纠纷的发生是我国当下医患关系紧张的直观体现。医患之间缺乏信任是造成现有不和谐的医患关系的主要原因之一。近年来，我国医患互不信任的现象日趋严重。2013年，中国医学科学院和北京协和医学院开展的一项针对医务人员从业状况的调查结果显示，仅有46.4%的患者表示信任医生，仅有26%的医生认为患者信任自己（孙刚、陈雅迪、周梦瑶，2017）。因此，深入了解医患信任及其影响因素，重建医患信任，是改善医患关系的核心内容。医患信任是发生在医方和患方之间的信任关系。具体而言，“医方信任”表现为医生相信患方会尊重自己，遵守医嘱，积极配合治疗，不隐瞒病情等（Thom et al.，2011）；“患方信任”表现为患者相信医方具备医疗诊断和治疗的专业技术能力（医技信任），也相信医生会把患方的利益放在第一位并努力实现患方利益最大化（医德信任）。换言之，医患信任具有双向性，既包括患方信任，也包括医方信任。

如果进一步深入分析可以发现，医患信任可能是个人对个人的信任，也可以是个人对群体、对制度的信任。从社会心态角度看，其还可能包含医务工作者群体与患者群体的总体信任，这种信任则直接与文化和社会结构等因素相联系。例如，“人际水平的医患信任是指医患双方在互动过程中，相信对方不会做出不利于自己甚至有害于自己行为的一种预期判断和心理状态”（汪新建、王丛、吕小康，2016）。同时，所谓医患制度信任是指医患双方对整体医疗体制的信任；而医患群际信任是指医患群体之间的态度预期与刻板印象（Ozawa and Sripad，2013）。上述三类信任构成了医患信任发生的三个层次：人际层次、制度层次和群际层次。这三个方面的医患信任相互关联、彼此影响并相互转化，共同影响着患者的就医体验和医者的行医经历。

前面提到，媒体在报道社会事件时，在社会情境和报道意图的驱使下，有选择性地搭建媒体框架，进而影响受众的认知。在医患议题上，媒体正是通过报道框架的选择塑造公众对当前医患关系状况的认知，从而影响到医患信任。在这里，受媒体框架塑造的公众认知作为媒介，传递了医患报道的媒体框架对医患信任的影响路径。从上述对《人民日报》和《健康报》的实证分析可以发现，在近10年来的医患纠纷报道中，《人民日报》的媒体框架选择有助于弱化公众对于医患关系的危机感知，并促进受众对医患纠纷的解决形成积极和正面的认知，强化官方话语的可信度。第一，积极认知弱化了的医患危机意识，在医方和患方的人际互动中有可能降低双方的防备心理，更容易建立起最初的信任。第二，《健康报》的媒体框架充分体现了医疗行业对医患矛盾的高度重视和改善医疗行业规范的决心，当公众认识到国家和医疗行业对解决医患纠纷十分重视，就会增强公众对医疗体制的信心，提高医患信任中的制度信任。第三，在《人民日报》的议题内容分析中，医生的职业困境成为四个主要内容之一。这样的框架安排，有助于引起患方对医方的理解和共情，对改善不良的医方形象有积极作用，有助于改善患方对医方群体的认知，影响群际层面的医患信任，提高患方信任。第四，在医闹议题的报道中，“谴责、打击”的负面报道基调显现了处理相关问题的官方立场，警示无理取闹的患方，增强打击医闹的决心；同时，将医闹界定为一小撮害群之马，有利于避免医方对广大患者一概而论，期待医方对患方形成积极的认知，提高医方信任。

（四）小结

媒体通过媒介现实向受众传达客观现实，受众通过媒介现实了解和判断客观现实，形成受众认知。媒体的报道框架正是媒介现实所呈现的依据和方式。理解媒体的报道框架有助于了解媒体如何影响公众的认知。医患矛盾、医疗纠纷、医患恶性冲突和医患互不信任已经成为影响每一个人的社会难题，得到了社会各界的重视。媒体，作为医方和患方之间重要的第三方，在医患关系的塑造上起到了重要的作用。媒体的报道框架是媒体参与社会塑造的关键路径，因此研究媒体的报道框架对于了解媒体的报道意图有很大的帮助。本书选择《人民日报》和《健康报》为研究对象，通过文本阅读、内容分析等方法研究了近10年来医患纠纷报道框架的宏观层次结构，从主题设置、议题内容、话语主体和报道基调四个类目进行统计分析，发现《人民日报》和《健康报》作为我国主流媒体在医患纠纷报道上的报道框架。该框架符合《人民日报》和《健康报》的身份权威性，满足该报的舆论导向和媒体责任，也契合医患议题的特殊性。该框架的设置与《人民日报》和《健康报》影响公众认知的预期相吻合。媒体框架对公众认知的形成有重要作用，但并非决定性因素，受众接收到的媒体框架还与受众的既有经验相互协调，从而参与形成受众认知。

医患纠纷只是医患关系负面议题中的一部分。研究医患媒体报道对公众认知的影响还应该关注医患议题的正面报道，并做出比较，以此全面了解媒体呈现医患关系的报道框架。在媒体迅速发展的今天，媒体形态比以往任何时候都要丰富，传统媒体不再是受众感知外部世界的唯一途径。以微博、微信为代表的自媒体形态也越来越多地参与到了媒介传播中。因此，在新媒体环境下，研究医患纠纷媒体报道框架对受众认知的影响仅仅局限于纸媒是远远不够的。在今后的研究中，应关注传统媒体和自媒体在媒介呈现上的比较，深度探究影响公众认知的媒体原因。

三、基于媒体报道的医疗纠纷案例库建设

如何重建医患信任关系成为一个亟待解决的重大问题。虽然已经有了许多关于这方面问题的研究，但是这些研究中仍存在一些不足。在梳理以往研究成果的过程中，我们发现对医疗纠纷的研究在研究方法上以典型案例的个案分析为主，相关案例的系统整理和整体层面的研究还较为缺乏。而案例库的建设可以填补现有的缺陷。目前医患关系研究中案例库的建设近乎处于空白。研究者收集的案例不完整，媒体或研究者们偏重研究热点案例，不同的文献提出的统计数据不一致等诸多因素给医患关系研究带来了不小的困难。为了推进医患信任研究，进一步考察媒体因素对医患关系的影响，收集医疗纠纷案例、建设相关案例库是有帮助的。

（一）案例库方法综述

案例研究的方法最早被应用于法学和医学领域，尤其是司法领域。案例法在医学和法学中的成功应用带动了其他学科对案例研究的关注。目前主要的案例应用研究有两种：一种是应用于教学的案例分析或讨论，属于教学法中的案例教学法；另一种是通过对单个或者多个案例的分析来实现特定任务的理论或方法，主要运用于科学研究，称为案例研究法（罗宾斯，2005）。我们关注的是案例研究法。

以往的研究中，几乎没有医疗纠纷案例库建设的经验。但是公共管理研究领域中突发事件案例库的建设以及评价方法对我们有很大的参考价值。

1. 案例库的分类

在针对突发事件的案例库研究中，公共管理方向的研究者倾向于把案例库分为三类："汇编式"案例库、"结构型"案例库和"舆情案例"（佘廉、黄超，2015）。

汇编式案例是目前我国突发事件案例的主要形式，一般由政府应急部门、行业监管单位和人文社科研究机构收集，案例主要内容以文本的方式呈现，在完整

性和收集效率上有待提高，同时存在客观性较弱、缺乏统一的规范等问题。

结构型案例库的兴起和案例推理技术（case-based reasoning，CBR）发展息息相关。CBR 起源于什兰克（Shrank，1982）提出的基于记忆包络的动态记忆理论，指的是利用历史案例中的经验来解决当前问题的方法（黄超、佘廉，2015）。CBR 目前在应用领域得到了大量的实践，具有灵活、可拓展、推理结果可操作的特征。结构型案例库的建设主要由理工类科研单位主导，结构形式主要有三种：单一类型的突发事件案例的框架结构表达，基于本体和知识元的树状结构，以及基于自然语言处理技术的网状结构。

网络舆情案例是在目前网络环境开放的条件下形成的一种案例类型，具有爆发性强、信息泛滥、危害放大、控制难度大等特点（李纲、陈璟浩，2014），因而成为目前的热门研究领域。网络舆情案例建立在海量信息采集和定量数据分析的基础上，具有较高的结构性和可读性，形象直观，但是作为一种特殊行业的案例库，它过分侧重社会安全事件，同时缺乏统一的编制标准。

2. 案例库的评价方法

目前，对案例库评价标准的研究较少，佘廉和黄超（2015）将突发事件案例库的评价指标分为定性指标和定量指标两种，定性指标有四个，包括信息来源、内容、结构化程度和实用性。每个指标又包含两个二级指标，如表 3 - 29 所示。定量指标则涉及“模糊集合”的概念，表达人为定义概念缺乏明确内涵和外延的模糊概念，通过两两比较法求出案例“隶属于该集合的程度”，即“隶属度”来进行定量化表达。

表 3 - 29　突发事件案例库评价指标

一级指标	二级指标
信息来源	广泛性
	权威性
内容	覆盖率
	完整性
结构化程度	案例库结构化程度
	案例结构化程度
实用性	教学使用
	技术使用

资料来源：佘廉、黄超：《我国突发事件案例库建设评价分析》，载于《电子科技大学学报》（社会科学版）2015 年第 17 期，第 6 页。

3. 突发事件案例库对于建设医疗纠纷案例库的意义

突发事件案例库的研究对医疗纠纷案例库的建设具有很大的启发。按照对突发事件案例库的分类，目前我们整理的医疗纠纷案例库属于汇编式案例库，它在完整性和收集效率上有较大缺陷，此外还存在客观性弱、缺乏统一的规范等问题。在医疗纠纷案例库的建设过程中，我们希望最大限度地扩大医疗纠纷案例的收集范围，同时我们希望借助于自然语言处理的技术，将案例库提升到基于自然语言处理技术的网状结构案例库的阶段。

再者，突发事件案例库研究中的评价体系对于我们衡量已得案例库的质量有很大的价值，但突发事件和我们要研究的医疗纠纷有一定的区别，因此借鉴的同时我们希望保持医疗纠纷案例库建设的最初目的，争取形成和医疗纠纷案例库特征相适应的评价体系。

（二）案例库建设的基本过程

1. 数据来源及时间范围

（1）数据来源。

数据库收集整理的内容是真实发生的案例，主要来源是报纸期刊，收集渠道有以下几种。

医疗机构。医疗机构是医方与患方进行直接接触的场所，各类医疗纠纷案例也大都是发生在医疗机构中。在实际生活中，医院保存的医疗记录涉及相关患者的个人隐私，因此是不予公开的。在案例库建设过程中，我们通过与部分医院的协商合作，得到了一部分经过医院工作人员处理的医疗纠纷案例。在这些案例中，一些关键信息被模糊化处理了，因此医疗机构这一主要案例提供者的作用受到了一定的限制。

法律机构。在文献综述的过程中我们发现，很多医疗纠纷最终都是通过法律途径获得解决的，但是与医疗机构类似，我们虽然可以通过相关法律机构获得经过隐私保护处理的医疗纠纷案例，这一部分案例通常并不全面，依然需要通过其他渠道来补充。

大众媒体。考虑到案例数据的可得性，我们调查了电视、网络和报纸等媒体。其中电视报道具有时效性和聚焦性，既往的新闻播报内容在播报以后难以重新整理，且新闻报道涉及的案例大都是引起公众注意的热点案例，可收集的案例有限。网络渠道收集的案例内容很丰富，数量也比较大，但是在处理过程中会发现网络来源的案例其真实性难以确定，仅能作为参考资料与其他来源的案例配合使用。

综合来看，报纸是目前最理想的案例收集渠道，主要原因是，首先，知网的报纸期刊库使我们能够对过往的新闻资料进行收集，可得性强；其次，除了《人民日报》这种全国性的报刊，还存在各省区市地区的本地报刊，两者相配合，能够使我们收集的案例覆盖面比较广；最后，新闻报道的内容一般是经过记者访问当事人获得的，很多时候还会有关于某一案例的连续报道，对于获得完整原始案例是十分有利的。

综上所述，考虑不同渠道的案例来源之后，我们发现：以报纸案例收集为主，医疗机构、法律机构、电视新闻以及网络报道为辅的案例收集方式是目前的最佳方案。

（2）时间范围。

将案例来源确定之后，我们对案例时间范围进行了确定。俄秦钰（2016）在梳理医疗纠纷新闻报道的过程中发现我国医疗纠纷新闻报道经历了新中国成立后到20世纪80年代末期的沉寂期、90年代到2005年的酝酿期、2005～2009年的发展期以及2010年之后的爆发期四个阶段。在中国知网中以“医患”为关键词进行全文搜索，发现与“医患”相关的文献数量从1951～2016年呈逐渐增加的趋势，与俄秦钰对新闻报道的研究基本相合。因此，为了保证相关文章的数量同时争取更广泛的覆盖，我们选取了2000年1月1日至2015年12月31日的这个区间作为资料收集的主要时间段。

2. 关键词选择与使用

（1）关键词选择。

为了提高文献搜索的效率同时保证在搜索时减少疏漏，我们在选择关键词时经历了一段试误的过程。

首先，根据以往在相关文献中最常见到的“医疗纠纷”和“医患冲突”两个词语确定了第一批关键词，并在中国知网报纸期刊数据库中进行搜索，按照不同年份以及时间段进行下载，将得到的文献进行人工阅读、整理和评议。其次，在评议过程中我们发现，仅仅使用两个关键词的搜索显然是不够的。因此通过我们的阅读和讨论，又相继提出了“医疗事故”“医疗暴力”“医闹”“暴力伤医”和“医怒”等第二批关键词，使用这些关键词我们又一次进行了搜索和整理。在这一次整理的过程中筛选出了更多的案例，但是发现关键词“医怒”的筛选结果与其他关键词的筛选结果重复性高且能够筛选出来的有效案例也十分有限，因此剔除了“医怒”这一关键词。最后，改用其他关键词进行筛选，筛选出的文章随关键词的不同在数量上有所不同，在内容上也各有侧重。因此最终确定使用“医患冲突”“医疗纠纷”“医疗事故”“医疗暴力”“医闹”“暴力伤医”六个词（词组）作为文献筛选的关键词。

（2）关键词的使用。

将筛选出的关键词用于文献检索，作为文献提取的主要线索。文献检索使用知网重要报纸数据库的高级检索方式，具体方法如下。

首先进入知网，选择报纸标签，进入高级检索选项。其次将选取的关键词添加到内容检索条件选项框中，所有关键词均在全文中进行搜索，关键词之间是“或、含”关系，同时添加搜索日期进行搜索，搜索结果如表3-30所示。

表3-30　　分年份搜索结果　　单位：篇

年份	文章数	年份	文章数
2000	274	2008	1 478
2001	305	2009	1 670
2002	579	2010	2 011
2003	618	2011	1 995
2004	811	2012	1 677
2005	1 206	2013	1 609
2006	1 904	2014	2 490
2007	1 935	2015	2 156

将搜索出的文章全部下载后开始初步整理工作。

我们将下载的所有文章标注为待选文章进行阅读，提取出其中包含案例的文章并剔除不包含案例的文章。经过人工筛选并纳入下一步处理的文章称为阳性文章。

此时关键词的主要作用是作为变量在案例库中被标注，提取出案例的文章中存在某一关键词标注为1，否则为0，用以观察文章在报道相关案例时对于关键词的选择，同时观察不同阳性文章中对关键词的搭配情况。

3. 案例关键信息描述字段选择

经过关键字抽取及人工筛选之后得到的阳性文章进入案例提取整理环节。

对阳性文章中的案例进行处理，除了提取事件梗概之外，还需要对案例中涉及的关键信息进行标注，以便于案例浏览者按照条件抽取案例。为此案例库建设人员结合不同案例中的相似信息以及案例库设计目标，从纠纷发生的原因、表现方式、处理结果三个方面提出了五个字段——“患者（是否）死亡”“医生（是否）遭受躯体攻击”“医生（是否）遭受语言攻击”“院方（是否）对患者进行赔偿”“院方（是否）承担责任”作为描述案例关键信息的变量。以上五个变量在案例中存在则标注为1，否则为0，不清楚时标注为2。

为了方便对案例进行标准化处理，除了以上提到的字段外，我们还对案例库的其他字段进行了设计。包括题目、作者、报刊名称、日期以及事件梗概。对题目、作者以及报刊名据实记录；日期按照报纸刊登日期记录；事件梗概记录则采取尽量简化，抓取要点，保持案例完整的原则，争取用简短的叙述将案例完整讲述出来。

此外，在案例的记录方面，如果一篇文章中包含的多个案例，我们会将每一个案例进行单独记录，以保证每个案例在不同字段的取值都能够被记录。

4. 阳性文章的人工处理

在进行大规模案例整理之前，我们首先针对近六年（2010. 1. 1 ~ 2015. 12. 31）的文章进行了预处理，其次对结果进行评议之后才进行下一步的文献整理。因此，案例库雏形与最终进行大规模处理前的形式有较大差异。

预处理中的案例库雏形示例如表 3 - 31 所示。

表 3 - 31　　案例库雏形

报刊名	日期	关键词	文章名	作者	事件梗概
《人民日报》	2001 - 07 - 31	医疗纠纷	医患关系急需改善	赵永新、贾靖峰	7 月 25 日下午，北京协和医院……
《健康报》	2005 - 01 - 24	医患冲突	我真想成为最后一名	刘虹	2004 年 2 月 11 日上午 8 点 10 分，医院……

针对预处理的结果进行讨论后，案例库整理人员认为搜索中应当增加关键字，并且将关键字进行标注，方便以后研究时案例的查找。经过评议处理后的案例库模型示例如表 3 - 32 所示。

表 3 - 32　　评议后案例库模型

报刊名	日期	医患冲突	医疗纠纷	医疗事故	医疗暴力	医闹	暴力伤医	文章名	作者	梗概
《人民日报》	2001 - 07 - 31	1	1	0	0	0	0	医患关系急需改善	赵永新、贾靖峰	略
《健康报》	2004 - 03 - 29	0	1	1	0	0	0	我真想成为最后一名	刘虹	略

在获取阳性文章以后，我们曾经尝试使用 Python 上的中文分词工具——结巴分词对文章进行处理，但是处理结果并不令人满意，因此只能采取使用人工阅读

配合电脑检索的方式对阳性文章进行处理。为保证这一过程的标准化，在招募案例库整理的参与者之后，我们对相关参与人员进行了标准化培训，讲解了数据库中使用的所有字段的含义、取值以及取值方式，同时还强调了在处理过程中遇到的相关问题的处理方法。

对于已经处理过的案例，我们还安排了人员进行二次检查和确认，然后汇总进入案例库中，形成最终的医疗纠纷案例库。

（三）案例库结果简单描述

截至目前，案例库共收录案例 2 625 例，包含字段 16 个，时间跨度从 2000 年 6 月 2 日 ~2015 年 12 月 30 日（文献搜索阶段时间跨度为 2000 年 1 月 1 日 ~2015 年 12 月 31 日，在文献处理过程中阳性文章的时间跨度为 2000 年 6 月 2 日 ~2015 年 12 月 30 日），涉及中国知网报纸期刊数据库中 340 余种报刊，2 000 余篇文章，目前仍然在更新中，如图 3 - 1 所示。

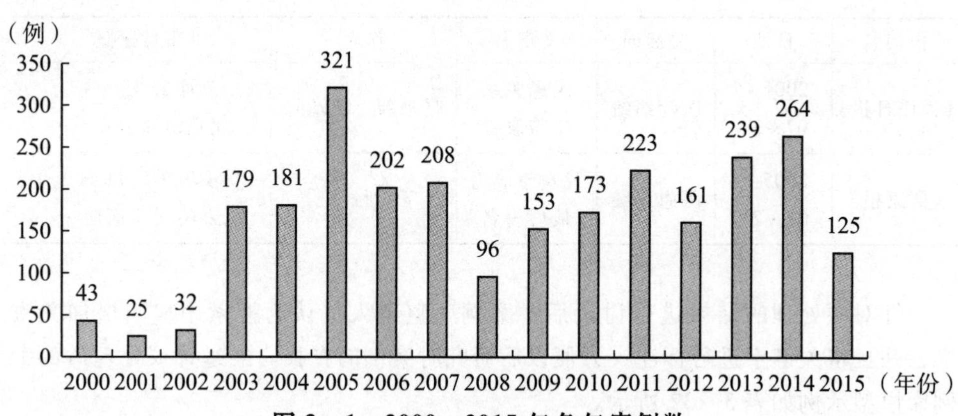

图 3 - 1　2000 ~ 2015 年各年案例数

由图 3 - 1 可知，2000 ~ 2002 年期间报纸报道的医疗纠纷相关案例较少，2003 年开始大幅增加，2005 年报道案例数量进一步陡增，2006 ~ 2007 年与 2003 年基本持平。2008 年见报案例较少可能是由于当时国内正在召开北京奥运会，其间更多的报道都在关注奥运会动态，其他主题报道较少。2009 ~ 2014 年，除 2012 年见报案例稍有减少外，2013 ~ 2014 年报道的医患相关案例又开始攀升并逐渐增加，到 2015 年相关报道相对减少。

所有收录案例中，提到频率最高的关键词是“医疗事故”，在不同案例中被提及 1 915 次，然后是“医疗纠纷”，被提及 1 809 次，以下依次是“医闹”642 次，“医患冲突”236 次，“暴力伤医”176 次，“医疗暴力”39 次。从关键词的涉及次数中可以发现，多数医疗纠纷案例的发生都是因为医疗事故，并且在媒体中，人们习惯以医疗纠纷来指称医患冲突。

收录案例中患者死亡的案例数达 1 135 例，占总数的 43.2%；能够明确没有躯体攻击的案例数为 452 例，占案例总数的 17.2%；能够明确没有进行语言攻击的案例数为 488 例，仅占案例总数的 18.6%；所有案例中医院进行了赔偿的案例数为 1 161 例，占案例总数的 44.2%；同时医院对案例事故承担责任的案例数为 1 097例，占案例总数的 41.8%。

（四）小结

案例库的建设经历了近一年的时间，其间 20 余人参与到了案例的收集和整理工作中，筛查文献 2 万余篇。在案例库建设过程中有一些试误的经历，例如，在案例收集初期试图通过按报刊名称进行搜索的方法收集案例，但是在尝试过程中发现这种方式收集的案例数量少且不全面，后来才开始探索关键词搜索的方式；在对关键词的筛取过程中初期计划使用两个主要关键词进行搜索，后期为了使数据库覆盖更广又增加了其他关键词，期待能够提取更多的文献以收集更多的案例；在时间线上也是从最近五年的案例开始收集，在后期不断的查阅资料中逐渐将时间线向前推进。最终我们不仅得到了包含案例的案例库，而且形成了一个比较成熟的整理案例库的方法，汇总成为目前的案例库。

目前的案例库依然存在一些问题，一方面，受技术限制未能够使用软件对案例进行进一步编码处理；另一方面，案例库由于经过了人工筛选，其中依然存在一些微小错误。针对这些问题，我们仍在完善，同时，也在对现有的其他来源的资料进行整理，以扩充案例库容量，扩大案例库的覆盖范围，并通过后续研究推出更加完善的案例库版本。

第四章

医患信任与医患社会心态的工具编制与现状调查

要全面地了解医患信任及更广义的医患社会心态，离不开大规模的调查研究。而编制有效的测量工具又是进行大规模调查的前提。本章将介绍本书在医患信任量表和医患社会心态问卷方面的建构过程，并全面报告实地调查的初步结果。

第一节　中国医患信任量表的编制与验证

一、编制前的准备工作

（一）量表编制的必要性

医患信任是当今中国社会面临的一项重大社会问题，是医患关系的核心特征之一（Pearson and Raeke，2000）。医患信任作为医患关系的重要影响因素，引起了国内外学者的普遍关注（尹梅、马佳乐、赵德利、张雪，2018；申思思、王松林、李佳月、赵静，2017；陈志霞、赵梦楚，2018；Chan et al.，2016；Namazi、Aramesh and Larijani，2016；He and Qian，2016）。医患信任是医方或患方做出医疗决策的重要影响变量（Diamond - Brown，2016）。医患信任的脆弱性在风险社会下更是体现得淋漓尽致（苗京楠等，2016）。总之，如何构建医患之间的信任问题是医疗工作面临的一项极大挑战。因此有必要编制一套医患信任测量工具来测量医患信任的维度和水平。

另外，大多数学者将研究重点聚焦于患方信任（即患者及其家属一方对医生和医疗机构一方的信任）的研究，甚至很多研究直接将患方对医方的信任关系等同于医患信任关系。大部分人很容易先验地在医患信任关系构建过程中将医生置于优势地位。也有学者担忧，在医患信任研究之初便淡化了医患之间信任关系的相互性，忽视了医方信任问题的研究（陈志霞、赵梦楚，2018）。综合以往研究来看，医患信任关系的建立是诸多因素相互作用的结果。因此，一个切合我国当下实际的研究，应该尝试从不同视角、多层次地整合医患双方互动交往过程中的各个方面，总结患方和医方信任测量的不同对象、心理结构、角色特征以及正反方向测量等多个视角，提出医患信任测量工具的整合模式。进而提出有助于厘清医患信任关系的不同侧面、研究视角和不同维度，为后续相关研究提供理论框架，促进医患信任关系的研究和测量更趋科学化和规范化。

（二）国内外已有研究

由于医患关系涉及的利益相关者纷繁复杂，以不同利益相关者为测量对象的相关量表以国外研究较多，现梳理如下：以医生为测量对象的医师信任量表（TPS）（Anderson and Dedrick，1990）主要用于测量患者对医生个体的人际信任；患者信任问卷（PTS）（Kao，Green，Zaslavsky，Koplan and Cleary，1998）以电话调查的形式涵盖了 10 个项目；患者对医师的信任量表（PTTPS）（Leisen and Hyman，2001）分为仁爱和技术能力两个一级维度及 10 个二级维度，共 51 个项目。以医学专业为测量对象的信任量表（TMP）（Hall，Camacho，Dugan and Balkrishnan，2002）具有良好的内部一致性信度，与患者信任和患者满意度等其他指标都存在显著相关。以医学研究人员为测量对象的信任量表（TMR1、TMR2）（Mainous，Smith，Geesey and Tilley，2006；Hall et al.，2006），其中 TMR1 包含参与者欺骗和研究者诚实两个分量表，用于反映对医学研究者有高度信任的人更有可能表现出对未来参与医学研究的兴趣。以医疗保健系统为测量对象的信任量表（PTHC）（Straten，Friele and Groenewegen，2002）涵盖了 6 个维度 37 个项目；初级保健评估调查（PCAS）（Safran et al.，1998a）通过 11 个汇总量表测量 7 个保健领域，具有良好的信度。以保险机构为测量对象的健康保险信任量表（HITS）（Zheng，Hall，Dugan，Kidd and Levine，2002）从忠诚、能力、诚实、保密4个维度测量对保险机构的信任程度，此量表内部信度良好，两个月的重测信度高。

关于医患信任量表的开发，其中最具代表性的是由霍尔等（Hall et al.）在2002年开发的维克森林医师信任量表（WFPTS），该量表的设计背景是基于按人头付费的美国家庭医生保健制度，但在中国则是按服务收费的模式，患方可以自由选择医院和医生。考虑到医疗制度的差异，国内学者董恩宏和鲍勇（2012）将其修订为中文版。量表分为"仁爱"和"技术能力"两个维度共10个条目，用以测量患者对医生的信任水平。该量表具有良好的信效度，但由于所选被试均为三甲医院患者且样本量较少、受高等教育人数超过60%，而我国高等教育人口的比例远没有那么高（王广州，2017），故还需扩大样本规模以构建符合大多数中国人的医患信任量表。与此同时，董恩宏和鲍勇（2016）通过专家函询法建立了基于医疗质量管理的患方信任度评价指标体系，该量表包括了反应性、技术能力、仁爱、诊疗质量、沟通能力和整体信任6个维度，共24个条目，从宏观层面阐述了患方医疗服务信任程度对医患关系的影响。此外，董照伦和陈长香（2016）翻译修订了托姆（Thom）在2011年开发的医师信任患方量表（PTPS），分为"患者角色"和"尊重人际关系"两个维度。但由于取样范围较小，且没有做量表的效标关联效度，其信效度有待进一步考量。吕小康等（2019）编制的《中国医患社会心态问卷》在患方问卷中的医患社会认知分问卷下编制了医患信任分问卷，但是只能测量患方对医方的信任，而且题量较少，没有进行进一步的维度划分。综上所述，目前国内尚缺乏被人们所一致认可的具有权威性的医患信任量表（汪新建、王丛，2016）。因此，本次编制过程将结合已有研究，综合全面地构建相关量表。

关于医患信任的结构特征探讨，目前大多数研究已经将医患的主体扩展至医方和患方之间，汪新建（2017）认为医患信任作为一种产生于社会互动过程中的信任关系，必然也是双向的，应具有医方信任和患方信任双重主体结构，即医患信任不仅是患方对医方的信任，同样也包括医方对患方的信任（汪新建、王丛、吕小康，2016）。其中，医方包括医务工作者、医疗机构及医学教育工作者，患方则包括患者、患者家属及朋友等利益相关者（卫生部统计信息中心，2010）。鉴于此，本次研究编制的量表将聚焦于当前矛盾突出的医生、患方（患者、患者亲属、朋友等）间的信任关系，在量表的具体建构过程中，为兼顾其应用的普适性与针对性，采取以医生、患方为不同测量对象编制分量表的方式；同时，考虑到实际测量的便利性，拟尽量控制量表条目数量，尤其是控制医方信任的条目数量，以便能够让医方被试在繁重的日常工作间隙便捷有效地进行回答。其中，患方信任量表中的患方采用前述广义定义，但医方信任量表只涉及医生而不涉及其他医务工作者。

二、编制流程与维度构想

（一）总体流程

2016年1月起，首先在参照国内外医患信任及医患关系研究文献的基础上（高楚蒙等，2016；孙咏莉，2018；李一帆等，2015；Dang，Westbrook，Njue and Giordano，2017；King et al.，2015；Mikesell，2013）通过半结构式访谈和征询专家意见的方法初步形成了患方信任量表。该量表主要分为3个部分，即对医生的一般看法、具体就医过程的特殊看法和个人信息部分。经由便利样本的小范围试测、项目组讨论、专家批评修改后形成了包含43个条目的预测试量表。接着，由经过培训的学生调查员在全国范围内采用方便取样法回收450份有效数据，并利用SPSS软件对预测数据处理，最终保留了22个条目。然后进一步对预测过程中的问题进行讨论汇总，对部分存在歧义的条目重新矫正修订，最后再进行大范围的初测，共收集有效数据2 658份，在此基础上进行患方信任量表的信效度验证工作。

医方信任量表的编制过程同患方信任量表基本类似，经半结构化访谈、项目组讨论、条目编制、专家批评修改后形成13个条目的预测试量表，收回492份有效数据进行数据处理，最终保留8个条目，重新修订后进行大规模初测，共收集有效数据1 229份，基于此进行医方信任量表的信效度验证工作。

（二）患方信任量表的维度构想

在量表编制初期，预想从两个维度考察患方对医生和医疗体系的信任水平，即“预设性信任”和“现实性信任”。这两种信任的划分，在国内外相关文献中已有一定的体现。其中，预设性信任是指在人际交往中，交往各方未经实际有效的沟通和信息互动，未经了解、认识和直接交往实践过程的验证，交往者即通过对交往对象的地域、家庭出身、教育背景、社会身份与地位、职业角色与职业伦理、利益关系和社会声誉等进行分析，先验地推定认为对方是可信/不可信的（李德玲、卢景国，2011；王敏、兰迎春、赵敏，2015；郑雪坚等，2018；郑雪坚等，2019）；现实性信任是指患方在实际的就医过程中，对具体的接诊或主治医生的信任（胡晓江、杨莉，2016；Krot and Rudawska，2016）。之所以做此区分，是因为患方信任通常可按就诊时序划分为两个阶段：一是就诊之前，患方个体即已存在对医生职业和医疗系统的一般性信任，这会间接影响其对个体医生的信任；二是就诊之后，当与具体的医生产生治疗互动后，患方会形成对此医生个体的特殊信任，并据此修正其原有的一般信任。简言之，预设性信任旨在从群际层面测量对医生群体的一般信任水平，不需要患方最近有过真实的就诊行为，重点在于测量其已有的信任“存量”；而现实性信任旨在从人际层面测量对具体医生的特殊信任水平。

同时，在预设性信任和现实性信任两个层面，拟分“医技信任（对医生诊断疾病和治疗疾病能力的信任）”和“医德信任（指患方相信医生能够将患方利益放在第一位，努力实现患方健康利益的最大化）”两个维度，旨在区分患方对医方的技术信任和道德信任（Lyu et al.，2017），探讨患方信任的内容结构。

由此，患方信任量表分为两个分量表：（1）“预设性信任”分量表，预测试题量为17道题，正式量表题量缩减至9道题；（2）“现实性信任”分量表，预测试题量为26道题，正式量表题量缩减至13道题。两个分量表采用“非常不认同”到“非常认同”5点计分，分数越高表示信任程度越高。两个分量表具有不同的功能，故只单独计分，不合算总分。

现实性信任分量表的效标量表采用董恩宏、鲍勇（2012）翻译修订的中文版“患者信任行为与态度量表（PTBAS）”，共5道题；以及“维克森林医师信任量表（WFPTS）”，共10道题。两个量表均采用“非常不认同”到“非常认同”5点计分，所有条目得分相加计算其平均分，分数越高表示患方对医方信任度越高。预设性信任分量表采用项目组之前编制的《中国医患社会心态问卷》（吕小康等人，2019）中患方问卷的医患社会认知分问卷中的医患信任分量表作为效标量表。

（三）医方信任量表的维度构想

编制初始，设想医方信任量表从两个维度考察对患方的信任水平：（1）“关系感知”，反映医患沟通过程中医生的信任感知，主要包括医生对患方的表达能力、依从性、对医生的信任度等方面的判断；（2）“防御心态”，主要包括医生在治疗过程的防御性心理与行为，用于测量医生的执业安全感，以此作为医方信任的子维度。区分此两个维度的目的，在于预想医生虽然可能在具体的沟通过程中信任某一患方个体，但出于对职业安全性的考虑和对整体医患关系氛围的感知，仍有可能倾向于做出一些防御性治疗行为。如此，对患方个体的信任并不能弥补对整个患方群体的不信任。

在与多地多位医务人员进行面对面访谈及问卷调查后，形成的试测医方量表条目共13道题，其中人际沟通7道题，防御心态6道题。采用“非常不认同”

到“非常认同”5点计分，分数越高表示越认同，最后计算其平均分。量表的效标采用董照伦和陈长香（2016）翻译修订的“医师信任患者量表（PTPS）”，共12道题，该量表采用李克特5点计分法计分。

三、量表的测量学特征检验

（一）预测试量表的编制与信效度

1. 样本说明

中国医患信任量表（患方信任量表）的预测试量表在北京、天津、上海、浙江、深圳、贵州、陕西、新疆等地共发放540份量表，回收450份有效数据，30岁以上的被试占82%。虽然在将来的应用中，患方信任的两个分量表将应用于不同人群，但在预测试阶段，仍对同一被试同时施测，以便比对，故统一要求被试在2周内有过就诊或陪同重要他人（限父母、子女和兄弟姐妹）的就诊经历；其中，患方现实性信任分量表中的“医生”限最近1个月中有过至少一次就诊经历或陪同就诊时的门诊大夫或住院主治大夫。

中国医患信任量表（医方信任量表）的预测量表主要在北京、天津、上海、浙江四地，向当地各级医院的医师发放540份问卷，共收回有效数据492份，30岁以上的被试占66%，其余情况如表4-1所示。统计分析过程使用SPSS 25.0软件和Amos 24.0软件进行。

表4-1　医患预测群体探索性因素分析与验证性因素分析样本基本情况

项目		分类	患方		医方	
			n	%	*n*	%
探索性因素分析	性别	男	84	37	76	23
		女	141	63	170	77
	受教育程度	小学及以下	23	10	—	—
		初中	36	16	—	—
		高中或中专	27	12	—	—
		本科或大专	112	50	—	—
		硕士及以上	27	12	—	—

续表

项目		分类	患方		医方	
			n	%	n	%
探索性因素分析	医疗机构等级	三级医院	—	—	7	3
		二级医院	—	—	238	97
		一级医院	—	—	1	0
验证性因素分析	性别	男	78	35	66	27
		女	147	65	180	73
	受教育程度	小学及以下	21	10	—	—
		初中	41	18	—	—
		高中或中专	43	19	—	—
		本科或大专	104	46	—	—
		研究生及以上	16	7	—	—
	医疗机构等级	三级医院	—	—	2	1
		二级医院	—	—	242	98
		一级医院	—	—	2	1

2. 项目分析

对患方信任量表的预设性信任分量表中的17个原始条目和现实性信任分量表的26个原始条目进行项目分析，分别计算各条目得分与对应分量表总分之间的线性相关系数及其显著性。结果显示，在预设性分量表中，有8个条目的相关系数未达到0.4或显著性大于0.05；在现实性信任分量表中，有13个条目的相关系数未达到0.4或显著性大于0.05。故删除相关条目，再分别对剩余的9个和13个条目进行信效度验证。

同样地，计算医方信任量表的13个条目的各自得分与总分之间的线性相关系数，发现有4个条目的相关系数未达到0.4，故予以删除，再对剩余9个条目进行信效度验证。

3. 信度检验

患方信任量表的两个分量表及医方信任量表的同质性信度系数（Cronbach's α）均在0.7以上，说明中国医患信任量表的内部一致性较好，稳定性良好，如表4－2所示。

表 4-2　中国医患信任量表的同质性信度系数

量表	分量表	Cronbach's α
患方信任量表（$n=450$）	预设性信任分量表	0.76
	现实性信任分量表	0.91
医方信任量表（$n=492$）		0.65

4. 效度检验

（1）效标关联效度。

删减条目后的患方现实性信任分量表（$n=450$）与“维克森林医师信任量表”的相关系数为 0.73（$p<0.01$），以与中文版的“患者信任行为与态度量表”的相关系数为 0.50（$p<0.01$）；预设性信任分量表（$n=450$）与“中国医患社会心态问卷（患方问卷）的医患信任分问卷”的相关系数为 0.64（$p<0.01$）。医方信任量表（$n=492$）与中文版“医师信任患者量表”的相关系数为 0.60（$p<0.01$）。综合来看，中国医患信任量表的效标效度在可接受范围内，与现有相关指标呈显著的中等程度相关，说明问卷题项的内容选择较为合理。

（2）结构效度。

先进行探索性因素分析可行性检验，结果表明 Bartlett 球形检验显著，且 KMO 值在 0.7 以上（见表 4-3），可进行探索性因素分析。

表 4-3　探索性因素分析可行性检验结果

量表	分量表	Bartlett 球形检验近似卡方	KMO
患方信任量表（$N=450$）	预设性信任分量表	898.95***	0.79
	现实性信任分量表	2 803.99***	0.95
医方信任量表（$N=492$）		1 265.35***	0.79

注：* 表示 $p<0.05$，** 表示 $p<0.01$，*** 表示 $p<0.001$。

对患方信任量表随机分半后的预测样本数据（$n=225$）进行探索性因素分析，参与分析的是删减后的预设性信任分量表的 9 个条目和现实性信任分量表的 13 个条目。使用主成分因素分析法和斜交旋转法，按特征值大于 1 的标准进行探索性因素分析，预设性信任分量表共抽取出 3 个因子，累计方差贡献率为 61%；现实信任分量表提取出两个因子，累计方差贡献率为 59%（见表 4-4），但是，探索出来的两个因子下的条目与原先设想的条目所属维度并不完全相符。在尝试删除因素载荷值低于 0.5 和具有多重载荷的条目后，再次对两个分量表进行探索性因子分析，仍未能出现预想中的维度结构。这说明医德—医技二因子结构在两个分量表上未得到良好支持。

表4-4　中国医患信任量表预测分析结果

量表	分量表	因子	条目数量	因子负荷值	方差贡献率%
患方信任量表（$n=225$）	预设性信任分量表	因子1	3	0.67～0.87	33
		因子2	4	0.43～0.77	16
		因子3	2	0.77～0.80	12
	现实性信任分量表	因子1	11	0.57～0.80	50
		因子2	2	0.72～0.84	9
医方信任量表（$n=246$）		因子1	4	0.70～0.86	35
		因子2	4	0.64～0.75	24

对医方信任量表随机分半后的预测样本数据（$n=246$）进行探索性因素分析，参与因素分析的是删减后的9个条目，采用主成分因素分析法和斜交旋转法，按特征值大于1的标准共抽取出两个因子，但有1个条目具有双重载荷。删去该条目后，重新进行探索性因素分析，共提取两个因子，两个因子累计方差贡献率为59%（见表4-4），且各因子下的条目与预先设想的维度一致。

使用随机分半后另一半患方信任的两个分量表（$n=225$）和医方信任量表（$n=246$）数据进行验证性因素分析。在进行单因素模型检验的基础上，再根据原先理论构想，患方信任量表的两个分量表下各自分医德信任和医技信任维度，并将删减后的条目对应作为其观察变量进行二因素模型检验。

结果（见表4-5）显示，患方信任量表的预设性信任分量表和现实性信任分量表的单因素模型和双因素模型的验证性因素分析结果相差不大，无法说明采用双因素模型解释比采用单因素模型解释更好。

表4-5　患方预设性信任分量表与现实性信任分量表的验证性因素分析结果

分量表	模型	χ^2	df	χ^2/df	GFI	AGFI	NFI	TLI	CFI	RMSEA
预设性信任分量表	单因素模型	140.39	27	5.20	0.86	0.77	0.73	0.69	0.77	0.14
	双因素模型	89.14	26	3.43	0.92	0.85	0.83	0.82	0.87	0.10
现实性信任分量表	单因素模型	188.68	77	2.45	0.89	0.85	0.89	0.92	0.93	0.08
	双因素模型	142.06	64	2.22	0.90	0.86	0.91	0.93	0.95	0.07

同样地，在进行单因素模型检验基础上，医方信任量表对关系感知—防御心

态的二因素模型进行检验。

结果（见表4-6）显示，医方信任量表的单因素模型的验证性因素分析结果与双因素模型的相比，双因素模型的χ^2/df值，5个拟合指数以及RMSEA值均比单因素模型的更好。这说明医方信任的双因素结构是可以成立的。

表4-6　　医方信任量表的验证性因子分析结果

模型	χ^2	df	χ^2/df	GFI	AGFI	NFI	TLI	CFI	RMSEA
单因素模型	192.89	20	9.64	0.81	0.66	0.61	0.47	0.63	0.19
双因素模型	60.35	19	3.18	0.94	0.89	0.88	0.87	0.91	0.09

5. 小结

综合探索性因素分析与验证性因素分析的结果，可发现医患信任量表难以支持此前设想的医德信任和医技信任的双重结构。不论如何删除条目，探索性因素分析很难抽取出与理论构想完全一致的条目归类，验证性因素分析也未能很好地达到相应的拟合值。这促使项目组进一步反思原有的患方信任二因子模型的自身合理性问题。虽然从理论上讲，医德和医技是可以独立界定的两个维度，但患者的实际就医体验未能充分支持这一点。这可能有两方面的原因。首先，在中国人的认知过程中，可能存在评价性与描述性混合的特征，即对一个个体或群体的认知并不完全从客观角度进行描述，而倾向于在描述的同时就做出评价。这种认知策略“注重判断和评价，对客观事件或现象的分析难以‘客观’”（王登峰、崔红，2008），使得脱离道德判断的事实判断或技术判断几乎很难存在。其次，中国自古以来对医方的理想形象（其中包括所有的理想人物典范）就倾向于要求“德艺双馨”“德才兼备”“医者仁心”，体现出对道德的高度要求，甚至就道德水平作为其医学水平的一个有机组成部分。在中国患者的眼中，一个只有技术而没有仁心的医生不能称为一个合格的医生。患者将此种心理投射于现实中遇到的医生个体时，很难仅仅考虑医生的治疗水平，而不去揣测其接诊动机和医德水平。这可能是导致患方信任未能验证医德—医技维度独立性的原因。

相反，在医方信任中，经受过长期医学训练的医生群体，却能较好地区分对特定个体的特殊信任和对广义患方群体的一般性信任。出于对自身执业安全的考虑，即使医生对某一陌生的患者存在较高的认同，较满意其依从性和治疗配合度，也不意味着他会完全放弃对可能出现的医学意外或患者可能的“事后翻脸”的可能性的预估。因此，要让医生个体完全放弃防御心态，可能是不合实际的。只有在面对至亲的家属或朋友这种强关系个体时，医方个体才能完全放下内心的戒备。因此，在医方信任中，出现较为清晰的关系感知与防御心态二重结构，是较为符合当下中国的医患关系实际情况的。

由此，经项目组讨论，对原有的患方量表的结构设想进行了调整。患方信任量表中预设性信任和现实性信任两个分量表形式不变，但不再做进一步的维度划分，只将其分别作为单维度总加量表看待。而医方信任量表按原有理论设想进行二维度划分。同时，结合条目的区分度、因素荷载量和维度归属，最终将患方信任量表的预设性信任分量表删减至9个条目，现实性信任分量表删减至13个条目，医方信任量表则只保留8个条目。此外，针对预测试中部分被试的回馈和专家意见，对保留的条目重新进行文字修订，形成中国医患信任量表的最终条目。（见附录1、附录2）

（二）初测量表的信效度检验

1. 样本说明

中国医患信任量表（患方信任量表）的预测试量表在中国大陆地区所有省、自治区、直辖市以便利抽样方式发放2 832份量表，共回收2 658份有效数据，30岁以上的被试占86%。被试要求同预测试。

此外，有500名被试除填写患方信任量表外，一并填写中文版的“维克森林医师信任量表”、患者信任行为与态度量表和中国医患社会心态问卷（患方问卷）的医患信任分问卷，以用于计算效标关联效度。其中，预设性信任分量表共回收有效数据473份，现实性信任分量表共回收有效数据466份。剩余被试只填写本书编制的患方信任量表。

中国医患信任量表（医方信任量表）的预测量表在北京、天津、上海、重庆、广东、浙江、黑龙江、辽宁、河北、山东、山西、内蒙古、甘肃、陕西、贵州15个省级行政单位下属的各级医院的医师中发放1 363份问卷，共收回有效数据1 229份，30岁以上的被试占66%。其中，有500名被试同时填写中文版“医师信任患者量表”，以用于计算效标关联效度，此部分共回收有效数据487份。

被试的其他基本信息如表4－7所示。

表4－7　医患信任量表初测群体样本的基本情况

项目	分类	患方		医方	
		n	%	n	%
性别	男	1 206	45	288	23
	女	1 452	55	941	77

续表

项目	分类	患方		医方	
		n	%	n	%
受教育程度	小学及以下	132	5	0	0
	初中	257	10	1	0
	高中或中专	244	9	39	3
	本科或大专	1 856	70	910	74
	硕士及以上	169	6	279	23
医疗机构等级	三级医院	—	—	797	65
	二级医院	—	—	314	26
	一级医院	—	—	67	5
	缺失值	—	—	51	4

2. 信度检验

（1）同质性信度。

患方信任量表的两个分量表的同质性信度系数（Cronbach's α）均在 0.7 以上，说明中国医患信任量表（患方信任量表）的内部一致性较好，稳定性良好。医方信任量表的同质性信度系数（Cronbach's α）为 0.63，说明中国医患信任量表（医方信任量表）的内部一致性一般，还有待提高（见表 4－8）。当然，这也与医方信任量表只有 8 个条目有关，控制其条目数是为了考虑施测的便利性而采取的折中办法。

表 4－8　　　　中国医患信任量表的同质性信度系数

量表	分量表	Cronbach's α
患方信任量表（$n=2\ 658$）	预设性信任分量表	0.71
	现实性信任分量表	0.85
医方信任量表（$n=1\ 229$）		0.63

（2）重测信度。

在量表初测时，另邀请 150 位患方被试和医方被试在间隔两周后进行重测，实际重测完成时间为 14～18 天。其中，患方信任量表排除两次测试之间有再次就医或陪同就医经历的患方被试，以确保其回答不受此期间的就医经历的影响，尽可能地还原前一次测量时的情境；医方信任量表排除两周重测期间未出现新增的医疗纠纷事件和重大医疗事故的医方被试。按以上标准，结合实际回答情况筛选有效重测问卷，患方问卷有效回收 139 份，医方问卷有效回收 145 份，以此为基础计算两周重测信度。

结果显示，患方预设性信任分量表的两周重测信度为 0.72，患方现实性信任分量表的两周重测信度为 0.69，医方信任量表的两周重测信度为 0.73。医患信任的稳定性要强于患方信任，这与之前研究发现的整体性医患双方的社会心态的稳定性强弱趋势相同（吕小康等，2019）。

（3）分半信度。

分别计算中国医患信任量表各分量表的 Spearman - Brown 分半信度系数。结果显示，患方预设性信任分量表的分半信度为 0.76，患方现实性信任分量表的分半信度为 0.85，医方信任量表的分半信度为 0.66。患方信任量表的分半信度均在 0.7 以上，要高于医方信任量表；医方信任量表的分半信度还有待提高，这与同质性信度结果类似。

3. 效度检验

（1）效标关联效度。

患方现实性信任分量表（$n=473$）与“维克森林医师信任量表”的相关系数为 0.71（$p<0.01$），与中文版的“患者信任行为与态度量表”的相关系数为 0.54（$p<0.01$）；预设性信任分量表（$n=466$）与中国医患社会心态问卷（患方问卷）的“医患信任分问卷”的相关系数为 0.59（$p<0.01$）。医方信任量表（$n=487$）与中文版“医师信任患者量表”的相关系数为 0.62（$p<0.01$）。各量表的效标效度在可接受范围内，且与预测试结果基本保持一致。

（2）内容效度。

采用专家评定法，聘请 6 位专家，其中两位主任医师、1 位护士长、1 位医院行政管理人员、1 位心理学教授和 1 位社会学教授，对初测量表的整体结构和具体条目进行 4 点打分（1—非常不合适；2—比较不合适；3—基本合适；4—非常合适），并将评定结果填写《问卷效度专家评价表》。一共进行了两轮评定，结合评价表上的数据，在计算时将“非常不合适”和“比较不合适”都赋值为 0，将“基本合适”和“非常合适”赋值为 1，最终得出患方预设性信任分量表的肯德尔和谐系数为 0.77，患方现实性信任分量表的肯德尔和谐系数为 0.81，医方信任量表的肯德尔和谐系数为 0.79。

（3）结构效度。

前面已说明，患方信任的两个分量表不再区分维度，只作为单维总加量表。为进一步验证这一点，仍按之前的理论设想进行验证性因子分析。使用患方正式量表初测的 2 658 份数据进行验证性因素分析，多数指标结果均超过相应的临界值，进一步表明医德—医技二因素结构是难以成立的，两个分量表仍宜只作为单维度量表施测（见表4－9）。

表4－9　患方预设性信任分量表与现实性信任分量表的验证性因素分析结果

量表	模型	χ^2	df	χ^2/df	GFI	AGFI	NFI	TLI	CFI	RMSEA
预设性信任分量表	单因素模型	884.93	27	32.78	0.93	0.88	0.78	0.71	0.79	0.11
	双因素模型	791.75	26	30.45	0.94	0.89	0.80	0.74	0.81	0.11
现实性信任分量表	单因素模型	690.70	65	10.63	0.96	0.95	0.93	0.92	0.93	0.06
	双因素模型	686.26	64	10.72	0.96	0.94	0.93	0.92	0.94	0.06

使用医方正式量表初测的1 229份数据进行验证性因素分析，在关系感知和防御心态两个维度下各设置了4个观察变量，由此进行模型检验。

结果显示，医方信任量表的单因素模型拟合指数除了GFI为0.81以外，其余4个指数均小于0.7，RMSEA为0.19，而双因素模型的5个拟合指数除了TLI为0.88以外，其余指数均大于0.9，RMSEA为0.08（见表4－10），均符合相关临界值要求。这说明医方信任量表用双因素模型解释更好，这与预测试结果一致，进一步说明医方信任的双因素结构可以成立。

表4－10　医方信任量表的验证性因素分析结果

模型	χ^2	df	χ^2/df	GFI	AGFI	NFI	TLI	CFI	RMSEA
单因素模型	192.89	20	9.64	0.81	0.66	0.61	0.47	0.63	0.19
双因素模型	161.90	19	8.52	0.97	0.94	0.91	0.88	0.92	0.08

（三）总结与讨论

中国医患信任量表的患方信任量表与医方信任量表总体上具有较好的信度和效度，可作为评估医患双方信任度的有效工具。其中，患方信任量表中的“预设性信任”分量表可针对最广泛意义的患方群体（不论其最近是否有过就诊行为）进行群际层面的医患信任水平测量，从而建立中国社会的“医患信任指数”，用于长期追踪医患信任变化过程，以及不同地区间的医患信任差异；“现实性信任”分量表可用于评定患方对最近直接就诊时（或陪同就诊时）遇到的医师个体的信任水平，可用于与其他医疗机构或同一机构内部不同科室之间的就医信任水平的横向比较，还可以用于患者自身的医患信任水平的历史发展评估。医方信任量表可用于评估医师对其所接诊的患方个体的信任度。结合三个医患信任量表的测评结果，可以评估医患双方信任的匹配度。

同时，本书未发现患方信任存在医德信任与医技信任的双因子维度，对患方信任两个量表只能作为单维度总加量表使用；但在医方信任中存在较为清晰的双因子维度：关系感知和防御心态。这说明患方信任更具综合感受性，较难区分患方信任的构成成分；而医方信任则能够相对明确地区分对特殊个体的信任度和对患方群体的整体信任度。医方量表的有效回收率、配合度、信度系数等要强于患方量表，这部分得益于医生群体自身的职业素养和高组织化特征。对患方的调查更具有不可控制性，其回答的随意性也强于医方，对患方信任的测量还需要从测量工具、测量方式和测量环境等多方面加以改进。

当然，由于编制过程中难免带有研究者的主观因素以及问卷调查法的局限，中国医患信任量表在部分效度指标和因素分析结果上还有待进一步提升，同时还需进一步采用更为科学合理的抽样设计，涵盖更广阔的被试群体与医疗机构类型，从而进一步验证现有量表的信效度。

四、量表的跨性别测量等值性

（一）检验跨性别测量等值的必要性

为了进一步验证中国医患信任量表的因子结构，并检验量表在不同性别的医方/患方之间的测量等值性，分别在医方和患方群体中选取 3 787 名和 4 502 名被试，对其中的有效数据进行单组验证性因素分析和性别测量等值性检验。结果表明，中国医患信任量表（医方信任量表）的双因子结构模型和中国医患信任量表（患方现实性信任分量表、患方预设性信任分量表）的单因子结构模型均拟合良好，同时跨性别的形态等值、弱等值、强等值、严格等值模型均可被接受。因此，中国医患信任量表的医方量表和患方量表均在不同性别组间具有测量等值性。

关于医患信任测量的研究，目前已取得较多成果。在患方对医方的信任测量研究中，主要包括医师信任量表（TPS）（Anderson and Dedrick，1990）、患者信任问卷（PTS）（Kao et al.，1998）、患者对医师的信任量表（PTTPS）（Leisen and Hyman，2001）、TMP（Hall、Camacho、Dugan and Balkrishnan，2002）、维克森林医师信任量表（WFPTS）（Hall et al.，2002）及其中文修订版（董恩宏、鲍勇，2012）。而关于医方对患方的信任量表则比较少，主要是医师信任患方量表（PTPS）（Thom et al.，2002）及其中文修订版（董照伦、陈长香，2016）。吕小康等（2019）基于医患信任特征、兼顾量表应用的针对性与普遍性，分别以医患双方为不同测量对象开发了中国医患信任量表，包括医方版和患方版的两个版本，共 3 个量表。

医患信任受到多方面因素的影响，包括人际层面、群际层面和文化层面（吕小康、朱振达，2016），尤其是在人际和群际层面中医患双方的互动而形成的刻板印象、消极情绪、认同偏差等。就患方视角而言，汪新建和刘颖（2019）对医患信任的影响因素的研究结果表明，患方的性别、年龄、户口、婚姻状况等人口学变量以及互联网使用行为显著影响其对医方的信任水平；潘静仪、赵静波和侯艳飞（2017）采用维克森林医师信任量表研究患者对医师的信任现况及影响因素，发现患者患病时间、对医患关系及状态的认知以及对医生服务满意度是医患信任的重要影响变量，但性别、年龄以及学历的影响并未达到显著性水平；类似地，陈美林、汪文新、江舜杰和赵宇（2019）采用一般人际信任量表对患者家属的医患信任的调查结果表明，家属年龄、生活满意度以及月收入水平对医患信任具有显著影响，但性别的作用并不显著。就医方视角而言，患方对医生的信任水平受到医生的技术、沟通能力、服务态度等因素的影响（高楚蒙等，2016）。但目前关于医方对患方信任的研究数量甚少。

由此可见，已有研究大多只关注医患互动中产生的变量对医患信任的影响，而忽略医患双方本身的属性或个人特征在互动过程中所起的作用，或者只是将其作为控制变量，并未进行更深入的研究。根据进化论模型的观点，性别对个体的社会角色和社会行为有着重要影响（Eagly and Wood，1999）。巴肯、克罗松和索尔尼克（Buchan、Croson and Solnick，2008）在一个投资游戏中发现，男性投资者相比于女性投资者而言，投出的金币更多，这表明男性的人际信任水平显著高于女性。在风险任务中，不同性别的信任者的信任给予（trust placing）差异显著（康廷虎、白学军，2012）。就大学生的人际信任而言，女生相比于男生更倾向于信任他人（陈永、张冉冉，2017）。在医患信任的研究中，不同性别的患方或医方的信任水平也可能不同。相对于高社会感知的患者而言，低社会感知的患者对医生信任的影响因素是性别而不是经济收入（朱艳丽，2018）。男性患者和女性患者对“医生遵守法则和工作制度”“医生工作事业心”以及“医生不歧视患者”的认知同样存在显著差异（刘航宇等，2018）。

但正如前述的一些研究表明，性别对医患信任并不具有显著影响。结论不一致的原因是多方面的，如概念操作化的差异、研究对象的不同等，而更为本质的原因，则可能在于测量是否等值，即对医患信任的测量是否保证跨性别测量等值性。测量等值性是指观测变量和潜变量之间的关系在不同总体或同一总体不同组别间的测量模型等同性（任芬、刘俊良、房玉上、王孟成，2019），若未进行测量工具的测量等值性检验，则无法说明组间差异是由测量工具本身不等值造成的还是差异确实存在，可以说检验测量等值性是组间差异比较的前提条件（魏修建、郑广文，2015）。因此，这里拟检验中国医患信任量表的各个量表在不同性别的医方/患方中的测量等值性，旨在使医患信任的性别差异比较研究具有测量学意义。

（二）研究方法

1. 研究对象

采用方便抽样法收集问卷，医方样本主要来自贵州、上海、山西、天津、浙江、黑龙江6个省级行政单位下属的各级医院的医师，共发放问卷3 787份，回收有效数据3 191份，问卷回收率为84.26%。其中，男性958人（30.02%），女性2 233人（69.98%）；年龄在23～67岁之间，平均年龄34.97±7.78岁；所在医疗机构等级为三级医院的有2 489人（78.00%），二级医院655人（20.53%），一级医院47人（1.47%）。

患方样本来自中国大陆地区所有省、自治区、直辖市，以方便抽样法共发放问卷4 659份，回收有效数据4 502份，问卷回收率为96.63%。其中，男性2 009人（44.62%），女性2 493人（55.38%）；30岁以上的被试占73.43%，平均年龄37.85±10.43岁；大多数被试受教育程度是高中/中专以上（72.70%）。

2. 研究工具

本书采用由吕小康等（2019）编制的中国医患信任量表，包括医方版的1个量表和患方版的2个分量表。

中国医患信任量表（医方信任量表）共有8道题目，包括关系感知与防御心态两个因子，各有4道题目，均采用李克利（Likert）5点计分，1表示非常不认同，5表示非常认同，量表得分越高表明医方对患方信任程度越高。

中国医患信任量表（患方信任量表）由两个单维分量表构成。其中，患方现实性信任分量表共有13道题目，用以测量患方对具体医生的特殊信任水平；患方预设性信任分量表共有9道题目，用以测量患方对医生群体的一般信任水平，无须最近有真实就诊行为。所有题目均采用Likert 5点计分，1表示非常不认同，5表示非常认同，量表得分越高表明患方对医方信任程度越高。其中，患方现实性信任分量表中的“医生”限最近1个月中至少有过一次就诊经历或陪同就诊经历的门诊大夫或住院主治大夫。

3. 数据分析

数据采用SPSS25.0和Mplus7.4进行分析。首先，对量表的各项目得分进行Kolmogorov－Smirnov正态性检验以判断数据分布形态，进而选择模型估计方法。其次，分别进行总样本、男性样本与女性样本的单组验证性因素分析以检验量表因子结构在不同样本下的模型拟合程度，进而建立良好的单组基线模型，一般认为，模型拟合可接受的标准为 RMSEA ≤ 0.08，SRMR ≤ 0.08，TLI ≥ 0.90 以及 CFI ≥ 0.90（Hu and Bentler，1999）。最后，采用多组验证性因素分析检验各量表在不同性别之间的测量等值性。测量等值性包括四个方面的等值，分别为：形态等值，即检验潜变量的构成形态或模式在各组之间是否相同；弱等值（单位等值），检验测量指标与因子之间的关系即因子负荷在各组之间是否等值；强等值（尺度等值），即检验观测变量的截距在各组之间是否相等；严格等值（误差方差等值），即检验误差方差在各组之间是否相等。因为卡方检验容易受到样本量的影响，所以通常采用模型拟合指数 CFI、TLI 的差异，即 ΔCFI、ΔTLI 以及贝叶斯信息准则（BIC）来衡量测量等值性，当模型拟合指数差异小于或等于 0.01 以及贝叶斯信息准则数值减小时，则认为等值模型可以接受（Cheung and Rensvold，2002）。

（三）结果

1. 描述性统计

各量表所有项目的描述性统计分析结果如表 4 - 11、表 4 - 12、表 4 - 13 所示。Kolmogorov - Smirnov 正态性检验结果显示，中国医患信任的三个量表中各个项目均存在显著的偏度与峰度，表明三个量表的各项目得分均为非正态分布数据，所以在 Mplus 中选择稳健极大似然估计法（MLM），可获得校正后的 $S-B\chi^2$ 统计量，以得到更精确的拟合指数和标准误（王孟成，2014）。

表 4 - 11　　医方信任量表各项目描述性统计分析结果

项目	*M*	*SD*	*Skewness*	*Kurtosis*
1	4.11	0.75	-0.76	1.36
2	3.95	0.71	-0.43	0.74
3	3.90	0.69	-0.26	0.43
4	3.49	0.73	-0.08	0.33
5	2.32	1.02	0.47	-0.29
6	1.67	0.73	1.21	2.40
7	1.91	0.75	0.73	1.02
8	2.03	0.71	0.59	1.20

表 4-12　患方现实性信任分量表各项目描述性统计分析结果

项目	*M*	*SD*	*Skewness*	*Kurtosis*
1	3.74	0.76	-0.51	0.53
2	3.57	0.85	-0.31	0.14
3	3.44	0.83	-0.13	0.14
4	3.40	0.89	-0.23	0.08
5	3.39	0.95	-0.33	-0.18
6	3.62	0.84	-0.48	0.39
7	3.56	0.85	-0.27	0.12
8	3.10	1.01	-0.18	-0.60
9	3.37	0.85	-0.30	-0.01
10	3.47	0.89	-0.31	0.06
11	3.31	0.94	-0.34	-0.16
12	3.69	0.78	-0.49	0.68
13	3.69	0.81	-0.44	0.43

表 4-13　患方预设性信任分量表各项目描述性统计分析结果

项目	*M*	*SD*	*Skewness*	*Kurtosis*
1	4.11	0.90	-1.07	1.24
2	2.76	1.02	0.16	-0.52
3	2.46	1.00	0.52	-0.16
4	2.17	0.96	0.79	0.44
5	2.53	0.98	0.36	-0.30
6	3.03	1.05	-0.11	-0.57
7	2.39	0.99	0.50	-0.20
8	3.88	0.82	-0.55	0.48
9	2.19	0.97	0.71	0.20

此外，本书中的中国医患信任量表（医方信任量表）、中国医患信任量表（患方现实性信任分量表）以及中国医患信任量表（患方预设性信任分量表）的 Cronbach's α 分别为 0.73、0.89 以及 0.75，可见各量表的内部一致性均表现良好。

2. 单组验证性因素分析

各量表的单组验证性因素分析结果如表4－14所示。结果显示，中国医患信任量表（医方信任量表）的双因子结构与中国医患信任量表（患方现实性信任分量表）的单因子结构在总样本、男性样本与女性样本中均拟合良好。但中国医患信任量表（患方预设性信任分量表）的单因子结构在三组样本中拟合指数均欠佳。为此，根据修正指数对模型进行修正，经二次修正后的模型检验拟合指数均达到可接受的标准。因此，可对三个量表进行下一步的性别测量等值性检验。

表4－14　　中国医患信任量表模型检验拟合指数

量表	样本组	n	$S-B\chi^2$	df	CFI	TLI	RMSEA	SRMR
医方信任量表	总样本	3 191	382.12	19	0.94	0.90	0.08	0.06
	男	958	183.45	19	0.92	0.88	0.09	0.07
	女	2 233	229.99	19	0.94	0.92	0.07	0.06
患方现实性信任分量表	总样本	4 502	745.53	65	0.96	0.95	0.05	0.03
	男	2 009	386.96	65	0.96	0.95	0.05	0.03
	女	2 493	434.02	65	0.96	0.95	0.05	0.03
患方预设性信任分量表	总样本	4 502	1 387.33	27	0.83	0.77	0.11	0.07
	男	2 009	652.22	27	0.81	0.75	0.11	0.08
	女	2 493	751.06	27	0.84	0.79	0.11	0.07
患方预设性信任分量表（修正模型）	总样本	4 502	499.26	25	0.94	0.91	0.07	0.05
	男	2 009	273.21	25	0.93	0.89	0.07	0.05
	女	2 493	245.96	25	0.95	0.93	0.06	0.04

3. 测量等值性检验

（1）中国医患信任量表（医方信任量表）。

采用多组验证性因素分析对中国医患信任量表（医方信任量表）的性别等值性进行检验，结果如表4－15所示。第一，形态等值检验结果显示模型的各个拟合指数均符合标准，表明形态等值模型拟合良好，可进行下一步的分析。第二，弱等值检验结果显示，模型拟合指数差异 $\Delta CFI < 0.01$，$\Delta TLI < 0.02$，存在中等差异，但并未表明存在确定的差异，无法拒绝等值性成立（任芬、刘俊良、房玉上、王孟成，2019）。同时贝叶斯信息准则数值减少，因此弱等值模型成立。第三，强等值检验结果显示，两个模型拟合指数差异均小于0.01，并且贝叶斯信息准则数值减少，因此强等值模型成立。第四，严格等值检验结果显示，$\Delta CFI < 0.01$，$\Delta TLI < 0.02$，存在中等差异，并未表明存在确定的差异，无法拒绝等值性

成立，同时贝叶斯信息准则数值减少，因此严格等值模型成立。

表4-15　医方信任量表多组验证性因素分析嵌套模型拟合指数

模型	$S-B\chi^2$	*df*	CFI	TLI	RMSEA (90% CI)	SRMR	模型比较	ΔCFI	ΔTLI	BIC
形态等值模型	414.23	38	0.93	0.90	0.079 (0.072, 0.086)	0.06	—	—	—	51 587.39
弱等值模型	427.67	44	0.93	0.91	0.074 (0.068, 0.080)	0.06	2 vs. 1	-0.001	0.012	51 553.50
强等值模型	467.55	50	0.93	0.92	0.072 (0.066, 0.078)	0.06	3 vs. 2	-0.006	0.004	51 540.26
严格等值模型	442.68	58	0.93	0.93	0.064 (0.059, 0.070)	0.06	4 vs. 3	0.005	0.017	51 501.15

（2）中国医患信任量表（患方信任量表）。

采用多组验证性因素分析对中国医患信任量表（患方现实性信任分量表、患方预设性信任分量表）的性别等值性进行检验，结果分别如表4-16、表4-17所示。

首先，对于患方现实性信任分量表方面（见表4-16），第一，形态等值检验结果显示模型的各个拟合指数均符合标准，表明形态等值模型拟合良好，可进行下一步的分析。第二，弱等值检验结果显示，模型拟合指数差异ΔCFI < 0.01，ΔTLI < 0.01，并且贝叶斯信息准则数值减少，因此弱等值模型成立。第三，强等值检验结果显示，两个模型拟合指数差异均小于0.01，并且贝叶斯信息准则数值减少，因此强等值模型成立。第四，严格等值检验结果显示，两个模型拟合指数差异均小于0.01，同时贝叶斯信息准则数值减少，因此严格等值模型成立。

表 4-16　患方现实性信任分量表多组验证性因素分析嵌套模型拟合指数

模型	$S-B\chi^2$	*df*	CFI	TLI	RMSEA (90% CI)	SRMR	模型比较	ΔCFI	ΔTLI	BIC
形态等值模型	334.22	54	0.97	0.96	0.048 (0.043, 0.053)	0.03	—	—	—	91 739.50
弱等值模型	355.09	62	0.97	0.97	0.046 (0.041, 0.051)	0.03	2 vs. 1	-0.001	0.003	91 693.11
强等值模型	372.20	70	0.97	0.97	0.044 (0.039, 0.048)	0.04	3 vs. 2	-0.001	0.003	91 634.57
严格等值模型	377.21	79	0.97	0.97	0.041 (0.037, 0.045)	0.04	4 vs. 3	0.001	0.004	91 566.89

其次，对于患方预设性信任分量表（见表 4-17），第一，形态等值检验结果显示模型的各个拟合指数均符合标准，表明形态等值模型拟合良好，可进行下一步的分析。第二，弱等值检验结果显示，模型拟合指数差异 ΔCFI < 0.01，ΔTLI < 0.02，存在中等差异，但并未表明存在确定的差异，无法拒绝等值性成立，且贝叶斯信息准则数值减少，因此弱等值模型成立。第三，强等值检验结果显示，两个模型拟合指数差异均小于 0.01，并且贝叶斯信息准则数值减少，因此强等值模型成立。第四，严格等值检验结果显示，两个模型拟合指数差异均小于 0.01，同时贝叶斯信息准则数值减少，因此严格等值模型成立。

表 4-17　患方预设性信任量表多组验证性因素分析嵌套模型拟合指数

模型	$S-B\chi^2$	*df*	CFI	TLI	RMSEA (90% CI)	SRMR	模型比较	ΔCFI	ΔTLI	BIC
形态等值模型	533.92	51	0.94	0.91	0.065 (0.060, 0.070)	0.05	—	—	—	103 185.59

续表

模型	$S-B\chi^2$	df	CFI	TLI	RMSEA (90% CI)	SRMR	模型比较	ΔCFI	ΔTLI	BIC
弱等值模型	544.09	59	0.94	0.93	0.060 (0.056, 0.065)	0.05	2 vs. 1	-0.001	0.012	103 127.02
强等值模型	586.47	67	0.93	0.93	0.059 (0.054, 0.063)	0.05	3 vs. 2	-0.004	0.004	103 095.90
严格等值模型	610.24	76	0.93	0.94	0.056 (0.052, 0.060)	0.05	4 vs. 3	-0.002	0.007	103 053.51

（四）讨论与结论

目前国内基于人际或群际视角对医患信任的影响因素展开的研究中，医方或患方本身特征对双方互动所起的作用未得到充分重视。之前的研究已表明，性别作为重要的个体属性，对一般人际信任以及医患情境下的信任均会产生显著性影响，但仍存在不一致的结论。这可能是由测量工具本身测量不等值造成的，无法对得到的结果做出准确的解释。目前，我国对医患信任量表的性别测量等值性研究甚少，因此，本书进一步对中国医患信任量表的三个分量表在不同性别样本中的测量等值性进行了检验，可使运用该量表测量医患信任间性别差异的研究结果解释变得更合理、更可靠。

单组验证性因素分析的结果显示，中国医患信任量表（医方信任量表）的双因子结构以及中国医患信任量表（患方现实性信任分量表、患方预设性信任分量表）的单因子结构在总样本、男性样本以及女性样本中均拟合良好，可作为进一步研究其性别测量等值性的基线模型。多组验证性因素分析结果表明中国医患信任量表的测量的形态等值、弱等值、强等值以及严格等值模型均成立，即三个量表在不同性别的医生/患者中潜变量的构成形态、各项目的因子负荷、截距以及误差方差均相等，所以三个量表的跨性别测量等值性完全成立。由此可推断三个量表在不同性别的医生/患者间存在相同的参照点，其测量指标和潜在因子之间的关系在两组间具有相同的意义，即可对不同性别的医生/患者在对应的量表上做出的反应差异给出合理解释，结果体现的性别差异是实际存在而非由测量工具造成的，可进行性别组间比较。

本书只局限于性别维度的测量等值性检验，医方或患方的其他特征是否对医患信任有着重要影响，例如，受教育程度更高的患者，或许更能换位思考，更能理解医患双方的思维差异，及时缓解消极情绪，就医满意度较高，对医信任较高；所在医院等级更高的医生，在医疗资源分布失衡的情况下，可能每天面临更多的患者，更易产生负性情绪，导致较低的对患信任。但无论结论正确与否，都只有在测量工具等值性成立的前提下，该结论才是可靠的。因此，未来研究还可以对不同受教育程度的患者、不同医院等级的医生进行测量等值性检验，以进一步确认量表的可靠性。

第二节　中国医患社会心态问卷的编制与验证

一、医患社会心态测量的路径、维度与指标

之前研究已经在社会心态概念基础上对医患社会心态一词进行了概念化，意指一定时期内社会中多数成员或较大比例的社会成员所普遍共享的关于医患关系的基本认知、情绪情感、态度立场和价值观念。从分析层次上讲，医患社会心态可划分为人际心态、群际心态和文化心态三大层面，每一层面均涉及认知、情绪与情感、意识等心理过程（吕小康、朱振达，2016）。在明确医患社会心态的概念内涵与分析层次后，进一步的工作就是对其内容结构做出进一步的理论构建，同时明确其相关测量指标，以完成从概念化到操作化的工作并进行相应的调查与数据分析。

（一）医患社会心态的测量路径

作为一个相对抽象的概念，要对医患社会心态进行操作化的测量，殊非易事。为此，先要明确：究竟在什么层面上测量医患社会心态？严格地说，任何一个测量工具都不可能涵盖所测量对象的全部内容，而只能测量其最重要的代表性内容。前面已将医患社会心态分为人际、群际和文化三大层面，但要想通过一个工具同时测量这三大层面，是不太现实的。如此，宜根据医患社会心态的不同层面，分别建构不同的、多元化的测量工具，从而达到对医患社会心态全貌和规律较全面的认识和预测。例如，人际层面的医患社会心态主要发生在面对面的互动中，其波动性和突变性强，难以在互动过程中直接用量表的方式加以测量，可能

更适宜通过参与观察或影像分析，而不是通过传统的量表测量方式进行调查。

实际上，作为整体社会心态的一个侧面，医患社会心态的测量与普通的社会心态测量除了在测量的侧重点上存在区别外，其测量方式并无实质性区别。为此，可先参考国内外相关社会心态的测量方式，进而应用于医患场域的社会心态测量。目前社会心态的测量方式可谓多种多样，如王俊秀（2013）所言，“总的来看，社会心态研究方法必须采用综合的研究策略，广泛采用各种研究方法。准确地说，就是在针对具体问题、局部研究中可以根据研究的具体情况灵活使用实验、问卷调查、访谈、资料分析等各种方法，而在宏观层面则采取整合的策略，借鉴社会学中指数研究方法，通过不同层级的代表性社会心态边缘元素来反映社会心态的核心要素，通过这些核心要素及其之间的关系来反映社会心态的整体状况”。这种综合性的观点是值得借鉴的。鉴于此，这里拟提出多方法并举、分层级建构、全要素综合的医患社会心态整体测量路径。

首先，在人际医患社会心态层面，可考虑在真实医患场景下进行参与观察、访谈和影像分析。与各级医疗机构建立合作关系，根据医院等级、地域、城乡差异、医院类别等因素建立一些合作医院，尽可能令合作医院的种类涵盖医院总体的主要内部异质性特征。随后，分别针对每个合作医院，充分利用各医院的案宗记录以及医务处等相关部门的工作日志等内容，收集医患关系的真实情况，采用参与观察和半结构式访谈等研究方法，了解合作医院的医患现状。参与观察拟选择完全的参与者身份为切入点，可以是患者或通过院方合作而设定的实习医生等身份，直接观察医患互动情况，并结合问卷搜集资料环节所设定的信任测量指标和影响因素等框架结构。访谈法是搜集医院各科室和相关患者信任状态最重要的途径之一，尤其是结合不同科室的工作特征，搜集不同科室的医患冲突、医患信任等主要参与者的直接感受与表现，发掘具有理论代表性的个案进行深入追踪调查，从个体视角出发整理群体的认知特征、群体间互动情形、群体与情境的互动过程，并形成具有高度可读性的研究报告。

其次，在群际和文化社会心态层面，参考国内外相关资料，建构一个信效度良好、符合中国本土国情的医患社会心态量表，采取线上调查和线下调查相结合的方式选择被试并进行传统社会心理学意义上的量表测量。线上调查可委托相关网络调查公司，在控制各省、自治区、直辖市的样本规模、年龄构成、职业分布、性别比例等人口统计学变量的前提下，通过在线问卷的方式快速便捷地选定网民进行回答。当然，这种取样方式很难保证样本的随机性，无法从概率意义上代表中国社会的绝大多数成员，尤其是平时上网较少的中老年群体，很难通过这种方式进行采样。而他们又是各种慢性病或重症疾病的高风险人群，求医经历丰富，对医患社会心态的塑造具有重要作用。为此，仍有必要在全国范围内选取有代表性的城市和乡村，通过多阶段抽样调查的方式选取被试，扩大样本的代表性，在考虑全国区域和城乡差别下，选取更多的被试进行量表测验，以获取更全面、真实和可推论至总体的数据源。

最后，随着大数据技术的发展，网络数据的获取与分析也已成为社会心态分析的必由之路。可基于不同渠道的网络数据源，采取计算机技术对医患问题相关信息进行定期、持续性地搜集与整理，尤其是涉及医患信任问题的案例、事件、语词表述等信息为收集的重点内容。如可通过综合网络新闻，如百度新闻、凤凰新闻、医学类新闻网站（如华夏医学界）等各类具有代表性的医学专业网站或主流论坛（如丁香园、天涯等）和微博（如新浪微博、腾讯微博等）等不同渠道，搜集医患社会心态的相关素材，结合理论分析制定的关键词、指定网址等逻辑框架，对案例资料采用计算机的自然语言处理技术、情感分析技术等方法对海量网络数据进行规律性的实证检验。网络数据分析可同时覆盖人际、群际和文化三大层面的医患社会心态，并可结合量表构建中的维度和指标对之进行综合分析，以比较量表结果与大数据结果的异同性，从而丰富调查的内容与维度。

应当说，这三条路径下的医患社会心态测量虽然在测量主题上高度集中，但关注点和实现方式各不相同，需要分别组成相关的研究团队并经由整体协调得到相应的测量结果。确定医患社会心态的测量路径后，接下来的重点就是分别推进各路径下的测量工作。这里暂将重点集中于医患社会心态问卷的构建与开发上。本书拟提出一个初步的概念框架，为日后发展出更成熟的医患社会心态测量体系（主要是问卷的形式）做好理论上和操作上的铺垫。本节的后续论述均在群际与文化层面展开。

（二）医患社会心态的内容维度

建构所谓的医患社会心态问卷，并不是要“毕其功于一役”，而是提供某些维度、水平、路径上的有效测量工具，从而与其他工具一道，为全面描述和预测医患社会心态做出自己的贡献。在自上而下、从理论到实证的问卷构建思路中，关键的一点是要分清所测量对象的内容维度。因此，这里事先对群际和文化层面的医患社会心态的内容维度进行探讨。

医患社会心态是医患情境下的社会心态，是社会心态的一个侧面。为此，可先从社会心态的内容维度着手，得出更为具体的医患社会心态的内容维度。受现代心理学中对个体心理过程的知、情、意三分法的影响，多数研究者都认同将社会心态的构成元素做出类似的区分，不同之处仅仅是把个体的知、情、意换成社会的知、情、意，并增加另外其他一些心理成分。例如，马广海（2008）在国内较早提出的测量社会心态的四个维度：社会情绪、社会认知、社会价值观和社会行为意向。谭日辉和吴祖平（2015）的研究也采用了相同的划分法。王俊秀（2014）则认为社会需要、社会认知、社会情绪、社会价值观和社会行为倾向构成了社会心态的核心要素，在马广海观点的基础上增加了社会需要这一要素。

如果说社会心态主要包含社会态度与社会价值观两大内容（张胸宽，2014），那么医患社会心态实质上是关于以医患关系为焦点主题的相关社会态度系统与价值观体系。如同态度包括情绪、认知、行为反应一样，社会心态同样包含这些较为“表层”的成分，同时还包括更深层的、不易变化的社会价值观。因此，这里更倾向于使用马广海对社会心态构成要素的划分维度，从而确定医患社会心态的四个核心要素，即关于医患关系方面的社会情绪、社会认知、社会价值观和社会行为倾向。至于社会需要，这里暂不将其列为医患社会心态的构成成分，而更倾向于将其作为医患社会心态的引发背景。

这里又涉及对“医患关系”的界定。狭义地说，医患关系是指医方与患方之间结成的以医疗服务关系为核心、包括其他派生性关系的社会关系。医患关系的核心是医务工作者与患者之间的医疗服务关系。广义上，医患关系也可泛指医疗机构、医务工作者群体、医学教育工作者群体及医疗机构管理部门这四大群体与组织，与其他社会成员、社会群体和社会组织之间的社会关系。医患关系的建立基础是医者的治疗技能，医患的求治互动过程是一个以信任为核心的过程：病人希望自己的痛苦得以治愈或缓解，而医生希望病人配合自己的诊断和治疗。当然，医患双方的期盼并不一定重合，这是造成医患紧张的一大根源，也是医患社会心态测量应当力图反映的一个侧面。

具体而言，医患社会心态中的社会情绪是一定时期内医患双方对自身和对方持有的主观情感体验，尤其是其中的社会性情感体验。心理学意义上的情绪通常有基本情绪和复合情绪之分，前者是指人和动物所共有的、先天的、无须后天学习而获得的情绪，主要包括快乐、悲伤、愤怒、恐惧、厌恶和惊奇这六种情绪；后者指在基本情绪基础上，在具体社会情境中经由个体的认知评价和社会的文化渗透而派生出的社会性情绪，包括爱与依恋、自豪、羞耻与内疚、焦虑与抑郁和道德情绪等（傅小兰，2016）。显然，医患社会心态中的社会情绪注重的是社会层面的复合情绪而非简单生理唤醒层面的基本情绪，不仅如此，这种社会情绪通常还混杂着道德体验，是一种道德社会情绪，如羞耻、自豪等，但这种社会情绪也包含基本的快乐（体现为满意）和愤怒（体现为怨气）等。实际上，心理学和社会学领域对情绪的类别划分一直存在着争议，因此在确定医患相关的社会情绪类型时，还需结合既有研究做进一步的厘清，同时要注意这种社会情绪应当是源自社会关系而非个体特质、注重社会目的性而非个体目的性，以使医患社会情绪测量的重点能够突出其中的“社会性”一面，而非个体性的一面。

医患社会心态中的社会认知是一定时期内医患群体对对方心理状态、行为动机和意向做出推测与判断的过程。例如，患者要判断医生给出的医学检查是否必须、医生的医嘱是否合理、医院的诊断是否值得信任、出现医疗纠纷时的责任归因等，而医生也要判断患者是否完全配合治疗、是否存在隐瞒身体状况、是否相信自己的医术医德等。

医患社会心态中的社会价值观是一定时期内医患双方对什么样的治疗行为或求医行为是值得的、应当的和有意义的标准。它具有价值目标和评价准则的双重作用，凝聚了社会中对“什么是正确的治疗”“什么是好大夫”“什么是好病人”的相对稳定的期望与标准，这与社会中的医学观念、健康观念等息息相关。它是社会中的多数成员借以评判医务工作人员或患者的言语行为是否恰当的基准，反映了社会对医方角色或患方角色的基本期待。

医患社会心态中的社会行为倾向是指基于前述社会情绪、社会认知和社会价值观而产生的行为倾向性，如就医时倾向选择中医还是西医、选择大医院还是小医院、手术时是不是想要给主刀大夫红包、出现医疗纠纷时选择调解还是直接诉讼等。其最终体现就是个体表现出的外在行为，值得注意的是，并不一定所有的行为倾向都会产生相应的行为，这会受到当事人的经济能力、行动能力和周围重要他人的态度等因素的影响。

当然，医患社会心态的四种要素并不是截然分开的，而是作为一个整体出现，也存在一定的交叉与融合。但在理论建构和实际测量过程中仍然需要有所厘清和侧重，从而使医患社会心态呈现出相对清晰的测量维度。明确医患社会心态的四大内容维度后，可进一步构建相应的测量指标体系，这本质上是对内容维度测量的进一步细化。王俊秀（2013，2014）曾建构了社会心态指标体系的概念框架，其五个一级指标为社会需要、社会认知、社会情绪、社会价值观和社会行动，每个一级指标下又包含若干二级指标，以及二级指标下的若干三级指标。例如，社会情绪二级指标包括社会焦虑、社会冷漠、社会愤恨、社会痛苦、社会愉悦、社会浮躁和社会贪欲等；社会认知二级指标包括社会安全感、社会公正感、社会信任感、社会支持感、社会认同与归属感、社会幸福感、社会成就感和社会成员自我效能感等；社会行为倾向二级指标包括公共参与行为倾向、利他行为倾向、歧视与排斥行为倾向、矛盾化解策略、冲突应对策略、生活动力源等。不过，目前还没有关于社会心态的操作化的综合性评价指标体系，但针对其中一些构成维度或具体内容，如社会信任、社会安全感等已经有了一些初步的测量工具。

王俊秀的指标体系建构更多的是从其既有研究的结果出发，而未更多地考虑心理学领域关于社会情绪、社会认知的内在结构的探讨。而情绪、认知、价值观、行为倾向等作为社会心态的构成要素又存在相互渗透、相互交融的情况，很难做到彼此完全独立。因此，如何确定社会心态的测量维度、测量内容并建立相应评价指标，不可避免地会带有一定的主观性，也与当下社会的热点有关。目前，在有关社会心态的调查中涉及较多的问题包括社会信任感、社会安全感、社会公平感、社会认同感、居民健康观、就医观、金钱观等内容（北京社会心理研究所，2014，2015；王俊秀，2014，2015；王俊秀、杨宜音，2013，2014，2015；杨宜音、王俊秀，2013），其中不少指标与医患问题存在一定交集，可以作为测量的内容借鉴。另外，医患关系是典型的互动型关系，测量时需同时考虑患方对医方以及医方对患方的态度、情绪、认知。当然，这并不意味着必须分设两个量表（如医方量表或患方量表）进行测量，但在设立具体题项时无疑需考虑这两大群体的不同心态，可能在一些具体题项上需要有所区别。

（三）医患社会心态的测量指标构想

结合当今社会关于医患冲突、医疗纠纷的热点问题和既有研究，并借鉴心理学领域对情绪、认知、态度等概念的探讨，这里试提出如下的医患社会心态测量指标的初步方案，以供学界同行批评指正，共同完善医患社会心态的测量方案。

第一，拟在医患社会情绪这一维度下分设怨恨、焦虑、冷漠、自豪—感激这四个二级测量指标。其中，怨恨和焦虑是两种典型的负性情绪，冷漠在西方情绪研究中较少提到，这里之所以把它设为一个测量指标是考虑到中国社会“讲人情味”的本土现实。例如，如果一个外科大夫医术高超但态度粗劣，仍然可能引发患者的不满感，认为该医生不通人情、性格冷漠。这可能体现了中国人对人际关系中的“人情冷暖”的敏感性。自豪—感激是相对而言的，自豪主要是医方群体对自身的职业认同感和荣誉感，是把积极成果归因于个体或群体自身的特质或努力而产生的积极情绪体验；感激是对患方群体对医方群体的治疗能力、服务态度、治疗结果等方面的认可而产生的积极情绪体验。自豪与感激之间存在高度的互通性，如果患方的感激之情多，医方的自豪感就强；如果患方的感激之情少而怨恨多，则医方的自豪感就下降。如果前三种情绪占据主导，则医患社会情绪就是偏向于消极的；如果自豪—感激情绪占据主导，则医患社会情绪是偏向于积极的。这里没有涉及快乐这一基本情绪维度，拟将之作为满意感的一部分而放入医患社会认知维度进行测量。当然，随着研究的深入进行，还可提炼更多更丰富的情绪指标加以测量。

第二，拟在医患社会认知这一维度下分设医患安全感、医患信任感、医疗公正感、医患满意度、医患宽容度、医患归因风格这六个二级测量指标。针对医患两个群体，每个指标的具体含义会有所不同。医患安全感由针对医方的行医安全感与针对患方的就医安全感两方面构成。近年来恶性伤医事件时有发生，极大地损害了医务工作人员的人身安全，并由此引发医学共同体的集体性心理安全感匮乏，甚至形成所谓的医务工作者的“群体受害者身份感知”和集体内疚感从而影响医患关系（汪新建、柴民权、赵文珺，2016），这些应当引起足够的重视；而患方的就医安全感主要指对整体医疗环境的安全感，包括对医药制品（如疫苗、药品）、医学技术（如核磁检查等）的安全感等。医患信任感可狭义地聚集于医患群体之间的信任程度，如总体而言患方是否信任医方的医德与医术，医方是否信任患方不存在故意刁难、有所隐瞒的情形等。医疗公正感是医患双方对医学资源分配与享受方面的公正性感知，包括对医疗体系、治疗待遇、医学权利等方面的公正性感知，也应涉及对基础医疗保健、基本医疗保障和医疗消费服务方面的公正性感知。医患满意度指医患群体对于对方的满意程度，如患方对医方的满意感包含对医疗机构硬件环境的满意感、对医疗服务（如服务态度、就诊流程设置等）的满意感，而医方对患方的满意感包括病人是否遵守医院相关管理规定、是否遵从医嘱等方面的满意感。医患宽容度是指医患双方对对方过错的宽容程度，例如，出现医疗事故、医患纠纷时，患方能在多大程度上宽恕对方；当患方对医方进行言语或身体攻击时，医方能在多大程度上宽容对方；等等。医患归因风格则旨在测量医患双方对疾病成因、治疗方式、医疗纠纷或医患冲突的不同归因策略与归因风格，以了解普通民众与医学共同体在类似问题上的不同认知，从而可进一步探知其产生根源。

第三，拟在医患社会价值观这一维度下分设健康观、疾病观、医学观、公正观四个二级测量指标。联合国卫生组织对健康采用三维界定法，认为健康是身体上、精神上的完满状态，以及良好的社会适应能力。以此产生的“三维健康观”是目前较为主流的健康理念，即整体健康包括生理机能、精神情感和社会行为三方面的健康。以此可设立相应题项，测量我国民众对这三种健康观念的认同程度。疾病观可以视为是健康观的另一面，这里主要侧重对主要躯体疾病与心理疾病的“病耻感”（stigma of diseases）测量，以调查疾病的污名化现象。较为全面的医学观同样包含生理—心理—社会三方面的整体医学模式，同样可设置相应题项测量我国民众对不同医学模式的认同度。同时，我国社会还存在中西医学理念“共存但不共融”（吕小康、汪新建，2013）、中西医从业者和相信者之间呈现相互竞争甚至相对攻讦状态的复杂现象，这使得“许多表面上的医学争议，其实并不是纯粹医学的争议，而是思维模式和文化心理的争议……在这种东西方医学理念搓揉震荡的过程中，会出现许多具有民族文化特色的争议性医学现象”（吕小康，2013）。这其实正是医学观的不同导致的行为方面的差异，因此，在这方面还需要特别注重中西医学观念差异的测量。此外，这方面还应当涉及对理想的医生角色和病人角色的文化期待的调查。

第四，拟在医患行为倾向这一维度下分设择医偏好、从业倾向、社会排斥、参与行为、冲突应付这五个二级测量指标。择医偏好重点在于调查被试对医学体系、医疗机构、医生特质等方面的选择倾向，如中医（药）或西医、专科医院或综合医院、服务态度优先还是医院（医生）名气优先等具体就医倾向性。从业倾向旨在测量民众对医务相关行业的认可度，包括普通民众或医者是否愿意进入（在医方则是继续从事）医学行业，或者是否愿意自己的子女进入医学行业。现有一些调查说明医务工作者的职业倦怠感较高、离职倾向较强、不愿意子女继续从事这一行业等诸如此种对医学工作发展不利的行为倾向，这种心态应当在医患社会心态调查中得到体现。社会排斥是指社会对特定躯体或心理疾病的排斥行为，如是否愿意与艾滋病患者同处一个社区（学校等）、是否愿意与抑郁症患者做朋友等。参与行为则指对医学药学试验、医疗改革参与、医学知识普及参与方面的倾向性。冲突应付则是如果发生医患冲突或医疗纠纷，倾向于选择的冲突解决方式，这是预测医患冲突形式与强度的重要指标。

确定医患社会心态测量指标体系（见图4－1）构想后，下一步的工作就是根据这一理论构想创设具体的测量题项，按照测量学的相关标准推进测量工作的标准化进程，在小范围调查的基础上修订问卷的维度与指标，从而为医患社会心态问卷的最终成型奠定基础。待问卷的结构维度最终确立后，还可以此为基础确立分析词库，利用大数据技术对网络医患社会心态相关内容进行有针对性的检索与语义分析，并结合参与观察、半结构式访谈、影像分析等方法共同丰富医患社会心态的测量途径。

二、中国医患社会心态问卷的编制与验证

（一）总体思路

医患社会心态是一定时期内社会中多数成员或较大比例的社会成员所普遍共享的关于医患关系的基本认知、情绪情感、态度立场和价值观念，它是医方或患方做出归因、判断和行为决策的重要影响变量（吕小康、朱振达，2016）。从目前国内的社会心态研究成果来看，社会心态的主要研究方法是基于自陈问卷或量表的调查研究，研究者在将社会心态概念结构化之后，一般会编制相应的问卷或量表进行测量（王益富、潘孝富，2013；王俊秀、杨宜音，2013，2014），但其中涉及医患心态的相关题项还较少，多侧重于整体性、多侧面的社会心态调查，无法细致地衡量当下中国医患社会心态的基本情况。在较多涉及中国医患社会心

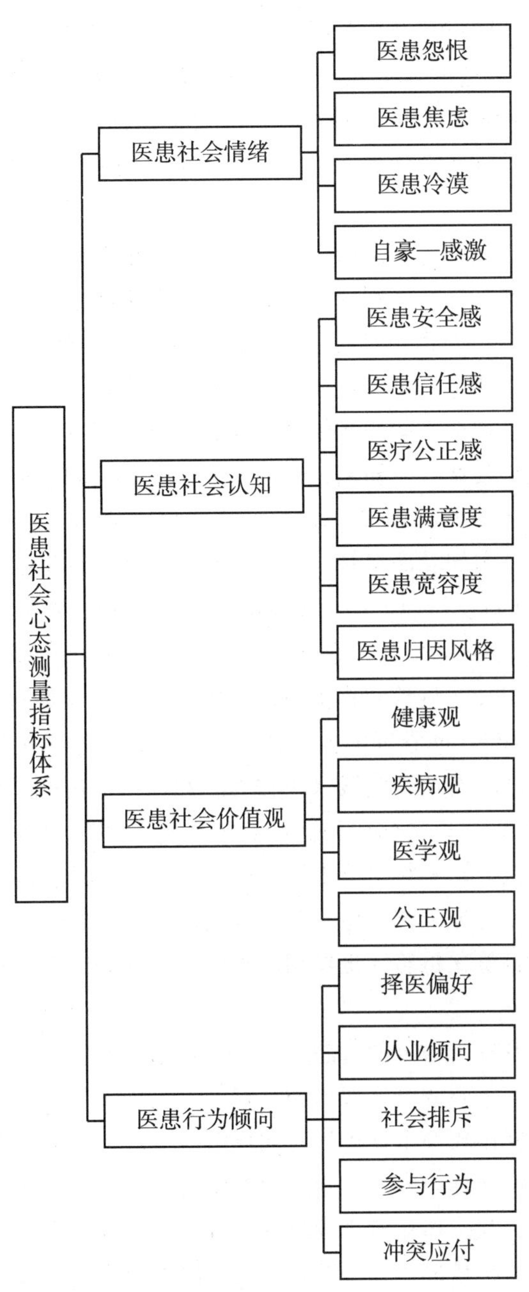

图4-1　医患社会心态测量指标体系构想

态的调查中（吕兆丰、王晓燕，2016），研究者并未对其自行编制的问卷进行细致的信效度检验说明，在测量工具的精细性上还可进一步提高，同时也未明确提出基于“医患社会心态”的概念进行操作化。同时，国外医患心态的研究成果大多集中在医患沟通和医患信任等方面（Hall et al.，2002；Thom et al.，2011；Jördis et al.，2014），这些研究虽提供了一些成型量表，但其内容涉及面较窄，也较少使用“医患社会心态”这种概念化方式。为此，有必要针对当下中国医患社会心态的特征，编制相关问卷和量表，以便更加全面、准确地测量当下中国医患社会心态。

作为整体社会心态的一个侧面，医患社会心态的测量与普通的社会心态测量除了在测量的侧重点上存在区别外，其测量方式并无实质性区别。基于此，吕小康和张慧娟（2017）已对医患社会心态测量的路径、维度与指标提出初步设想，并建立了以医患社会情绪、医患社会认知、医患社会价值观和医患行为倾向四项作为二级指标的医患社会心态测量体系。在此基础上，有必要进一步细化各二级指标下的题项，进行预调查、初测、修改到再测定稿的问卷编制过程。

作为一个大型社会调查问卷，其编制原理与追求小而精的量表存在诸多不同。中国医患社会心态问卷的编制，充分借鉴中国社会科学院调查与信息中心的“中国社会状况综合调查”（Chinese Social Survey，CSS）问卷、中国人民大学中国调查与数据中心的中国综合社会调查（Chinese General Social Survey，CGSS）问卷、北京大学中国社会科学调查中心的中国家庭动态跟踪调查（Chinese Family Panel Studies，CFPS）问卷等国内知名的社会调查问卷的编制经验，参考杨宜音、王俊秀等的社会心态调查实践（王俊秀，2014；王俊秀、杨宜音，2014，王俊秀、杨宜音，2015），以指标建构法组建模块化的测量内容，通过各二级指标下的分问卷编制与组合，最终形成中国医患社会心态的总体问卷。在总问卷的效度检验上，通过专家论证的方式鉴定其内容效度；在分问卷的效度检验上，对符合条件的分问卷进行量化检验并提供相应指标，部分分问卷中的细分问卷可视为量表加以应用。

同时，考虑到患方与医方的心态并不完全相同，问卷分患方问卷和医方问卷两个版本。两个版本之间的维度架构完全相同，绝大多数题项相同，仅在部分题项上存在差别，以便比较两个群体针对同样情景下的社会心态，同时又可分别针对其群体特征调查特异性内容。其中，问卷中的患方指前往医疗机构求诊的患者及其亲属或代理人，其操作化定义为近6个月里，本人曾有过去医院门诊部或住院部看病、带自己的小孩或亲人去医院看病、因为家人或朋友生病住院而入院陪护的经历的成年（18周岁以上）个体，同时排除适用于医方问卷的医务工作者和未完成学制的全日制大、中学生被试。之所以排除全日制学生，是因为通常来说学生的初级就诊单位为校医院，其所患疾病较少且症状较轻，并不能反映出典型的医患社会心态。

问卷中的医方是指在医疗机构工作的所有相关人员，其操作化定义为近6个月内一直在具有《医疗机构执业许可证》的医疗机构工作（包括兼职和实习），符合我国《医疗机构从业人员行为规范》所定义的医疗机构从业人员，包括医师、护士、药学技术人员、医技人员、管理人员和其他相关人员等。其中，医疗机构具体包括如下类型：（1）综合医院、中医医院、中西医结合医院、民族医院、专科医院、康复医院；（2）妇幼保健院；（3）中心卫生院、乡（镇）卫生院、街道卫生院；（4）疗养院；（5）综合门诊部、专科门诊部、中医门诊部、中西医结合门诊部、民族医门诊部；（6）诊所、中医诊所、民族医诊所、卫生所、医务室、卫生保健所、卫生站；（7）村卫生室（所）；（8）急救中心、急救站；（9）临床检验中心；（10）专科疾病防治院、专科疾病防治所、专科疾病防治站；（11）护理院、护理站；（12）其他诊疗机构。

（二）编制过程

在总体流程上，首先编制患方问卷，在患方问卷通过初测删改后，再以此为基础修改编制医方问卷。

在吕小康和张慧娟（2017）确立的医患社会心态指标体系的框架指导下，患方问卷的编制分为以下四个步骤。

第一步，预调查。在共同梳理和阅读国内外有关社会心态以及医患关系的研究文献的基础上，课题组挑选10名具有硕士研究生以上学历的、心理学和社会学专业背景的项目组成员，在各自家乡（包括天津、北京、上海、杭州、西安、贵州等地）调查了共100名过去6个月有就医经历的患者及其家属（平均每位项目成员调查10名），围绕着医生、患者、医患关系、就医经验、看诊经历等方面内容展开半结构式访谈，了解其心中关于医患社会心态的最直接体验。同时，以天津市和北京市共6家医院（3家三级甲等医院、2家三级乙等医院、1家二级医院）的25名医务工作者（其中医师10名，护师7名，医政管理人员8名，岗位级别覆盖初级、中级、副高和高级职称）、1家医患冲突调节机构的3位具有律师执照的医患冲突调节员，以及天津市卫生与计划生育委员会的5名管理人员作为预调查对象，同样围绕患方预调查中的相关内容进行5次联合专家座谈研讨会。全部预调查的时间为2015年12月~2016年5月。

通过对预调查内容的整理分析，参照国内外医患关系相关的测量工具（苗京楠等，2016；高楚蒙等，2016；汪新建、王丛、吕小康，2016；吕兆丰、王晓燕，2016；Mikesell，2013；Paternotte，van Dulmen，van der Lee，Scherpbier and Scheele，2015），初步形成了医患社会心态问卷（患方问卷）。该问卷主要分为5个部分，含作为主体的4个分问卷和1个个人信息问卷。各部分分问卷构念、指标及计分方式如下。

（1）医患社会情绪分问卷，主要通过对14个情绪词（初测问卷为10个，正式问卷增加至14个）的选择和程度判定来体现被试的医患社会心态，要求被试从中选出感受最强烈的3个情绪词加以评定。感受程度的强烈采用1～10的10点计分制，数值越大，感受越强烈。14个情绪词为：怨恨、感激、悲伤、乐观、冷漠、友善、焦虑、平静、愤怒、厌恶、嫉妒、恐惧、惊讶、快乐。愤怒、恐惧、惊讶、快乐、嫉妒和悲伤这6种为基本情绪（Levenson，Ekman and Friesen，1990；Ekman，Hager and Friesen，2010），其余为社会情绪。其中，感激、乐观、友善、快乐被视为正性情绪词；怨恨、悲伤、冷漠、焦虑、愤怒、厌恶、嫉妒为负性情绪词；平静和惊讶为中性情绪词（Ekman and Davidson，1994）。

（2）医患社会认知分问卷，包括医患安全感、医患信任感、医患公正感、医患满意度、医患宽容度和医患归因风格这6个二级测量指标。采用“非常不同意（或非常不满意）”到“非常同意（或非常满意）”5点计分。

（3）医患社会价值观分问卷，包括健康观、疾病观、医学观和公正观这4个二级测量指标。采用“非常不同意（或非常不重要）”到“非常同意（或非常重要）”5点计分。

（4）医患行为倾向分问卷，包括择医偏好、从业倾向、社会排斥、参与行为、冲突应付这5个二级指标。从业倾向和社会排斥部分题目采用“非常不愿意”到“非常愿意”5点计分，择医偏好、参与行为和冲突应付部分采用多项选择题的形式。

（5）个人信息问卷，患方问卷包括个人收入、主客观阶层、就医习惯等内容，医方问卷包括个人职务类型、收入、主客观阶层、工作强度等内容。此外，对在医院现场正在进行或刚完成医疗行为的患者进行调研的问卷，单独增设有关挂号科室、医院等级等内容，由调查员在调研时完成填写。

第二步，对初步形成的医患社会心态问卷（患方问卷）进行初步的检查和预测。首先，研究者根据自己的就医经验做出初步筛选，经由项目组讨论并使用便利样本进行小范围试测获得反馈意见，其次展开专家意见会，对项目进行删除、修改或补充，最后保留4个分问卷合计154个项目（包括主体问卷145个项目及9个补充项目），个人信息问卷27个项目，将项目重新排序形成预测问卷。

第三步，在2017年4月和5月，由经过培训的学生调查员在全国各地采用方便取样的方式，对505名被试进行初测，实际收回有效问卷449份。利用SPSS25.0软件对初测数据进行预处理，并进行项目分析及探索性因素分析。采用主成分分析法，进行斜交旋转后，删除因素负荷小于0.30及双因素负荷的项目后保留145个项目（包括主体问卷136个项目及9个补充项目），个人信息问卷的27个项目继续保留。初测分析的结果见下文。

第四步，对保留的145个项目，重新召开专家座谈会，对初测结果进行讨论，并对初测过程中被试反映的问题进行汇总，对部分存在歧义的项目重新进行字句修订并对个人信息问卷的27个项目做进一步的修改。

第五步，进行医方问卷的编制和患方问卷的文字校正。由于医方问卷与患方问卷的结构维度和基本项目相同，只涉及部分项目的增删，故并未展开大规模的初测。在2017年1~4月，先后在天津、北京、上海、哈尔滨、深圳、杭州、贵州等地对38位医务工作者（包括医生、护士、技师、医务行政管理人员）进行面对面的问卷填写与访谈，于2017年5~6月对访谈结果进行汇总整理，对新增加的医方项目进行修订，同时根据其意见对原患方问卷部分题项的陈述做进一步修改。2017年7月初，正式确定患方问卷与医方问卷的所有项目，其中患方问卷共183题，包括主体问卷项目145个，个人信息问卷项目8个；医方问卷共173题，包括主体问卷项目140个，个人信息问卷项目33个。（详见附录3、附录4）

（三）信度与效度检验

1. 样本说明

在患方卷预测试的505名被试中，共收回有效问卷449份。其中男性179人，占39.9%，女性279人，占60.1%。30岁以下的人占14.9%，30~40岁的人占23%，40~50岁的人占47%，50~60岁的人占12%，60岁以上的人占3.1%。

预测试修改完成后的正式患方问卷，在全国范围内推广施测之前先发放600份问卷，进一步验证其信效度，有效回收507份，基于此进行验证性因素分析。其中男性272人，占53.6%；女性235人，占46.4%。60岁以上的有12人，占2.4%，50~60岁的有28人，占5.5%，40~50岁的有152人，占30.0%，30~40岁的有63人，占12.4%；30岁以下的有252人，占49.7%。

医方问卷在天津、贵州、北京、哈尔滨、上海、宁波6市发放问卷330份，有效回收312份，基于此进行验证性因素分析。其中男性78人，占25.0%；女性234人，占75.0%。60岁以上占0.3%，50~60岁的人占3.8%，40~50的人占13.1%，30~40岁的人占37.8%，30岁以下的人占50.0%。

在医患双方问卷中，社会情绪分问卷只要求被试选择三个情绪词并进行打分，不进行因素分析。只对社会认知、社会价值观和社会行为倾向三个分问卷进行因素分析，以验证其结构效度。

统计分析过程使用SPSS25.0软件和AMOS4.0软件进行。

2. 信度检验

同质性信度检验使用的样本与效度检验的样本相同，两周后重测信度只针对同质性信度检验中的部分被试收集数据。

（1）同质性系数。

中国医患社会心态问卷（患方问卷）初测和正式施测的同质性信度（即 α 系数）的检验结果如表 4－18 所示，结果显示中国医患社会心态患方问卷及各分问卷 α 系数均在 0.75 以上，说明中国医患社会心态患方问卷的内部一致性较好、稳定性良好。

表 4－18　　　　中国医患社会心态问卷的信度检测

维度	患方卷初测信度（$n=449$）	患方卷正式施测信度（$n=507$）	医方卷正式施测信度（$n=312$）
医患社会心态问卷	0.903	0.911	0.932
医患社会情绪	0.801	0.821	0.831
医患社会认知	0.887	0.832	0.835
医患社会价值观	0.778	0.757	0.768
医患行为倾向	0.868	0.898	0.930

（2）重测信度。

确定患方问卷和医方问卷后，分别于 2017 年 8 月（患方问卷）和 11 月（医方问卷），在第一次正式施测时即各自邀请 150 位被试间隔两周后进行重测。由于医患社会心态总处于变动过程中，较长的时间间隔可能造成医患群体的心态波动，故选择两周作为测量间隔，实际重测完成时间为 14～16 天。其中，患方问卷第一次正式测试要求被试近 6 个月内有过就医或陪同就医经历，两周重测时排除两次测试之间有就医或陪同就医经历的被试，以确保其回答不受此期间的就医经历影响，以尽可能地还原前一次测量时的情境。医方问卷要求两周重测期间未出现新增的医疗纠纷事件和重大医疗事故。按以上标准，结合实际回答情况筛选有效重测问卷，患者问卷有效回收 128 份，医方问卷有效回收 134 份。以此为基础计算两周后重测信度。

对两周前后施测结果的数据分析显示，患方问卷的整体重测信度为 0.721，医方问卷的整体重测信度为 0.734。各分问卷的重测信度如表 4－19 所示。

表 4－19　　　　中国医患社会心态问卷两周重测信度

总问卷	医患社会情绪分问卷	医患社会认知分问卷	医患社会价值观分问卷	医患社会行为倾向分问卷
患方卷	0.732	0.684	0.632	0.692
医方卷	0.759	0.692	0.641	0.715

从表 4－19 来看，医患社会心态总问卷和各分问卷重测信度系数均在 0.60 以上，说明中国医患社会心态患方卷问卷的内部一致性较好，稳定性良好。医方问卷在各分问卷上的重测信度都稍高一些。

3. 效度检验

采用专家评定法和因素分析法，以定性与定量相结合的方式对问卷进行效度检验。对初测数据和正式施测数据分别进行一次探索性因素分析，以比较问卷修订的结果及前后一致性。另对正式施测数据进行验证性因素分析以验证问卷结构。

（1）专家评定。

聘请 7 位专家，其中 2 位主任医师、1 位护士长、2 位医院行政管理人员、1 位心理学教授、1 位社会学教授，对正式施测问卷的整体结构和具体条目进行 4 点打分（1－非常不合适；2－比较不合适；3－基本合适；4－非常合适），并将评定结果填写《问卷效度专家评价表》。一共进行了两轮评定，结合评价表上的数据，在计算时将“非常不合适”和“比较不合适”都赋值为 0，将“基本合适”和“非常合适”赋值为 1，最终得出患方卷专家效度值为 0.67，医方卷专家效度值为 0.72；患方问卷肯德尔和谐系数为 0.73，医方问卷肯德尔和谐系数为 0.75。以上数值说明专家评定效度处在较好水平。

（2）区分效度。

在进行因素分析前，首先对各分问卷之间的相关性进行分析。从表 4－20 可以看出，医患社会心态（患方卷和医方卷）各一级因素之间的相关性为中等偏低的水平，说明因素之间具有一定的独立性，符合因素分析的基本原理。

表 4－20　　中国医患社会心态四个一级因素的相关矩阵

维度	医患社会情绪		医患社会认知		医患社会价值观	
	患方	医方	患方	医方	患方	医方
医患社会认知	0.151	0.141				
医患社会价值观	0.165	0.154	0.438	0.406		
医患行为倾向	0.147	0.142	0.145	0.010	0.228	－0.870

（3）探索性因素分析。

对中国医患社会心态患方卷的 3 个分问卷分别进行探索性因素分析（初测 $n=449$，正式施测 $n=507$）并对问卷的建构效度进行分析，获得各分问卷的因素分析结果，结果如表 4－21、表 4－22、表 4－23 所示。各分量表的结构跟理论构想及初测结果一致。

表 4-21　医患社会认知分问卷因素初测与正式施测分析结果（患方问卷）

医患社会认知因素	初测（$n=449$）			正式施测（$n=507$）		
	题项数（个）	因子负荷值	方差贡献率（%）	题项数（个）	因子负荷值	方差贡献率（%）
医患满意度	28	0.484　0.736	18.182	26	0.491　0.735	19.441
医患归因风格	12	0.474　0.506	6.274	12	0.447　0.737	7.494
医患安全感	12	0.469　0.817	5.965	12	0.302　0.817	4.535
医患宽容感	12	0.309　0.764	4.537	12	0.413　0.734	3.826
医患信任感	6	0.363　0.724	3.911	6	0.404　0.672	3.330
医患公正感	8	0.529　0.741	1.994	7	0.303　0.594	3.024
总计	78	0.309　0.817	40.863	75	0.302　0.817	41.650

由表 4-21 可见，对医患社会认知这个一级因素再进行因素分析，预测验时参与因素分析的是 78 个项目，主成分因素分析、斜交旋转后抽取出 6 个因素，能解释总方差的 40.863%。正式测验时参与因素分析的是 75 个项目，删除一些因子负荷值较低的项目，主成分因素分析、斜交旋转后抽取 6 个因素，能解释总方差的 41.650%。第一因素“医患满意度”包括患者对医生、医院、医疗方式、医疗环境的满意与否等问题；第二因素“医患归因风格”包括患者对医患信任水平的影响因素的判断等问题；第三因素“医患安全感”包括患者对医疗方式、收费模式的担心程度等问题；第四因素“医患宽容感”包括患者对医生、医疗局限性的体谅程度等问题；第五因素“医患信任感”包括患者对医生、医疗水平等问题的信任程度；第六因素“医疗公正感”包括患者判断金钱权利对医疗服务的影响程度等问题。

表 4-22　医患社会价值观分问卷初测与正式施测分析结果（患方问卷）

医患社会价值观因素	初测（$n=449$）			正式施测（$n=507$）		
	题项数（个）	因子负荷值	方差贡献率（%）	题项数（个）	因子负荷值	方差贡献率（%）
健康观	9	0.803　0.888	28.181	7	0.855　0.942	29.027
公正观	8	0.665　0.809	7.610	8	0.456　0.895	7.962
医学观	8	0.353　0.538	6.905	8	0.436　0.653	6.621
疾病观	7	0.462　0.739	4.670	7	0.318　0.563	4.526
总计	32	0.353　0.888	47.366	30	0.318　0.942	48.136

由表 4 - 22 可见，对医患社会价值观这个一级因素再进行因素分析，预测验时参与因素分析的是 32 个项目，主成分因素分析、斜交旋转后抽取出 4 个因素，能解释总方差的 47.366%。正式测验时参与因素分析的是 30 个项目，删除一些因子负荷值较低的项目，主成分因素分析、斜交旋转后抽取 4 个因素，能解释总方差的 48.136%。第一因素“健康观”包括患者对“健康”这一概念的看法等问题；第二因素“公正观”包括患者对医患双方的地位、权利和义务的判断等问题；第三因素“医学观”包括患者对“医学”这一学科的看法等问题；第四因素“疾病观”包括患者对疾病养生等问题的价值取向。

表 4 - 23　医患行为倾向分问卷初测与正式施测分析结果（患方问卷）

医患行为倾向因素	初测（$n = 449$）			正式施测（$n = 507$）		
	题项数（个）	因子负荷值	方差贡献率（%）	题项数（个）	因子负荷值	方差贡献率（%）
社会排斥	24	0.455　0.827	32.513	24	0.472　0.882	37.662
就业倾向	6	0.349　0.637	10.068	3	0.472　0.509	11.782
参与行为	3	0.363　0.849	7.779	3	0.502　0.633	8.642
总计	33	0.312　0.852	50.360	30	0.472　0.882	58.085

由表 4 - 23 可见，对医患行为倾向这个一级因素再进行因素分析，预测验时参与因素分析的是 33 个项目，主成分因素分析、斜交旋转后抽取出 3 个因素，能解释总方差的 50.360%。正式测验时参与因素分析的是 30 个项目，删除一些因子负荷值较低的项目，主成分因素分析、斜交旋转后抽取 3 个因素，能解释总方差的 58.085%。第一因素“社会排斥”包括患者对某些特定的疾病的排斥程度等问题；第二因素“就业倾向”包括患者对未来从事医疗事业的意愿程度等问题；第三因素“参与行为”包括患者对一些医疗活动的参与程度等问题。

对中国医患社会心态医方卷问卷的 3 个分问卷分别进行探索性因素分析（初测 $n = 306$，正式施测 $n = 312$），对问卷的建构效度进行分析，获得各分问卷的因素分析结果，结果如表 4 - 24、表 4 - 25、表 4 - 26 所示。各分量表的结构跟理论构想及初测结果一致。

表 4-24　　医患社会认知分问卷的因素分析（医方问卷）

医患社会认知因素	初测（n = 306）			正式施测（n = 312）		
	题项数（个）	因子负荷值	方差贡献率（%）	题项数（个）	因子负荷值	方差贡献率（%）
医患满意度	28	0.542　0.829	19.114	17	0.368　0.835	20.956
医患公正感	12	0.306　0.762	10.659	7	0.401　0.699	13.208
医患安全感	12	0.431　0.748	7.526	16	0.377　0.826	7.471
医患归因风格	12	0.499　0.816	5.963	12	0.561　0.860	5.416
医患宽容度	6	0.427　0.761	3.882	12	0.476　0.755	3.797
医患信任感	8	0.366　0.679	3.401	6	0.403　0.637	2.882
总计	78	0.306　0.829	50.551	70	0.368　0.860	53.730

由表 4-24 可见，对医患社会认知这个一级因素再进行因素分析，预测验时参与因素分析的是 78 个项目，主成分因素分析，斜交旋转后抽取出 6 个因素，能解释总方差的 50.551%。正式测验时参与因素分析的是 70 个项目，删除一些因子负荷值较低的项目，主成分因素分析，斜交旋转后抽取 6 个因素，能解释总方差的 53.730%。第一因素“医患满意度”包括医生对患者、医院、医疗方式、医疗环境的满意与否等问题；第二因素“医疗公正感”包括医生判断金钱权利对医疗服务的影响程度等问题；第三因素“医患安全感”包括医生对患者群体以及自身群体工作环境、医疗政策的感受程度等问题；第四因素“医患归因风格”包括医生对医患信任水平的影响因素的判断等问题；第五因素“医患宽容感”包括医生对患者体谅程度的感知状况等问题；第六因素“医患信任感”包括医生对患者、自身医疗水平、整体医疗水平等问题的信任程度。

表 4-25　　医患社会价值观的因素分析（医方问卷）

医患社会价值观因素	初测（n = 306）			正式施策（n = 312）		
	题项数（个）	因子负荷值	方差贡献率（%）	题项数（个）	因子负荷值	方差贡献率（%）
健康观	9	0.820　0.960	29.545	7	0.778　0.952	32.433
公正观	8	0.481　0.789	11.265	8	0.325　0.787	8.063
医学观	8	0.338　0.608	5.891	8	0.333　0.752	6.671
疾病观	7	0.348　0.689	4.076	7	0.652　0.870	5.592
总计	32	0.338　0.960	50.776	30	0.325　0.952	53.060

由表4－25可见，对医患社会价值观这个一级因素再进行因素分析，预测验时参与因素分析的是32个项目，主成分因素分析，斜交旋转后抽取出4个因素，能解释总方差的50.776%。正式测验时参与因素分析的是30个项目，删除一些因子负荷值较低的项目，主成分因素分析，斜交旋转后抽取4个因素，能解释总方差的53.060%。第一因素“健康观”包括医生对“健康”这一概念的看法等问题；第二因素“公正观”包括医生对医患双方的地位、权利和义务的判断等问题；第三因素“医学观”包括医生对“医学”这一学科的看法等问题；第四因素“疾病观”包括医生对疾病养生等问题的价值取向。

表4－26　医患行为倾向分问卷的因素分析（医方问卷）

医患行为倾向因素	初测（$n=306$）			正式施测（$n=312$）		
	题项数（个）	因子负荷值	方差贡献率（%）	题项数（个）	因子负荷值	方差贡献率（%）
社会排斥	24	0.525　0.831	31.090	24	0.599　0.876	35.519
就业倾向	6	0.474　0.695	11.323	3	0.357　0.797	10.035
参与行为	3	0.411　0.818	9.977	3	0.568　0.723	9.222
总计	33	0.411　0.831	52.390	30	0.357　0.876	54.776

由表4－26可见，对医患行为倾向这个一级因素再进行因素分析，预测验时参与因素分析的是33个项目，主成分因素分析，斜交旋转后抽取出3个因素，能解释总方差的52.390%。正式测验时参与因素分析的是30个项目，删除一些因子负荷值较低的项目，主成分因素分析，斜交旋转后抽取3个因素，能解释总方差的54.776%。第一因素“社会排斥”包括医生对某些特定的疾病的排斥程度等问题；第二因素“就业倾向”包括医生对自身及其子女未来从事医疗事业的意愿程度等问题；第三因素“参与行为”包括医生对一些医疗活动的参与程度等问题。

（4）验证性因素分析。

通过探索性因素分析得到的中国医患社会心态患方卷和医方卷结构的理论模型，可以进一步通过验证性因素分析确定模型与实际数据的拟合程度，从而验证理论模型的正确性。采用AMOS4.0统计软件进行验证性因素分析，患方卷数据来自正式施测的507名被试，医方卷数据来自正式施测的312名被试。

根据探索性因素分析的结果，中国医患社会心态问卷（患方问卷）（总模型）设置了3个潜变量，每个潜变量分别对应75个、30个、30个观测变量；医患社会认知模型（模型一）设置了6个潜变量，每个潜变量分别对应26个、

12个、12个、12个、6个、7个观测变量；医患社会价值观模型（模型二）设置了4个潜变量，每个潜变量分别对应7个、8个、7个、8个观测变量；医患行为倾向模型（模型三）设置了3个潜变量，每个潜变量分别对应了24个、3个、3个观测变量。据此构成样本的相关矩阵，作为AMOS4.0模型检验的基础。

根据探索性因素分析的结果，中国医患社会心态问卷（医方问卷）（总模型）设置了3个潜变量，每个潜变量分别对应70个、30个、30个观测变量；医患社会认知模型（模型一）设置了6个潜变量，每个潜变量分别对应16个、6个、7个、17个、12个、12个观测变量；医患社会价值观模型（模型二）设置了4个潜变量，每个潜变量分别对应7个、8个、8个、7个观测变量；医患行为倾向模型（模型三）设置了3个潜变量，每个潜变量分别对应了24个、3个、3个观测变量。据此构成样本的相关矩阵，作为AMOS4.0模型检验的基础。

从表4-27看，除了医患行为倾向，其他两个模型和总模型的χ^2/df均小于5，总模型和其他三个模型的五个拟合指数在0.275~0.917之间，RMSEA值在0.061~0.208之间。如果作为量表，这些指标的值并不完全理想，尤其是医患行为倾向部分的χ^2/df值明显偏大，因此很难作为严格的量表来看待，而只宜作为普通的问卷题项。

表4-27　中国医患社会心态三个模型的拟合指标

模型	问卷	χ^2	df	χ^2/df	GFI	AGFI	NFI	TLI	CFI	RMSEA
总模型	患方卷	16 671.595	6 101	2.733	0.478	0.459	0.373	0.471	0.481	0.065
	医方卷	20 613.243	5 667	3.637	0.302	0.275	0.296	0.352	0.364	0.092
医患社会认知	患方卷	6 962.636	2 679	2.600	0.653	0.631	0.552	0.653	0.665	0.062
	医方卷	8 620.906	2 330	3.700	0.447	0.410	0.502	0.563	0.578	0.093
医患社会价值观	患方卷	1 160.696	398	1.667	0.851	0.826	0.829	0.869	0.880	0.061
	医方卷	1 489.681	428	3.481	0.745	0.704	0.752	0.792	0.808	0.089
医患行为倾向	患方卷	169.181	8	19.817	0.917	0.781	0.775	0.600	0.781	0.193
	医方卷	173.818	12	14.485	0.866	0.688	0.748	0.577	0.758	0.208

4. 讨论与结论

作为社会心态的一种，医患社会心态毫无疑问具有和社会心态一样的心理结构。但是医患社会心态发生在医患互动情境中，这一特殊的发生情境又决定了医患社会心态具有不同于一般社会心态的特殊心理结构。医患社会心态问卷包含医患社会情绪、医患社会认知、医患社会价值观、医患行为倾向四个一级因素和若干二级因素。从预测问卷的初步形成到预测验的信、效度检验再到正式问卷的确立，本问卷以自上而下的指标建构方式建立测量工作，并运用心理测量学中常用的信、效度检验方法进行检验，其相关结果总体上符合测量学的基本要求。

其中，由于医患社会情绪测量方式的特殊性，对这一部分题项采用了定性与定量相结合的信、效度检验方式。另外，在行为倾向部分的一些项目由于题项内容的特殊性，并没有列入信、效度检验中。问卷总体具有较满意的信度和效度，可在中国大陆地区单独或组合使用。各分问卷基本符合心理测量学各项指标的要求，其中社会认知部分的分问卷可作为准量表使用，后续研究可进一步分析其内在维度与信、效度，以提供更为准确的检验结果。但是，医患社会行为倾向分问卷中的多数题目只宜作为普通问卷题项看待，目前尚不能成为标准化的量表。此外，由于问卷篇幅较长，实际施测中很容易造成被调查者的疲劳，从而导致回答质量下降，这就要求调查有强有力的质量监控过程，建议采用一对一、或一（调查员）对多（被调查者）的小组填答方式，以提升填答质量。

目前在国内还较少见到大型医患关系社会调查的标准化问卷，即便有一些问卷已经测量了与本问卷相似的医患社会心态内容，但也未能提供与本问卷类似的详尽编制流程与信、效度检验结果。因此，应用本问卷可在一定程度上提高医患社会心态与医患关系测量的标准化水平。当然，与严格的量表相比，总问卷在效度指标和因素分析结果上还有待进一步提升。期望在今后的实践中进一步完善量表化的工作，使整体问卷成为若干量表的组合，从而提高问卷的科学性、标准性和实用性。后续工作还包括将医患社会心态问卷（患方问卷）译成藏语、维吾尔语、哈萨克语等版本，为进一步在少数民族地区的推广应用做准备。

三、医患社会心态问卷的测量学特征

（一）医患社会心态问卷分问卷的信效度检验

在已有社会心态研究（杨宜音，2006；马广海，2008；王俊秀，2014）的基础上，吕小康和朱振达（2016）将医患社会心态定义为一定时期内社会中多数成员或较大比例的社会成员所普遍共享的关于医患关系的基本认知、情绪情感、态度立场和价值观念，并将其划分为医患社会情绪、医患社会认知、医患社会价值观和医患社会行为倾向四大维度（吕小康、张慧娟，2018），并基于此建构了医患社会心态问卷包含医方卷和患方卷两个版本。在之前，该问卷内容结构的四个维度及其二级指标已进行初步的信效度检验，结果显示医方问卷和患方问卷都具有良好的信效度，也得到了相关专家的认可（吕小康等，2019）。但鉴于初步验证中的数据量过小、代表性不强等原因，目前对于医患社会心态问卷的检验还不充分，各维度下分设的二级指标仍然包含较多题目。该问卷设计之初希望能够支持不同分问卷单独或组合使用，因此在进行更广泛的使用之前，还应对医患社会心态问卷医患两个版本的分问卷包含的二级指标内容进行进一步的信效度检验，以达到该问卷更为灵活使用的目的。

1. 研究方法

（1）研究思路。

中国医患社会心态问卷分为医方版本和患方版本，两版本结构一致，都是下设四个分维度，分维度下包含数个二级指标，主要包括医患社会情绪分问卷、医患社会认知分问卷、医患社会价值观分问卷和医患行为倾向分问卷。医患社会认知分问卷包含医患安全感、医患信任感、医患公正感、医患满意度、医患宽容度和医患归因风格这6个二级测量指标；医患社会价值观包括健康观、疾病观、医学观和公正观这4个二级测量指标。

医方和患方的医患社会心态问卷结构基本相同，但由于针对的群体不同，细节上存在一定差异。具体来讲差异主要表现在两个方面，首先，考虑到医方群体在患病情况下会同时经历医生和患者身份，因此医患安全感分问卷的医方版相较于患方版，增加了针对医务工作者作为患者时的医患安全感题目，用于和患方结果进行对比；此外，医患满意度方面，患方满意度分问卷包含两个部分，第一部分内容与医方满意度分问卷一致，都是关于就医环境等内容的满意度评价，第二部分内容是关于对接触到的医生、护士等医务人员的满意度评价，该评价量表在医方版中是没有的。除了以上提到的差异之外，医患社会心态两个版本的问卷是一致的，其中社会情绪分问卷只要求被试选择三个情绪词并进行打分，不需要进行因素分析，社会行为倾向分问卷的二级指标主要通过情景测试和单项或多项选择题目进行测量，在之前的研究中发现该分问卷不适合作为量表使用，所以未做进一步的因子分析（吕小康等，2019）。

最终，本书对医患社会认知和医患社会价值观两个分问卷涉及的二级指标进行因素分析，验证其结构效度，方便其在以后的研究当中可以作为独立的量表进行测量使用。

（2）被试。

本书使用中国医患社会心态问卷在全国范围内进行施测，面向医生和患者两个群体。数据验证采用收集到的患方数据 2 909 份，医方数据 1 555 份。将收集到的两个群体的数据进行随机分半，患方 1 454 份数据用于探索性因素分析，1 455 份数据用于验证性因素分析；医方 777 份数据用于探索性因素分析，778 份数据用于验证性因素分析。被试的基本情况如表 4－28 所示。

表4-28　医患群体探索性因素分析和验证性因素分析样本基本情况

项目	分类		医方		患方	
			n（M）	%（SD）	n（M）	%（SD）
探索性因素分析	性别	男	252	32	670	46
		女	525	68	784	54
	受教育程度	初中及以下	0	0	97	7
		高中或中专	2	0	171	12
		大专	32	4	246	17
		本科	480	62	840	58
		研究生及以上	263	34	100	7
	户口类型	农业户口	—	—	566	39
		非农户口	—	—	883	61
	婚姻状况	未婚	214	27	355	25
		已婚	550	71	1 053	72
		离异	13	2	31	2
		丧偶	0	0	15	1
	医疗机构等级	三级医院	506	65	—	—
		二级医院	208	27	—	—
		一级医院	35	5	—	—
		缺失值	28	3	—	—
	年龄		29.39	13.79	36.18	11.13
验证性因素分析	性别	男	222	29	698	48
		女	556	71	757	52
	受教育程度	初中及以下	0	0	91	6
		高中或中专	1	0	120	8
		大专	13	2	233	16
		本科	508	65	905	62
		研究生及以上	216	33	106	8
	户口类型	农业户口	—	—	546	38
		非农户口	—	—	909	62

续表

项目	分类		医方		患方	
			n (M)	% (SD)	n (M)	% (SD)
验证性因素分析	婚姻状况	未婚	187	24	372	25
		已婚	564	73	1 045	72
		离异	22	3	28	2
		丧偶	1	0	10	1
	医疗机构等级	三级医院	607	78	—	—
		二级医院	108	14	—	—
		一级医院	38	5	—	—
		缺失值	25	3	—	—
	年龄		29.19	13.42	35.82	10.75

（3）数据处理。

本书使用 R 软件的 psych 和 lavaan 包对数据进行整理和探索性因素分析，使用 Amos17.0 软件对数据进行验证性因素分析。

2. 结果与分析

（1）探索性因素分析可行性检验。

对医方和患方两个版本的医患社会认知下 6 个二级指标问卷和医患社会价值观下 4 个二级指标问卷进行探索性因素分析的可行性检验，结果如表 4-29 所示。根据探索性因素分析可行性检验结果可以发现，医患公正感和医学观的医方及患方版、医患信任感的医方版和疾病观的患方版 Bartlett 球形检验结果显著，但是 KMO 值在 0.7 以下，不适合进行进一步的因素分析。其他分问卷则通过了 Bartlett 球形检验，且 KMO 值在 0.7 以上，可以进行探索性因素分析。

表 4-29　因素分析可行性检验结果

分问卷		医方		患方	
		Bartlett 球形检验	KMO	Bartlett 球形检验	KMO
医患社会认知	医患安全感	7 865.591***	0.855	6 949.778***	0.801
	医患信任感	2 286.915***	0.674	3 600.756***	0.747
	医患公正感	1 763.079***	0.638	3 547.710***	0.665
	医患满意度 1	7 957.317***	0.909	18 796.450***	0.946
	医患满意度 2	—	—	4 773.890***	0.892

续表

分问卷		医方		患方	
		Bartlett 球形检验	KMO	Bartlett 球形检验	KMO
医患社会认知	医患宽容度	3 521.437***	0.814	5 110.822***	0.790
	医患归因风格	7 329.446***	0.902	11 112.520***	0.921
医患社会价值观	健康观	5 343.428***	0.920	7 809.880***	0.903
	疾病观	1 620.267***	0.717	2 232.781***	0.655
	医学观	1 068.932***	0.653	1 540.362***	0.625
	公正观	1 874.957***	0.821	3 731.258***	0.848

注：*** 表示 $p<0.001$。

（2）探索性因素分析。

运用主成分分析法，采用方差极大斜交旋转对各个分问卷进行探索性因素分析。在特征根大于1，共同度大于0.3，因素载荷值不低于0.4且每个因素下题目不少于三个的情况下，判断抽取几个因素是合理的。根据以上筛选条件，本书发现公正观的医方、患方两个版本的问卷和医患信任感的患方版问卷抽取因子后因子下包含的题目不足三个，不满足抽取因素的条件，因此没有对其进行进一步的分析。

最终，进行探索性因素分析的分问卷包括医患安全感、医患满意度1、医患宽容度、医患归因风格和健康观的两个版本、医患满意度2的患方版和疾病观的医方版本。

第一，医患安全感分问卷。

医患安全感分问卷包括医方和患方两个版本，两个版本题目存在差异，分别进行分析。

医方版医患安全感分问卷删除了共同度低于0.3和因素载荷不足0.4的3个题目，剩余题目12个，提取两个因素，其中因素1包含题目8个，解释方差0.398；因素2包含题目4个，解释方差0.245，累计方差解释率0.643。

因素1包含的题目主要是关于医务工作者作为患者就医时候的安全感体验题目，命名为医方就医安全感；因素2包含的题目是关于医务工作者自身安全感体验的内容，命名为医方行医安全感，如表4－30所示。

表4－30　医患社会心态问卷医患安全感分问卷因素项目及载荷（医方）

项目	医方就医安全感	医方行医安全感
db103	0.682	
db104	0.623	

续表

项目	医方就医安全感	医方行医安全感
db106	0.869	
db107	0.696	
db108	0.902	
db109	0.764	
db110	0.879	
db111	0.711	
db112		0.795
db113		0.863
db114		0.822
db115		0.879

患方版医患安全感分问卷删除了共同度低于0.3和因素载荷不足0.4的题目3个，剩余题目9个，提取两个因素，其中因素1包含题目5个，解释方差0.266；因素2包含题目4个，解释方差0.228，累计方差解释率0.494。

因素1包含的题目主要是关于患者对医务工作者面临的不安全因素的评价题目，命名为患方评价医方安全感；因素2包含的题目是关于患者就医过程中的安全感体验的内容，命名为患方就医安全感，如表4-31所示。

表4-31　医患社会心态问卷医患安全感分问卷因素项目及载荷（患方）

项目	患方评价医方安全感	患方就医安全感
pb102	0.476	
pb108	0.556	
pb109	0.745	
pb110	0.679	
pb112	0.764	
pb101		0.482
pb105		0.866
pb106		0.912
pb107		0.836

第二，医患满意度分问卷。

医患满意度分问卷包括两个部分，医患满意度1有医患两个版本，医患满意度2仅有患方版本。先对医患满意度1分问卷的医患版本分别进行探索性因素分析，提取的因素在医患间存在差别，适用于不同群体，分别进行分析。

医方版医患满意度1分问卷删除了不符合抽取条件的题目3个，剩余题目16个。其中因素1包含题目9个，方差解释量0.243；因素2包含题目4个，方差解释量0.147；因素3包含题目3个，方差解释量0.142，三个因素总方差解释量0.532。

因素1包含的题目是关于医院环境、药品种类、治疗收费等内容，反映了医疗环境的软硬件设施情况，命名为医方医疗环境满意度；因素2包括对医患沟通时间、态度等内容的题目，命名为医方医疗服务满意度；因素3包括医疗信息的发布、个人信息的保护等内容，命名为医方医疗信息满意度，如表4－32所示。

表4－32　医患社会心态问卷医患满意度1分问卷因素项目及载荷（医方）

项目	医方医疗环境满意度	医方医疗服务满意度	医方医疗信息满意度
db405	0.588		
db406	0.591		
db407	0.814		
db408	0.536		
db409	0.552		
db410	0.829		
db411	0.658		
db412	0.692		
db414	0.542		
db401		0.632	
db402		0.608	
db403		0.818	
db404		0.883	
db415			0.902
db416			0.938
db417			0.737

患方版医患满意度1分问卷没有不符合抽取条件的题目，共保留题目19个。其中因素1包含题目13个，方差解释量0.297；因素2包含题目3个，方差解释量0.112；因素3包含题目3个，方差解释量0.100，三个因素总方差解释量0.509。

因素1包含的题目是关于医疗环境、医疗服务的内容的题目，命名为患方医疗服务满意度；因素2包括对医疗药品、医疗项目的收费情况的题目，命名为患方医疗费用满意度；因素3反映与医疗保险有关的内容，命名为患方医疗保险满意度，如表4-33所示。

表4-33 医患社会心态问卷医患满意度1分问卷因素项目及载荷（患方）

项目	患方医疗服务满意度	患方医疗费用满意度	患方医疗保险满意度
pb401	0.739		
pb402	0.579		
pb403	0.772		
pb404	0.868		
pb405	0.778		
pb406	0.459		
pb407	0.498		
pb409	0.580		
pb412	0.659		
pb413	0.687		
pb414	0.680		
pb415	0.601		
pb416	0.503		
pb408		0.713	
pb410		0.871	
pb411		0.763	
pb417			0.875
pb418			0.824
pb419			0.575

医患满意度2分问卷仅针对患方群体，没有不符合抽取条件的题目，共保留题目7个。其中因素1包含题目4个，方差解释量0.298；因素2包含题目3个，方差解释量0.249，两个因素总方差解释量0.546。

因素1包含的题目是对于与患者直接接触的医护人员的满意度评价，命名为患方医护人员满意度；因素2是对与患者没有直接的接触，但在就医过程中会给患者提供一定服务的医务技术和行政人员的满意度的评价，命名为患方医技人员满意度，如表4-34所示。

表 4-34　医患社会心态问卷医患满意度 2 分问卷因素项目及载荷（患方）

项目	患方医护人员满意度	患方医技人员满意度
pb421	0.720	
pb422	0.821	
pb423	0.708	
pb424	0.618	
pb425		0.716
pb426		0.803
pb427		0.748

第三，医患宽容分问卷。

医患宽容分问卷包括医方和患方两个版本，分别进行分析。

医方版医患宽容分问卷没有不符合抽取条件的题目，共包含题目 12 个。其中因素 1 包含题目 6 个，方差解释量 0.205；因素 2 包含题目 3 个，方差解释量 0.146；因素 3 包含题目 3 个，方差解释量 0.113，三个因素总方差解释量 0.463。

因素 1 包含的题目是关于发生医疗问题时患者对医生的理解与体谅的题目，反映了患方对医方的宽容，命名为患方对医宽容；因素 2 的题目是发生患者冒犯医生的情况下医生对患者理解与体谅的题目，反映了医方对患方的宽容，命名为医方对患宽容；因素 3 的题目是在一次医疗关系中医方和患方分别应该具有的行为和态度，命名为医方医患互谅，如表 4-35 所示。

表 4-35　医患社会心态问卷医患宽容感量表因素项目及载荷（医方）

项目	患方对医宽容	医方对患宽容	医方医患互谅
db501	0.550		
db504	0.803		
db505	-0.577		
db506	-0.401		
db508	0.726		
db512	-0.430		
db502		0.552	
db503		0.583	
db507		0.663	
db509			-0.902

续表

项目	患方对医宽容	医方对患宽容	医方医患互谅
db510			-0.505
db511			0.433

患方医患宽容分问卷删除了不符合抽取条件的题目3个，剩余题目9个，提取了两个因素。其中因素1包含题目6个，方差解释量0.345；因素2包含题目3个，方差解释量0.161，两个因素总方差解释量0.506。

因素1的题目是发生患者冒犯医生的情况下医生对患者理解与体谅或医方对患方应具有的心理预期的题目，反映了医方对患方的宽容，命名为医方对患宽容；因素2包含的题目是关于发生医疗问题时患者对医生的理解与体谅的题目，反映了患方对医方的宽容，命名为患方对医宽容，如表4-36所示。

表4-36　医患社会心态问卷医患宽容感量表因素项目及载荷（患方）

项目	医方对患宽容	患方对医宽容
pb505	0.629	
pb506	0.519	
pb509	-0.776	
pb510	-0.863	
pb511	0.672	
pb512	0.722	
pb503		0.471
pb507		1.001
pb508		0.442

第四，医患归因风格分问卷。

医患归因风格分问卷包括医方和患方两个版本，在探索性因素分析中没有不符合抽取条件的题目，共保留题目12个。医患两个版本分问卷都提取了三个因素，每个因素下四个题目，抽取因素和因素包含的题目一致。其中医方因素1方差解释率0.232，因素2方差解释率0.199，因素3方差解释率0.174，总方差解释率0.605；患方因素1方差解释率0.216，因素2方差解释率0.180，因素3方差解释率0.139，总方差解释率0.534。

因素1包含的是归因于医务人员能力的题目，命名为医方归因，得分越高表明越多地将责任归结于医方；因素2包含的是归因于社会环境或者媒体等内容的题目，是关于医患关系以外因素的归因，命名为外部归因，得分越高表明越倾向于将责任归因到外部因素上；因素 3 包含的是归因于患方的因素，包括患方的沟通能力或者心理预期等，命名为患方归因，得分越高表明越倾向于将责任归因于患方。根据量表版本不同，对相同命名的维度添加医方或者患方的前缀进行区分，如表 4 - 37 所示。

表 4 - 37　医患社会心态问卷医患归因风格量表因素项目及载荷（医方/患方）

项目	医方			患方		
	医方归因	外部归因	患方归因	医方归因	外部归因	患方归因
b601	0.704			0.787		
b602	0.683			0.724		
b605	0.898			0.837		
b606	0.866			0.758		
b609		0.770			0.692	
b610		0.663			0.671	
b611		0.678			0.651	
b612		0.848			0.785	
b603			0.774			0.794
b604			0.731			0.712
b607			0.634			0.518
b608			0.532			0.425

第五，健康观分问卷。

健康观分问卷包括医方和患方两个版本，在探索性因素分析中没有不符合提取条件的题目，保留题目 7 个，提取了两个因素。医患两个版本分问卷存在一定差异。医方因素 1 包含 4 个题目，方差解释率 0.406，因素 2 包含 3 个题目，方差解释率 0.251，总方差解释率 0.658；患方因素 1 包含 3 个题目，方差解释率 0.316，因素 2 包含 4 个题目，方差解释率 0.353，总方差解释率 0.669。医患两个版本维度划分差异表现在第 4 题，医方版本中第 4 题被划入因素 1，患方版本中第 4 题被归入维度 2。

总的来看，因素 1 包含的题目是对于健康观念的生理因素的认识，命名为生理健康观；因素 2 包含的题目是对于健康观念心理因素的认识，命名为心理健康观。根据量表版本不同，对相同命名的维度添加医方或者患方的前缀进行区分。

从医患间存在争议的题目4（良好的适应能力）来看，医方版本中医生群体将之和生理健康、精神健康等具有生理性特征的因素归在一起，而患方版本中则将其与社会交往、情感生活和道德准则等与心理健康有关的因素归在一起，反映出了医患两个群体在健康观念上存在的差异，如表4－38所示。

表4－38　医患社会心态问卷医患健康观量表因素项目及载荷（医方/患方）

项目	医方		项目	患方	
	生理健康观	心理健康观		生理健康观	心理健康观
dc101	0.899		pc101	0.936	
dc102	0.856		pc102	0.887	
dc103	0.900		pc103	0.679	
dc104	0.496		pc104		0.658
dc105		0.573	pc105		0.841
dc106		0.949	pc106		0.884
dc107		0.567	pc107		0.692

第六，疾病观分问卷。

疾病观分问卷有医方、患方两个版本，但根据探索性因素分析的结果，只有医方版适合进行因素分析。

医方版疾病观分问卷没有不符合因素抽取条件的题目，因此保留题目7个，抽取两个因素。其中因素1包括4个题目，方差解释率0.281，因素2包括3个题目，方差解释率0.240，总方差解释率0.521。

因素1包含的题目针对的是有关于疾病的治疗内容的题目，命名为医方疾病治疗观、因素2包含的题目是关于疾病的责任的问题，包括对疾病负责的对象等，命名为医方疾病责任观，如表4－39所示。

表4－39　医患社会心态问卷医患疾病观量表因素项目及载荷（医方）

项目	医方疾病治疗观	医方疾病责任观
dc203	0.741	
dc204	0.516	
dc205	0.831	
dc207	0.653	
dc201		0.751

续表

项目	医方疾病治疗观	医方疾病责任观
dc202		0.875
dc206		0.509

（3）信度检验。

根据之前的研究发现中国医患社会心态问卷的各分问卷信度在0.757～0.932之间，两周重测信度在0.632～0.759之间（吕小康等，2019）。

对本书中涉及的分问卷分别进行Cronbach's α内部一致性系数检验，结果如表4－40所示。α系数值在0.642～0.929范围内，表明本书的分问卷总体上具有良好的内部一致性信度，但是医方疾病观的内部一致性信度还有待提升。

表4－40　　医患社会心态问卷分问卷信度测量

项目	医患安全感		医患满意度1		医患满意度2	医患宽容度		医患归因风格		健康观		疾病观
	医方	患方	医方	患方	患方	医方	患方	医方	患方	医方	患方	医方
α	0.851	0.786	0.889	0.929	0.846	0.723	0.767	0.894	0.890	0.904	0.886	0.642

（4）共同方法偏差检验。

由于本书问卷的内容比较多，因此有必要进行共同方法偏差检验（Podsakoff，MacKenzie，Lee and Podsakoff，2003）。本书使用Harman单因子检验的方法（周浩、龙立荣，2004）对本书是否存在共同方法偏差进行检验，结果发现，未旋转时特征根大于1的因子医方有18个，患方有17个，解释力最大的因子解释的方差变异均为14%，没有超过一般临界值40%，符合共同方法偏差检验要求。

（5）验证性因素分析。

根据探索性因素分析结果，使用Amos17.0软件对医患数据进行验证性因素分析，根据修正指数对模型进行拟合和修正，修正后分问卷的模型拟合情况如表4－41所示。

表4－41　医患社会心态问卷分问卷验证性因素分析模型拟合结果

分问卷	版本	χ^2	df	χ^2/df	GFI	AGFI	CFI	NNFI	RMSEA	SRMR
医患安全感	医方	130.454	44	2.965	0.962	0.932	0.972	0.958	0.062	0.055
	患方	38.724	24	1.614	0.991	0.984	0.995	0.992	0.025	0.033

续表

分问卷	版本	χ^2	*df*	χ^2/df	GFI	AGFI	CFI	NNFI	RMSEA	SRMR
医患满意度1	医方	253.992	95	2.674	0.942	0.917	0.939	0.922	0.057	0.054
	患方	521.453	132	3.950	0.944	0.920	0.945	0.929	0.055	0.042
医患满意度2	患方	30.177	12	2.515	0.991	0.980	0.989	0.981	0.040	0.022
医患宽容度	医方	127.837	44	2.905	0.960	0.930	0.914	0.872	0.043	0.057
	患方	53.406	20	2.670	0.988	0.974	0.982	0.968	0.041	0.031
医患归因风格	医方	129.565	44	2.945	0.960	0.928	0.971	0.956	0.062	0.054
	患方	111.797	41	2.767	0.982	0.965	0.982	0.972	0.042	0.029
健康观	医方	28.530	12	2.375	0.984	0.962	0.985	0.974	0.052	0.029
	患方	36.789	13	2.830	0.989	0.977	0.990	0.983	0.043	0.023
疾病观	医方	32.570	10	3.257	0.982	0.949	0.959	0.913	0.066	0.048

根据最终拟合结果的指标来看，研究涉及的几个分问卷经过修正后的拟合指标较好，验证了模型设想的有效性。

根据本书的研究结果，并结合之前的研究（吕小康等，2019）可以发现，医患社会心态问卷包含的医患社会认知模块和医患社会价值观模块两部分及其下的分问卷可以进行拆分和组合，对相关内容进行施测。其中医患社会认知模块的医患安全感（医方/患方）、医患满意度1（医方/患方）、医患满意度2（患方）、医患宽容度（医方/患方）、医患归因风格（医方/患方）；医患社会价值观模块的健康观（医方/患方）和疾病观（医方）几个分问卷的结果可以进行分维度的解读，其他分问卷则可以看作单一维度进行使用。

3. 医患社会心态现状

根据本书研究发现，对医患社会心态的社会认知分问卷和社会价值观分问卷的各分问卷结果进行分维度统计和分析，并对医患双方在几个分问卷总分上的差异进行对比，结果如表4-42所示。

对医方和患方的医患社会心态问卷的医患社会认知和医患社会价值观分问卷进行统计分析可以发现，在医患信任感和医患满意度上两个群体不存在显著差异，在其他测量结果上两个群体都存在显著差异。

表 4-42　医患社会心态现状—医患社会认知和医患社会价值观

模块	分问卷	维度	医方 M	医方 SD	维度	患方 M	患方 SD	t
医患社会认知	医患安全感	总分	3.05	0.62	总分	2.73	0.62	16.342***
		医方就医安全感	3.57	0.75	患方评价医方安全感	2.80	0.70	—
		医方行医安全感	2.00	0.88	患方就医安全感	2.64	0.86	—
	医患信任感	总分	3.57	0.60	总分	3.58	0.62	-0.501
	医患公正感	总分	2.50	0.59	总分	2.66	0.50	-8.965***
	医患满意度 1	总分	3.51	0.54	总分	3.49	0.58	1.135
		医方医疗环境满意度	3.63	0.58	患方医疗服务满意度	3.62	0.59	—
		医方医疗服务满意度	3.36	0.63	患方医疗费用满意度	3.02	0.87	—
		医方医疗信息满意度	3.36	0.78	患方医疗保险满意度	3.36	0.86	—
	医患满意度 2	—	—	—	总分	3.65	0.57	—
		—	—	—	患方医护人员满意度	3.71	0.62	—
		—	—	—	患方医技人员满意度	3.58	0.66	—
	医患宽容度	总分	3.03	0.30	总分	2.97	0.32	5.660***
		医方对医宽容	3.14	0.35	患方对医宽容	2.68	0.73	—
		医方对患宽容	3.28	0.75	患方对患宽容	3.12	0.32	—
		医方医患互谅	2.55	0.41	—	—	—	—

续表

模块	分问卷	维度	医方		维度	患方		t
			M	SD		M	SD	
医患社会认知	医患归因风格	总分	3.31	0.71	总分	3.22	0.66	4.208***
		医方医方归因	2.76	0.98	患方医方归因	3.11	0.84	—
		医方外部归因	3.65	0.85	患方外部归因	3.38	0.77	—
		医方患方归因	3.51	0.75	患方患方归因	3.18	0.75	—
医患社会价值观	健康观	总分	4.25	0.60	总分	4.15	0.63	5.096***
		医方生理健康观	4.33	0.62	患方生理健康观	4.31	0.70	—
		医方心理健康观	4.15	0.68	患方心理健康观	4.04	0.69	—
	疾病观	总分	3.22	0.43	总分	3.27	0.44	-3.692***
		医方疾病治疗观	4.02	0.62	—	—	—	—
		医方疾病责任观	2.15	0.76	—	—	—	—
	医学观	总分	3.33	0.43	总分	3.26	0.42	4.958***
	公正观	总分	4.03	0.54	总分	3.99	0.58	2.087*

注：* 表示 $p<0.06$；** 表示 $p<0.01$；*** 表示 $p<0.001$。

首先，对比医患社会认知的分问卷的两群体的结果并进行总结。从医患安全感量表结果来看，医方医患安全感整体得分较高（$M = 3.05$，$SD = 0.62$），尤其是医方就医安全感得分较高（$M = 3.57$，$SD = 0.75$），但同时医方群体的医方行医安全感很低（$M = 2.00$，$SD = 0.88$）；相对的患方医患安全感整体上显著低于医方（$t = 16.342$，$p < 0.001$），其中，患方评价医方不安全感较低（$M = 2.80$，$SD = 0.70$），同时患方在就医中感受到的安全感也较低（$M = 2.64$，$SD = 0.86$）。从医患公正感分问卷得分结果来看，两个群体的医患公正感评价得分都不高，同时医方医患公正感得分显著低于患方（$t = -8.965$，$p < 0.001$）。医患宽容度得分的差异检验结果表明，医方的医患宽容程度显著高于患方（$t = 5.660$，$p < 0.001$），医方患方具有共同的对医宽容和对患宽容维度，从分维度结果来看，医方的对医宽容和对患宽容维度得分都高于患方，尤其是在对医宽容维度的得分（$M = 3.14 > 2.68$，$SD = 0.35$），除了这两个维度，医方医患宽容分问卷还提取出了一个因素被命名为医方医患互谅，医方该维度得分相对于该群体其他两个维度要低（$M = 2.55$，$SD = 0.41$）。医患归因风格分问卷医患两个版本提取的因子一致，分维度结果来看，医方群体的医方归因维度得分低于患方群体（$M = 2.76 < 3.11$，$SD = 0.98$），医方外部归因倾向得分高于患方群体（$M = 3.65 > 3.38$，$SD = 0.85$），医方患方归因倾向也高于患方群体（$M = 3.51 > 3.18$，$SD = 0.75$）。

其次，对医患社会价值观部分分问卷的两群体对比结果进行总结。在健康观分问卷的得分上，医方群体显著高于患方群体（$t = 5.096$，$p < 0.001$），分维度结果来看，医方认为生理健康（$M = 4.33 > 4.31$，$SD = 0.62$）和心理健康（$M = 4.15 > 4.04$，$SD = 0.68$）构成健康概念的重要性程度上高于患方。疾病观分问卷的群体差异对比结果表明，医方群体疾病观得分显著小于患方群体（$t = -3.692$，$p < 0.001$），从医方版本的疾病观分问卷中提取出了两个因子，分维度结果来看，在医方疾病治疗观上，医方群体更倾向于认为疾病的治疗更多地受到身心共同作用、个体自身条件、医疗条件和个人日常保养的影响，在医方疾病责任观上，更不倾向于将疾病的责任归结到主治医生或者社会。在医学观（$t = 4.958$，$p < 0.001$）和公正观（$t = 2.087$，$p < 0.05$）分问卷得分对比上，医方群体得分显著高于患方。

4. 总结与讨论

（1）研究结论。

本书通过探索和验证性因素分析，发现医患社会心态问卷包含的医患社会认知和医患社会价值观部分的分问卷具有良好的结构效度，为以后对分问卷的拆分组合使用提供了基础。此外，对收集到的数据进行描述统计的对比分析发现医患群体在社会认知和价值观上存在一定差异。

医患社会认知模块的医患安全感（医方/患方）、医患满意度1（医方/患方）、医患满意度2（患方）、医患宽容度（医方/患方）、医患归因风格（医方/患方）；医患社会价值观模块的健康观（医方/患方）和疾病观（医方）几个分问卷的结果可以作为量表进行分维度的解读，其他分问卷则不宜分维度进行使用。

从医患分量表维度提取情况可以发现，医患群体在相同分量表的因素提取上存在差异，主要表现在医患安全感、医患满意度、医患宽容度、健康观和疾病观方面，表明医患两个群体对于相同问题的理解的感受评价存在差异，体现出了群体间存在的差异性，同时，医患群体在同一量表的因素提取上也存在一定相似性，表现在各个量表上虽然具体的题项分布有一定不同，但是维度的划分和维度包含的主要内容存在一定相似性，尤其是在医患归因风格分量表上，医患两个版本提取的公因子和包含的题目是一致的。

描述统计和差异检验发现，医患群体在大部分量表结果上都存在显著差异，医患双方社会认知和价值观上的不同能够在一定程度上对于其群体间的冲突进行解释，为我们分析和处理医患关系提供了帮助。在医患安全感方面的统计结果表明医方群体在工作中感受到了较强的不安全感，但当自己作为患者去就医时则安全感较高。而患者则在很大程度上具有不安全感，不仅认为自身的就医安全得不到保障，还认为医生的行医安全也存在风险，医患两个群体在对医生群体接诊过程中的安全感判断存在一致性，表明双方有理解互谅的可能性。在公正感方面，相对于患方，医方群体感受到了更多的不公正感，这是由于医方群体同时受到来自患方的压力、来自组织的压力和来自社会的压力，尤其是目前很多医生认为个人收入水平与其工作强度不匹配所导致的。从医患宽容度的结果来看，可以发现医方的宽容程度显著高于患方，不仅是对其共同群体的宽容，还有对于外群体——患方群体的宽容程度，都显著高于患方，这可能是得益于医方群体占有更多的知识资源，能够对医疗事故等进行理智的分析和处理。从归因风格结果来看，医患双方都倾向于不将责任归结到自己群体身上，这也是医患之间产生争议和摩擦的最主要原因。从健康观结果来看，医方群体相对于患方群体，在健康观上对于生理健康和心理健康都更为重视。在疾病观方面，医方更不倾向于将疾病的责任归给主治医生或社会。在医学观和公正观分问卷上，医方群体得分显著高于患方，表明医方群体在医学观和公正观的一些题目上认同程度显著强于患方。医患群体在这些问卷上存在的异同反映出了其认知和观念的差异，是我们探索医患冲突原因的有效入手点。

（2）研究意义与不足。

本书通过全国性数据对中国医患社会心态问卷的医患社会认知和医患社会价

值观模块涉及的分问卷进行分析，证实了医患社会心态问卷的分问卷支持进行拆分和组合使用，具有实用意义，同时也存在一定不足。

本书在已有研究的基础之上，对二级指标涉及的分量表进行进一步的细化，总结整理了医患社会认知和医患社会价值观模块下二级指标分问卷能否作为量表使用以及作为量表使用时所包含的因素，一方面弥补了目前国内外缺少对于医患社会心态全面研究的现状，另一方面也为医患社会心态问卷中的分问卷的拆分组合使用提供了依据，具有较强的实际意义。

但本书仍然存在一定的不足。首先，在因素提取结果上，由于部分分问卷题目较少，不适合做因素提取，因此缺少对于这些分问卷的进一步分析；其次，由于本书涉及的分问卷内容较多，在进行因素提取的过程中缺少对竞争模型的对比，这是在以后的研究中需要改进的内容；最后，涉及两个群体数据的对比分析时，仅进行了简单的整体结果差异检验，在以后的研究中，还应该对这一部分数据进行更深一步的研究，探索不同研究内容间的关系，为进一步了解医患关系做出贡献。

（二）医患社会心态问卷的跨性别测量等值性研究

1. 引言

医患社会心态是一定时期内的社会中多数成员或者占比较大的社会成员所共享的关于医患关系的基本认知、情绪情感、态度立场和价值观念（吕小康、朱振达，2016）。长期以来，医患关系紧张成为社会各界关注的重点，医患冲突的不断升级更是为社会带来了巨大的负面影响和损失，医患之间的不良情绪体验往往是发动冲突行为的重要动因，因而对医患社会心态的研究成了整个医患关系研究中的重要内容。

目前，学界对医患心态的具体内容也展开了广泛的研究，但是其测量工具却十分稀缺，现有的测量工具通常是针对医患心态中的某个方面开发的，例如，针对医患关系认知中的医患信任开发的维克森林医师信任量表（WFPTS）（Hall et al.，2002）、医师信任患方量表（PTPS）（Thom et al.，2002）；医患沟通信心量表（PCCS）（Tran，Haidet，Street，O'Malley and Ashton，2004）等，但是单独对医患心态这个宏观概念的测量工具则几乎没有。

因此，吕小康等（2019）根据医患社会心态的内容划分了医患社会认知、医患社会价值观、医患社会情绪和医患社会行为倾向四个维度，并基于此编制了中国医患社会心态问卷，本问卷也是目前医患社会心态测量领域中为数不多的较为规范的测量工具。该问卷分为医方版本和患方版本，两个版本结构一致，根据针对的不同群体，其细节上会有所差异，但是结构上都是下设四个分问卷，四个分问卷中包含着数个二级指标，其中医患社会认知分问卷中包括医患安全感、信任感、公正感、满意度、宽容度、归因风格共计6个二级测量指标；医患社会价值观同样包括了健康观、疾病观、医学观和公正观4个二级测量指标；医患社会情绪分问卷主要通过14个情绪词的选择和程度判定来体现被试的医患社会心态的第一感受；医患行为倾向分问卷包括了择医偏好、从业倾向、社会排斥、参与行为和冲突应付这5个二级测量指标。

性别角色对个体的认知和行为的影响也得到了广泛的讨论（Herlitz and Johanna，2009），在以往的医患社会心态各个方面的研究中发现性别通常是一个重要的影响变量。例如，有学者研究媒介的使用对医患信任的影响时发现性别会显著地影响媒体使用频度，进而使得居民在医患信任和社会信任方面都有不同的表现（张泽洪、熊晶晶、吴素雄，2017）；有的研究则发现医务人员的医患关系感知存在显著的性别差异（莫秀婷、徐凌忠、罗惠文、盖若琰，2015）；还有的研究发现性别在肿瘤患者医患沟通满意度中有显著的影响，男性患者的满意度显著高于女性患者（梁颖莹、袁响林，2018）；在医患冲突的研究中也证实了男性和女性的责任归因存在区别（赵卓嘉、徐明臻，2018）；对医务人员宽恕心理的研究发现女性的宽恕态度显著高于男性（朱婷婷、郑爱明，2016）。可以看到在医患心态的各涵摄内容中，性别是重要的影响因素。但是以往的研究中虽然探讨了性别的影响差异，却往往更关注医患互动中的其他社会因素或者心理因素，而将性别这一个体特征仅作为控制变量进行考察，并未着重对性别带来的差异进行具体和深入的分析。而性别角色对个体的认知能力、情绪感知、价值观念和行为倾向都是存在重要影响的，因此在医患心态的研究中探讨性别差异具有重要意义，根据性别差异的结果来有针对性地疏解医患负面心态也是未来缓和医患紧张关系的重要手段。但是，为了探究医患社会心态中性别差异是否真实存在，必须首先检验测量工具的性别等值性，甄别造成性别差异的结果是真实的差异还是测量工具造成的虚假差异。测量不变性指的是在给定潜变量的情况下，观测分数的条件分布的跨组的不变性，是测验在不同的情况下应用时不存在与特定组相关的测量偏差（蔡华俭、林永佳、伍秋萍、严乐、黄玄凤，2008；Mellenbergh and Gideon，1989；Lubke，Dolan，Kelderman and Mellenbergh，2003；Meredith，1993），若要探究性别差异结果是否是由工具差异造成的，则需要对测量工具进行跨性别测量等值性检验。

目前，中国医患社会心态问卷内容结构的四个维度及其二级指标已进行了初步的信效度检验，结果显示医方问卷和患方问卷都具有良好的信效度，对各分问卷的因子结构也进行了初步的信效度检验（汪新建、刘颖、张子睿、张慧娟、张曜，2019）。因此，本书将进一步验证各分问卷的因子结构，并考察中国医患社会心态问卷中的各分问卷在性别间是否具有跨群组的一致性，即进行测量等值性检验。

此前的分析发现，中国医患社会心态问卷中的医患社会情绪分问卷、社会行为倾向分问卷并不适合作为量表使用，更适合作为普通问卷使用（吕小康等，2019），并且汪新建等（2019）对中国医患社会心态问卷分问卷的信效度检验中发现，中国医患社会心态问卷“医患社会认知”模块的医患安全感（医方版/患方版）、医患满意度 1（医方版/患方版）、医患满意度 2（患方版）、医患宽容度（医方版/患方版）、医患归因风格（医方版/患方版）和“医患社会价值观”模块的健康观（医方版/患方版）和疾病观（医方版）几个分问卷具有良好的信效度，可作为量表单独或组合使用。因此，本书根据以上结果选取上文所述的结构良好的分问卷作为研究对象，对其结构进行验证，并对性别之间的等值性进行测验。

2. 方法

（1）研究对象。

使用问卷星面向医生和患者两个群体，采用方便抽样法收集问卷。样本主要来自天津、贵州、西藏、新疆、云南、浙江等地，共发放患方问卷 4 660 份，回收有效患方数据 2 720 份（有效率 58.37%），平均年龄为 35.77 ±9.35 岁，发放医方问卷 3 443 份，回收有效医方数据 1 658 份（有效率 48.16%），平均年龄为 32.88 ±7.61 岁。被试基本情况如表 4 – 43 所示。

表 4 – 43　　医患群体样本基本情况（n =4 378）

项目	分类	医方		患方	
		n	%	n	%
性别	男	347	20.93	1 263	46.43
	女	1 311	79.07	1 457	53.57
受教育程度	初中及以下	3	0.18	238	8.75
	高中或中专	50	3.02	351	12.90
	大专/本科	1 469	88.60	1 973	72.54
	研究生及以上	136	8.20	158	5.81
婚姻状况	未婚	269	16.22	505	18.57
	已婚	1 144	69.00	2 148	78.97
	离异	65	3.92	39	1.43
	丧偶	5	0.30	16	0.59
	再婚	22	1.32	12	0.44

续表

项目	分类	医方		患方	
		n	%	n	%
医疗机构等级	三级医院	1 348	81.30	—	—
	二级医院	282	17.00	—	—
	一级医院	12	0.72	—	—

注：表4－43比此前的表多保留了两位小数，因为有取值为0.30的单元格，仅保留整数的话此单元格为0。样本总数不等于1 658，总百分比不等于100%，这是因为有些被调查者并未回答相关问题，这时不宜强求总数等于1 658或总百分比等于100%。

（2）研究工具。

本书采用由吕小康等（2019）编制的中国医患社会心态问卷，包括医患安全感（医方版/患方版）、医患满意度1（医方版/患方版）、医患满意度2（患方版）、医患宽容度（医方版/患方版）、医患归因风格（医方版/患方版）和健康观（医方版/患方版）和疾病观（医方版）。

（3）数据分析。

数据采用SPSS25.0和Mplus7.4进行分析。首先，对量表的各项目得分进行Kolmogorov－Smirnov正态性检验以判断数据分布形态，进而选择模型估计方法。其次，分别进行总样本、男性样本与女性样本的单组验证性因素分析以检验量表因子结构在不同样本下的模型拟合程度，进而建立良好的单组基线模型。最后，采用多组验证性因素分析检验各量表在不同性别之间的测量等值。

3. 结果

（1）描述性统计。

对上述分问卷各项目进行Kolmogorov－Smirnov正态性检验，结果显示中国医患社会心态分问卷中的各个项目均存在显著的偏度与峰度（$p<0.001$），表明以下分问卷各项目得分均为非正态分布数据，描述统计表因篇幅限制不予赘述。偏态产生的原因可能为本书采用方便抽样的方法获取样本，造成样本间非独立的情况。但是由于项目得分方差较小，且在Mplus7.4中选择使用稳健极大似然估计法（MLM），获得校正后的$S-B\chi^2$统计量得到的拟合指数和标准误更精确（王孟成，2014；Satorra and Bentler，2001），所得分析结果可靠。

（2）单组验证性因素分析。

各量表的单组验证性因素分析结果如表4－44所示。结果显示，医方和患方医患满意度1的三因子、患方医患满意度2的两因子结构和医方、患方健康观的二因子结构以及医方疾病观的二因子结构在总样本、男性样本与女性样本中拟合均达到可接受的标准。其余分问卷的因子验证拟合指标不佳，因此不进行进一步的等值性检验，这部分分问卷可进一步选取更具有代表性的样本，再次进行因子结构验证或者重新探索因子结构，若研究者需使用该部分分问卷，则需验证后再行使用。

表 4-44　医患社会心态问卷分问卷验证性因素分析模型拟合结果

分问卷	样本	n	$S-B\chi^2$	df	CFI	TLI	RMSEA	SRMR
医方医患安全感	总样本	1 658	4 286.79	107	0.64	0.60	0.15	0.18
	医方女性	1 311	3 375.43	107	0.64	0.59	0.15	0.19
	医方男性	347	1 039.57	107	0.64	0.60	0.16	0.18
患方医患安全感	总样本	2720	2 662.65	56	0.70	0.65	0.13	0.16
	患方女性	1 457	1 476.03	56	0.71	0.66	0.13	0.16
	患方男性	1 263	1 257.41	56	0.68	0.63	0.13	0.16
医方医患满意度 1	总样本	1 658	711.83	101	0.94	0.93	0.06	0.04
	医方女性	1 311	638.44	101	0.93	0.92	0.06	0.04
	医方男性	347	207.25	101	0.95	0.94	0.06	0.05
患方医患满意度 1	总样本	2 720	1 169.88	149	0.94	0.93	0.05	0.04
	患方女性	1 457	738.09	149	0.93	0.92	0.05	0.04
	患方男性	1 263	584.37	149	0.94	0.93	0.05	0.04
患方医患满意度 2	总样本	2 720	160.43	13	0.96	0.93	0.07	0.03
	患方女性	1 457	89.79	13	0.96	0.93	0.06	0.03
	患方男性	1 263	78.38	13	0.96	0.94	0.06	0.03
医方医患宽容度	总样本	1 658	1 220.60	53	0.73	0.66	0.12	0.08
	医方女性	1 311	797.92	43	0.72	0.64	0.12	0.08
	医方男性	347	287.58	52	0.76	0.70	0.12	0.09
患方医患宽容度	总样本	2 720	546.82	26	0.86	0.80	0.09	0.06
	患方女性	1 457	313.02	26	0.85	0.80	0.09	0.06
	患方男性	1 263	275.17	26	0.85	0.80	0.09	0.07
医方医患归因风格	总样本	1 658	917.95	0.51	0.89	0.85	0.10	0.06
	医方女性	1 311	775.25	51	0.88	0.85	0.10	0.06
	医方男性	347	193.91	51	0.91	0.88	0.09	0.08
患方医患归因风格	总样本	2 720	552.33	51	0.95	0.94	0.06	0.04
	患方女性	1 457	284.06	51	0.96	0.95	0.06	0.04
	患方男性	1 263	313.43	51	0.94	0.92	0.06	0.05

续表

分问卷	样本	n	$S-B\chi^2$	df	CFI	TLI	RMSEA	SRMR
医方健康观	总样本	1 658	95.72	13	0.99	0.98	0.06	0.02
	医方女性	1 311	74.94	13	0.99	0.98	0.06	0.02
	医方男性	347	28.88	13	0.99	0.98	0.06	0.02
患方健康观	总样本	2 720	61.65	13	0.98	0.98	0.04	0.02
	患方女性	1 457	42.78	13	0.98	0.97	0.04	0.02
	患方男性	1 263	33.69	13	0.99	0.98	0.04	0.02
医方疾病观	总样本	1 658	127.20	13	0.93	0.89	0.07	0.05
	医方女性	1 311	96.03	13	0.93	0.89	0.07	0.05
	医方男性	347	42.49	13	0.93	0.89	0.08	0.06

（3）测量等值性检验。

第一，医方医患满意度1问卷。

采用多组验证性因素分析对医方医患满意度1问卷的性别等值性进行检验，结果如表4-45所示。一是形态等值检验结果显示模型的各个拟合指数均符合标准，表明形态等值模型拟合良好，可进行下一步的分析。二是检验测量指标与因子之间的关系即因子负荷在组间是否等值，结果显示弱等值模型拟合良好，与形态等值模型相比模型拟合指数差异 $\Delta CFI<0.01$，$\Delta TLI<0.01$，贝叶斯信息准则数值减少，因此弱等值模型成立。三是检验观测变量的截距在组间是否具有不变性，即表明测量在不同组之间是否具有相同的参照点，结果显示强等值模型拟合良好，$\Delta CFI<0.01$，$\Delta TLI<0.01$，贝叶斯信息准则数值减少，因此强等值模型成立。四是检验误差方差是否跨组等值，结果显示严格等值模型拟合良好，$\Delta CFI<0.01$，$\Delta TLI<0.01$，但是贝叶斯信息准则数值增加，因此严格等值模型不成立。

表4-45 医方医患满意度1问卷多组验证性因素分析嵌套模型拟合指数

模型	$S-B\chi^2$	df	CFI	TLI	RMSEA (90% CI)	SRMR	比较模型	ΔCFI	ΔTLI	BIC
形态等值模型	862.99	202	0.94	0.92	0.06 (0.059, 0.067)	0.04	—	—	—	49 350.31
弱等值模型	887.39	215	0.93	0.93	0.06 (0.057, 0.066)	0.05	2 vs. 1	-0.002	0.004	49 270.14

续表

模型	$S-B\chi^2$	*df*	CFI	TLI	RMSEA (90% CI)	SRMR	比较模型	ΔCFI	ΔTLI	BIC
强等值模型	944.42	228	0.93	0.93	0.06 (0.058, 0.066)	0.05	3 vs. 2	-0.004	-0.001	49 232.48
严格等值模型	1 048.26	244	0.92	0.92	0.06 (0.059, 0.067)	0.05	4 vs. 3	-0.009	-0.003	49 295.95

第二，医方健康观问卷。

采用多组验证性因素分析对医方健康观问卷的性别等值性进行检验，结果如表4-46所示。与前文分析过程相同，其形态等值、弱等值、强等值均成立，严格等值模型不成立。

表4-46　医方健康观问卷多组验证性因素分析嵌套模型拟合指数

模型	$S-B\chi^2$	*df*	CFI	TLI	RMSEA (90% CI)	SRMR	比较模型	ΔCFI	ΔTLI	BIC
形态等值模型	111.11	26	0.99	0.98	0.06 (0.051, 0.075)	0.02	—	—	—	10 682.88
弱等值模型	122.59	31	0.99	0.98	0.06 (0.049, 0.071)	0.02	2 vs. 1	-0.001	0.002	10 648.12
强等值模型	135.08	36	0.98	0.98	0.06 (0.047, 0.068)	0.02	3 vs. 2	-0.002	0.002	10 613.28
严格等值模型	253.77	43	0.97	0.97	0.08 (0.068, 0.086)	0.03	4 vs. 3	-0.018	-0.016	10 901.92

第三，医方疾病观问卷。

采用多组验证性因素分析对医方疾病观问卷的性别等值性进行检验，结果如表4-47所示。首先，形态等值检验结果显示模型的各个拟合指数均符合标准，表明形态等值模型拟合良好，可进行下一步的分析。其次，弱等值检验结果显示，模型拟合指数差异 $\Delta CFI<0.01$，$\Delta TLI>0.01$，存在确定的差异，因此，弱等值模型不成立。

表 4-47　医方疾病观问卷多组验证性因素分析嵌套模型拟合指数

模型	$S-B\chi^2$	*df*	CFI	TLI	RMSEA (90% CI)	SRMR	比较模型	ΔCFI	ΔTLI	BIC
形态等值模型	137.66	26	0.93	0.89	0.07 (0.060, 0.084)	0.05	—	—	—	28 181.06
弱等值模型	139.11	31	0.93	0.91	0.07 (0.054, 0.076)	0.05	2 vs. 1	0.003	0.02	28 148.04

第四，患方医患满意度 1 问卷。

采用多组验证性因素分析对患方医患满意度 1 问卷的性别等值性进行检验，结果如表 4-48 所示。如上文分析过程，结果显示形态等值、弱等值、强等值和严格等值模型均成立。

表 4-48　患方医患满意度 1 问卷多组验证性因素分析嵌套模型拟合指数

模型	$S-B\chi^2$	*df*	CFI	TLI	RMSEA (90% CI)	SRMR	比较模型	ΔCFI	ΔTLI	BIC
形态等值模型	1 321.36	298	0.94	0.93	0.05 (0.048, 0.053)	0.042	—	—	—	125 561.62
弱等值模型	1 347.29	314	0.93	0.93	0.05 (0.047, 0.052)	0.043	2 vs. 1	-0.001	0.004	125 449.38
强等值模型	1 386.37	330	0.93	0.93	0.05 (0.046, 0.051)	0.043	3 vs. 2	-0.001	0.001	125 354.90
严格等值模型	1 410.97	349	0.93	0.93	0.05 (0.045, 0.050)	0.044	4 vs. 3	0.000	0.004	125 234.53

第五，患方医患满意度 2 问卷。

采用多组验证性因素分析对患方医患满意度 2 问卷的性别等值性进行检验，

结果如表 4－49 所示。如上文分析过程，结果显示形态等值、弱等值、强等值和严格等值模型均成立。

表 4－49　患方医患满意度 2 问卷多组验证性因素分析嵌套模型拟合指数

模型	$S-B\chi^2$	df	CFI	TLI	RMSEA (90% CI)	SRMR	比较模型	ΔCFI	ΔTLI	BIC
形态等值模型	168.48	26	0.96	0.93	0.06 (0.055, 0.073)	0.03	—	—	—	48 779.87
弱等值模型	177.15	31	0.96	0.94	0.06 (0.051, 0.067)	0.03	2 vs. 1	－0.001	0.009	48 745.50
强等值模型	186.68	36	0.96	0.95	0.06 (0.048, 0.063)	0.03	3 vs. 2	－0.001	0.007	48 711.22
严格等值模型	197.03	43	0.96	0.96	0.05 (0.044, 0.059)	0.03	4 vs. 3	－0.001	0.007	48 664.42

第六，患方健康观问卷。

采用多组验证性因素分析对患方健康观问卷的性别等值性进行检验，结果如表 4－50 所示。如上文分析过程，结果显示形态等值、弱等值、强等值和严格等值模型均成立。

表 4－50　患方健康观问卷多组验证性因素分析嵌套模型拟合指数

模型	$S-B\chi^2$	df	CFI	TLI	RMSEA (90% CI)	SRMR	比较模型	ΔCFI	ΔTLI	BIC
形态等值模型	76.41	26	0.98	0.97	0.04 (0.028, 0.048)	0.02	—	—	—	40 855.27
弱等值模型	83.31	31	0.98	0.98	0.04 (0.026, 0.044)	0.03	2 vs. 1	－0.001	0.003	40 823.81

续表

模型	$S-B\chi^2$	*df*	CFI	TLI	RMSEA (90% CI)	SRMR	比较模型	ΔCFI	ΔTLI	BIC
强等值模型	94.00	36	0.98	0.98	0.03 (0.026, 0.043)	0.03	3 vs. 2	-0.003	0.001	40 794.47
严格等值模型	112.05	43	0.98	0.98	0.03 (0.027, 0.042)	0.03	4 vs. 3	-0.003	0.000	40 757.28

本书进一步对中国医患社会心态分问卷在不同性别样本中的测量等值性进行了检验。单组验证性因素分析的结果显示，医方和患方医患满意度1问卷的三因子、患方医患满意度2问卷的两因子结构和医方、患方健康观的二因子结构以及医方疾病观的二因子结构在总样本、男性样本与女性样本中拟合均达到可接受的标准，可作为进一步研究其性别测量等值性的基线模型。

4. 讨论与结论

多组验证性因素分析结果表明患方医患满意度1问卷、患方医患满意度2问卷和患方健康观问卷形态等值、弱等值、强等值以及严格等值模型均成立，即三个问卷在不同性别的医生和患者中潜变量的构成形态、各项目的因子负荷、截距以及误差方差均相等，所以三个量表的跨性别测量等值性完全成立。各个题项在组建具有相同的单位和参照点，用观测变量估计的潜变量分数是无偏的，组间比较有测量意义，可以对男女患者在医患满意度和健康观上存在的真实差异做出合理解释，这种差异并不是问卷本身测量不等值造成的，因此可进行性别组间比较。另外，医方满意度1问卷和医方健康观问卷也满足了形态等值、弱等值、强等值模型，但是医方疾病观问卷则只满足形态等值标准，无法推论其跨性别测量等值性完全成立。

焦卫红、蒋海兰、于梅、郭丽和陆霞（2010）使用自编问卷对北京市某三级医院的患者满意度进行分析，发现患者满意度在性别方面的差异具有统计学意义，其他的研究也得出了类似的结论（冯运等，2018；贾婧、孔凡磊、闫妮、任鹏、李士雪，2018）。可以看出，性别在患者满意度中的差异性普遍存在，因此有必要对其进行深入的探讨，而在探讨其中的差异是否真实存在前则需要确定测量患者的医患满意度的工具具有性别等值，因此此次验证的患者医患满意度工具可以成为一个用于验证的工具。同样地，我国居民健康观素养的研究也发现男性和女性的健康观素养水平存在差异（马震、刘彤、严龙鹏，2012，张刚等，2019），而本书的患者健康观问卷也可以探究健康观差异中性别差异的问题。

本书存在一定的不足，首先，样本量虽然达到了大样本的规模，但结果显示各项目得分为非正态分布。其原因可能为抽样方法为方便抽样法，且各样本间可能非独立，因此选取稳健极大似然估计法进行矫正，以期获得具有代表性的结论。其次，部分问卷的高级不变性未得到证实后就终止了不变性的检验，在实践中，若高一级的不变性不成立，则会探索不成立的原因，并且进一步探索是否存在部分不变性，以进一步检验更高一级的不变性，未来的研究中可以继续对其中高一级不变性未证实的问卷进行部分不变性探索，以寻求更准确的结果（Vandenberg and Lance，2000）。最后，由于取样有限，仅仅在性别上进行了测量的等值性检验，未来可进一步对医患两个版本各分问卷在职业和其他因素上进行等值性检验，以进一步明确其测量学特征。

（三）医患社会心态问卷维吾尔语、哈萨克语和藏语版本的信效度检验

1. 引言

医患社会心态意为在一定时期内社会中大多数成员或者较大比例的社会成员所共享的关于医患关系的基本认知、情绪情感、态度立场和价值观念（吕小康、朱振达，2016）。基于此，研究者在开发中国医患社会心态问卷的过程中从医患社会情绪、医患社会认知、医患社会价值观和医患社会行为倾向四个层次对医患社会心态做了划分，并对问卷整体的信效度做了初步的检验，证实了医患社会心态问卷的有效性和可信性（吕小康、张慧娟，2017；吕小康等，2019）。并且为了支持问卷未来能够拆分和组合使用，对各个分问卷独立使用的可能性和信效度也进行了检验，结果发现中国医患社会心态问卷患方版“医患社会认知”模块的医患安全感、医患满意度 1、医患满意度 2、医患宽容度、医患归因风格和“医患社会价值观”模块的健康观几个分问卷的各项指标良好，具有良好的信效度，可以进行拆分或组合使用（汪新建等，2019）。

在之前的研究中，课题组在全国范围内进行了施测（以下简称“2017 年问卷调查”），收集到的数据中汉族被试占绝大多数。但是，我国是人口大国，其中少数民族人口也占了相当的比例，根据 2018 年人口普查数据结果显示，我国少数民族人口为 1.14 亿人，占总人口的 8.5%（中华人民共和国国家统计局，2018），因此少数民族地区的医患关系状况也同样值得我们关心，有研究发现少数民族地区的医患纠纷数量也处于逐渐上升的趋势（颛孙宗磊，关俊英，2018）。另外，少数民族地区的传统文化与汉族地区存在一定区别，对于疾病的认知差别不仅仅是关于生理性或者心理性的，还存在着基于文化的不同（Helman，2007）。在我国不同的地区，文化影响着当地人对于疾病、健康、医疗等方面的

认知（王建新、王宁，2017；岳小国，2020），导致少数民族地区的医患关系与汉族地区的医患关系有一定相同点的同时也具有自己的特征。

少数民族地区的传统文化与汉族地区的不同主要表现在三个方面，分别是语言、宗教信仰和民族医药。在以往的研究中，有研究者发现语言和宗教信仰会影响患者的择医行为，进而影响医患关系（马得汶，2017）。一方面，大部分少数民族都拥有自己的语言，尤其是在其聚居地区，大部分人都会使用少数民族语言进行交流，在以往的研究中发现，语言障碍影响团队信任的建立（Tenzer, Pudelko and Harzing, 2014），因为语言会影响其对于信息的接收、理解和信任（Clayman, Manganello, Viswanath, Hesse and Arora, 2010），在医疗环境中尤为如此（Stepanikova, Mollborn, Cook, Thom and Kramer, 2006）。这就导致少数民族患者在进行医疗抉择的时候多了一个和汉族患者不同的考虑因素，即医院或医生是否能够提供少数民族语言的服务，这影响着医患之间的沟通和信任，进而影响医患关系。另一方面，少数民族都拥有自己的宗教信仰，少数民族患者的就医受民族宗教文化的深刻影响。除了语言和宗教信仰以外，民族医药是影响少数民族地区医患关系的另一个重要因素。在汉族地区有中西医诊疗并行的模式，在少数民族地区则表现为少数民族医与西医并存的情况，如藏医、维吾尔医等，和中医一样，他们都是我国传统医药的重要组成部分，与中医不同的是少数民族医药一定程度上还受其民族文化、民族宗教的影响（买托合提·居来提，2017；童丽，2003；Levin, 2008），少数民族患者对于中医和少数民族医的接受程度相对于汉族患者要更高（童晓鹏、申淼新、刘赛赛、代黎艳，2019）。最后，少数民族地区受到自然环境、地域地形的影响，在经济、资源等方面与汉族地区差异较为明显，医疗服务、医疗资源的可及性受到限制，呈现出“医疗卫生事业总体薄弱且有限资源配置失衡”的特点，与其他地区医疗卫生状况相比仍有较大差距（王建伟、严锦航，2018）。此外，在关于少数民族贫困县的医疗保障受益研究中发现，在均等的医疗保障条件下，低收入者会呈现出对于医疗服务的利用率低，而疾病的经济负担重的特点（叶慧、刘玢彤，2020）。少数民族地区的医疗卫生事业仍然需要不断地完善，民族地区医疗事业的发展需要我们充分考虑其语言、宗教、民族医药等状况（史经霞，2013；Farquhar and Lai, 2014）。

综上所述，可以发现对于少数民族地区来讲，受语言、宗教、传统医药及我国医疗体系建设的不足等多方面的影响，导致其医疗状况、医患关系与汉族有明显不同，因此适用于汉族地区的医患社会心态问卷是否也适用于少数民族地区还有待验证。本书的目的就在于探索已经在汉族地区经过验证的《中国医患社会心态问卷（患方版）》能否有效可信地在相关少数民族地区使用。本次研究选择了人口数量较多的藏族、哈萨克族和维吾尔族三个少数民族为代表，将该问卷翻译成对应的民族语言版本并进行施测，以验证该问卷在这三个少数民族地区的适用性。

2. 研究方法

（1）被试。

本书在哈萨克族、维吾尔族和藏族同胞聚居地区发放翻译为维吾尔语、哈萨克语和藏语的少数民族版本问卷1 000份，删除有漏答题目及回答时间少于15分钟的问卷，最终收集有效问卷858份，有效问卷回收率为85.80%。其中哈萨克族被试223人（回收率为84.15%），维吾尔族被试263人（回收率为86.80%），藏族被试372人（回收率为86.11%）。平均年龄为37.37岁（*SD* = 10.59），其中哈萨克族被试平均年龄为35.09岁（*SD* = 8.22），维吾尔族被试平均年龄为39.34岁（*SD* = 10.58），藏族被试平均年龄为37.34岁（*SD* = 11.56）。被试其他人口学变量信息如表4－51所示。

表4－51　　被试基本信息（*n* = 858）

项目	选项	哈萨克族（223）		维吾尔族（263）		藏族（372）		合计	
		n	%	*n*	%	*n*	%	*n*	%
性别	男	75	33.63	118	44.87	170	45.70	363	42.31
	女	148	66.37	145	55.13	202	54.30	495	57.69
受教育程度	初中及以下	25	11.21	39	14.83	95	25.54	159	18.53
	高中/中专	26	11.66	46	17.49	80	21.51	152	17.71
	专科/本科	128	57.40	151	57.41	183	49.19	462	53.85
	研究生及以上	44	19.73	27	10.27	14	3.76	85	9.91
户口所在地	农业	86	38.57	70	26.62	170	45.70	326	38.00
	非农业	137	61.43	193	73.38	202	54.30	532	62.00
婚姻状况	从未结婚	67	30.04	56	21.29	131	35.22	254	29.60
	已婚	143	64.13	196	74.52	223	59.95	562	65.50
	离异	10	4.48	6	2.28	10	2.69	26	3.03
	丧偶	0	0	2	0.76	5	1.34	7	0.82
	再婚	3	1.35	3	1.14	3	0.80	9	1.05

（2）工具。

中国医患社会心态调查问卷（吕小康、张慧娟，2017；吕小康等，2019；汪新建等，2019）借鉴社会心态调查的经验（王俊秀，2014；王俊秀、杨宜音，2015），以指标建构法组建模块化的测量内容，设置四个二级指标，分别是医患社会情绪、医患社会认知、医患社会价值观和医患行为倾向，并在二级指标下编制分问卷，组成完整调查问卷，并形成医方和患方两个版本，本书中使用的是患方版本，共183个题目，包括主体问卷项目145个，个人信息问卷项目38个。根据之前研究的结果，本次针对中国医患社会心态问卷患方版“医患社会认知”模块的医患安全感、医患满意度1、医患满意度2、医患宽容度、医患归因风格和“医患社会价值观”模块的健康观几个分问卷在少数民族地区的使用进行检验，其中医患安全感包括12个题目，医患满意度1包括19个题目，医患满意度2包括7个题目，医患宽容度包括9个题目，医患归因风格包括12个题目，健康观包括7个题目，均为5点计分，1代表非常不赞同该条目，5代表非常赞同该条目。

为了保证语言理解的对等性，研究者找到三个少数民族学生对问卷进行了回译。第一，分别邀请来自三个少数民族的、受到汉语和少数民族两种语言教育的六位学生对中文问卷共同进行翻译，由每组两人互相合作商议，整理出被翻译为三种少数民族语言版本的问卷；第二，再另外邀请一位学习相应语言的语言学学者及两位来自对应少数民族的受到汉语和少数民族两种语言教育的学生，对已经被翻译为少数民族语言的问卷进行词句的校对和回译，将校对过的问卷重新翻译为中文版本；第三，由负责回译的学者和少数民族学生将回译版本的中文问卷与原问卷进行对比，挑出回译问卷中存在的表达问题或存在歧义的条目，与负责翻译的同学进行交流讨论后对翻译版本的问卷进行修正，形成预调查版的少数民族语言版本问卷，分别为哈萨克语、维吾尔语和藏语三个版本；第四，使用少数民族语言版本的问卷在对应民族被试群体中进行小范围预调查，根据调查对象的反馈对问卷的词句表述进行再一次修订，形成最终的少数民族语言版本的中国医患社会心态问卷。

（3）施测过程。

由于问卷是由少数民族语言呈现的，因此研究者召集了来自三个少数民族受汉语和少数民族两种语言教育的少数民族学生各20人，共60人作为少数民族语言版本中国医患社会心态问卷的调查员。三组调查员由3位少数民族研究组成员分别带队，负责在相应少数民族聚居区域地发放问卷和回收数据。研究人员对60名调查员进行统一培训，逐条解释题目含义并强调填答时候需要注意的要点，要求调查员在问卷发放过程中给被试逐题朗读并在需要的时候进行解释，记录每一题的答案。为了能够随时解决实地调研时出现的问题，研究者组织了线上答疑渠道，安排其他研究人员在调研期间值班，回答调查员在调研过程中提出的疑问。

之后，经过培训的少数民族调研人员在研究组成员的带领下，分别到哈萨克族、维吾尔族和藏族聚居地寻找被试，进行面对面的问卷填答，并在填答完成后在网络端以中文版问卷为基础上传数据，最终完成数据的收集和整理工作。

3. 结果

（1）信度检验。

使用SPSS19.0对医患安全感、医患满意度、医患宽容度、医患归因风格几个问卷的信度分民族进行检验，结果发现几个分问卷在哈萨克族、维吾尔族和藏族地区具有良好的内部一致性信度（见表4－52，Cornbach's α >0.7）。

表4－52　　内部一致性信度检验结果

分问卷	哈萨克族	维吾尔族	藏族	其他地区
医患安全感	0.84	0.74	0.76	0.79
医患满意度1	0.96	0.93	0.94	0.93
医患满意度2	0.88	0.83	0.84	0.85
医患宽容度	0.85	0.75	0.87	0.77
医患归因风格	0.94	0.93	0.92	0.89
健康观	0.96	0.88	0.94	0.89

资料来源：各分量表在2017年问卷调查施测的内部一致性信度数据引自《中国医患社会心态问卷分问卷的信效度检验》（汪新建等，2019）

（2）效度检验。

第一，共同方法偏差检验。

对于可能存在的共同方法偏差问题，本书使用Harman单因素因子分析的方法对收集到的数据进行共同方法偏差检验（Podsakoff，MacKenzie，Lee and Podsakoff，2003）。首先对在少数民族地区收集的所有数据进行分析，发现总体的数据中可以抽取22个因子，第一个因子的方差解释率为16.58%。之后，分不同民族的数据进行分析，结果显示在哈萨克族地区收集的数据可以提取出22个因子，第一个因子的方差解释率为21.24%；在维吾尔族地区收集的数据可以提取出26个因子，第一个因子的方差解释率为14.06%；在藏族地区收集的数据可以提取出24个因子，第一个因子的方差解释率为18.62%。各民族数据不存在显著的共同方法偏差问题。

第二，结构效度检验。

根据中国医患社会心态问卷的维度划分结果，使用Amos17.0软件对前述民族地区收集的中国医患社会心态问卷少数民族语言版本进行结构效度检验，结果如表4－53所示。

表 4-53　　分问卷效度检验

分问卷	数据来源	χ^2	df	χ^2/df	GFI	AGFI	CFI	NNFI	RMSEA	SRMR
医患安全感	哈萨克族	45.49	23	1.98	0.95	0.91	0.98	0.97	0.07	0.06
	维吾尔族	29.31	25	1.17	0.98	0.96	0.99	0.99	0.03	0.04
	藏族	39.24	24	1.63	0.98	0.96	0.98	0.98	0.04	0.05
	其他地区	38.72	24	1.61	0.99	0.98	0.99	0.99	0.03	0.03
医患满意度 1	哈萨克族	308.13	140	2.20	0.88	0.83	0.95	0.94	0.07	0.04
	维吾尔族	333.17	137	2.43	0.88	0.84	0.93	0.92	0.07	0.06
	藏族	379.18	140	2.71	0.90	0.87	0.94	0.93	0.07	0.05
	其他地区	521.45	132	3.95	0.94	0.92	0.95	0.93	0.06	0.04
医患满意度 2	哈萨克族	19.27	11	1.75	0.98	0.95	0.99	0.98	0.06	0.02
	维吾尔族	21.38	9	2.38	0.98	0.93	0.98	0.96	0.07	0.03
	藏族	35.83	12	2.99	0.97	0.94	0.97	0.95	0.07	0.04
	其他地区	30.18	12	2.52	0.99	0.98	0.99	0.98	0.04	0.02
医患宽容度	哈萨克族	44.24	24	1.84	0.96	0.92	0.98	0.97	0.06	0.06
	维吾尔族	48.17	22	2.19	0.96	0.92	0.97	0.95	0.07	0.06
	藏族	65.68	23	2.86	0.96	0.93	0.97	0.95	0.07	0.03
	其他地区	53.41	20	2.67	0.99	0.97	0.98	0.97	0.04	0.03
医患归因风格	哈萨克族	93.30	48	1.94	0.94	0.89	0.98	0.97	0.07	0.04
	维吾尔族	103.82	46	2.26	0.94	0.89	0.97	0.96	0.07	0.04
	藏族	155.90	50	3.12	0.94	0.90	0.96	0.95	0.08	0.04
	其他地区	111.80	41	2.77	0.98	0.97	0.98	0.97	0.04	0.03
健康观	哈萨克族	18.63	9	2.07	0.98	0.93	0.99	0.99	0.07	0.01
	维吾尔族	30.28	12	2.52	0.97	0.93	0.98	0.97	0.08	0.03
	藏族	35.54	12	2.96	0.97	0.94	0.99	0.98	0.07	0.02
	其他地区	32.57	10	3.26	0.98	0.95	0.96	0.91	0.07	0.05

资料来源：各分量表在全国施测的结构效度指标数据引自《中国医患社会心态问卷分问卷的信效度检验》（汪新建等，2019）

从表 4-53 结果来看，少数民族语言版本的《医患社会心态问卷（患方版）》各分量表面向哈萨克族、维吾尔族和藏族被试施测时，结构效度指标 χ^2/df 普遍小于 3，仅医患归因风格分量表面向藏族被试施测时 $\chi^2/df = 3.12$，稍大于 3，根据以往研究的经验，χ^2/df 小于 5 都是可以接受的（龙立荣、方俐洛、凌文辁，2002）。此外，各分量表施测时的 GFI 在 0.88～0.98 之间，AGFI 在 0.83～

0.96 之间、CFI 在 0.93 ~ 0.99 之间，NNFI 在 0.92 ~ 0.99 之间，均大于 0.8（Bentler，1990；Bentler and Bonett，1980；Tanaka and Huba，1985），RMSEA 在 0.03 ~ 0.08 之间，SRMR 在 0.01 ~ 0.06 之间，均小于 0.08（Browne and Cudeck，1993），表明该问卷在哈萨克族、维吾尔族和藏族聚居地区施测具有良好的效度。

结合之前研究中在全国范围内进行施测时的效度结果进行对比，可以发现，相对来讲医患安全感、医患满意度 2、医患宽容度及医患归因风格分量表在 2017 年问卷调查施测时信效度更好，GFI、AGFI、CFI 和 NNFI 比其在三个少数民族聚居地区施测时的数值大，而 RMSEA 和 SRMR 则比在少数民族地区施测时的数值小。医患满意度 2 和健康观分量表则在哈萨克族地区施测时的结果最好。

综上所述，对中国医患社会心态问卷少数民族语言版本的问卷进行信效度检验，结果发现在少数民族地区施测时也具有良好的信效度，支持中国医患社会心态问卷在少数民族地区的使用。

（3）医患社会心态现状。

第一，医患社会心态现状描述。

将经过验证的《中国医患社会心态问卷（患方版）》应用于前述少数民族聚集地区，对收集到的数据结果进行描述统计，分析这三个民族群体的医患社会心态现状，结果如表 4 - 54 所示。

表 4 - 54　　少数民族地区医患社会心态现状

分问卷		维度	哈萨克族		维吾尔族		藏族		合计	
			M	*SD*	*M*	*SD*	*M*	*SD*	*M*	*SD*
医患社会认知	医患安全感	总分	3.21	0.66	3.17	0.54	3.40	0.47	3.28	0.55
		患方评价医方安全感	3.20	0.74	3.23	0.67	3.44	0.52	3.31	0.64
		患方就医安全感	3.41	0.92	3.31	0.79	3.52	0.66	3.43	0.78
	医患满意度 1	总分	3.37	0.78	3.91	0.67	3.60	0.64	3.64	0.72
		患方医疗服务满意度	3.46	0.75	4.00	0.66	3.66	0.63	3.72	0.70
		患方医疗费用满意度	3.11	1.06	3.58	1.05	3.36	0.92	3.36	1.01
		患方医疗保险满意度	3.27	0.96	3.83	0.98	3.56	0.85	3.57	0.94

续表

分问卷		维度	哈萨克族		维吾尔族		藏族		合计	
			M	*SD*	*M*	*SD*	*M*	*SD*	*M*	*SD*
医患社会认知	医患满意度2	总分	3.66	0.78	4.19	0.72	3.78	0.70	3.87	0.76
		患方医护人员满意度	3.68	0.83	4.23	0.81	3.77	0.77	3.89	0.83
		患方医技人员满意度	3.63	0.85	4.13	0.77	3.79	0.78	3.85	0.82
	医患宽容度	总分	3.53	0.49	3.64	0.44	3.49	0.51	3.54	0.49
		患方对医宽容	3.78	0.61	3.95	0.51	3.63	0.60	3.77	0.59
		患方对患宽容	3.32	0.72	3.46	0.70	3.40	0.65	3.40	0.69
	医患归因风格	总分	3.18	0.72	3.49	0.73	3.45	0.63	3.40	0.70
		患方医方归因	3.19	0.80	3.49	0.88	3.46	0.77	3.40	0.82
		患方外部归因	3.22	0.86	3.44	0.78	3.40	0.69	3.36	0.77
		患方患方归因	3.15	0.77	3.56	0.77	3.50	0.68	3.43	0.75
医患社会价值观	健康观	总分	4.00	0.64	4.11	0.51	4.03	0.68	4.04	0.62
		患方生理健康观	4.25	0.79	4.40	0.62	4.22	0.80	4.28	0.75
		患方心理健康观	3.81	0.60	3.89	0.54	3.88	0.67	3.86	0.62

总体来看，维吾尔族、哈萨克族和藏族群体的医患安全感、满意度等指标得分较高，表明这些地区的医患社会心态整体状况良好。按一般的研究流程，不同民族间是否存在差异仍需要进一步的分析与检验。但由于本书并未采用严格的随机抽样调查设计，仅采用便利样本进行分析，因此其抽样代表性难以保证，从而难以满足推论性统计分析的目的。为此，这里暂不对各民族在各维度得分上的差异进行统计检验，而主要针对各分问卷的因子结构进行验证。上述结果仅供进一步的研究和分析参考。

第二，各民族内医患社会心态现状人口学差异检验。

尽管由于样本代表性的问题，本书未对民族间的差异进行分析，但还是对民族内的数据在人口学变量上的差异进行了简单的分析。为了便于数据分析和结果的呈现，将人口学变量中的受教育程度和婚姻状况进行了处理，将受教育程度中的初中及以下和高中/中专合并为高中及以下，将专科/本科和研究生及以上合并为专科及以上；将婚姻状况中未结婚、离异和丧偶合并为未婚，将已婚和再婚合并为已婚。由此，将人口学变量都变为二分变量进行分析。

首先，对性别差异的检验结果发现三个民族在各维度上的得分不存在显著的性别差异（$p > 0.05$）。

其次，对各民族各变量在受教育程度上的差异进行检验，结果如表 4-55 所示。

从表 4-55 的检验结果来看，藏族不同受教育程度被试在所有变量上均不存在显著差异（$p > 0.05$），其他两个民族不同受教育程度则在所有变量上均有显著差异，从各民族分组人数来看，这有可能是取样差异造成的。在医患安全感方面，哈萨克族和维吾尔族都是高中及以下被试显著低于专科及以上被试得分（$t_{哈萨克} = -4.68$，$p < 0.001$；$t_{维} = -2.04$，$p < 0.05$）。在医患满意度 1、医患满意度 2、医患宽容度和健康观量表中，哈萨克族被试和维吾尔族被试都是高中及以下被试得分显著高于专科及以上被试得分（$p < 0.05$）。在医患归因风格方面，哈萨克族被试高中及以下被试得分显著低于专科及以上被试得分（$t = -4.77$，$p < 0.001$）；而维吾尔族被试则是高中及以下被试得分显著高于专科及以上被试得分（$t = 2.51$，$p < 0.05$）。

此后，对各民族在户口所在地的差异进行检验，结果如表 4-56 所示。

从表 4-56 的检验结果来看，三个民族不同户口所在地的被试在医患安全感方面都不存在显著差异。在医患满意度 1 和医患满意度 2 量表中，哈萨克族和维吾尔族都是农业户口被试结果显著高于非农业户口被试（$p < 0.01$）。在医患宽容度量表上，仅藏族农业户口被试的得分显著低于非农业户口被试（$t = -4.01$，$p < 0.001$）。三个民族不同户口所在地在医患归因风格方面均存在显著差异，其中哈萨克族和藏族被试都是农业户口被试得分显著低于非农业户口被试（$t_{哈萨克} = -3.16$，$p < 0.001$；$t_{藏} = -4.11$，$p < 0.001$），但在维吾尔族被试中，农业户口被试得分显著高于非农业户口被试得分（$t = 2.33$，$p < 0.01$）。在健康观量表上，仅藏族被试在农业与非农业户口上存在差异，农业户口被试得分显著低于非农业户口被试得分（$t = -4.14$，$p < 0.001$）。

最后，对各民族在婚姻状况方面的差异进行检验，如表 4-57 所示。

从表 4-57 结果来看，哈萨克族被试不同婚姻状况差异仅表现在医患宽容度量表上，未婚被试的宽容度得分显著低于已婚被试（$t = -3.33$，$p < 0.01$）。维吾尔族被试和藏族被试不同婚姻状况的被试则在健康观变量上有显著差异，未婚被试的健康观得分显著低于已婚被试（$t_{维} = -2.12$，$p < 0.01$；$t_{藏} = -3.40$，$p < 0.01$）。

总的来看，各民族人口学变量中的受教育状况和户口类型在医患社会心态上更有可能存在显著差异，性别和婚姻状况则更少存在显著差异。这可能是由于受教育状况和户口类型更多地与社会阶层存在联系，而在之前的研究中就发现社会阶层有可能会影响个体对医患关系的认知（吕小康、赵晓繁，2019）。

表 4 – 55　受教育程度差异检验

分问卷		受教育程度	哈萨克族（1 = 51；2 = 172）			维吾尔族（1 = 85；2 = 178）			藏族（1 = 175；2 = 197）		
			M	*SD*	*t*	*M*	*SD*	*t*	*M*	*SD*	*t*
医患社会认知	医患安全感	1	2.79	0.76	−4.68***	3.08	0.58	−2.04*	3.35	0.50	−1.76
		2	3.33	0.57		3.22	0.51		3.44	0.43	
	医患满意度 1	1	3.99	0.78	6.62***	4.13	0.70	3.74***	3.60	0.64	−0.10
		2	3.19	0.68		3.80	0.63		3.60	0.63	
	医患满意度 2	1	4.30	0.74	7.56***	4.44	0.66	4.07***	3.76	0.75	−0.52
		2	3.47	0.68		4.07	0.71		3.80	0.66	
	医患宽容度	1	3.76	0.44	3.99***	3.72	0.47	2.07*	3.45	0.51	−1.31
		2	3.46	0.49		3.60	0.42		3.52	0.51	
	医患归因风格	1	2.71	0.87	−4.77***	3.66	0.73	2.51*	3.42	0.65	−0.98
		2	3.33	0.61		3.42	0.71		3.49	0.61	
医患社会价值观	健康观	1	4.17	0.50	2.56***	4.13	0.50	0.38	4.02	0.69	−0.22
		2	3.95	0.67		4.10	0.52		4.03	0.66	

注：1 = 高中及以下；2 = 专科及以上。* 表示 $p < 0.05$，** 表示 $p < 0.01$，*** 表示 $p < 0.001$。

表 4-56

户口所在地差异检验

分问卷		户口	哈萨克族（农 = 86；非 = 137）			维吾尔族（农 = 70；非 = 193）			藏族（农 = 170；非 = 202）		
			M	*SD*	*t*	*M*	*SD*	*t*	*M*	*SD*	*t*
医患社会认知	医患安全感	农业	3.10	0.75	-1.89	3.17	0.47	-0.10	3.40	0.53	0.07
		非农	3.27	0.59		3.18	0.56		3.40	0.41	
	医患满意度 1	农业	3.58	0.85	3.06**	4.14	0.68	3.37**	3.64	0.68	1.19
		非农	3.25	0.70		3.83	0.65		3.56	0.59	
	医患满意度 2	农业	3.84	0.85	2.81**	4.35	0.69	2.20**	3.83	0.77	1.27
		非农	3.55	0.71		4.13	0.72		3.74	0.63	
	医患宽容度	农业	3.49	0.58	-0.78	3.72	0.40	1.70	3.38	0.44	-4.01***
		非农	3.55	0.44		3.62	0.45		3.58	0.55	
	医患归因风格	农业	2.97	0.82	-3.61***	3.67	0.81	2.33**	3.31	0.56	-4.11***
		非农	3.32	0.62		3.43	0.68		3.58	0.66	
医患社会价值观	健康观	农业	4.00	0.65	-0.014	4.12	0.45	0.30	3.87	0.68	-4.14***
		非农	4.00	0.64		4.10	0.54		4.16	0.65	

注：* 表示 $p < 0.05$，** 表示 $p < 0.01$，*** 表示 $p < 0.001$。

表 4－57　婚姻状况差异检验

分问卷		婚姻状况	哈萨克族（未 =77；已 =146）			维吾尔族（未 =64；已 =199）			藏族（未 =146；已 =226）		
			M	*SD*	*t*	*M*	*SD*	*t*	*M*	*SD*	*t*
医患社会认知	医患安全感	未婚	3.35	0.54	2.37	3.17	0.50	－0.02	3.42	0.41	0.66
		已婚	3.13	0.70		3.17	0.55		3.39	0.50	
	医患满意度 1	未婚	3.34	0.72	－0.44	3.97	0.64	0.86	3.65	0.57	1.24
		已婚	3.39	0.81		3.89	0.68		3.57	0.67	
	医患满意度 2	未婚	3.58	0.77	－1.18	4.16	0.69	－0.42	3.83	0.66	1.00
		已婚	3.70	0.78		4.20	0.73		3.75	0.73	
	医患宽容度	未婚	3.38	0.52	-3.33^{**}	3.59	0.40	－1.09	3.47	0.46	－0.65
		已婚	3.60	0.46		3.66	0.45		3.50	0.54	
	医患归因风格	未婚	3.20	0.67	0.22	3.46	0.73	－0.38	3.41	0.60	－1.06
		已婚	3.18	0.75		3.50	0.73		3.48	0.65	
医患社会价值观	健康观	未婚	4.04	0.60	0.70	3.99	0.51	-2.12^{*}	3.88	0.65	-3.40^{**}
		已婚	3.98	0.66		4.15	0.51		4.12	0.68	

注：* 表示 $p<0.05$，** 表示 $p<0.01$，*** 表示 $p<0.001$。

4. 讨论

本书将《中国医患社会心态问卷（患方版）》从汉语翻译为维吾尔语、哈萨克语、藏语，形成了能够在这三个民族地区顺利施测的维吾尔语、哈萨克语和藏语版本，为在我国更大范围内调查医患社会心态情况提供了初步的工具。本书除了在少数民族地区验证已有问卷量表信的效度之外，还在研究中考虑到了语言差异可能带来的影响，并对需要验证的问卷进行了相应的处理，使本次研究对象能够更好地理解问卷的含义，更为顺利地进行填答。

同时，本次研究的经验也启示我们，我国幅员辽阔，各地区风土民情都存在一定差异，在关注我国医患社会心态现状的时候，不仅要关注整体层面的状况，还要结合地区实际状况进行考虑，这样才能对我国医患社会心态的情况有一个完整且细致的了解，为以后有针对性地进行相应的管理、制定相关的政策提供参考。此外，通过本书最后对各民族内部各变量在人口学差异方面的分析可以发现，在影响医患社会心态的因素当中，除了心理学因素，我们还应关注社会层面的变量。医患社会心态是一段时间内社会成员所共享的对于医患关系的基本认知、情绪情感、态度立场和价值观念，社会环境是其产生、发展和变化的基本背景，社会因素是影响、塑造其形态的主要力量。

对本次研究的不足进行反思。首先，本次研究收集的数据主要来自哈萨克族、维吾尔族和藏族，主要是考虑到翻译的便捷性，但实际上还有许多人口众多、习惯使用本民族语言的少数民族地区没能覆盖，导致对于其他民族地区的数据收集不充分。在以后的研究当中，还需要将《中国医患社会心态问卷》翻译成更多其他少数民族语言，在不同少数民族中验证其有效性，并可进一步验证其在各民族之间的测量等值性等测量学特征。其次，目前对于量表的开发、验证工作仍需细化，为了研究的便捷性，本次研究同时验证了六个测量不同医患社会心态的量表，但实际上，为了更好地支持《中国医患社会心态问卷》下各个模块的量表能够随意地拆分组合使用，每个量表都需要进一步细致的分析和测试，以保证其在实际的使用中能够保持良好的信效度。最后，研究工具的开发是为了服务于医患社会心态的建设，本次研究仅对研究工具测量的结果进行了粗浅的分析，距离服务于良好医患社会心态的建设还有很长一段距离，在未来，希望能够在研究工具的帮助下，探索改变现有不良医患社会心态的途径，为建立医患互信、医患互助的良好医患生态而努力。

第三节　医患社会心态的调查结果

本节主要报告采用前述工具在全国范围内的施测结果，并分析医患信任及医患社会心态，尤其是其中医患社会情绪部分的影响因素。

一、调查时间与样本情况

数据的调查时间为2017年7月～2018年7月，通过线上调研和线下调研同时进行的方式进行数据收集工作。其中，线上数据主要通过长沙冉星信息科技有限公司开放的线上调研平台问卷星面向全国范围进行收集。线下调研一方面通过北京傲邦阳光咨询有限公司，在中西部地区的四个城市（银川、武汉、昆明和成都）进行社区和医院现场调研；另一方面课题组组织调研人员在天津、贵州、新疆、西藏、浙江、深圳、上海、山东、河南、辽宁、吉林、内蒙古等省份开展线下调研，并将收集的数据通过问卷星平台进行录入。问卷回收以后，根据筛选题目和填答状况进行筛选，将基本完成所有题目的问卷视为有效问卷，获得有效问卷共14 527份。调查范围涉及大陆地区所有省区市，覆盖270余个地级市，能够在一定程度上反映当下中国人医患社会情绪感知的基本情况。

调研对象主要面向医方和患方两个群体。其中医方群体指在医疗机构工作的所有相关人员，其操作化定义为近6个月内一直在具有《医疗机构执业许可证》的医疗机构工作（包括兼职和实习），符合我国《医疗机构从业人员行为规范》所定义的医疗机构从业人员，包括医师、护士、药学技术人员、医技人员、管理人员和其他相关人员等。患方群体指前往医疗机构求诊的患者及其亲属或代理人，其操作化定义为近6个月里，本人曾去医院门诊部或住院部看病、带自己的小孩或其他亲人去医院看病或因为家人或朋友生病住院而入院陪护的成年（18周岁以上）个体，同时通过筛选题目排除适用于医方问卷的医务工作者和未完成学制的全日制大、中学生被调查者。

（一）被试

调查获得医方有效问卷4 522份，患方有效问卷10 005份。其中医方男性1 144人，占25.30%，女性3 378人，占74.70%，年龄范围21～69岁，平均年龄33.23±7.88岁。患方男性4 535人，占45.33%，女性5 459人，占54.56%，

11 人未透露性别，占 0.11%，年龄范围 21～79 岁，平均年龄 37.46±10.78 岁。其他人口学信息情况见表 4－58。

表 4－58　样本基本信息（$n_{医}$=4 522，$n_{患}$=10 005）

项目		医方		患方	
		n	百分比（%）	n	百分比（%）
性别	男	1 144	25.30	4 535	45.33
	女	3 378	74.70	5 459	54.56
	缺失值	0	0.00	11	0.11
年龄（周岁）		33.23±7.88		37.46±10.78	
学历	小学毕业及以下	8	0.18	532	5.32
	初中毕业	22	0.49	972	9.72
	高中/中专毕业	189	4.18	1 651	16.50
	大学专科/本科在读或毕业	3 704	81.91	6 091	60.88
	研究生在读或毕业	599	13.25	750	7.50
	缺失值	0	0.00	9	0.09
居住地	北上广深市区	23	0.51	1403	14.02
	天津、重庆等直辖市或其他省会城市市区	1 147	25.36	2 968	29.67
	普通地级市市区	2 128	47.06	2 281	22.80
	普通县级市市区	1 049	23.20	1 254	12.53
	乡镇	91	2.01	743	7.43
	农村	84	1.86	1 344	13.43
	缺失值	0	0.00	12	0.12
孩子数量	没有孩子	1 636	36.18	2 695	26.94
	有 1 个孩子	2 282	50.46	5 169	51.66
	有 2 个孩子	592	13.09	1 688	16.87
	有 3 个或 3 个以上孩子	12	0.27	446	4.46
	缺失值	0	0.00	7	0.07

续表

项目		医方		患方	
		n	百分比（%）	n	百分比（%）
婚姻状况	从未结婚	947	20.95	2 059	20.58
	已婚	3 155	69.77	7 512	75.08
	离异	21	0.46	241	2.41
	丧偶	44	0.97	83	0.83
	再婚	355	7.85	66	0.66
	缺失值	0	0.00	44	0.44

（二）工具

本书使用的测量工具是由本课题组编制的《中国医患社会心态问卷》。数据分析使用 R 软件 3.5.1 版本，利用 tideyverse 和 jmv 等数据管理和分析包进行。

二、医患关系的情绪感知现状

（一）医患关系情绪感知现状

被调查者选择某一情绪词并对其打分则视为该情绪词被击中一次。计算被调查者击中每个情绪词的次数，并根据每个被击中词汇的得分汇总后计算每个情绪词的平均分数表示该情绪词的强度，得到数据如表 4－59 所示。

表 4－59　　　　医方患方情绪词汇击中次数与强度

项目		患方				医方				总计		
		n	击中比（%）	强度均值	强度标准差	n	击中比（%）	强度均值	强度标准差	n	强度均值	强度标准差
积极情绪	友善	4 586	16.81	6.88	1.97	1 579	15.14	6.79	2.27	6 165	6.86	2.05
	感激	3 530	12.94	7.00	2.09	1 114	10.68	6.46	2.39	4 644	6.87	2.18
	乐观	3 031	11.11	6.88	1.97	982	9.42	6.47	2.38	4 013	6.78	2.08
	快乐	1 078	3.95	6.76	2.21	470	4.51	6.71	2.57	1 548	6.74	2.32

续表

项目		患方				医方				总计		
		n	击中比（%）	强度均值	强度标准差	n	击中比（%）	强度均值	强度标准差	n	强度均值	强度标准差
消极情绪	焦虑	3 073	11.26	6.51	2.17	1 604	15.38	6.44	2.40	4 677	6.49	2.26
	冷漠	2 082	7.63	6.13	2.23	665	6.38	5.57	2.35	2 747	5.99	2.27
	悲伤	1 261	4.62	6.12	2.24	572	5.48	6.01	2.40	1 833	6.09	2.29
	恐惧	1 222	4.48	6.18	2.32	683	6.55	6.19	2.58	1 905	6.18	2.42
	愤怒	905	3.32	6.27	2.35	694	6.65	6.02	2.60	1 599	6.16	2.46
	厌恶	799	2.93	6.12	2.34	327	3.14	5.96	2.56	1 126	6.07	2.40
	怨恨	564	2.07	5.78	2.36	273	2.62	5.91	2.59	837	5.82	2.43
	嫉妒	185	0.68	6.54	1.84	15	0.14	4.87	2.95	200	6.41	1.98
中性情绪	平静	4 182	15.32	6.69	2.11	1 232	11.81	6.32	2.28	5 414	6.60	2.16
	惊讶	791	2.90	6.00	2.20	220	2.11	5.48	2.52	1 011	5.89	2.28

根据以上统计结果可以看出，医患双方在积极情绪中击中次数最多的选项为“友善”，在消极情绪中击中次数最多的为“焦虑”，但在情绪强度上有所不同，医方在消极情绪中强度最强的选项是“焦虑”，患方则是“嫉妒”，在积极情绪中患方强度最强的选项是“感激”，医方强度最强的是“友善”。从中可以看出，医患双方在社会情绪的感受上有一定程度的相似性。

如果对积极情绪、消极情绪按照击中次数和强度进行排序的话，可以看出，医方积极情绪中击中次数高的前三个选项是“友善”“感激”和“乐观”，强度最高的前三个选项是“友善”“快乐”和“乐观”，消极情绪击中次数高的前三个选项是“焦虑”“愤怒”和“恐惧”，强度最高的则是“焦虑”“恐惧”和“愤怒”。患方积极情绪中击中次数高的前三个选项是“友善”“感激”和“乐观”，强度最高的前三个选项是“感激”“友善”和“乐观”，消极情绪击中次数高的前三个选项是“焦虑”“冷漠”和“悲伤”，强度最高的则是“嫉妒”“焦虑”和“愤怒”。从中可以发现，医患双方对于社会情绪感受的重点存在一定差异。

由于医患双方被调查者数量差异较大，为了对医患双方的结果进行比较，计算得出了医患双方对 14 个情绪词的击中次数占各自群体总击中次数的比例以及各个情绪词得分差异，结果如图 4 - 2、图 4 - 3 和图 4 - 4 所示。

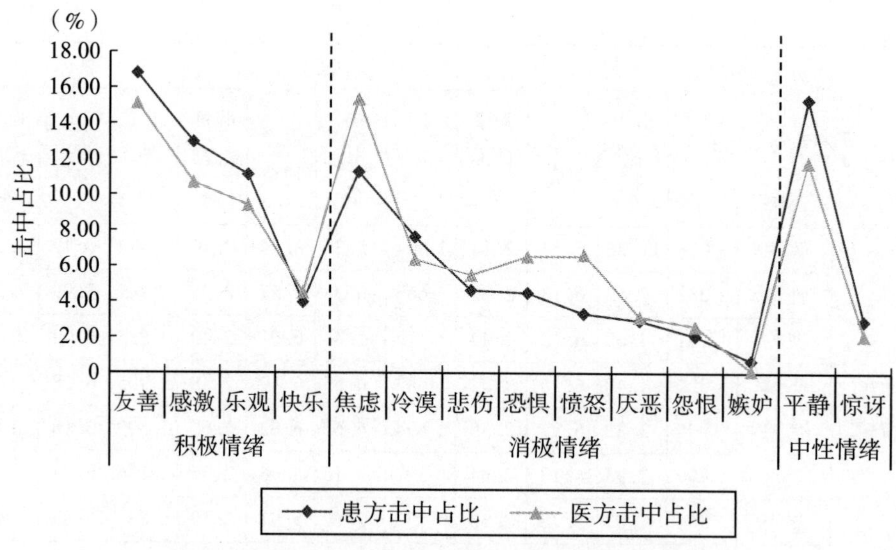

图 4-2 医方患方各个情绪词击中次数比例对比

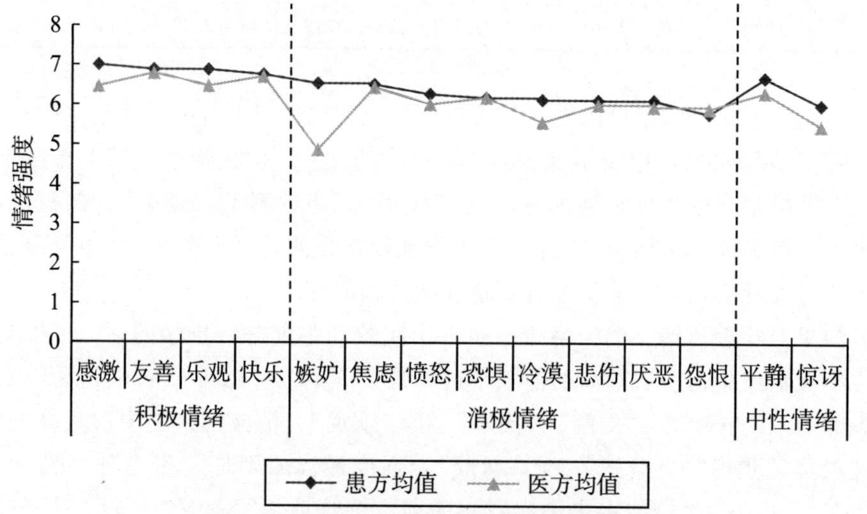

图 4-3 医方患方各个情绪词强度对比

根据以上结果可以发现，医患双方在“感激”“焦虑”和“愤怒”三个情绪词上的击中次数存在明显差异，患方“感激”情绪的击中次数高于医方，“焦虑”和“愤怒”情绪词的击中次数低于医方。在感受强度上，医患双方差异主要表现在“感激”“嫉妒”和“冷漠”情绪上，患方在大部分情绪上的感受强度都高于医方。

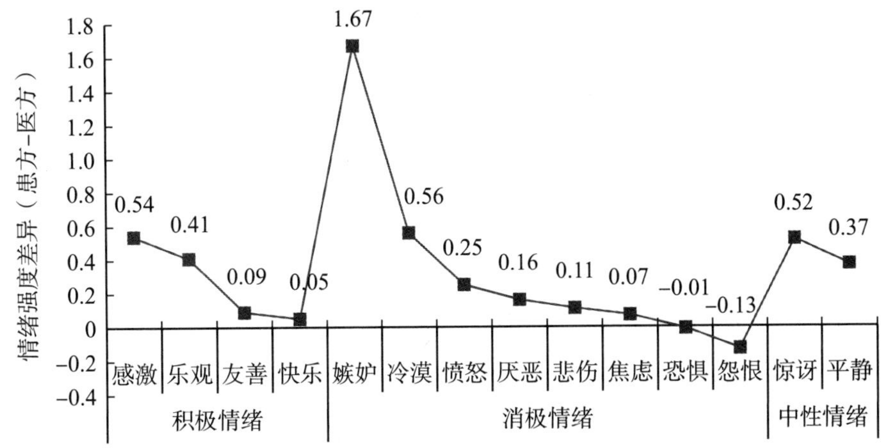

图 4-4　医方患方各个情绪词强度差异（患方强度-医方强度）

此外，按照情绪词的积极、消极和中性的分类进行统计，对比医患双方在三类词语上的击中比例差异和得分差异（见图 4-5、图 4-6）。

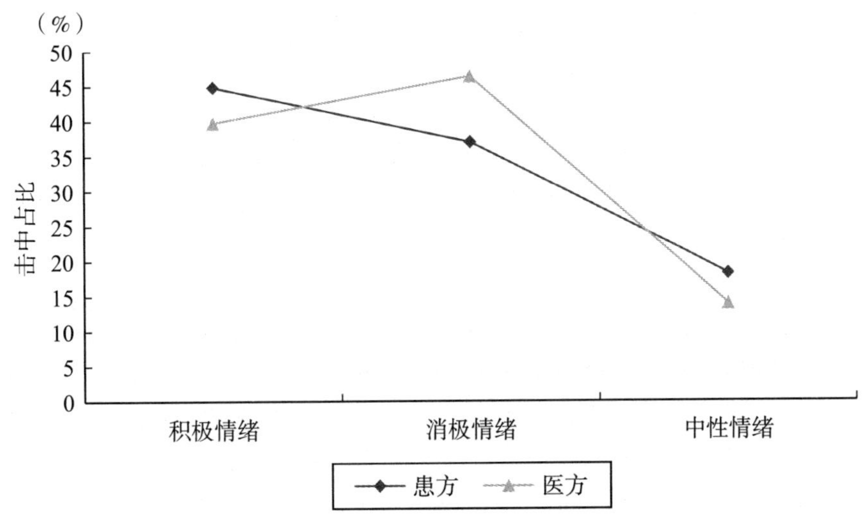

图 4-5　医方患方各类情绪词击中次数比例对比

从分类结果看来，医方消极情绪词的击中比例高于患方，积极情绪词的击中比例低于患方，医方群体内消极情绪比例高于积极情绪。从情绪强度上看，患方情绪强度高于医方，医患双方消极情绪感受强度都比较低，对积极情绪感受强度都比较高。

在描述统计结果中可以发现医患双方在社会情绪感知上存在一定差异，但仅依靠目前获得的数据难以判断医患双方社会情绪感知差异的具体内容和影响因素。因此，本书对获得的数据进行了进一步地处理分析，以明晰医患社会情绪感知差异的具体表现及其影响因素。

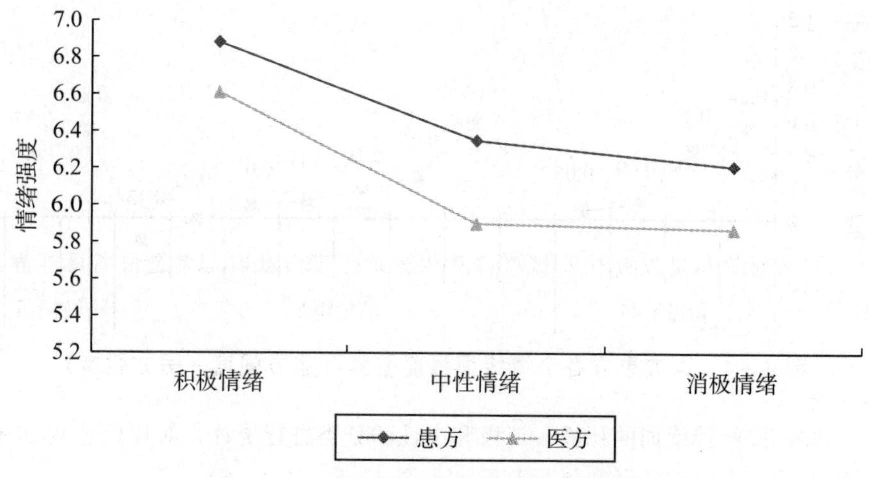

图 4-6　医方患方各类情绪词强度对比

（二）医患关系认知情况及其在医患群体间的差异

在收集被调查者基本信息的过程中，研究者还收集了被试以往医患关系的经历和对于医患关系的认知。关于以往医患关系经历的问题包括“过去 6 个月内，您在医院有没有看到过患者和医生、护士、护工或医院其他工作人员争吵的情况？”和“过去 6 个月内，您在医院有没有看到过患者殴打医生、护士、护工或医院其他工作人员的情况？”即是否经历或目睹过医患之间“言语冲突”和“肢体冲突”的情况，统计结果如图 4-7 所示。关于对目前医患关系认知的题目包括“总的来说，您就诊时是否信任医务人员/患者及其家属”“总体来说，根据您过去 6 个月的经历，您对所接触到的医务工作人员的工作/患者及其家属的满意程度”和“总的来说，您觉得我国目前的医患关系如何？”三个问题都采取了 5 点计分方法，1 代表非常信任、非常满意或非常和谐；2 代表信任、满意或和谐；3 代表一般；4 代表不信任、不满意或不和谐；5 代表非常不信任、非常不满意或非常不和谐，统计结果如图 4-8 所示。

从图 4-7 中可以看出，约 30% 的患者曾目睹或经历过医患之间的言语冲突情况，而医方在这一题目中报告“有”的比例则有约 50% 以上。经历或目睹过医患之间肢体冲突的被调查者人数相对于言语冲突的要少，有 10% 左右的患方和约 25% 的医方报告曾经目睹或者经历过医患间的肢体冲突。总体上看，医方报告目睹或经历言语和肢体冲突的被调查者多于患方。

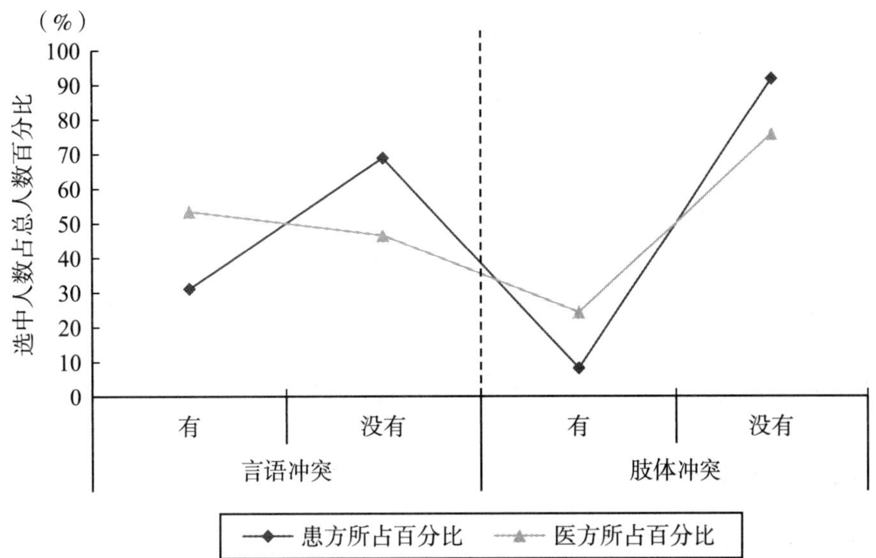

图 4-7　医方患方言语冲突和肢体冲突经历

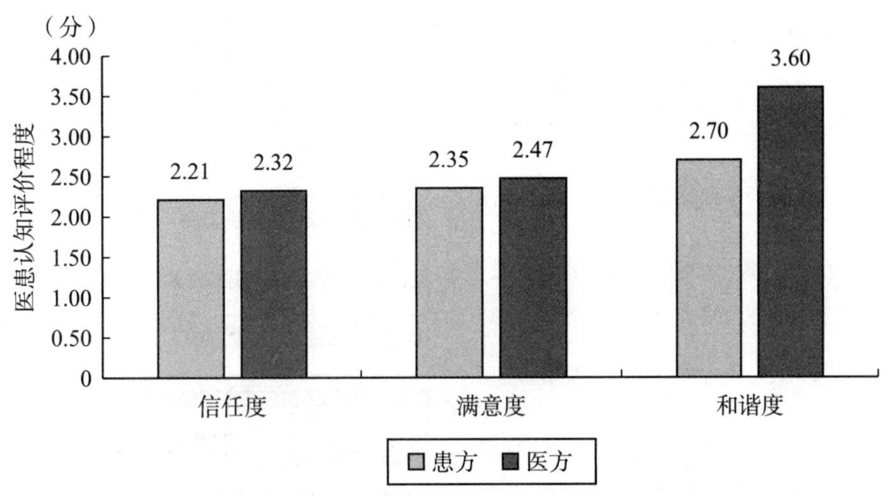

图 4-8　医患双方对医患关系信任度、满意度和和谐度评价

根据图 4-8 的统计结果，整体上医方对患方的信任程度和满意度都稍高于患方对医方的信任程度和满意度，医方对医患关系的和谐程度整体认知也更为积极。相比之下，患方对于医方的信任程度和满意度都比较低，更为明显的是对于医患关系和谐程度的整体认知，患方对于医患关系和谐程度的整体认知得分仅为 2.7 分，医方则为 3.6 分。

三、医患社会认知

（一）研究参与者

2017～2018年，本书通过线上和线下渠道，在医患认知部分收集医方数据5 115份，患方数据16 432份。研究参与者平均年龄为38.61岁（$SD=9.506$），其中男性8 629人，女性12 904人，缺失值14人。数据收集的过程中，并非所有研究参与者都完成了所有题目，因此在不同题目上存在缺失值，以下的分析中不再赘述。

（二）调查结果

1. 医患安全感

先对医患群体之间关于医患安全感的认知差异进行分析。本部分患方版有12个题目，医方版有16个题目，要求参与者以5点评分回答是否同意以下说法，1表示非常不同意，5表示非常同意。医患问卷在这部分题目上有一定差异，医方问卷中增加了对自己所工作医院的安全感测量。为此，先对医患群体中一致的题目进行分析。结果如图4－9所示。

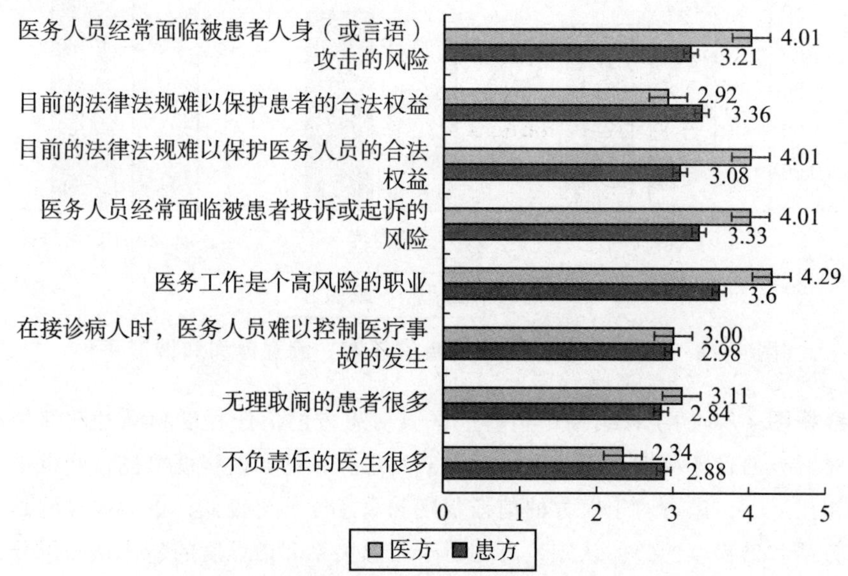

图4－9　医患安全感（医患题项一致部分）

注：图中“⊢⊣”形符号表示标准差，下同。

从医患安全感的医患差异分析中可以发现，患方对于“不负责任的医生很多”和“目前的法律法规难以保护患者的合法权益”两个题目的认同程度显著高于医方。而在“在接诊病人时，医务人员难以控制医疗事故的发生”这个题目上，医患之间不存在显著差异。其他题目上，则是医方的认同程度显著高于患方。这表明双方都更加认同与自己群体有关的信息，都更倾向于认为自己的群体在医患关系中处于更为不利的地位。但是双方在“在接诊病人时，医务人员难以控制医疗事故的发生”上有相似的认同程度。

在不一致的题目上，患方测量了在医院就诊时存在的安全感问题，在医方问卷中测量了其在自己工作的医院就诊时和在自己工作医院之外的医院就诊时两种不同情况下的医患安全感。将以上题目共同进行分析，结果如图 4－10 所示。

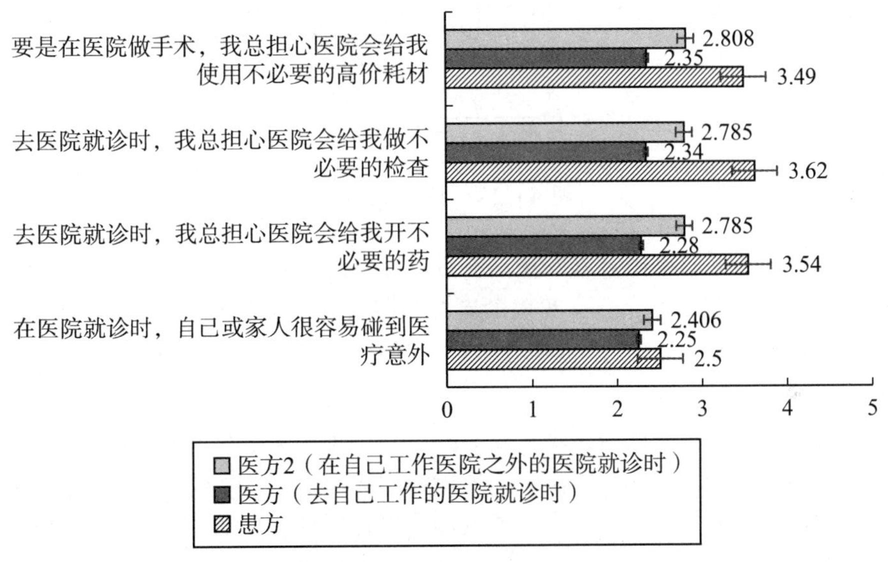

图 4－10　医患安全感（医患题项不一致部分）

从图 4－10 的结果中可以发现，相对于医方，患方更多地担心在就诊时会有不必要高价耗材、不必要的检查、不必要的药以及发生医疗意外。医方在自己工作的医院就诊时更少地担心有不必要高价耗材、不必要的检查、不必要的药以及发生医疗意外。但是在自己工作医院之外的医院就诊时，相对于在自己工作的医院就诊时，有更多地担心。由此可以看到，不论是医方还是患方，在不熟悉的医疗环境中，都难以避免产生低安全感的问题。

2. 医患信任感

医患信任感部分包括 6 个题目，医患双方的题目一致，同样要求参与者以 5 点评分回答是否同意以下说法，1 表示非常不同意，5 表示非常同意。对医患群体在医患信任感问题上的差异进行分析的结果如图 4 - 11 所示。

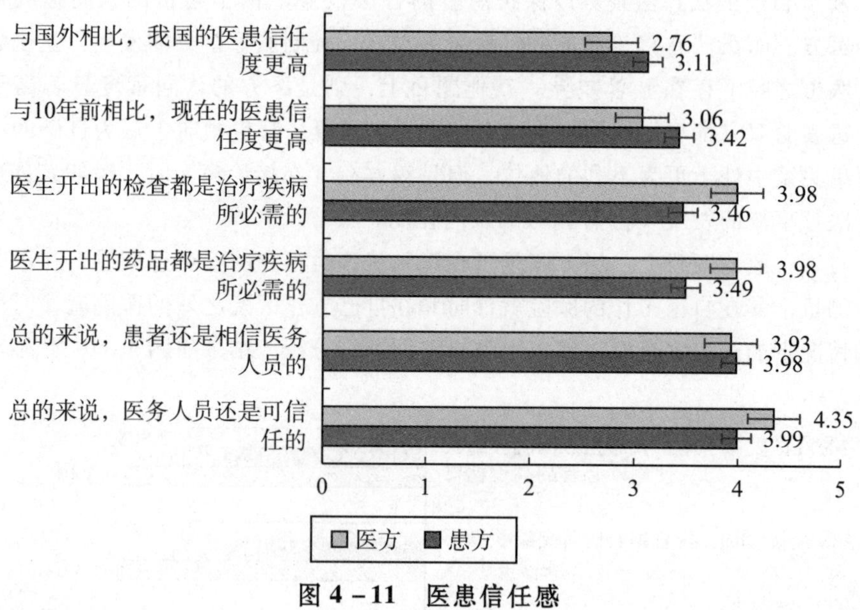

图 4 - 11　医患信任感

从图 4 - 11 的结果中可以发现，医患双方在医患信任感问题上，存在显著的认知差异。在“与国外相比，我国的医患信任度更高”“与 10 年前相比，现在的医患信任度更高”和“总的来说，患者还是相信医务人员的”三个题目上，患方的认同程度显著高于医方，即患方更倾向于认为医患之间有较好的信任，医方则认为患方对自身群体的认同程度不高。但是在“医生开出的检查都是治疗疾病所必需的”“医生开出的药品都是治疗疾病所必需的”和“总的来说，医务人员还是可信的”三个题目上，医方群体的认同程度显著高于患方，即医患双方对于所做检查和所开药品是否必要的方面存在较大分歧。

3. 医患公正感

医患公正感部分，医患问卷中都包含 7 个评价题目，要求参与者以 5 点评分回答是否同意以下说法，1 表示非常不同意，5 表示非常同意。除此之外，患方问卷包括一个评价题目，即“您认为在医患关系中，医方与患方的地位关系如何?”，医方问卷则有两个评价题目，分别是“当您作为医务工作者与患者接触时，您认为医方与患方的地位关系如何?”和“当您自己作为患者去其他医院就诊时，您认为医方与患方的地位关系如何?”，要求研究参与者在 1 到 5 分做出评价，其中 1 表示医方处于绝对弱势地位，2 表示医方处于相对弱势地位，3 表示双方地位相等，4 表示患方处于相对弱势地位，5 表示患方处于绝对弱势地位。首先对医患双方一致的题目进行对比分析，结果如图 4 - 12 所示。

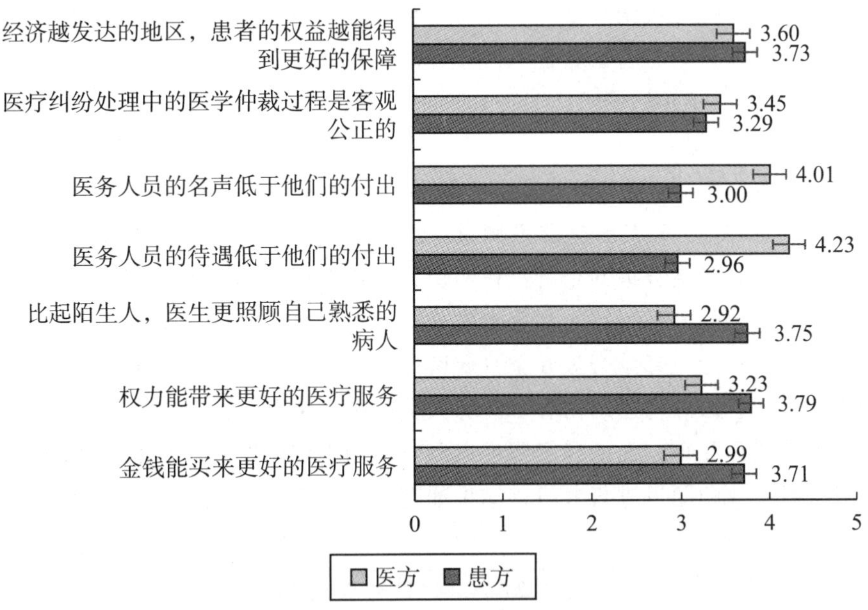

图 4-12　医患公正感（医患题项一致部分）

从图 4-12 的结果中可以发现，在“医疗纠纷处理中的医学仲裁过程是客观公正的”“医务人员的名声低于他们的付出”和“医务人员的待遇低于他们的付出”三个题目上，医方的认同程度显著高于患方，即医方更倾向于认为医疗纠纷的处理过程是公正的，但是相对于付出，医务人员的待遇是不够公正的。在其他题目上，则是患方的认同程度显著高于医方，即患方更倾向于认为金钱和权利能够带来更好的医疗服务，认为医生会更照顾自己熟悉的病人并且经济发达的地区，患者的权益更能得到保障。

对“您认为在医患关系中，医方与患方的地位关系如何？”这 3 个题目的结果进行分析，结果如图 4-13 所示。

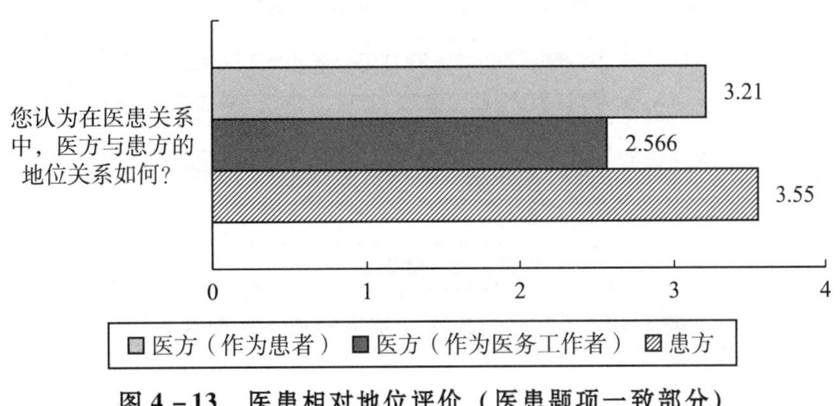

图 4-13　医患相对地位评价（医患题项一致部分）

从图 4-13 的分析结果来看，患方更倾向于认为自己处于相对弱势的地位，而医方群体则在作为患者去其他医院就诊时，更倾向于感受到患者处于相对弱势的地位（见附录 3B308）。

4. 医患满意度

医患满意度部分，有 13 个医患一致题目，要求参与者以 5 点评分回答对这些题目的满意程度，1 表示非常不满意，5 表示非常满意。除此之外，在医方问卷中，要求参与者结合近 6 个月工作经历，评价对患者的就诊态度、患者的病情表达能力、患者的遵医嘱行为和患者遵守医院管理制度的情况的满意程度；在患方问卷中，要求参与者结合近 6 个月就医经历，评价对医务人员的服务态度、医患交流的时间、医患沟通的内容、医务人员的医术水平、医务人员的医德水平和医院的就诊流程几个方面的满意程度以及对不同类别的医务人员的满意度。

对医患一致的题目进行分析，结果如图 4-14 所示。

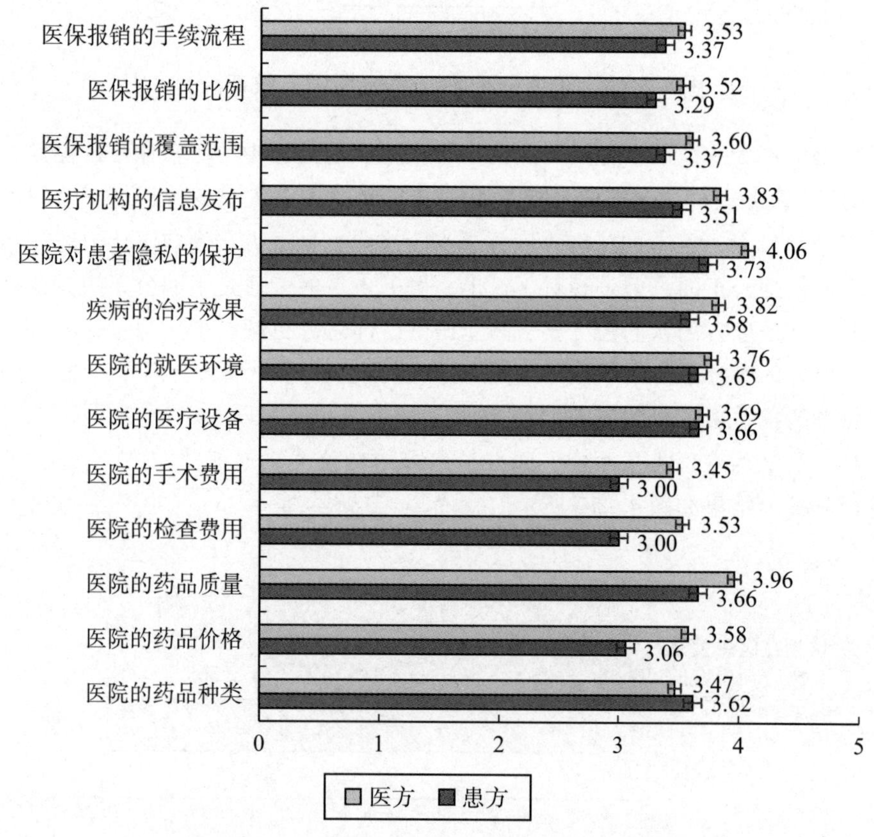

图 4-14　医患满意度（医患题项一致部分）

从图 4-14 的分析结果可以发现，除了在“医院药品种类”方面，患方的满意度显著高于医方之外，在其他各个方面，都是医方的满意度高于患方。尤其是在医院的手术费用、医院的检查费用和医院的药品价格等方面有比较明显的分歧，表现出患方“看病贵”的认知倾向。

此外，对医方对患方的就诊态度、患方的病情表达能力、患方的遵医嘱行为和患方遵守医院管理制度几个方面的满意程度进行统计，结果如图 4－15 所示。

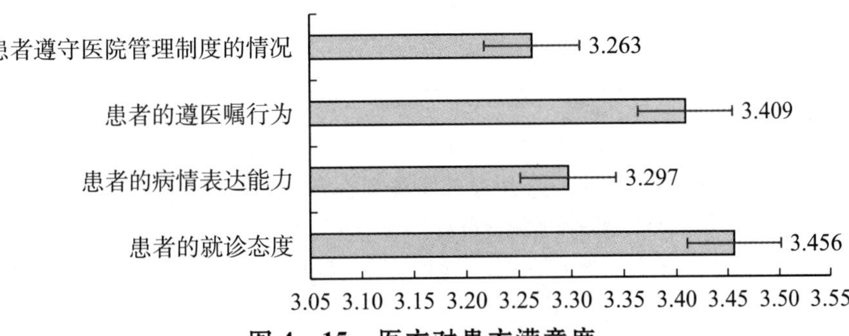

图 4－15　医方对患方满意度

从图 4－15 的统计结果来看，医方对患方在就诊态度和遵医嘱行为方面的满意度较高，但是在患方遵守医院管理制度的情况和患者的病情表达能力方面满意度相对较低。

对患方对医务人员的服务态度、医患交流的时间、医患沟通的内容、医务人员的医术水平、医务人员的医德水平和医院的就诊流程几个方面的满意程度进行统计。结果如图 4－16 所示。

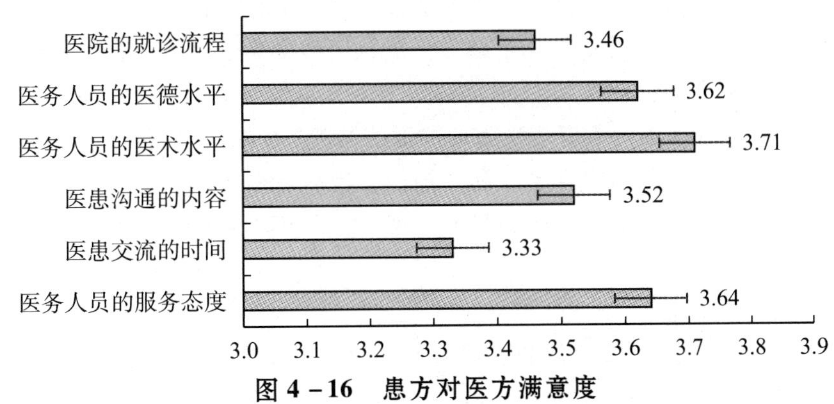

图 4－16　患方对医方满意度

从图 4－16 的统计结果来看，患方对医患交流时间有较为明显的低满意度评价，但是对医务人员的医术水平则有较高的满意度评价。

对患方对不同类型的医务人员的满意度进行统计，结果如图 4－17 所示。

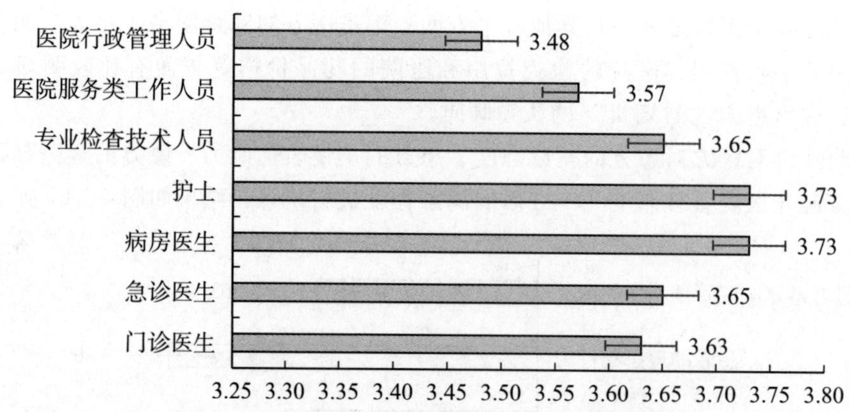

图 4－17　患方对不同类型医务人员满意度

注：专业检查技术人员是指血常规、尿检、CT 等检查技术人员；医院服务类工作人员是指导诊、挂号、结账、取药、护工等人员；医院行政管理人员是指医患办公室、行政办公室、后勤等人员。

从图 4－17 统计结果来看，患方对护士和病房医生的满意度较高，但是对医院行政管理人员的满意度较低。

5. 医患宽容

医患宽容部分包含 12 个题目，要求研究参与者以 5 点评分对题目的认同程度进行回答，1 表示非常不同意，5 表示非常同意。统计结果见图 4－18。

从图 4－18 的统计分析结果来看，患方对于“医务人员很少体谅患者的难处”“只要出现医疗事故，相关医务人员应该受到最严厉的制裁”“医务人员的过错对患者造成的侵害行为是不能被原谅的”和“如果发生了医疗过错，主治医生事后应向患者及家属道歉”几个题目上的认同程度高于医方。在其他题目上，则是医方的认同程度高于患方，尤其在“患者及其家属很少体量医务人员的难处”“‘医闹’或伤医的人应当受到最严厉的制裁”“即便没有达到预期治疗效果，医务人员的努力仍值得肯定”和“即使患者不理解或不配合，医务人员仍会按职业标准提供医疗服务”几个题目上，医方的认同程度和患方的认同程度上存在较为显著的差异。

6. 医患归因风格

医患归因风格包括 12 个题目，要求研究参与者以 5 点计分方式评价是否同意这 12 个因素对医患信任水平的影响，1 表示非常不同意，5 表示非常同意。统计结果如图 4－19 所示。

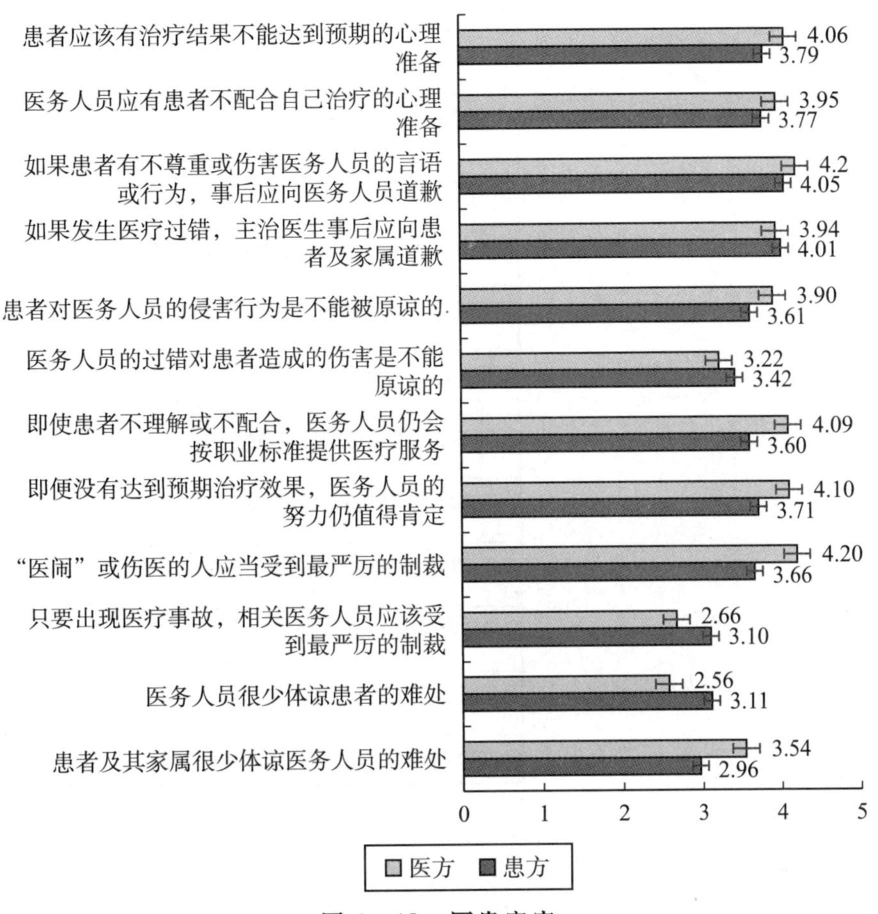

图 4－18　医患宽容

从图 4－19 的统计结果可以发现，患方相对于医方，认为“医务人员医术不高”“医务人员沟通能力差”“医务人员不尽全力”“医务人员服务态度不好”和“医院规章制度不完善”几个方面对医患信任水平的影响更强，尤其是在“医务人员不尽全力”和“医务人员服务态度不好”两个方面，患方与医方之间的评分差异明显。而医方则在“患者或家属不积极配合治疗”“患者或家属期待太高”和“媒体对医患关系负面消息的报道”几个方面和患方有比较明显的认同差异。即医方和患方都更倾向于外部归因，而不愿意将影响医患信任水平的因素归因于自己。

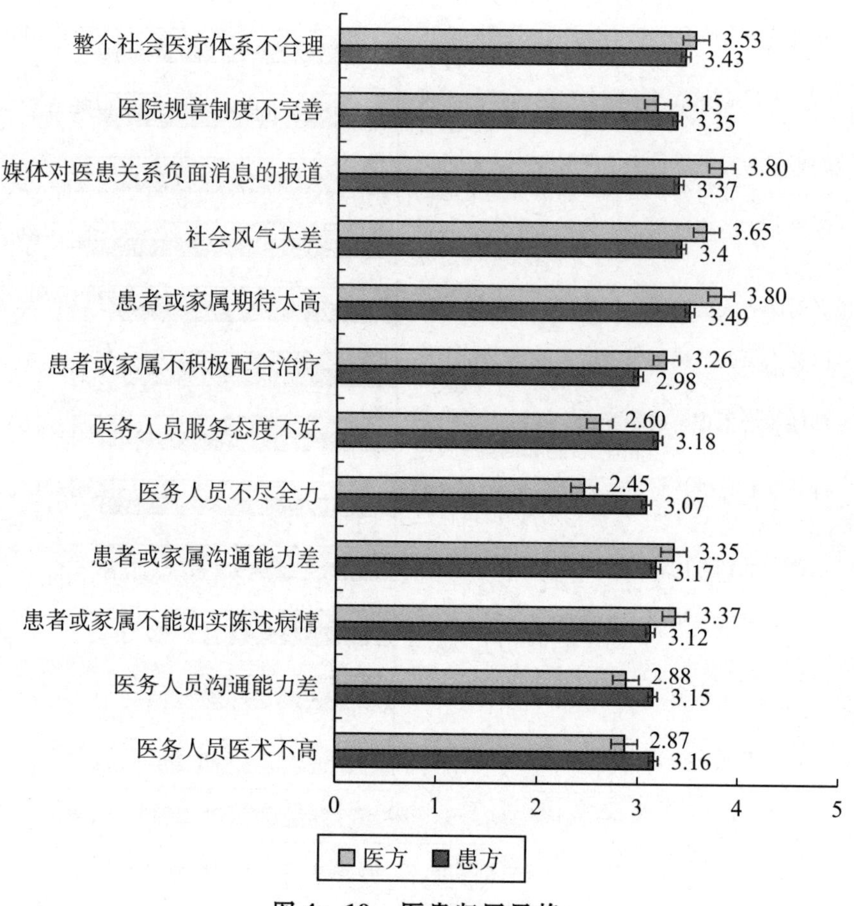

图 4－19　医患归因风格

（三）小结

总的来看，医患双方在医患认知方面存在显著差异，而认知上的差异是导致医患矛盾的主要因素之一。

医患双方都倾向于强调自身群体的弱势地位，更关注自身群体所面临的不利处境。因此在医患安全感方面，双方都更认同自身群体的难处，即使是相对更为了解医院的医方，在自己工作的医院以外的地方就诊时，也会使医患安全感降低。在医患信任感方面，患方认为医患信任感较高，并且认为自身已经足够信任医方，但是医方却认为没有感受到足够的信任，从分析结果来看，相对于医方，患方对于医生开出的检查和药品对于治疗必要性的认同更低。在医患公正感方面，医方认为自身的名声和待遇远低于他们的付出，同时相对于医方，患方更倾向于认为权力、金钱以及和医生熟悉会影响医疗服务的公正性。在满意度方面，患方仅在医院药品种类方面有高于医方的满意度，同时，对不同类型的医务人员满意度的统计结果显示，患方对于护士和病房医生的满意度明显高于急诊或者门诊医生。在医患宽容方面，两个群体都显示出明显对自身群体的宽容。在对影响医患信任水平的因素进行归因的时候，也更倾向于认为对方群体的不足或者社会环境会影响医患信任。

医患认知差异是影响医患关系的重要因素，可以从医患认知差异的不同侧面出发，寻找有效的调节因素，从缩小认知差异的角度，寻找缓解医患关系的有效路径。

四、医患价值观差异

（一）调查结果

第一，对医、患群体关于"健康"这一概念的观念之间的差异进行调查。本部分包含 7 个题目，要求被试回答每个题目的内容对于健康概念构成的重要程度。1 分表示非常不重要，5 分表示非常重要。该部分患方有效数据为 4 652 份，医方有效数据为 5 115 份，具体结果如图 4－20 所示。

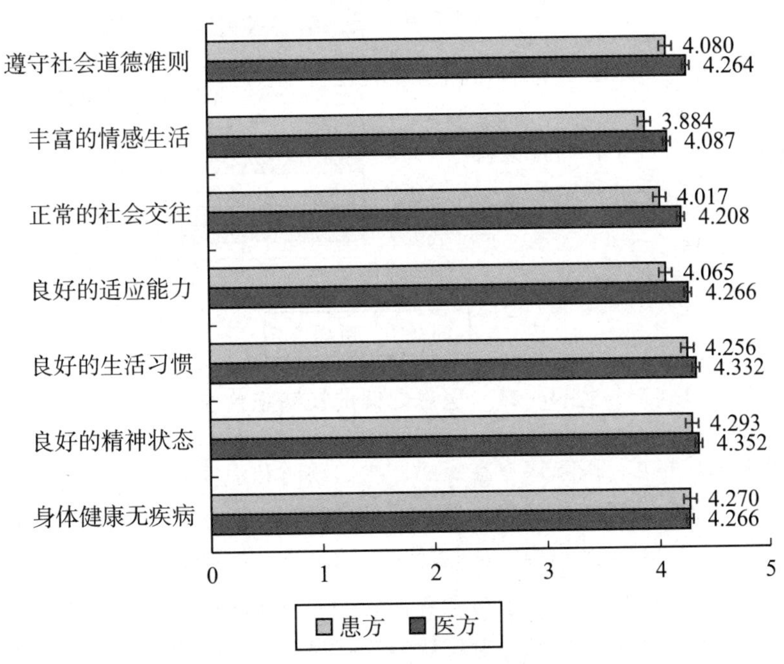

图 4－20　医患之间的健康观差异

注："⊢—⊣"表示得分的标准差，下同。

由图 4-20 可见，医患双方对于健康这一概念的理解存在一定的观念差异，但比较统一的是医患双方都认为身体健康无疾病是健康的重要内容，二者之间几乎不存在差异。健康概念的其余方面则是医生群体得分均高于患方群体，这表明医生群体对于精神状态、生活习惯、适应能力、社会交往、情感生活和道德水平的重视程度比患者更高。具体来说，医方更看重良好的精神状态和生活习惯对于健康的重要性，而患方则更追求身体健康。可以看出，患方对健康的主要诉求仍然停留在身心功能完好的层面，对其他方面的重视程度仍有待提升。

第二，研究调查了医、患群体对疾病的产生、预防与治疗等方面观念的差异。本部分共包括 7 个题目，要求被试对问卷中观点的认同度进行 5 点评分，1 分表示非常不认同，5 分表示非常认同，得分越高代表认同程度越高。该部分患方有效数据为 4 634 份，医方有效数据为 5 112 份，具体结果如图 4-21 所示。

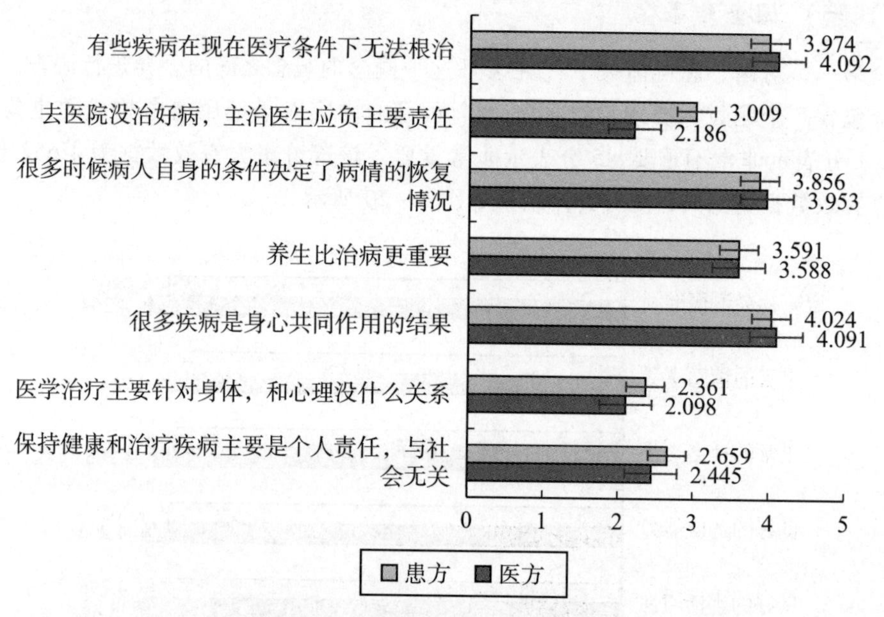

图 4-21　医患之间的疾病观差异

由图 4-21 可见，医患双方在疾病产生、预防和治疗方面存在较大的观念差异，尤其是在治疗结果责任归属上的观念差异显著。这体现为，患方在面对消极治疗结果的时候，更倾向于将责任归咎于主治医生，而医方则认为自身所负责任比患者认为的要小。同时，医生与患者都逐渐意识到现代医疗并不能根治所有的疾病，这其中病人的个体特异性对疾病治疗有很重要的影响；医患双方也都意识到了养生的重要性。此外，医患双方也都开始意识到心理原因也是导致疾病的重要因素。双方都逐渐认识到医学治疗不仅要针对身体，也需要对心理问题进行干预，但是患者对于心理问题的关注程度较之医生群体而言需求度更低。而且，医患双方都认为健康与疾病不仅是个人责任，也需要全社会的参与，但患者对个人的责任强调更多。

第三，在对医学和药品的认识方面，包括 8 个题目，具体调查结果如图 4－22 所示。

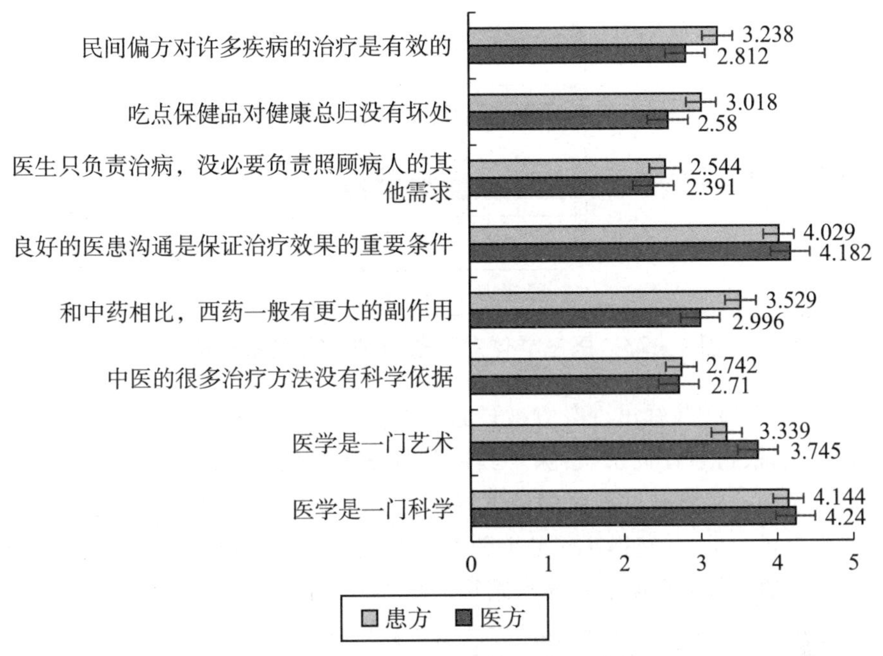

图 4－22　医患之间的医药观差异

从图 4－22 可以看出，患方对于偏方和保健品的信任高于医方，患者对于西药副作用的偏见显著高于医方。这些固有观念都会导致患方难以理解医方的治疗方案和诊疗结果，进而影响医患间的信任。例如，患者会因惧怕西药带来的巨大副作用而不理解医生所开的处方，从而导致对医生的信任感降低，加剧医患关系的紧张感。值得注意的是，医生群体对于医患沟通的重视程度显著高于患方群体，并且比患者群体更承认中医治疗方法的科学性。同时，在对医学的“科学性”或“艺术性”的认知上，医方更多地体现出一种“实用主义”的混合态度，即同时认为这是一门科学和艺术，且认同程度超过患方对此的认同度。

第四，我们还调查了医患双方对于二者关系的认识状况，方式是要求被试选择他们所认为的最理想的医患关系，结果如图 4－23 所示。

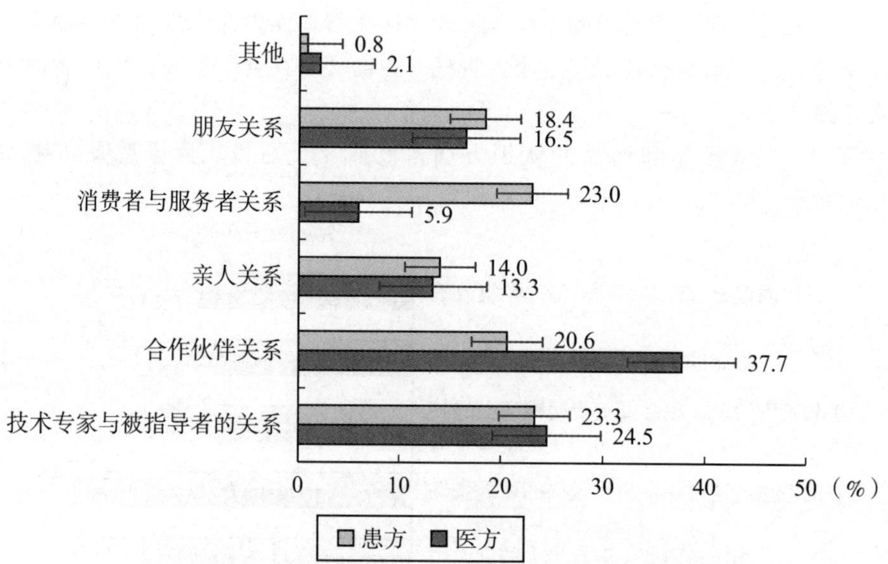

图 4-23　医患群体对理想中的医患关系的认知

从图 4-23 可以看出，医方被试选择最多的是“合作伙伴关系”，其次是“技术专家与被指导者关系”，除“其他”外获得认同最少的是“消费者与服务者关系”选项；患方被试则更多地选择了“技术专家与被指导者关系”和“消费者与服务者关系”，获得认同最少的是“亲人关系”选项。可见，医患双方对于二者角色的定位存在明显差异。尤其是在“消费者与服务者”选项，这一项获得了患方被试的认可，但很少有医方被试选择。患方作为费用支付者，面对上涨的医疗支出，更倾向于将医患关系认作消费者与服务者的交换关系，对于医方提供的医疗存在服务水平方面的期待。而医生群体则较少认同这种“以钱易物/服务”型的“服务型消费”关系。对于医生来讲，合作伙伴关系更能够反映他们对医患关系的认识，这可能是因为医生群体更倾向于认为患者到医院是来寻求帮助的，而不是来购买服务的。因此，对于医学服务的功能定位不同，是造成医患沟通不畅的潜在原因。

第五，研究还对医患之间的医疗公正观的价值观差异展开了调查，该部分包括 8 道题，具体如图 4-24 所示。

从图 4-24 可以看出，医患之间的整体医疗公正观差异不大，医患双方都认同应该为弱势群体提供给更多的医疗帮助，为欠发达地区提供更多的医疗投入。对具体的诊疗过程，医患双方都认同患者应参与到医疗方案的决策过程中，并认为患者应该对所有信息享有完全的知情权。但医生群体更倾向于认同医务人员可以出于治疗需要而向患者隐瞒部分信息，其认可程度高于患者群体。医生群体更强调医患之间拥有平等的权利和义务。医生群体也更倾向于认为社会成员之间应平等享受基本医药卫生资源，而患者群体则更倾向于认为社会成员应该按照自己的经济能力来决定接受什么样的医疗服务。

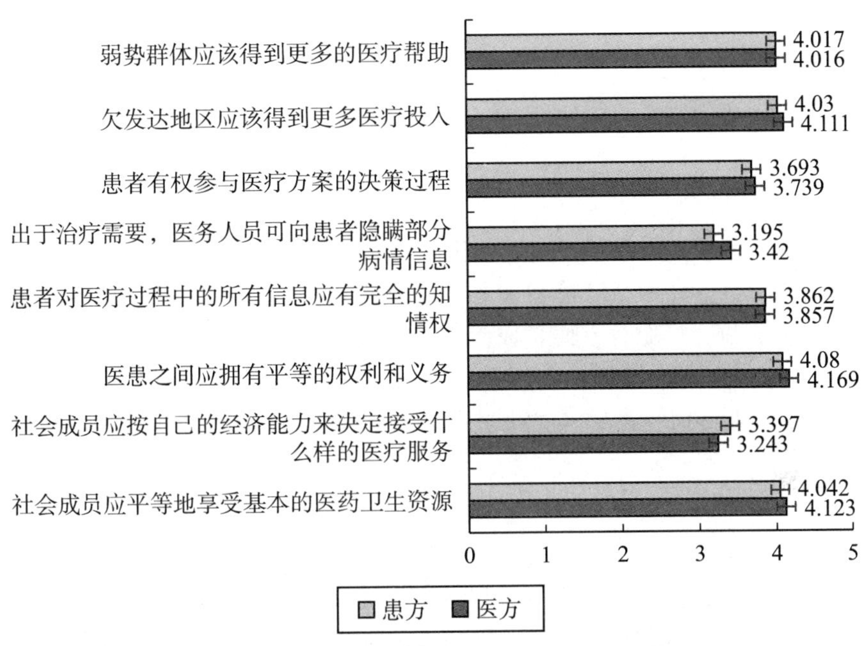

图4－24　医患群体对医疗公正观的认知差异

（二）小结

本书发现，医患双方在医疗观念方面存在很大差异。主要表现在健康观上，医方关注的内容更为全面，认为构成健康这一概念的因素很多。在疾病观上，双方在不良治疗结果的归因上有显著的差异，患方相对更容易在产生不良后果时苛责医生。在医药观方面，患方对于非常规治疗手段或者途径的信任程度更高，对于西药存在一定偏见。在医患关系的归类上，患方认为医患关系就是消费者与服务者的关系，但是医方则认为双方是合作伙伴关系。在医疗公正观方面，医方更注重医疗过程的平等性，但也更倾向于因为治疗目的而向患者隐瞒信息，患方则更为注重医疗过程中的经济因素。医疗观念方面显现出的主要问题源于医患群体之间的科学知识差距带来医疗期待差异，这可能是导致医患沟通不畅的重要根源。根据此次调研结果，我们提出在全社会范围内进行患者教育、加强和改进患者教育的方式方法，尤其是需要加强对目前医疗局限性知识的普及，改善患方不合理期待，促进医患双方间的理解，以此尽量弥合医患之间的知识鸿沟，从而使两个群体在更为平等的基础上进行更为有效的沟通。

五、医患行为倾向

该部分主要分析了医患双方在从业倾向、参与行为、社会排斥、择医偏好4个维度上的行为倾向及差异。

（一）从业倾向

该维度主要考察医患双方对医务相关行业的认可度，分为患方版和医方版，均包含2个题目，分别是“您希望您的子女将来（或以后继续）从事医务工作吗?”“如果有机会，您自己愿意成为（或继续当）医生吗?”，要求被试对题目进行5点评分，1分表示非常不愿意，5分表示非常愿意，得分越高，表明从业倾向越强。从业倾向（总）为该维度题目的平均分。具体结果如图4-25所示。

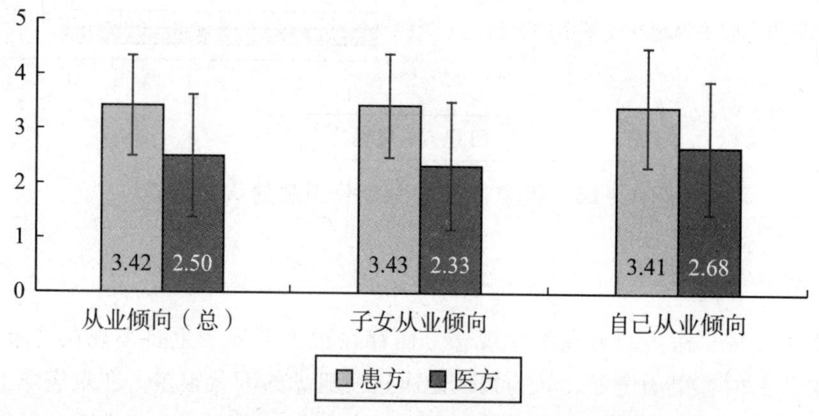

图4-25　医患双方在从业倾向维度上的意愿强度差异

注：图中“I”形符号表示得分的标准差，下同。

通过对图4-25的分析，我们发现：从群体间差异上看，医患双方在从业倾向上差异极其显著（$p<0.01$），与医方相比，患方从事医务工作的倾向更强烈。具体到子女未来的从业倾向与自己的从业倾向上，医患双方差异均极其显著（$p<0.01$），且均表现为患方希望自己的子女未来从事医务工作的倾向更强，希望自己从事医务工作的倾向也更强。从群体内倾向上看，与中立态度（一般，数值3）相比，医方不愿意从事医务工作（$p<0.01$），表现为既不愿意自己继续从事医务工作（$p<0.01$），也不愿意子女将来从事医务工作（$p<0.01$）；患方更愿意从事医务工作（$p<0.01$），表现为既愿意自己从事医务工作（$p<0.01$），也愿意子女将来从事医务工作（$p<0.01$）。

上述结果可能由于医患双方对从事医务工作的刻板印象差别导致。患方群体认为医务人员能力强、收入高、社会地位也较高，受人尊敬（吕小康、刘颖，2018），同时若自己或子女从事医务工作，自己与身边人能够获得更为便捷可靠的医疗服务，因此希望自己与子女未来从事医务工作的倾向更强。而医方群体因对工作压力、薪酬结构等更为了解，认为医务人员属于收入低、职业压力大、付出大于收获的群体（吕小康、刘颖，2018），表现出较高的职业倦怠及职业保护意识，因此不希望自己继续从事相关工作，也不希望子女未来从事相关工作。

（二）参与行为

该维度主要考察医患双方对医疗相关行为方面的参与倾向性，包含 3 个题目，患方版与医方版题目相同，分别是“如果有机会，您愿意参加新疫苗测试的医疗试验吗?”“如果有机会，您愿意成为医疗纠纷的调解员吗?”“如果有机会，您愿意参加献血吗?”，要求被试对题目进行 5 点打分，1 分表示非常不愿意，5 分表示非常愿意，得分越高，表明参与行为的倾向性越强。参与行为（总）为该维度题目的平均分。具体结果如图 4 - 26 所示。

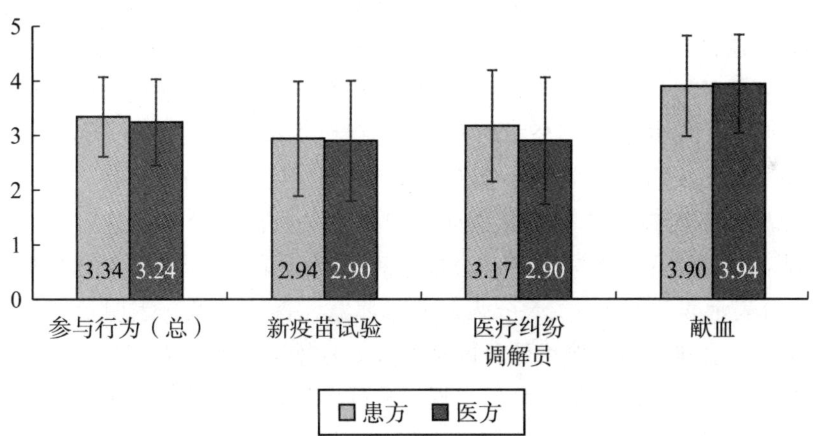

图 4 - 26　医患双方在参与行为维度上的倾向强度差异

通过对图 4 - 26 的分析，我们发现：从群体间差异上看，医患双方在参与行为上差异极其显著（$p < 0.01$），与医方相比，患方参与医疗相关行为的倾向性更强。具体来看，在参与新疫苗试验与成为医疗纠纷调解员方面，医患间的差异均极其显著（$p < 0.01$），均表现为患方参与行为的倾向性更强；在参与献血行为上，医患双方差异显著（$p < 0.05$），医方参与献血行为的倾向性更强。单从图 4 - 26 中数值上看，我们不难发现，除成为医疗纠纷调解员外，其余项目上医患双方的数值差异非常小，显著差异也有可能是由被试量较大导致。从群体内倾向

上看，与中立态度（一般，数值3）相比，医患双方对医疗相关行为的参与倾向性均较积极（$p<0.01$），但积极程度不高。具体来看，在参与新疫苗试验方面，医患双方均表现为较为消极的倾向性（$p<0.01$），即并不愿意参与其中；在成为医疗纠纷调解员上，患方更愿意在有机会的前提下成为调解员（$p<0.01$），而医方不愿意成为调解员（$p<0.01$）；在参与献血行为上，医患双方的倾向性都较高（$p<0.01$）。

医患双方的总体参与行为水平较为积极，可能是因为双方均对参与献血行为有较强的倾向性，所以拉高了整体的参与行为程度。医方因从事医务工作，对医学知识有更多、更深层次的了解，因此，其更愿意参与献血行为，而对新疫苗试验这种风险性较高的参与行为敬而远之，同时也因与患方沟通交流更多，加之处于医患冲突环境中的时间较长，对医患问题有更多的认识与感触，了解医患纠纷的解决难处，所以并不倾向成为医疗纠纷的调解员。

（三）社会排斥

该维度旨在调查医患双方对特定躯体或心理疾病的排斥行为，患方版和医方版题目相同，都是通过考察3种境况［“假如自己不幸患上下列疾病，你是否愿意让别人知道自己的病情?”“假如您通过中介公司购买二手房，房子的价格非常合理。后来您了解到，这个房子原先的户主患有下列疾病，您还会愿意继续购买这个房子吗?”“如果您是某公司的人事主管，您了解到公司中的一位能力优秀的实习生得了以下疾病，您是否会考虑在其实习到期后继续与他（她）签订正式合约?”］下对8种疾病（乙肝、艾滋病、抑郁症、白血病、自闭症、皮肤病、肝癌、胆结石）的排斥行为来了解社会排斥的行为倾向。要求被试对题目进行5点评分，1分表示非常不愿意，5分表示非常愿意，得分越低，表明社会排斥的倾向性越强。社会排斥为该维度题目的平均分。具体结果如图4-27所示。

通过对图4-27的分析，我们发现：从群体间差异上看，医患双方在社会排斥上差异极其显著（$p<0.01$），与患方相比，医方的社会排斥行为倾向更强。具体来看，在这8种疾病上，医患双方差异均极其显著（$p<0.01$），且均表现为患方的社会排斥行为倾向更强。从群体内倾向上看，与中立态度（一般，数值3），医患双方均存在极其显著的社会排斥倾向（$p<0.01$）。具体来看，除胆结石外，医患双方对乙肝、艾滋病、抑郁症剩余7种疾病均呈现出显著的社会排斥倾向（$p<0.01$），其中，艾滋病受到的社会排斥倾向最强。

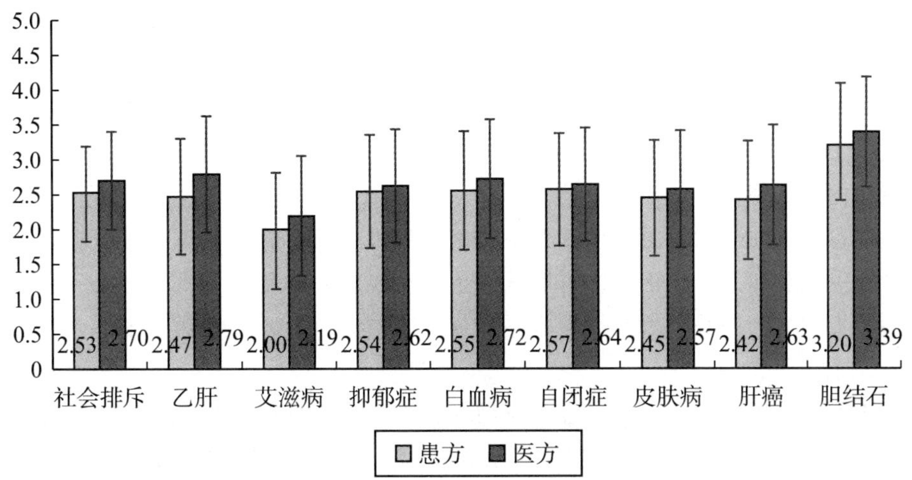

图 4-27　医患双方在社会排斥维度上的倾向强度差异

上述结果说明医患双方对某些特定躯体或心理疾病均存在一定的排斥倾向，但与患方相比，医方相关知识储备更为丰富，对疾病的认识更加全面，因此其强度相对要低。

（四）择医偏好

该维度旨在考察医患双方对医学体系、医疗机构、医生特质等方面的选择倾向，主要从以下四个方面进行分析：

1. 关于中、西医

该方面题目 1 个（“一般情况下，生病时我能看中医就不会去看西医”），医方版与患方版题目相同，要求被试进行 5 点打分，1 分表示非常不愿意，5 分表示非常愿意，得分越高，表明生病时选择中医的行为倾向越强。具体结果如图 4-28 所示。

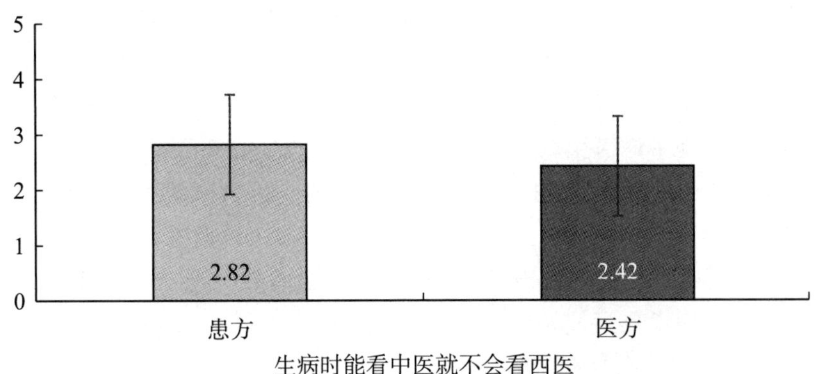

图 4-28　医患双方对中西医的倾向强度差异

通过对图4－28的分析，我们发现：从群体间差异上看，医患双方在中西医的选择倾向上差异极其显著（$p<0.01$），与医方相比，患方生病时选择中医（药）的行为倾向更强。从群体内倾向上看，医患双方在中医的选择倾向上均显著低于中立态度（一般，数值3）（$p<0.01$），反过来也说明医患双方均在生病时更倾向于选择西医。

医患双方在生病时更倾向于选择西医，这可能与目前在我国西医依然是主流趋势有关，若涉及具体疾病，可能选择上会出现较大的差异。另外，由于我们调查的医方中多为西医，因此可能也是造成医方更倾向于西医的因素之一。

2. 挂号倾向

该方面设置单选题1个，患方版的题目为“您挂号时，首先选择专家号还是普通号”，医方版的题目为“您自己生病挂号时，首先选择专家号还是普通号”，1为专家号，2为普通号。具体结果如图4－29所示。

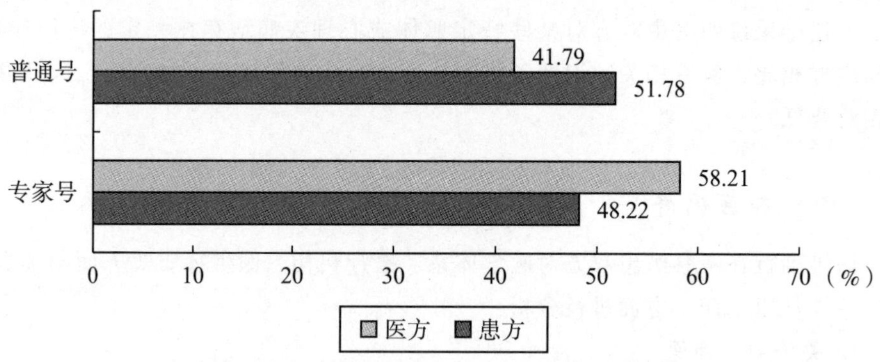

图4－29 医患双方在挂号上的倾向差异

通过对图4－29的分析，我们发现医患双方在挂号倾向上存在显著差异（$p<0.01$），具体表现为医方在需要挂号时，更倾向于选择专家号，而患方更倾向于选择普通号，且医方挂专家号与普通号之间的差异更大，患方虽然更倾向于挂普通号，但与专家号之间差异并不大。

造成上述结果的原因可能是医方对医务工作更为了解，相关知识储备较为丰富，就诊时更多地考虑医生因素，且在就诊时可能对疾病已经存在一定的认识，因此更倾向于选择专家做更进一步的、更全面的、更精确地对疾病的分析，另外，医方接触发专家号的医生的机会更多。而患方在就诊前，对疾病的了解较少，往往会先选择普通号，当遇到困难时，可能会再挂专家号，此外，患方在看病时可能考虑的因素更多，如价格、交通等因素。

3. 选择医生的首要标准

该方面设置单选题1个，医方版只比患方版多了“自己”两字，题目为

"您（自己）选择医生的首要标准是"，选项 5 个，1 表示医术水平高，2 表示从业时间长，3 表示服务态度好，4 表示专业职称高，5 表示医生口碑好。具体结果如图 4-30 所示。

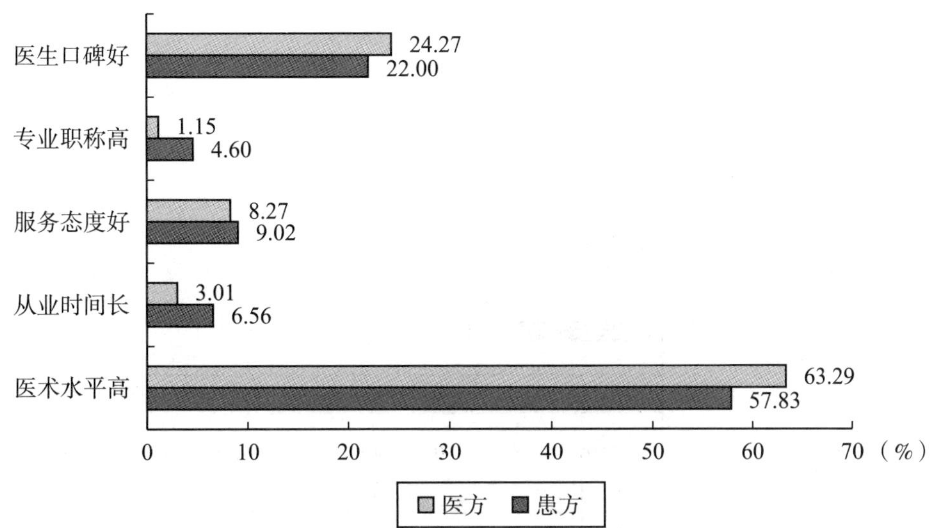

图 4-30　医患双方在选择医生的首要标准上的倾向差异

由图 4-30 不难看出，医患双方在选择医生的首要标准上总体趋势一致，获得最高选择的是"医术水平高"，其次是"医生口碑好"，选择"从业时间长""服务态度好""专业职称高"的比例均较低，最低的为"专业职称高"。这说明，无论是医方还是患方，在选择医生时，均更看重医生的医术水平与口碑。进一步数据分析发现，医患双方在选择医生上差异显著（$p<0.01$），与患方相比，医方对医生的医术水平与口碑关注更高，对从业时间、服务态度、专业职称的关注程度低于患方。

治疗疾病的过程中更看重医生的医术水平，这符合我们的一般预期，医方长期处于相关环境中，更加清楚治疗疾病最根本的还是要看医生的医术水平，且对医生的医术水平更为了解，因此，对其他方面的关注程度较低。患方在选择医生时，虽也是最看重医生的医术水平，但在不知情的前提下，也会将从业时间、专业职称等作为影响医术水平高低的因素。

4. 首诊地点

该方面设置单选题 1 个，患方版与医方版相同，均为"一般情况下，您就诊时首先会选择去"，选项 8 个，1 为城市大型公立医院，2 为城市中小公立医院，3 为城市社区医院（校医院），4 为城市私立医院，5 为乡镇卫生所，6 为个体诊所，7 为乡镇公立医院，8 为其他。具体结果如图 4-31 所示。

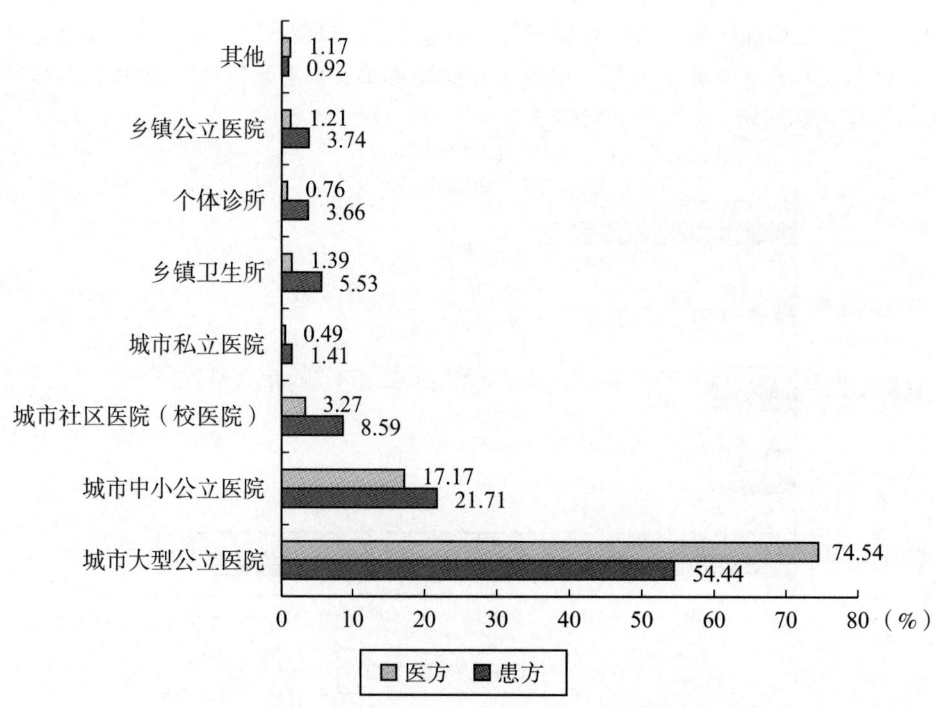

图 4-31　医患双方在首诊地点上的倾向差异

从图 4-31 来看，关于就诊时的首选地点，医患双方的选择较为一致，获得最多选择的均为城市大型公立医院，其次是城市中小公立医院，排在第三位的是城市社区医院（校医院），但显著少于前两个。进一步数据分析显示，医患双方在就诊时的首选地点上的差异极其显著（$p<0.01$），与患方相比，医方首选城市大型公立医院的比例更高，在城市中小公立医院的选择比例上低于患方。

患方虽在选择首诊地点时也更倾向于选择城市大型公立医院，但也有很大一部分患方选择医疗机构时是从基层医院向上，因此首诊地点的选择更为多元，医方受知识、工作便利等因素的影响，且在就诊时更多考虑的是疾病的治疗，容易忽略其他因素，也就更容易选择城市大型公立医院。

5. 选择医院的标准

该方面设置多选题 1 个，医方版只比患方版多了“自己”两字，题目为“您（自己）选择医院的首要标准是”，选项 9 个，最多选择其中 3 项。1 为价格合理，2 为交通便利，3 为环境优越，4 为医生水平高，5 为服务态度好，6 为医疗设备先进，7 为医院口碑好，8 为医院级别高，9 为医保和医疗报销指定医院。具体结果如图 4-32 所示。

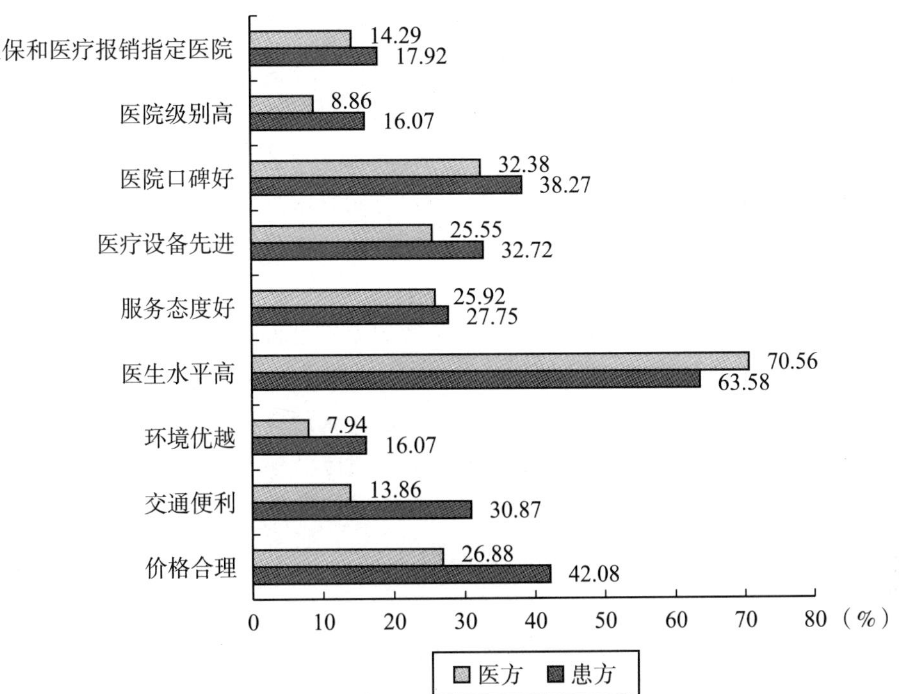

图 4－32　医患双方在选择医院标准上的倾向差异

从图 4－32 来看，在选择医院的标准上，医方排在前三位的依次是医生水平高、医院口碑好、价格合理；患方排在前三位的依次是医生水平高、价格合理、医院口碑好，且医患双方选择医生水平高的比例均超过 60%，远高于其他选项，这说明医患双方在选择医院时最看重的是医生水平，其次是医院的口碑、价格因素，对医院级别、环境等关注度不高。比较医患双方在选择上的差异发现，医方对医生水平的关注程度高于患方，对价格、医院口碑、医疗设备、交通等的关注程度均低于患方。

上述结果说明医患双方在治疗疾病时均更看重的是医院中的医生水平，但医方在选择医院时更关注疾病能否得到有效治疗，对价格、交通等因素的关注较低，这也是为什么医方比患方在挂号时更倾向于挂专家号、选择医生时更关注医术水平、选择首诊地点时更认可城市大型公立医院的因素之一。

（五）小结

从医患从业倾向来看，患方对于医疗行业的从业倾向更强，也更愿意让子女从事相关行业，而医方的从业倾向则相对更低。从参与行为来看，患方的参与倾向更强，不论是新疫苗的实验还是成为医疗纠纷调解员，但是在献血行为上，双方的行为倾向都比较强，相比较来看，医方会更强一些。在社会排斥方面，医方相对于患方，对不同类型的疾病的排斥都比较弱。择医偏好上，患方更倾向于看中医，挂普通号，医方则更倾向于看西医，挂专家号，但是双方在择医时都更看重医生医术水平，首诊地点也更倾向于选择城市大型公立医院。

医疗行为倾向方面的差异反映出医患双方对于医疗活动的不同认知和不同的医患观念，是医患差异的最直观表现，也是医患关系研究中，缓解不良医患关系的切入点。

当前中国医疗环境复杂，影响医患关系的因素也很复杂。本次调查的研究结果尚显粗糙，但是能够起到一定的导向作用。希望在进一步的研究中能够获取更多的数据，尤其是医生群体的数据，并且对已得到的资料进行进一步的加工，获得更多的信息，为缓解目前医患紧张关系做出贡献。

第五章

医患信任社会心理机制的实验研究

本章主要报告探究结成或医患信任之社会心理机制的 7 个实验研究，分别涉及以下主题：消极就医体验对患者攻击性的影响、消极医疗事件的责任归因对患方攻击性的影响、治疗费用与医方态度对患方关于医方刻板印象的影响、主观社会阶层和负性情绪对医患信任的影响、不确定性信息的沟通方式对医患信任的影响、涉医新闻报道框架对受众情绪与医患信任的影响以及反驳文本对患方信任和道德判断的影响与机制。

第一节　消极就医体验对患者攻击性的影响

一、引言

（一）研究背景

医患关系紧张与冲突是我国当下社会一个不可忽视的不稳定因素，且呈日益严峻的发展趋势。医患关系持续恶化，主要表现为医患纠纷和暴力伤医事件显著增加，对医疗服务满意的患者比例逐渐减少，医患彼此的评价和信任程度降低

（汪新建、王丛，2016）。据统计，2010 年，全国发生“医闹”事件 17 243 起，比 2005 年增加近 7 000 起（赵晓明，2012）。2011 年的国家卫生服务调查显示（21 世纪经济报道，2012），患方总体就医满意度为 60.3%，医护人员对社会总体医患关系的评价仅为 60 分（满分 100）。中国医院协会（2014）公布的《医院场所暴力伤医情况调研报告》显示，医务人员遭到谩骂、威胁较为普遍，医务人员受到人身攻击，并且对医生造成严重伤害的行为不断增长，发生过伤医行为的医院比例从 2008 年的 47.7% 上升至 2012 年的 63.7%；同时，39.8% 的医务人员有过想要放弃从医的想法或者计划转行从事其他行业，78% 的医务人员表示他们不希望自己的孩子学医，而 15.9% 的医务人员在子女学医方面的态度明确，他们不同意自己的孩子学医或从事相关工作。此外，“恶性伤医事件的发生，进一步加剧了医患矛盾”，使医患关系成为令“政府闹心、社会揪心、患者伤心、医生寒心”的社会问题，致使我国医患信任危机加剧，患者的不满情绪日益增加，医方和政府的压力越来越大。暴力伤医事件的恶劣影响不仅使患者的疾病得不到及时的救治，而且会严重影响医院的就医秩序。实施暴力行为的患者不仅殴打和辱骂主治医生，而且会对其他医务人员进行攻击，从而影响其他患者的治疗过程，进而影响这些患者的生命安全。暴力伤医事件会加剧医患双方的不信任，医生的人身安全得不到保障，便很难为患者提供更便捷和优质的服务，医患双方的不信任使得双方的利益都得不到保障。因此，构建和谐的医患关系，避免伤医暴力行为的发生，维护医院就医环境安全，从而实现就医秩序稳定，才能实现医患双方的共赢。据中国统计年鉴 2017 年的统计结果，全国职业医师为 265 万人，占全国总人口的 0.19%，可见我国医护人员极度缺乏，造成患者数量明显多于医生数量的局面，也加大了医生的劳动强度。暴力伤医行为的发生，对医生的身体造成很大的伤害，轻者致伤，重者致死。在医护人员极度缺乏的当今社会，一位医护人员生命的消逝关乎的是成千上万患者的健康。因此伤医暴力行为应该受到高度重视，医院应加强预防措施，保障平安有序的就医环境。

我国医患关系日益紧张主要有以下几方面的原因：

1. 社会信任缺失

宏观上看，我国现行社会目前处于一个“信任缺失”的状态，医患关系紧张很大程度上受到社会大环境的影响：人们的价值观念出现了巨大的变化，只顾及和看重自己的利益，而丧失了诚信，致使人与人之间出现信任危机。这种信任危机是导致医患关系日益紧张的一个重要原因。

2. 现行的医疗体制不完备

我国现行医疗体制的不完备使医患关系矛盾重重。为了适应我国社会转型的需求，从 20 世纪 80 年代开始，我国对医疗卫生体制进行了市场化改革。医疗体制的市场化改革使我国的医疗服务事实上成了一种商业活动。例如，医疗体制改革的一个重要目标是从“以公平为主，兼顾效益”的福利性医疗政策向“经济导向型”医疗保障制度转化。政府对我国医疗卫生事业的资金投入不但没有增长，反而不断减少。因此，医院为了维持正常运转，只能通过增加医疗费用来获得收益，这样就使患者的医疗费用上升。医疗费用的上涨，增加了患者的经济压力，从而为医患矛盾和冲突的发生埋下隐患（李正关、冷明祥，2009；樊民胜、张琳，2004）。医院的流程变为先付费后治疗，医生的收入与所开的药品价格、病人的数量挂钩，这就使医务人员追求利益的心态日益膨胀。从而导致医务人员成了贩卖服务的商人，而患者把治病当作是用金钱购买医生的服务，所以患者会要求参与到治疗的过程，医患关系的性质受消费主义的影响发生转变，从而不可避免地出现各种矛盾和冲突。

3. 现代医学模式的弊端

随着医学技术的进步，医疗过程的不断精细化、专业化，医生变为冰冷的治疗手段，患者成为无知的病症载体，治疗过程重结果而轻沟通，催生出医患之间的信任鸿沟（Murphy，Chang，Montgomery，Rogers and Safran，2001）。现代医学模式虽被称为生物—心理—社会医学模式，但事实上在治疗过程中医方仍然坚持传统的生物医学模式。在这种生物医学模式下，医生主要通过各种精密的医疗仪器设备对患者的身体进行检查，来判断患者患有何种疾病。他们并不听取患者自己的主观感受，而是主要依赖医疗器械的诊断数据。一个整体的人在治疗过程中被强行分割成为肉体的人和心理（精神）的人，治疗的中心从“人”变成了“病”，疾病获得了独立于求诊个体的独立客体地位（吕小康、汪新建，2012）。生物医学模式加大了医患之间的不对等地位，使医患之间沟通变得困难。医生变得只会说“行话”（专业术语）而不说“人话”（日常语言），医务工作者因为掌握了“科学知识”而在沟通中处于强势地位、不屑于与患方做更多人际性的沟通与交流（王一方，2013）。

4. 医患双方之间的心理差异

医生和患者存在微观心理层面的认知差异和各方面的价值观差异。而患者在对待生死、对待健康和疾病及对待医疗行为的态度和观念上和医生存在认知差异。目前患者心中普遍存在的观念是：现代医学已攻克绝大多数疑难杂症，因此就医过程中的“非预期”事件，尤其是死亡，主要是医生的医德问题造成的。致人死亡的医生被视同杀人凶手，人们将失去亲人的悲伤和对死亡的恐惧都发泄在了医生身上。同时，患者对医生和护士的角色形象认知存在差异，期望角色形象认知评价高于现实中的形象认知评价（李爽、李瑞珍、吴菁、叶旭春，2016）。受到传统思维方式的影响，大众期望的医生是“白衣天使”，应该医术精湛，医德高尚，而在现实中医生给大众的形象是冷漠、不负责任，所以在大众期望没有得到的满足的情况下，患者难免会与医生发生冲突。

受到以上四个方面原因的影响，医患关系处于日益紧张的状态，对医生进行辱骂和殴打的暴力事件时有发生。国家卫生和计划生育委员会 2005 ~ 2015 年公布的数据表明，不少年轻医生正在因为各种原因离开工作岗位，调研机构通过调查发现，医生离职的原因包括工作强度大、工作时间长和医患关系紧张等。97% 的医生心理压力大，主要来源于医患关系紧张。近年来发生的暴力伤医事件也让医生心寒。2015 年，一名高校女教师因为和急诊医生发生口角，后升级为冲突，遂殴打了急诊医生；2017 年 1 月 3 日，教师刘某某携子在宁波妇儿医院就诊，因不满儿科护士的静脉输液行为发生攻击护士、冲击静脉输液室等不理智不文明行为；2017 年一名网络作家去医院牙科洗牙，医生因其有高血糖拒绝给其洗牙被作家掌掴，医生眼睛被打坏、耳钉弯曲划破了耳朵流血，而该作家被带到派出所后拒不道歉。从上述的伤医案例可以看出，患者基本都属于受过良好教育的公民，究竟是什么原因使他们在当时的情境下表现出暴力行为？只有探究暴力攻击行为背后的心理机制，及时做到预防防患于未然，才能更好地保障安全有序的就医环境。

（二）研究意义和创新点

1. 现实意义

本书将有助于医院更好地保障就医环境的安全性，使患者和医生双方能够实现良好的互动，减少暴力伤医事件的发生，有利于改善医患信任并使医患关系的紧张程度得到缓解。同时为医院改善就医环境、优化就医流程、制定相关安全保障政策和管理制度提供建设性的意见。通过本书能够更加清楚地了解不同患者在不同就医情境下情绪和认知发生的变化，以及所采取行为的差异性。了解攻击行为背后的心理机制，同时为改善医生和患者的沟通方式，避免受到伤害提供理论依据。

2. 理论意义

本书通过实验的方法研究患者的攻击性，在经验数据的基础上对攻击性进行研究，将研究对象界定为处于就医情境下的患者，因此拓展了攻击性研究的群体。本书理论采用安德森（Anderson）提出的一般攻击理论，并通过实证研究对该理论进行验证。

（三）有关攻击性的述评

1. 攻击性的定义

心理学各个流派对攻击性的定义各不相同，主要包括下面几种类型：生物学定义、前提条件定义、行为后果定义和社会判断定义（张文新，1999）。生物学定义认为攻击性是导致对方逃跑或者给对方造成伤害的行为；前提条件的定义认为具有攻击意图和伤害的有意性是攻击性的重要前提；行为结果定义认为攻击性是要根据是否给受害方造成了伤害性结果来界定；社会判断定义认为人们根据行为和行为本身的特性而对某些伤害行为做出的判断。国外学者对攻击性的修正概念为：攻击性是个体故意对其他有机体进行伤害的行为（Dollard and Doob，1939）。我国学者对医院工作场所的攻击行为做出概念的界定。贾晓莉等（2014）引用了2002年世界贸易组织（WTO）研究的公报中的定义：卫生从业人员在其工作场所受到辱骂、威胁或者袭击，对其安全、健康和幸福造成明确或者含蓄的挑战。

医院工作场所的攻击行为可以分为三种：第一种是医务人员受到言语攻击和口头威胁等心理攻击；第二种是医务人员的躯体受到攻击，并且导致了严重后果，如功能障碍、永久残疾甚至死亡等；第三种是医务人员受到性骚扰或者性袭击。同时有的学者根据患者实施暴力行为的原因将患者的攻击行为定义为以下三种：一是积怨型攻击行为，在就医过程中经历挫折就医，医患矛盾的积累，最终导致攻击行为；二是冲动型攻击行为，在就医情境下，患者对当下诊疗行为不满意或者和医生沟通不畅而表现出攻击行为；三是迁怒型攻击行为，患者将对医疗服务的不满或者生活的不满宣泄给医生，医生成为“替罪羊”。

本书对患者的攻击性的研究是测量患者的攻击倾向和攻击意图。真实的情境下的攻击行为很难测量，而且患者是否会表现出攻击行为会受到诸多因素的影响，不在本书的讨论范围之内，因此，本书测量的仅仅是患者的攻击倾向和攻击意图。

2. 攻击性理论

有关攻击性理论的研究主要是从不同的视角提出的不同理论，主要有本能论、社会学习理论、挫折—侵犯理论、社会信息加工理论和一般攻击模型。

本能论的主要代表人物是奥地利心理学家弗洛伊德，他认为人生下来就有生的本能和死的本能。死的本能既可以是指向个体内部，也可以指向个体外部。指向个体内部表现为对自己的伤害，如自杀、自残等；指向个体外部表现为攻击性和侵略性行为。弗洛伊德认为人进行攻击性行为主要是发泄自身的本能冲动。攻击性行为是生下来就有的，而且必须要得到释放。弗洛伊德的理论其实是一种单因素理论，认为攻击性行为是人的本能冲动，如果不能以社会接受的方式释放，就一定会以具有破坏性的行为释放。

社会学习理论是由著名的美国心理学家班杜拉通过研究儿童的攻击行为实验提出的。该理论认为，攻击性行为是通过模仿和学习而习得的。班杜拉将个体、环境和行为联系在一起，提出了观察学习的理论。他提出观察学习包括四个过程：注意过程，注意榜样的行为特征；保持阶段，需要把习得的行为转化为记忆中的符号；再现阶段，把记忆中的符号和表象转化为适当的行为；强化阶段，习得的行为是否再现取决于实施行为后的奖励和惩罚的结果来决定是否再现。班杜拉的社会学习理论综合考虑了三个方面的内容来讨论攻击性行为，同时加入认知这一因素，对攻击理论的发展做出了贡献。

挫折—侵犯理论最早由多拉尔德等提出（Dollard and Doob，1939，Miller，1941，Berkowitz，1981）。多拉尔德认为攻击行为是由挫折引起的，经受的挫折越大，攻击性的强度也越大（Dollard and Doob，1939）。他认为挫折会诱发出一种攻击性的驱动力，从而产生攻击行为，所以攻击行为的产生一定是由挫折引起的。多拉尔德的理论认为经历挫折和攻击行为是直接的因果关系，但是与现实的情况不符，所以后来的研究者对他的理论进行了修正。米尔（Miller，1941）认为攻击由两种心理原因造成，一种是在行为前考虑得失的，另一种是不考虑以后的惩罚和得失，遭遇挫折会让人情绪激动，发出毫无目的的冲动行为。挫折会引发一系列的行为反应，挫折只是其中的一种反应。贝尔威茨（Berkowitz，1981）则在原来的理论上引入了中介变量——情绪唤醒，他认为挫折只会让人处于一种攻击的准备状态，攻击行为的产生还需要外部线索的诱发。挫折只是能够引起攻击反应的一种不良的刺激，当个体所在的情景有侵犯线索时，挫折引起的攻击的准备状态就会被激发出来，从而转化为外部的破坏性行为。所以贝尔威茨的理论认为攻击行为的发生需要一定的环境刺激，挫折、疼痛等不良的刺激使个体产生不良体验，具有攻击的准备状态，当攻击线索出现的时候，个体会把攻击线索和不良刺激联系在一起，从而产生攻击行为。

社会信息加工理论从信息加工的角度来研究攻击行为的发生机制。该理论认为个体的信息加工过程包括五个环节；对信息的编码过程，也就是个体注意到环境中的信息，并且根据自己的需要进行提取的过程；解释过程，对照以往的经验对提取的信息进行解释其发生的原因；确定反应，进行经验和解释的连接从而确定自己所采取的反应类型；评估和行动过程，个体对所要实施的反应带来的后果进行评估来决定是否来实施该反应。道奇（Dodge）认为个体在进行解释的过程中会出现认知偏差，可能导致攻击行为的发生。如果个体在对社会信息的加工过程中缺少对信息正确处理的方式和能力，也会做出不恰当的反应行为。

一般攻击模型（The General Aggressive Model）是由安德森在整合了社会信息加工理论和社会学习论的基础上提出来的（范春林，2005）。一般攻击理论是目前运用最广泛的攻击理论模型。它将个体、心理和社会整合起来解释攻击性的发生过程。一般攻击理论认为攻击性的产生包括三个阶段，分别为信息输入阶段、过程阶段和结果阶段。输入变量包括人格变量和情境变量，人格变量包括特质、价值观、一般信念等，情境因素包括环境因素、外界的威胁、经历的挫折、个体的躯体症状等。过程阶段为由输入变量引起的当前内部状态。内部状态包括人的认知、情绪和情感及生理唤醒状态。认知状态包括敌意性的思维；脚本和图式，情绪状态包括愤怒、怨恨、生气等；生理唤醒状态包括出汗、心跳加快等生理反应，三者互相作用影响下一个阶段结果的产生。在结果阶段先是进行评估，评估有两种形式：一种是自动评估，是一种无意识的评估，需要的认知资源少，大脑将外部信息评价为敌意威胁时，个体启动攻击图式发生攻击性行为；另一种是控制再评估，需要消耗认知资源来评估行为的后果决定攻击性是否发生。

3. 攻击性的测量

攻击性的测量包括对外显攻击性的测量和内隐攻击性的测量，本书采用的是前者。对外显攻击性的测量往往采用自我报告法和实验室研究范式。攻击行为是一种负面的社会行为，受社会期望效应的影响，被试的回答具有掩饰性，因此使用自我报告法很难对攻击行为进行准确的测量。实验研究范式分为经典研究范式和现代研究范式两类，经典研究范式包括“教师—学习者范式”“竞争反应时范式”和“玩偶模仿范式”。现代研究范式包括“辣椒酱范式”和“涂鸦撕扯范式”，现代研究范式和传统实验室研究范式相比实验的生态效度更高（孙连荣、杨志良，2010）。下面主要介绍一下攻击的现代研究范式。“涂鸦撕扯范式”是由诺兰德、诺德马和阿切尔（Norlander，Nordmarker and Archer，1998）提出的间接测量攻击行为的研究范式，要求被试在一幅画中进行自由涂鸦，通过涂鸦的数量，造成的破坏程度来测量被试的间接攻击性。然后发给被试一张内容富有攻击性的纸张，要求被试把这张纸撕碎，通过碎纸屑的数量来判定被试的攻击性。“辣椒酱范式”是由利伯曼、所罗门、格林伯格和麦格雷戈（Lieberman，Solomon，Greenberg and McGregor，1999）提出的，在实验中被试会被假装成其他被试的实验人员激怒并引起消极情绪，然后要求被试对他进行评价，即给伪装成被试的验人员倒辣椒酱，以辣椒酱的克数作为被试攻击行为的指标。“辣椒酱范式”的优点是实验耗时短，操作简单，实验的目的比较隐蔽且不易被觉察。

4. 影响攻击性的因素

目前对攻击性的研究对象主要集中于大学生、青少年和幼儿，对患者攻击性的研究较少。影响攻击性的因素主要集中在个体因素和环境因素。个体因素主要包括人格因素、自尊、个人生理状态等，环境因素包括父母教养方式、社会支持、社会偏见、暴力线索、挫折情境等。

有些人相比于其他人更容易表现出攻击性，国外学者认为具有高挑衅敏感性的个体和具有攻击特质的人攻击性更高（Claire and Ella，2009）。我国学者研究了特质愤怒对攻击行为的影响，特质愤怒能够正向预测攻击行为的发生，同时敌意认知和愤怒沉思在其中起到中介作用（侯璐璐、江琦、王焕贞、李长燃，2017）。由此可见，特质愤怒人格不是直接导致攻击性的主要原因，敌意认知才是个体产生攻击性的直接原因。

国外学者还研究了智力和冲动性对攻击行为的影响，认为智力和间接攻击行为有关，而冲动性和直接攻击行为有关（Silvia，Fabia，Sandra and Andreu，2017）。发生直接攻击行为的个体常常被愤怒的情绪和冲动性驱使，无法对情境进行充分认知加工。而间接的攻击行为表现为个体有机会去寻找其他的解决方法。自尊也会影响攻击行为产生影响。我国研究者发现个体的自控力会调节自尊和攻击强度之间的关系（辛自强、郭素然、池丽萍，2007）。自控力是个体对一系列诱惑进行自我控制的能力，能够帮助人们克服压力、疼痛和不良的情绪，从而减少环境压力带来的负面影响（Rosenbaum，1993）。一个自控力强的人能够改变自己对外界压力的认知，并且相信通过自己的努力，能够调节自己的情绪和改变自己的处境。

对于青少年攻击性的研究主要集中于父母教养方式对攻击性的影响。消极的家庭教育方式正向预测攻击性的产生（宋明华等，2017）。社会支持也会影响攻击性，社会支持是指个人、社会和家庭的关系能够为个体提供情感支持和物质支持（Liat and Anat，2012）。社会支持可以提升自我效能感并减少压力带来的负面影响，同时可以帮助个体更好地理解压力并找到正确的应对方式，而不是采取攻击性行为来解决问题。

5. 患者攻击性的影响因素

影响患者攻击性的因素主要包括就医环境、医患信任缺失、患方的期望落差、医患信息不对称、医患沟通、患者的特征、医院的管理制度等。

就医环境因素包括医院的就医环境、医疗设备和就医流程的效率。金玉芳和董大海（2004）通过研究发现，环境是医疗机构留给消费者的第一印象。由于我国医疗资源匮乏，三甲医院经常人满为患，就医环境拥挤嘈杂，会给患者造成消极的就医体验，加剧焦虑和不安的情绪。王晨、曹艳林、郑雪倩、高树宽、贾晓莉和程宇涛（2014）研究发现医护人员和患者对暴力伤医事件媒体报道的认知存在差异，其中包括医务人员服务态度、医院诊疗流程与效率以及医方对待患方的诉求态度。医护人员认为是媒体的不合理报道激化了医患矛盾，而患者则认为医方怠慢、回避患者的合理诉求和医院诊疗流程的繁杂、低效加剧了医患之间的矛盾。有的研究者认为社会结构性原因和一般信念是引发暴力伤医事件的深层次原因，直接原因则是在就医情境中的一个或多个触发性事件，这些事件将患者对医生的一般性信念诱发成暴力行为并宣泄自己心中的不满（刘旭等，2015）。同时，在不同的就诊科室，医患紧张表现的程度不同。国外研究者的研究表明暴力伤医事件发生率较高的科室为外科、急诊科、精神科和骨科等（Findorff，Govern，Wall and Alexander，2004）。

医患信任的缺失使医患关系处于日益紧张的态势中。赖茨曼（Wrightsman，1992）认为信任是个体所拥有的一种特质。同时，我国学者还定义了人际医患信任的概念，即医患双方在互动的过程中，相信对方不会做出不利于自己甚至有害于自己行为的一种预期判断和心理状态（汪新建、王丛、吕小康，2016）。医患信任会对患方的态度与行为产生影响。患者信任医生就会使患者自愿遵从医生的治疗方案，对于在医疗过程中产生的痛苦有更大的承受力，并可以减少患者在就医过程中产生的不安和焦虑情绪，更少地寻求替代诊断方案，提高患者对医生的满意度等（Thom，Bloch and Segal，1999；Safran et al.，1998b）。由此可以看出，患者对医生的信任可以提高自己的就医满意度，减少焦虑情绪。同时患者不质疑医生的诊疗结果，遵从医嘱，从而避免了医患冲突的发生。医患信任同样也会影响医方的态度和行为。医务工作者为了避免或减少医患冲突，会采取防御性医疗措施（郑大喜，2007b）。例如，进行大撒网式的化验和检查；进行不必要的会诊和转诊，以免漏诊；采取保守的治疗方案，避免高风险的治疗方法。有些医生由于不信任患者，采取回避收治危重患者和进行风险高的手术诊断策略（于栋梁，2010）。医生为了避免医患冲突所采取的行为反而激化了医患冲突和矛盾。

贾晓丽（2014）等的研究发现，发生暴力伤医事件的原因是诊疗结果和患者的期望落差较大、医患沟通出现问题、诊疗费用高出患者的承受能力。其中诊疗结果与患方的期望落差大是首要原因。尤其在现代医疗技术不断进步的时代，患者对于医疗服务的期望越来越高。同时受到消费主义的影响，患者认为去医院看病就是一种消费，对医护人员的期望和要求也越来越高。对医护人员的期望主要包括：医护人员能够尽责和仁爱，即以患者的利益为先、有同情心；医护人员拥有基本的服务能力和良好的沟通技巧，能够做出正确的判断，避免错误；医护人员能够向患者传递真实的信息，尊重患者的隐私；医生能够让患者参与决策过程；治疗费用处于自己可承受的范围之内。当现实的就诊过程达不到患者期望时，就容易发生医患矛盾甚至冲突（Keely，2002）。

医护人员和患者在治疗过程中存在信息的不对称，患者的医学知识又相对匮乏，这就导致双方在认知方面存在显著差异，进而使患者产生不满和焦虑情绪。桑迪普（Sundeep，2015）对印度医院暴力事件的研究表明，知识分子阶层发生暴力伤医事件的原因是他们“渴望自由和做出自己的选择，不希望被医生控制”，同时他们“可以轻松地获取信息”，“对医生的诊疗结果提出质疑”。其他研究者的研究也证实了患者的期望过高、经济压力以及患者缺乏医疗知识都可能导致攻击行为的发生（Vitull，Navjot and Meghna，2016）。

医患沟通是患者诊疗过程中重要环节。良好的医患沟通包括清晰的表达、患者能够参与医疗过程决策、患者要有很高的满意度等（Haerizadeh，Moise，Chang，Edmondson and Kronish，2016）。同时现代生物医学模式加强了医患之间的不对等地位，使医患沟通变得困难。医生变得只会说专业术语而不说日常语言，医务工作者因为掌握了“科学知识”而在沟通中处于强势地位、不屑于与患方做更多人际性的沟通与交流（王一方，2013），从而造成了医生对患者的情感理解和关怀缺失，而患者作为一个生命个体，去医院就诊时期待医生能给予情感上的宽慰。沟通作为交流的重要途径，一旦出现问题，患者对医生的需求没有得到满足，就可能导致医患冲突的发生。

国外研究者研究了暴力伤医群体的特征，结果发现缺少社会支持的男性患者，同时患有特殊疾病如呼吸道疾病、精神疾病等，更易出现暴力伤医行为（Lin，Juan and Chu，2014）。易冲动和具有攻击性人格的人群是暴力伤医的主要群体（蒋雨停、刘鲁蓉、林婧、李文娟、曾雪，2016）。桑迪普（2015）在研究印度的医院暴力中认为诱发暴力事件发生的原因是患者在治疗过程中处于一种情感脆弱的状态。

詹才胜、许丽敏和陶友良（2017）认为“医闹”和暴力事件的原因是对“医闹”现象的打击手段不足造成的。此外有的研究者认为，中国医院处理医患矛盾没有基于法律的具体政策和方法，有时候医院为了声誉采取补偿的方式来降低社会影响，反而导致了患者的不满和抱怨。患者没有其他方法和渠道解决问题，只能通过暴力行为来发泄（Jiang，Ying，Kane，Mukhopadhyay and Qian，2014）。

综上所述，影响患者攻击性的原因可以归结为以下四点：第一，医院和相关机构对暴力伤医事件的惩罚力度不够，往往把患者的伤医行为归因为医疗纠纷而不是刑事犯罪，从而不能有效地遏制暴力伤医行为。同时医院的管理制度存在问题，没有具体的政策和措施来解决患者和医生的矛盾，患者只能通过暴力行为来解决问题，宣泄心中的不满。第二，实施暴力行为的患者往往带有易怒和易冲动的人格特点，情绪调节能力差，在治疗过程中面对疾病本身就处于一种情感脆弱的状态，从而加剧了患者消极情绪。第三，在媒体负面报道泛滥和医患信任缺失的社会状态下，患者对医生不信任且认为就医是一种消费行为，患者在治疗过程中一旦经历挫折（包括等待时间过长、治疗的流程复杂及遭遇医生和护士的态度冷漠和怠慢），暴力事件就会被诱发。第四，消极就医体验对患者情绪的影响。消极就医体验包括就医环境、患者对诊疗结果的期望得不到满足、医患的沟通障碍等。这些都容易引起患者的消极情绪，从而转化为冲动性的攻击行为。

6. 关于患者攻击性的研究

国内有关患者攻击性的研究主要集中于对精神病人的研究，研究的内容是基于医学病理学。对医院场所普通患者的攻击性行为研究较少，主要集中于医患冲突产生的原因。国内学者基于一般攻击模型阐释了医院工作场所的暴力行为，该理论认为就医过程中的挫折体验会引起患者的愤怒情绪，愤怒情绪引发了患者的攻击行为，就医体验差是诱发暴力行为的直接因素（蒋雨停、刘鲁蓉、林婧、李文娟、曾雪，2016）。徐莺（2016）认为患者情绪的发泄是医患冲突的关键点，患者的消极情绪主要来自医方的态度、就医环境以及自身由于处于身体不舒服的状态而产生的不良情绪。同时她还认为，患者的情绪爆发是非理性的，具有一定的冲动性、偶然性和伤害性。胡银环、张子夏和王冠平（2016）也认为患者就医过程中的负面体验是医患冲突的直接原因，负面就医体验会引发患者的焦虑和烦躁，从而为医患冲突埋下隐患。因此，本书将消极就医体验作为一般攻击理论中的输入变量，将消极就医体验产生的消极情绪作为就医体验的一个特征对其有效性进行检验。

（四）有关就医体验的评述

1. 就医体验的发展

就医体验这个概念是在患者满意度概念的基础上发展而来的。作为评价医院医疗服务的指标，国外研究者对患者满意度进行了大量研究。由于患者满意度不能全面和有效地反应医院的服务质量，所以国外学者用“患者体验”替换了“患者满意度”，并且研发了专门的调查工具，例如，美国研究公司匹克（Picker）研制的 Picker 患者体验问卷（Frampton and Guastello，2008）。通过使用患者体验问卷对患者体验进行调查，可以了解患者在整个就医经历中各个环节的体验和感受，能够更加全面地了解患者对医疗服务质量的评价和感受。

2. 就医体验的概念

有关就医体验的概念没有统一的定义，我国学者将患者就医体验定义为患者对就医过程的感受和体会（孙如昕、陈家应，2014）。在整个就医过程中，医院的环境、就诊的流程、医院的设备、治疗费用、医务人员的医疗水平和态度等，都会对患者的就医体验产生影响。就医体验是一个多维的概念，涉及医疗服务的各个方面，很难对它下明确的定义。

3. 就医体验的特征

就医体验为患者就医过程中对诊疗流程和结果的感受和体会，所以就医体验具有主观性、情感性、个体性的特征。主观性指就医体验是患者的内心感受，具有很大的主观性，患者的满意程度和患者自身的期望是密切相关的。情感性指患者的就医体验首先会影响患者的情绪和情感。情绪主要包括积极情绪和消极情绪，情感体现为患者的满意或厌恶。情绪的变化是显著和强烈的，它是个体对事物的反应，情绪的变化会影响个人的认知和行为。个体性指患者就医体验不仅受到医院的各项因素的影响，还受到患者个体自我特征的影响。患者个体的自我特征包括患者的性别、年龄、受教育程度、人格特质、与医务人员的关系、是否经历过医疗纠纷等。在同样的就医情境下，不同的人会有不同的感受和体会。

4. 消极就医体验引发的情绪对认知的影响

消极就医体验涉及患者情绪和情感的变化。情绪具有认知评价功能，情绪的评价维度主要有五个，分别是确定性、快乐、注意活动、预期努力和责任，每个维度都有高、中、低三种水平。确定性的维度是指个体对事件未来的发展能否预测；快乐包括消极情绪和积极情绪；预期努力指产生情绪以前自己所付出的努力，不同的情绪体验表明个体付出的努力不同；责任指个体对引起情绪事件的归因，是自己的责任还是环境和他人的责任。每一种情绪会对应一种认知来评价未来事件，称为评价倾向。愤怒、怨恨等消极情绪是一种高确定性、他人负责的情绪，也就是将造成事件不良结果的责任更多地归因于他人，并且会做出惩罚性的判断（Keltner，Ellsworth and Edward，1993）。而羞愧是一种自我负责的情绪，将责任更多地归因于自我。根据情绪交换理论，消极的情绪体验会使个体产生远体偏见，从而做出外归因；积极的情绪体验会使个体产生近体偏见，从而做出内归因（Turner，2002）。国内学者朱艳丽（2018）在研究中发现，在影响医患关系的因素中，患者的认知和情绪对双方的关系有很大的影响，其中医生的职业责任感是影响隐患关系最为重要的因素之一。

情绪还会对个体的决策和认知产生影响。国外研究者研究了具有悲伤情绪或愤怒情绪的个体对福利政策的偏好，相比于愤怒情绪的个体，低确定性悲伤情绪的个体对好的福利政策支持率更高（Small and Lerner，2008）。其他研究者在研究中发现，不确定的恐惧情绪和确定的愤怒情绪在对事件的过失评价和危机评价中表现出差异：拥有不确定的恐惧情绪的个体更倾向于危机评价，而高确定性的愤怒情绪的个体则倾向于过失评价（Galla and Clore，1985）。

在认知评价模式上，高确定性的情绪会导致个体做出启发性的认知加工，低确定性的情绪会使个体做出系统性的认知加工（Lerner and Tiedens，2006）。启发式加工主要是个体根据情境中的线索，不考虑其他的因素，做出的简单判断；而系统加工则需要考虑整体情况做出判断。同时，情绪的评价具有一致性的效应，即个体会做出和当前情绪一致的判断。当个体当前的情绪状态和外界的情绪刺激相同时，就会出现情绪启动效应，个体能够迅速识别刺激并做出判断。综上所述，消极就医体验引发的情绪会对个体的认知加工产生影响，所以本书将对医归因和对医宽容作为攻击性过程的认知变量。

（五）关于患者预设性信任的评述

预设性信任是指在人际交往中，交往各方未经实际有效地沟通和信息互动，未经了解、认识和直接交往实践过程的验证，交往者即通过对交往对方的地域、家庭出身、教育背景、社会身份与地位、职业角色与职业伦理、利益关系和社会声誉等进行分析，推定认为对方是可信/不可信的。

医患信任是一种特殊的人际信任关系，患者预设性信任测定的是患者在没有和医生进行互动前就形成了对医生医德和医疗技术的判断和看法。患者预设性信任会使患者对医生形成刻板印象。吕小康和刘颖（2018）利用 SCM 模型和词语联想法对患者对医生的刻板印象进行了研究，结果发现患者对医生群体的评价比较积极，并且对医生有着很高的期望，这可能导致患者在就医过程中出现期待落差。同时在患者心中会形成对医生好坏的评价标准，在具体的就医过程中会对心中的标准进行检验，并对医生进行归类。患者对医生的刻板印象和医生对自己的评价并不相同，医患冲突的发生或与此有关。因此，医患预设性不信任会对患者的行为产生显著影响。本实验将患者预设性信任作为控制变量。

二、预实验：研究工具有效性的检验

（一）研究目的

预实验的目的在于测量在正式实验中可能出现的问题，主要包括启动材料对被试的就医消极情绪诱发的有效性、启动材料对被试攻击行为诱发的有效性以及实验问卷的指导语是否得当。

（二）研究工具

1. 消极就医体验的诱发方法

就医挫折体验是遭遇挫折经历后的一种情绪体验，这种挫折感也可以使用情绪诱发法诱发出来，例如，材料诱发法和情景诱发法。材料诱发法主要是通过向被试呈现能够激发被试积极情绪和消极情绪的有感情色彩的材料。这些材料包括图片、音乐、气味、视频等，主要归类为视觉材料和听觉材料两类。情景诱发法包括电脑游戏、博弈游戏、表情姿势、回忆/想象范式。其中电脑游戏中的“成功—失败操纵范式”是诱发挫折比较常用的范式。它主要是通过让被试进行一项难以判断成绩的任务，给被试不同的反馈来激发被试不同的情绪。回忆/想象范式也是运用较多的挫折感诱发的方法，主要是通过让被试回忆自己某一段特定的经历，从而唤醒被试特定的情绪体验。由于本书的实验目的是研究消极就医体验对被试攻击行为的影响，为了保证被试消极就医体验的诱发效果，实验中采用材料诱发法，即通过给被试阅读可以引起消极就医体验的材料来启动被试的消极就医体验。

2. 情绪的测量

就医挫折体验会使患者产生相应的情绪感受，情绪感受的测量一般使用自我报告法，常用的是正性负性情绪量表。由于本实验研究的是患者在经历就医过程中产生的情绪体验，所以采用南开大学医患课题组编制的《医患信任量表》分量表，该分量表主要测量患者感受到的情绪体验。该量表包括 10 个情绪名词，5 个积极情绪名词和 5 个消极情绪名词。每个情绪名词分为从 1 ~ 10 分的十个等级，数字越大，表示患者感受到的情绪越强烈。（详见附录 5 第 1 点）

3. 攻击性的测量

对于攻击性的测量广泛采用的是自我报告法和实验室研究范式。由于攻击行为是一种负性的社会行为，所以采用自我报告法可能会产生社会期许效应，从而导致被试的回答具有掩饰性。所以本实验采取实验室范式对被试的攻击性进行测量。实验中采用的是“辣椒酱范式”，要求被试对医生进行评价，评价的方式是给医生分配辣椒酱。在实验中会规定一般人能够承受此辣椒酱的克数，让被试以此作为参考做出自己的选择。

4. 基本信息调查

被试的人口学变量主要包括性别、年龄、婚姻状况、是否有子女。同时调查被试与医务人员的关系以及被试是否经历过医疗纠纷。其中医疗纠纷指去医院的医务科、医患关系办公室、医疗调解委员会、人民法院等相关机构投诉或起诉相关医务工作者。

（三）研究对象

通过网络发放问卷，通过手机号的奇偶随机分配被试到启动组或控制组。抽取成人被试 70 名，实验组 36 名，控制组 34 名。剔除无效被试后，实验组人数剩余 30 名，控制组剩余 30 名。所有被试的人口学资料统计如表 5 - 1 所示。

表 5 - 1　　被试人口学变量统计

组别	性别		年龄		婚姻状况		是否有子女	
	男	女	*M*	*SD*	未婚	已婚	是	否
启动组	13	17	31	8	14	16	13	17
实验组	16	14	32	9	12	18	18	16

（四）研究程序

首先，使用自我报告法对被试的情绪状况进行前测，测定被试在实验开始前的基线情绪状态。

其次，通过诱发法诱发被试的就医挫折体验。启动材料是经过改编的一则医疗事故案例（详见附录5第2点第一部分），材料经过指导教师和心理学专业研究生的评估，已根据他们的意见做出了修改。实验过程中启动组被试阅读一则医疗事故案例，诱发被试的就医消极情绪体验。控制组不进行材料的阅读，进行空白对比。启动消极情绪的材料如下：

5个月大的婴儿徐宝宝因高烧等症状，入某市儿童医院住院治疗。晚7点多，发现宝宝病情恶化后，父母找值班医生反映情况。值班医生态度冷漠，以自己不是白天徐宝宝的治疗医生为由，拒绝前去查看。在父母再三恳求下，值班医生才来到徐宝宝的病房做了简单处理。之后，值班医生再也没去观察徐宝宝的病情。次日凌晨，徐宝宝由于病情持续恶化，虽然经抢救保住了生命，但因持续高烧致使脑膜炎发生，留下肢体瘫痪，智力低下等后遗症。同时据调查值班医生在值班期间存在玩手机游戏等不当行为。

为了保证被试能够认真阅读材料，在材料后面设置了有关材料重要细节的三个问题：值班医生是否愿意马上去病房查看婴儿的病情？值班医生当天晚上去过婴儿的病房几次？婴儿最后的救治结果如何？

接着，对被试的情绪进行后测，了解被试在阅读启动材料后的情绪变化。

最后，让被试填写自我报告题目：如果自己在医院经历了消极就医体验，将如何对消极就医体验中的医生进行评价，而评价的指标是让医生吃掉你为他分配的辣椒酱（0~10克）。要求被试给医生分配相应重量的辣椒酱之前，会告知被试一般人能承受这种辣椒酱的上限为5克。

（五）研究结果

使用SPSS 22.0对数据进行录入和统计分析。

1. 消极情绪诱发的有效性检验

首先对启动组和实验组情绪的前测进行独立样本 t 检验，两组被试在情绪前测没有统计学差异，保证了情绪后测的结果都是由启动材料引起的。独立样本 t 检验的结果如表5-2所示。

表 5-2　　情绪的前测进行独立样本 t 检验

情绪种类	启动组		控制组		t	p
	M	*SD*	*M*	*SD*		
快乐	7.02	2.57	6.79	2.66	-0.405	0.687
悲伤	3.27	3.04	2.95	2.56	-0.537	0.593
怨恨	2.24	2.81	1.95	2.08	-0.534	0.594
感激	5.57	2.84	6.18	3.36	0.935	0.352
焦虑	4.45	2.92	4.10	2.84	-0.568	0.572
乐观	6.96	2.84	6.92	1.74	-0.073	0.942
厌恶	3.45	3.12	3.31	3.02	-0.219	0.827
友善	7.29	2.52	7.41	2.42	0.220	0.826
愤怒	2.94	3.10	2.90	2.71	-0.070	0.994
平静	6.35	2.68	6.59	2.35	0.436	0.664

对实验组在阅读启动材料前后的积极情绪和消极情绪进行配对样本 t 检验，发现积极情绪显著下降，消极情绪显著上升。配对样本 t 检验的结果如表 5-3 所示。

表 5-3　　实验组启动前后情绪评分的配对样本 t 检验

情绪种类	情绪名词	*M*	*SD*	t	p
积极情绪	感激	-5.33	3.62	-8.06	0.000***
	乐观	-5.80	3.74	-8.48	0.000***
	友善	-6.00	3.56	-9.22	0.000***
	平静	-4.30	3.44	-6.83	0.000***
	快乐	-6.30	2.78	-12.52	0.000***
消极情绪	怨恨	6.13	3.48	9.65	0.000***
	悲伤	6.10	3.57	9.34	0.000***
	焦虑	3.46	3.65	5.19	0.000***
	愤怒	5.83	3.14	10.17	0.000***
	厌恶	3.86	4.10	5.15	0.000***

注：*** 表示 $p<0.001$。

2. 启动组和控制组在攻击性方面的差异检验

使用独立样本 t 检验对实验组和控制组被试为医生选择的辣椒酱克数进行

差异检验，结果发现实验组和控制组的差异显著。独立样本 t 检验的结果如下表 5－4 所示。

表 5－4　　实验组和控制组辣椒酱（g）分配结果

因变量	项目	M	SD	t	p
消极就医体验	启动组	5.46	2.04	－3.278	0.002**
	控制组	3.43	2.71		

注：** 表示 $p<0.01$。

（六）讨论

1. 消极情绪诱发的有效性

本书以阅读一则医疗事故案例来启动和诱发被试的消极就医体验，以情绪的变化来检验材料的有效性。通过对启动组被试积极情绪和消极情绪进行配对样本 t 检验，可以看出被试的积极情绪显著下降，消极情绪显著上升。其中在消极情绪中，愤怒情绪的（后测减去前测）的 t 值为 10.17，怨恨和悲伤的 t 值分别为 9.65 和 9.34，$p<0.001$。这三种情绪前后的差异显著说明在经历了消极就医体验后，尤其是医疗事故后，患者家属的愤怒和怨恨情绪会发生显著变化。愤怒和怨恨是高确定性、人为控制、他人对事件负责的情绪。特定的情绪会影响个体的思维内容和认知的深度。在思维内容方面，拥有高确定性情绪的个体会做出个体归因，低确定性的个体会做出情境归因（Han，Lerner and Keltner，2007）。患者有可能将消极就医体验引起的不良结果做了外部归因，认为医生应该为不良结果负责。

2. 启动材料诱发被试攻击性的有效性

让被试为消极就医体验中的医生选择相应的辣椒酱来作为对医生的评价。启动组和控制组的差异显著（$t=-3.278$）。"辣椒酱范式"作为测量被试攻击行为的实验范式，其辣椒酱选择的克数和实际的身体攻击具有高度正相关。"辣椒酱范式"同时具有对被试攻击行为测量的隐蔽性，避免了自我报告法中可能出现的社会期许效应。

三、正式实验：消极就医体验对患者攻击性影响的作用机制

（一）研究目的

本书旨在探究患者攻击行为过程中患者预设性信任、患者攻击行为合理性认

知、医患宽容、医患归因在消极就医体验和患者攻击性之间的作用机制。

（二）研究假设

根据一般攻击理论，挫折感会诱发攻击行为的发生，所以本书提出以下假设：

假设5-1：消极就医体验对患者的攻击性有显著影响，经历过就医消极体验的患者比没有经历过消极就医体验的患者表现出更强的攻击性。

假设5-2：消极就医体验对患者攻击行为合理性的认知产生重要影响，经历过消极就医体验的患者认为自己对医生的攻击行为是合理的，是可以被理解的。

假设5-3：消极就医体验能够诱发被试的消极就医体验。

假设5-4：消极就医体验对对医归因有显著影响，与没有经历过消极就医体验的患者相比，经历过就医消极体验的患者认为医生负有更大责任。

假设5-5：消极就医体验对对医宽容有显著影响，经历过就医消极体验的患者比没有经历过消极就医体验的患者对医生的宽容度更低。

假设5-6：对医归因在消极就医体验和攻击性之间起到中介的作用。

假设5-7：对医宽容在消极就医体验和攻击性之间起到中介的作用。

假设5-8：对医归因和对医宽容在消极就医体验和攻击性之间起到链式中介的作用。

（三）研究工具

1. 医患预设性信任的测量

医患预设性信任的测量采用南开大学医患课题组编制的《医患信任量表》（基于患者）中的A部分（详见附录5第3点），该部分是以“预设性信任”为基础的一般医患关系信任量表。一般医患关系信任量表分为两个维度，医技信任和医德信任。医技信任是指对医生诊断和治疗疾病能力的信任；医德信任是指患方相信医生能够将患者利益放在第一位，努力实现患者健康利益的最大化。

医患信任（患方）量表中的预设性信任分量表可以作为独立量表对我国医院治疗体系的一般信任程度进行测量，因其考察的是对医疗体系的一般信任水平，因此可以据此建立“医患信任指数”，从空间、时间两个方面对不同地区、不同时间的医患信任程度进行横向、纵向对比研究。根据测量对象不同，可以获得：某一地区公众的医疗信任水平、接触直接治疗过程的患方（患者及参与治疗过程的近亲属、朋友等）对医疗体系的一般信任水平、不同个体特征（职业、年龄、文化程度等）和职业特征人群的医患信任特征与水平；不同病患特征（就诊时间、疾患周期、治疗效果等）的医患信任特征与水平。

问卷的评分采用李克特5级评分方法（1-非常不认同，2-比较不认同，

3－一般认同，4－比较认同，5－非常认同）。

2. 认知状态的测量

认知状态测量是对医患归因和对医宽容进行测量（详见附录5第4点）。医患归因状况可以分为三个维度，将医患关系紧张归因为医生（医术、沟通、态度）、归因为患者（期待、沟通、配合程度、对病情的表述）或归因为其他因素（医院的制度、社会风气、媒体等）。医患宽容分为两个部分，分别为对医宽容和对患宽容。医患社会情绪部分的同质性信度为0.821，重测信度为0.732，医患社会认知的同质性信度为0.832，重测信度为0.684。

3. 其他

消极就医体验的诱发、情绪的测量和攻击性的测量与预实验相同。患者对攻击行为合理性的认知采用自编问卷。

（四）研究对象

研究对象为在职成人，均非医务人员或医学教师。被试来源为辽宁、山西、天津、山东、内蒙古、北京、浙江等18个省份，总计发放问卷105份。根据问卷中对材料的提问回答错误、回答一致性高以及用时太短等标准剔除无效问卷15份，最后有效问卷数量为90。其中，启动组的被试总计51人，控制组的被试总计39人。启动组的男女被试比例为1∶1.5，控制组的男女被试比例为1∶1.3，两组的男女比例基本相同。被试年龄主要集中在20～30岁之间，启动组年龄小于30岁的被试百分比为70.5%，控制组年龄小于30岁的被试百分比为79.4%。被试的婚姻状况主要以未婚为主，启动组未婚被试约占比为66.7%，控制组未婚被试占比为74.4%。启动组中没有子女的被试占72.5%，控制组没有子女的被试占79.5%。具体被试人口学分布特征如表5－5所示。

表5－5　　被试人口学变量统计（$n=90$）

人口学变量		启动组		控制组		合计	
		n	%	*n*	%	*n*	%
性别	男	20	39.2	17	43.6	37	41.1
	女	31	60.8	22	56.4	53	58.9
年龄	<30	36	70.5	31	79.4	67	74.4
	≥30	15	29.4	8	20.5	23	25.5
婚姻状况	未婚	34	66.7	29	74.4	63	70.0
	已婚	17	33.3	10	25.6	27	30.0

续表

人口学变量		启动组		控制组		合计	
		n	%	*n*	%	*n*	%
是否有子女	是	14	27.5	8	20.5	22	24.4
	否	37	72.5	31	79.5	68	75.6
在医院工作	是	0	0	0	0	0	0
	否	51	100	39	100	90	0
直系亲属是医务人员	是	3	5.9	10	25.6	13	14.4
	否	48	94.1	29	74.4	77	85.6
朋友是医务人员	是	11	21.6	16	41.0	27	30.0
	否	40	78.4	23	59.0	63	70.0
一般亲属是医务人员	是	27	52.9	22	56.4	49	54.4
	否	24	47.1	17	43.6	41	45.6
自己经历过医疗纠纷	是	3	5.8	2	5.1	5	5.6
	否	48	94.1	37	94.8	85	94.4
直系亲属经历过医疗纠纷	是	4	7.8	2	5.1	6	6.7
	否	47	92.2	37	94.9	84	93.3
朋友经历过医疗纠纷	是	2	7.8	4	10.3	6	6.7
	否	49	92.2	35	89.7	84	93.3
一般亲属经历过医疗纠纷	是	4	7.8	4	10.3	8	6.7
	否	47	92.2	35	89.7	82	93.3

（五）研究程序

通过网络发放问卷，首先按手机号倒数第二位的奇偶把被试分为启动组和控制组。用手机号倒数第二位数的奇偶作为分组指标，可以将被试尽可能随机分组，为避免被试在手机尾号选择时会偏向于选择寓意吉祥的数字，不用倒数第一位数字作为分组指标。

对被试的基线情绪进行测量，保证启动组和控制组的基线情绪没有差异。让全部被试填写《医患预设性信任》问卷。启动组被试阅读启动材料（同预实验），回答相关问题，后期用于筛选有效问卷，回答错误的问卷即为无效问卷。然后对被试的情绪进行后测。

要求所有被试想象，假设自己经历了消极就医体验，对情境中的医生进行评价，评价的结果是让医生吃掉你为他分配的辣椒酱（0～10 克），已知一般人能承受这种辣椒酱的最大重量为 5 克。

所有被试阅读一则患者对医生进行攻击的材料（详见附录 5 第 2 点第二部分）。材料改编自实际案例，材料通过让指导教师和心理学研究生进行评价，根据他们的意见进行修改。同时材料中突出医生毫无过错，只是按照规定办事，患者的行为有明显过错。让所有被试对材料中患者攻击行为的合理性进行判断。具体材料如下：

一个小女孩病了，爸妈带孩子去医院看病，到达医院后，已经下午五点。大夫看后说：需要做检查，去放射科。于是爸爸带着女儿去做检查，找到时已经五点半了。结果放射科的医生说：已经下班了，做不了了。父亲说：能不能通融一下，孩子生病了，不做检查没法看病。医生仍然拒绝做检查，并要求父女立刻出去。父亲情急之下，就把医生揍了。

同时在材料后设置了两个问题：放射科医生拒绝给小女孩做检查的原因是什么？父亲最后的做法是什么？要求被试认真作答，用于筛选无效问卷。同时对文中父亲攻击行为的合理性认知进行测量。

随后对被试的医患宽容和对上文的假设情境的消极结果进行医患归因的测量，最后对被试的人口学变量进行测量。

对问卷进行筛选，去掉无效问卷，最后预留有效问卷 90 份。具体实验流程如图 5－1 所示。

（六）研究结果

利用 SPSS 22.0 对数据进行录入和分析。将需要进行反向计分的题目进行反向计分。分别对患者预设性信任、医患对攻击行为的归因和医患宽容、医患信任归因各部分的题目进行维度变量的计算。对缺失值的处理是用平均数代替。

1. 预设性信任状况分析

从统计结果可以看出，被试对医生的医技信任（$M=28.97$，$SD=2.78$）高于对医生的医德信任（$M=23.42$，$SD=4.26$），总体信任水平（$M=52.40$，$SD=5.74$）中等偏上，均略高于量表总分中间值的 42.5 分，具体统计结果如表 5－6 所示。

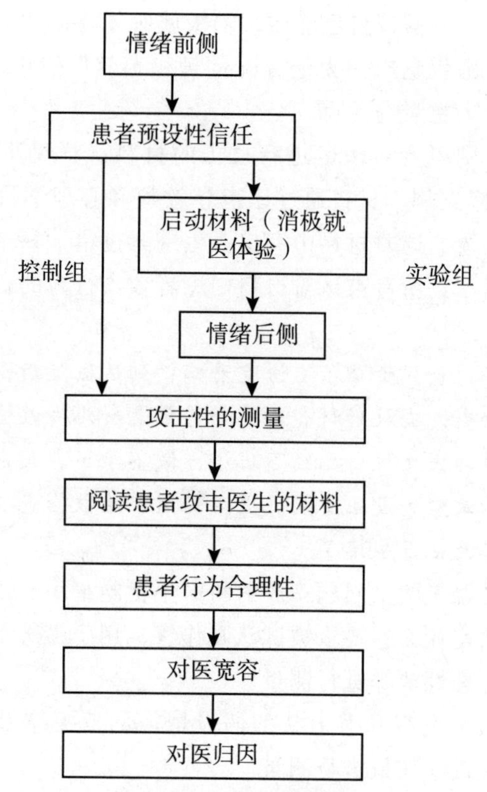

图 5-1　实验流程

表 5-6　　医患预设性信任的总分和各维度得分（$n=90$）

维度	所有被试		男		女	
	M	*SD*	*M*	*SD*	*M*	*SD*
医技信任	28.97	2.78	28.75	2.56	29.13	2.93
医德信任	23.42	4.26	22.54	3.89	24.03	4.42
总分	52.40	5.74	51.29	5.01	53.16	6.12

2. 攻击性状况分析

作为所有被试的攻击性指标，辣椒酱数量均值为 6.77 克，其中男性被试的均值为 7.27 克，女性被试的均值为 6.42 克，结果如表 5-7 所示。

表 5-7　　辣椒酱数量均值和标准差（$n=90$）

攻击指标	所有被试		男		女	
	M	*SD*	*M*	*SD*	*M*	*SD*
辣椒酱数量	6.77	2.73	7.27	2.63	6.42	2.75

3. 攻击行为合理性状况分析

对被试攻击性行为合理性进行描述性统计分析。被试攻击行为合理性均值为 10.01，高于量表总分的中间值 7.5 分，结果如表 5-8 所示。

表 5-8　　攻击行为合理性平均分和标准差（$n=90$）

因变量	所有被试		男		女	
	M	*SD*	*M*	*SD*	*M*	*SD*
攻击行为合理性	10.01	2.45	10.10	2.66	9.94	2.31

4. 医患宽容状况分析

对医患宽容进行描述性统计分析。医患宽容的测量包括两个维度，患者对自身的宽容和患者对医生的宽容。分数越高，越不宽容。从结果可以看出，在相同问题上，患者对医生（$M=18.57$，$SD=2.33$）相比对自身（$M=18.27$，$SD=1.90$）表现出略不宽容。具体结果如表 5-9。

表 5-9　　医患宽容各维度得分（$n=90$）

维度	所有被试		男		女	
	M	*SD*	*M*	*SD*	*M*	*SD*
对己宽容	18.27	1.90	18.86	1.90	17.86	1.81
对医宽容	18.57	2.33	18.92	2.40	18.34	2.29

5. 医患归因状况分析

对医患归因状况进行描述性统计分析，其中归因为其他因素的得分高于其他两个维度。且归因为医生维度得分略高于患者维度，说明对于医患关系的紧张程度的归因中，被试认为患者和医生都有相应的责任。具体结果如表 5-10 所示。

表 5-10　　被试医患信任归因各维度得分（$n=90$）

维度	所有被试		男		女	
	M	*SD*	*M*	*SD*	*M*	*SD*
对医归因	13.64	2.34	13.08	2.55	14.03	2.13
对患归因	13.21	2.68	13.21	2.29	13.20	2.95
归因其他	14.72	2.44	14.67	2.58	14.75	2.36

6. 启动组和控制组的患者预设性信任的差异检验

对患者预设性信任总分进行独立样本 *t* 检验，发现两组的患者预设性信任没有统计学差异。具体结果如表 5-11 所示。

表 5-11　　启动组和控制组的患者预设性信任

项目	启动组		控制组		*t*	*p*
	M	*SD*	*M*	*SD*		
预设性信任总分	53.09	5.93	51.48	5.41	-1.325	0.189

7. 启动组消极就医体验情绪诱发的有效性检验

首先对启动组和控制组的情绪前测进行独立样本 *t* 检验，发现两组的各项情绪前测没有统计学差异，积极情绪的均值要比消极情绪的均值高。具体结果如表 5-12 所示。然后对启动组的情绪后测进行配对样本 *t* 检验，发现正式实验结果和预实验的结果一样，积极情绪显著下降，消极情绪显著上升，其中消极情绪中愤怒（$M=6.19$，$SD=3.80$，$t=11.644$）和怨恨（$M=6.80$，$SD=3.18$，$t=15.273$）变化差异显著，然后是悲伤（$M=5.67$，$SD=4.17$，$t=9.683$）说明材料中的就医消极体验显著诱发了被试的高确定性情绪怨恨和愤怒，由此被试可能对消极体验做出外归因，产生认知偏差，结果如表 5-13 所示。

表 5-12　　动组和控制组的情绪前测独立样本 *t* 检验

情绪种类	启动组		控制组		*t*	*p*
	M	*SD*	*M*	*SD*		
快乐	7.02	2.57	6.79	2.66	-0.405	0.687
悲伤	2.95	2.59	3.27	3.04	-0.537	0.593
怨恨	2.24	2.81	1.95	2.07	-0.537	0.593
感激	5.57	2.87	6.18	3.35	0.935	0.532

续表

情绪种类	启动组		控制组		t	p
	M	SD	M	SD		
焦虑	4.45	2.92	4.10	2.83	-0.568	0.572
乐观	6.96	2.84	6.92	1.74	-0.073	0.942
厌恶	3.45	3.12	3.31	3.02	-0.219	0.827
友善	7.29	2.52	7.41	2.42	0.220	0.826
愤怒	2.94	3.10	2.90	2.71	-0.070	0.944
平静	6.35	2.69	6.59	2.36	0.436	0.664

表 5-13　启动组积极情绪和消极情绪配对样本 t 检验（$n=51$）

情绪	种类	M	SD	t	p
积极情绪	快乐	-6.08	2.78	-15.629	0.000***
	感激	-4.33	3.73	-8.827	0.000***
	乐观	-5.29	3.20	-11.785	0.000***
	友善	-5.82	2.68	-15.512	0.000***
	平静	-4.76	3.67	-9.273	0.000***
消极情绪	悲伤	5.67	4.17	9.683	0.000***
	怨恨	6.80	3.18	15.273	0.000***
	焦虑	2.94	4.17	5.033	0.000***
	厌恶	4.21	4.37	6.876	0.000***
	愤怒	6.19	3.80	11.644	0.000***

注：*** 表示 $p<0.001$。

8. 启动组和控制组的攻击性差异检验

对被试的消极就医体验和攻击行为之间的关系进行独立样本 t 检验，方差齐性（$F=0.686$，$p=0.41$），结果如表 5-14 所示，启动组被试选择的辣椒酱数量（$M=7.41$，$SD=2.51$）显著高于控制组（$M=5.92$，$SD=2.81$）被试选择的辣椒酱数量（$t=-2.647$，$df=89$，$p=0.01$），差异显著。具体结果如表 5-14 所示。

表 5－14　　启动组和控制组辣椒酱数量差异检验（$n=90$）

因变量	组别	M	SD	t	p
辣椒酱数量	启动组	7.41	2.51	－2.647	0.01**
	控制组	5.92	2.81		

注：** 表示 $p<0.01$。

9. 攻击行为合理性差异检验

通过对患者行为合理性进行独立样本 t 检验，结果发现，在患者攻击行为合理性的认知方面，启动组和控制组存在统计学差异（$t=-2.351$，$p=0.021$），具体结果如表 5－15 所示。

表 5－15　　启动组和控制组患者攻击行为合理性独立样本 t 检验（$n=90$）

因变量	组别	M	SD	t	p
攻击行为合理性	启动组	10.52	2.25	－2.351	0.021*
	控制组	9.33	2.55		

注：* 表示 $p<0.05$。

10. 对医归因差异检验

通过对患者行为合理性进行独立样本 t 检验，结果发现，在对医归因方面，启动组和控制组存在统计学差异（$t=-2.041$，$p=0.044$），具体结果如表 5－16 所示。

表 5－16　　启动组和控制组对医归因独立样本 t 检验（$n=90$）

变量	组别	M	SD	t	p
对医宽容	启动组	14.07	2.36	－2.041	0.044*
	控制组	13.07	2.26		

注：* 表示 $p<0.05$。

11. 对医宽容差异检验

通过对患者行为合理性进行独立样本 t 检验，结果发现，在对医宽容维度上，启动组和控制组不存在统计学差异（$t=0.314$，$p=0.754$），具体结果如图 5－17 所示。

表 5 - 17　启动组和控制组对医归因独立样本 t 检验（$n=90$）

变量	组别	M	SD	t	p
对医归因	启动组	18.50	2.47	0.314	0.754
	控制组	18.66	2.16		

12. 各变量间的相关检验

相关检验是为了说明变量之间的相关关系，相关关系可以说明当其中一个变量变化时，另一个变量也会发生相应的变化。两个变量的相关关系是其他可能关系的基础。因此，在对各个变量之间的关系进行更加深入的分析前，对变量进行相关检验是必要的一步。本实验使用 Pearson 相关分析方法，其中 Pearson 相关系数用 r 表示。r 的正负说明的是两个变量相关的方向，正号代表正相关，负号代表负相关。r 的绝对值表明相关程度的大小，当 $r=0$ 时，零相关，说明两个变量间没有线性相关，但可能存在其他形式的相关；当 $0\leqslant |r| <0.3$ 时，表明两变量间是弱相关；当 $0.3\leqslant |r| <0.5$ 时，表明两变量间是低相关；$0.5\leqslant |r| <0.8$ 时，表明两变量间是显著相关；$0.8\leqslant |r| <1$，表明两变量间是完全相关。本实验的结果如表 5 - 18 所示。从表 5 - 18 中可以看出一些变量之间是有相关性的，但不能明确相关的方向，所以需要对变量之间的关系做回归分析。

表 5 - 18　各变量之间的相关系数表

变量	消极就医体验	辣椒酱的数量	攻击行为合理性	对医归因	对医宽容
消极就医体验	1				
辣椒酱数量	0.272**	1			
攻击行为合理性	0.243*	0.259*	1		
对医归因	0.213*	0.112	0.112	1	
对医宽容	-0.033	0.248*	0.248*	0.300**	1
直系亲属是医务人员	—	0.163	0.287**	0.073	0.129
亲密朋友是医务人员	—	-0.047	-0.003	0.129	0.142
一般亲属是医务人员	—	0.079	0.960	0.006	0.291**
自己经历过医疗纠纷	—	-0.182	-0.118	-0.058	-0.044
直系亲属经历过医疗纠纷	—	-0.218*	-0.218*	0.017	0.047

注：* 表示 $p<0.05$；** 表示 $p<0.01$。

通过对实验中各个变量进行简单相关分析，发现消极就医体验和攻击行为合理性、对医归因、辣椒酱数量呈正相关；攻击行为合理性和对医宽容、辣椒酱数量呈正相关；对医宽容和对医归因、辣椒酱数量呈正相关。其中攻击行为的合理性和直系亲属是医务人员呈正相关，和直系亲属经历过医疗纠纷呈负相关；辣椒酱数量和直系亲属经历过医疗纠纷呈负相关；患者对医宽容和一般亲属是医务人员呈正相关。其他人口学变量和实验中的变量没有关系，所以没有一一列出。

13. 回归分析

回归分析是一种预测性分析，即研究自变量和因变量之间的关系，是一种有方向性的分析，可以用来检验变量之间的因果关系。本书将进行自变量对中介变量和因变量、中介变量对因变量的线性回归分析。具体结果如表 5-19 ~ 表 5-21 所示。

表 5-19　　消极就医体验对各变量的回归系数

变量		对医归因	辣椒酱数量	攻击行为合理性	对医宽容
预测变量	消极就医体验	0.427*	0.545*	0.488*	-0.067
	R^2	0.045	0.074	0.059	0.001
	R^2_{adj}	0.034	0.063	0.048	-0.010
	F	4.164*	7.007*	5.527*	0.099

注：* 表示 $p<0.05$。

表 5-20　　对医归因维度对各变量的回归系数

变量		辣椒酱数量	攻击行为合理性	对医宽容
预测变量	对医归因	0.132	0.112	0.30
	R^2	0.018	0.013	0.09
	R^2_{adj}	0.006	0.001	0.08
	F	1.568	1.117	8.704**

注：** 表示 $p<0.01$。

表 5-21　　对医宽容度维度对各变量的回归系数

变量		辣椒酱数量	攻击行为合理性
预测变量	对医宽容	0.268	0.224
	R^2	0.072	0.061
	R^2_{adj}	0.061	0.051
	F	6.799*	5.764*

注：* 表示 $p<0.05$。

消极就医体验和对医宽容度维度回归不显著。对医归因维度对辣椒酱数量和攻击行为的合理性回归不显著，对对医宽容维度回归显著。对医宽容维度对辣椒酱数量和攻击行为的合理性回归显著。

14. 中介—调节效应检验

通过对消极就医体验、对医宽容、对医归因和攻击行为合理性的认知进行相关性检验和回归分析发现，消极就医体验对对医归因，患者攻击性和攻击行为的合理性的回归效应显著，对医归因对对医宽容的回归效应显著，对医宽容对攻击行为合理性的认知的回归效应显著。同时根据研究假设对对医归因和对医宽容的链式中介效应进行检验，对对医归因和对医宽容的调节效应进行检验。

利用 PROCESS 插件，选择相应模型，样本量设置为 5 000，区间置信度选择 95%，取样方法选择偏差校正的非参数百分位法。可以从结果中看出“消极就医体验→对医归因→对医宽容→辣椒酱的数量”链式中介作用不显著（-0.0010，0.1170）。但是从置信区间可以看出下限接近于 0，可能存在边缘链式中介效应。“消极就医体验→对医生的归因→医患宽容→攻击行为合理性”路径的总效应不显著，所以链式中介效应不存在。具体结果如表 5-22 所示。

表 5-22　　应置信区间

变量	总效应			直接效应			间接效应		
	效应值	下限	上限	效应值	下限	上限	效应值	下限	上限
Y_1	0.529	0.122	0.937	0.551	0.146	0.957	0.039	-0.001	0.117
Y_2	0.345	-0.068	0.759	0.386	-0.031	0.804	0.032	-0.002	0.105

注：Y_1 = 辣椒酱的数量，Y_2 = 攻击行为的合理性。

再利用 PROCESS 插件，将自变量（消极就医体验）、调节变量（对医生的归因或者对医生的宽容度）和因变量（辣椒酱数量或者对患者行为的合理性）放入相应的选项，并且选择模型，样本量设置为 5 000，区间置信度选择 95%，取样方法选择偏差校正的非参数百分位法。具体结果如表 5-23 和表 5-24 所示。

表 5-23　　对医归因的调节效应相关系数统计

变量		交互项			消极就医体验 × 对医归因		
		ß	t	p	R^2	F	p
因变量	辣椒酱数量	0.450	2.177	0.032	0.048	4.738	0.032*
	攻击行为合理性	0.142	0.683	0.496	0.004	0.466	0.496

注：* 表示 $p<0.05$。

从结果可以中看出当因变量为辣椒酱数量时，消极就医体验和对医归因相互项的系数显著（ß = 0.450，t = 2.177，p = 0.032），同时对交互效应增加的解释量显著（R^2 = 0.048，F = 4.738，p = 0.032）。当因变量为攻击行为合理性时，消极就医体验和对医归因交互项的系数不显著（ß = 0.142，t = 0.683，p = 0.496），同时对交互效应增加的解释量不显著（R^2 = 0.004，F = 0.466，p = 0.496），由此说明对医归因在消极就医体验和辣椒酱数量之间起到调节作用。调节模型如图 5-2 所示。

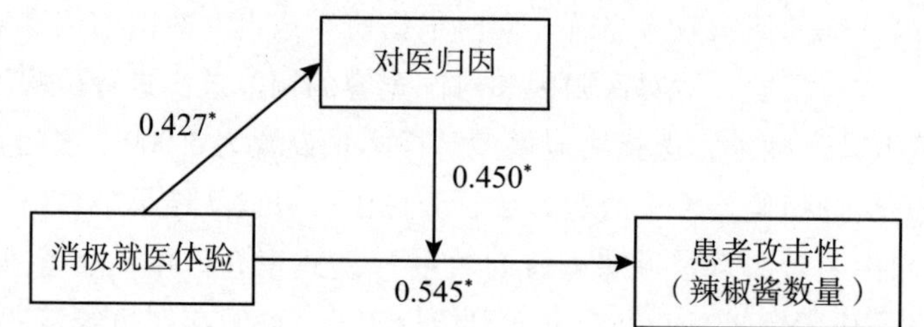

图 5-2　对医归因在极就医体验和辣椒酱数量之间的调节模型

注：* 表示 $p < 0.05$。

从结果中可以看出（见表 5-24）对医宽容在消极就医体验和辣椒酱数量以及攻击行为合理性之间没有起到调节作用。

表 5-24　对医宽容的调节效应相关系数统计

变量		交互项			消极就医体验 × 对医宽容		
		ß	t	p	R^2	F	p
因变量	辣椒酱数量	0.026	0.128	0.898	0.000	0.016	0.898
	攻击行为合理性	0.064	0.011	0.757	0.000	0.097	0.757

由此可以得出结论，对医宽容可以作为本书另一个影响因变量的自变量，对医宽容不受消极就医体验的影响，但可以预测患者对攻击行为合理性的认知。因此可以将消极就医体验和对医宽容一起纳入线性回归方程，观测其拟合度的大小。具体结果如表 5-25 所示。

表 5-25　消极就医体验和对医宽容对因变量的共同回归系数

项目		辣椒酱数量	攻击行为合理性
预测变量	消极就医体验	1.540	1.238
	对医宽容	0.324	0.269
	R^2	0.152	0.125

续表

项目		辣椒酱数量	攻击行为合理性
预测变量	R^2_{adj}	0.123	0.105
	F	5.145**	6.200**

注：** 表示 $p<0.01$。

从结果中可以看出消极就医体验和对医宽容同时纳入方程后，拟合度（$R_1^2=0.152$，$R_2^2=0.125$）要比单独消极就医体验对因变量的拟合度（$R_1^2=0.074$，$R_2^2=0.059$）和对医宽容对因变量的拟合度（$R_1^2=0.072$，$R_2^2=0.061$）好。

四、总讨论

（一）各变量总体状况分析

患者预设性信任总分高于量表总分中间值，处于中等偏上水平。研究选取的被试群体是不在医院住院的成年被试，因此可以判断被试在当前的情境下是没有和医生有过实际接触的，能够说明患者对医生的预设性信任处于中等偏上。患者对医生的评价是积极的，对医生抱有比较高的期望。在医技信任维度的得分高于医德信任的维度，说明患者对医生的医德态度略显消极。吕小康等（2017）在研究患者对医生的刻板印象时发现，患者对医生的能力维度评价高于对医生的热情维度的评价，说明患者对于医技的信任要高于对医德的信任，其结论与本书研究结果一致。

医患冲突归因分为三个维度，分别为对医归因、对患归因和其他因素。其中归因为其他因素的维度得分高于其他两个维度，被试认为造成消极就医体验的因素主要是医院的制度问题、医疗体系不合理等。对医归因和对患归因得分基本相同，由此可以说明患者将消极就医体验不仅归因为医生的医术、服务态度等方面，同时也能够意识到自身在就医过程中存在的问题。

医患宽容在两个维度的分数都高于各维度总分的中间值，对己宽容和对医宽容的分数无显著差异。在就医过程中遇到医疗事故时，患者对医生的态度相对不宽容。对于患者的伤医事件，也持有同样的不宽容态度，认为患者的伤医事件是不当行为。

攻击性指标是被试为医生选择的辣椒酱的克数，所有被试选择辣椒酱数量都高于一般人能够承受的辣度。同时在人口学变量上，不同性别间没有统计学差异。有研究认为男性的攻击性比女性的攻击性强，本实验要求被试进行口头报告，并没有付诸实际行动，这可能是本书研究与其他研究结果不同的原因。同时攻击行为只在自己经历过医疗纠纷和有直系亲属经历过医疗纠纷上有统计学差异，这也说明了消极就医体验会对患者的攻击行为产生影响。

攻击行为合理性的均分高于量表总分的中间值，说明对于材料中父亲的伤医行为，被试认为是可以理解的，并不是无理取闹。由此可以说明，对于医生没有过错的情况下，被试认为患者对医生的攻击行为仍然是可以理解的。被试如果有直系亲属经历过医疗纠纷，更倾向于认为患者对医生的攻击行为是可以被理解的。

（二）消极就医体验对患者攻击性的影响

从消极就医体验的情绪诱发结果发现，积极情绪明显下降，消极情绪明显上升，说明诱发效果显著。实验中的因变量为辣椒酱数量，启动组和控制组的差异显著，说明启动组比控制组的攻击性更强。对攻击行为的合理性认知方面，两组存在显著差异，启动组相比控制组认为材料中父亲的攻击行为更能够被理解。

在对医归因方面，启动组和控制组有显著差异，经历过就医消极体验的患者比没有经历过就医消极体验的患者认为医生对消极结果有更大的责任。在对医宽容方面，启动组和控制组没有统计学差异。

消极就医体验激发了被试的消极情绪，在实验中诱发的消极情绪强度大小依次分别为愤怒、怨恨和悲伤。在愤怒的情绪下，个体会具有更强的攻击性。同时愤怒情绪是一种外归因的情绪，会把结果归因为他人，所以启动组认为医生负有更多的责任。根据一般攻击理论，消极就医体验作为输入变量的情境变量会引起人的内部状态变化，从而引发攻击行为的发生。另外，患者的行为和认知是一致的，患者认为自己发生攻击行为只是因为对病情的焦虑和对家人的担心而不得已做出的举动，是可以被理解的。

（三）对医宽容和对医归因的中介和调节作用

对医归因和对医宽容在消极就医体验中和攻击行为合理性之间的链式中介效应不显著。对对医归因和对医宽容的调节作用分析发现，对医归因在消极就医体验和攻击性间起到调节作用。而医患宽容没有起到调节作用。也就是说对医归因的程度大小会影响消极就医体验对攻击性的影响。在一般攻击理论中，将情绪、认知和唤醒同时纳入内部状态，消极就医体验可以同时引起三者的变化，也可以是通过引起一种状态来对其他的因素产生影响。

由此可以说明，对医归因并不会直接对攻击行为产生影响，内部状态中的情绪的变化是引起攻击行为的直接因素。对医宽容只和因变量有关，和自变量无关，同时其在自变量和因变量间的调节作用也不显著。由此可以认为对医宽容可以作为影响因变量的另一个自变量，其中医患宽容是患者在遇到医疗事故时对医生的态度和看法。通过将医患宽容和消极就医体验同时纳入对攻击行为的方程，拟合度比单独一个自变量要大。

（四）应用建议

本书通过研究消极就医体验对患者攻击行为的影响，根据以上结论给出以下应用建议。

第一，就医体验是患者在就医过程中对医院各方面服务的满意度的衡量，患者在就医过程中的消极就医体验会直接影响到患者的情绪、认知归因等，从而引起医患之间的冲突和矛盾，使患者拥有更强的攻击性，最终产生攻击行为，对医生造成伤害。所以为患者提供满意的就医体验尤其重要。医方要加强对患者就医体验的调查，针对患者所提意见进行及时改善，了解患者的需求，才能提供让患者满意的就医体验。遇到患者情绪激动的情况，要及时发现和疏导消极情绪，避免医务人员和患者发生冲突。

第二，在经历消极就医体验时，患者的归因对攻击性的强度产生影响。同时对医宽容作为一种人格特质，也是长期生活经历形成的对医生行为的看法。所以我们要引导患者对消极就医结果做出正确的归因，要对医学和医生抱有正确的期待，了解医学的不确定性和风险性。引导患者对医生保持宽容的态度，肯定医生的付出和努力，尊重医生的生命。在对医生医德信任的基础上，媒体也要做出正确的引导。

第三，医院在对待患者伤医行为时，对伤医者要做出严厉的惩罚，给患者本人以及其他就医人员起到警示的作用，让他们意识到自己的攻击行为和即将要发生的攻击行为是不当的，严重者会承担刑事责任。同时引导患者在遇到医疗纠纷和医疗事故时寻求正确的解决方法，避免做出不理智的行为。

（五）不足与展望

在本书中没有对消极就医体验的具体内容进行调查，只选用了一则医疗事故进行情绪启动。对于因变量的测量选用“辣椒酱数量”，测量攻击行为的指标比较单一。同时，样本可能存在局限性，样本年龄跨度比较小，主要集中于30岁以下的成人被试，调查集中于网络调查，没有进行现场调查，可能遗漏了不使用互联网的人群。研究设计中被试的文字负担重，可能会使被试出现厌烦的情绪，从而影响到被试的填写结果。

根据本书的研究局限性，提出以下几点展望：

第一，在研究内容上，可以将消极就医体验的内容进行更详细划分，来观测患者的情绪变化，测定患者攻击行为的强弱程度。对于攻击性的测量指标，可以采用多种指标进行衡量，使之更具说服力。对患者的认知调查可以划分得更加细致，不仅调查其对结果的归因，还可以调查其他方面的认知等。

第二，在研究对象上，研究对象应更具多样性，对不同年龄层次结构、不同的教育水平和不同经济水平的被试进行范围更广的调查。同时如果有条件可以对发生过攻击行为的患者进行访谈调查。

第三，在研究方法上，可以使用现场实验，对消极就医体验的内容呈现方式，可以采用更具有情绪感染力的视频材料。

医患冲突的研究对改善医患信任有重要的价值和意义。患者伤医行为严重影响医院的安全秩序和医生的生命安全，对患者攻击行为的研究可以让医院做好相关的预防措施，了解患者的需求和心理，避免消极结果的发生，营造更加舒心、安全的就医环境。

五、结论

消极就医体验会使患者产生更多的高确定性消极情绪，如愤怒、怨恨和悲伤；经历过消极就医体验比没有经历过消极就医体验的患者更容易表现出攻击性，经历过消极就医体验比没有经历过消极体验的被试（患者）在对待患者攻击行为（患者有明显错误）合理性的认知上表现出更大的理解性；高确定情绪状态会使个体做出外归因，因此经历消极就医体验比没有经历过消极就医体验的患者认为医生应该承担更多的责任，同时对医归因在消极就医体验和患者攻击性之间起到调节作用；对医宽容是患者的一种人格特质，表现为一个人对他人所犯过错是否应该追究和计较的个人态度，该人格特质对攻击性产生影响，不受消极就医体验的影响；对医归因和对医宽容的中介效应不显著，说明患者的攻击性直接受情绪主导。

第二节　消极医疗事件的责任归因对患方攻击性的影响

一、引言

伴随我国医疗卫生体制的不断改革与深化，这一领域中的问题和矛盾也不可避免地浮出水面。我国国内医患信任关系正在不断恶化，医患纠纷的发生频率也在快速上升，暴力伤医行为逐年增加（汪新建、王丛，2016），因暴力伤医事件受到伤害的医生不胜枚举，如北京民航总医院杨文医师（2019年）、广东省人民医院口腔科陈仲伟医师（2016年）、浙江省温岭市耳鼻喉科主任医师王云杰医师（2013年）、哈尔滨市医科大学附属第一医院实习医生王浩（2012年）等。医患纠纷的发生频率居高不下，伤医、杀医案件不断见诸报端（张昊，2014；黄清华，2014；汪新建、王丛，2016）。由此可见，医患之间的信任危机由来已久，甚至已经形成一种普遍性的“医怒”现象，即原来正常的民众，在进入医院空间开始求治行为时，会变成类似司机开车时易愤怒、易激惹的“路怒”状态。普通人为何会在医患场域中变成愤怒的行动者呢？其成因有很多。本书将在简短回顾医患信任危机相关因素的基础上，进一步从社会心理学的责任归因视角提出相应的研究假设，并一一进行验证，以期为缓解医患之间的紧张关系提供新的思路。

（一）医患信任危机的相关因素

1. 社会自身的信任危机

自改革开放以来，经历了经济体制改革的中国正处于由传统社会向现代社会过渡的转型阶段。传统的社会结构和价值观念受到巨大冲击，维持社会信任的原有系统遭到削弱，导致我国当前的社会规范和价值体系的作用减弱，社会信任缺乏有效保障，社会信任危机也随之而来。社会信任危机的产生，影响了生活的方方面面，医患信任危机只是众多影响下的一种表现。有学者认为，暴力伤医的根源是转型时期无法避免的社会矛盾（王茹、王兆良，2015）。一方面，在全社会的信任水平普遍降低的时期，医患之间的信任水平也难以维持原有状态，而这种信任危机不仅表现在医患初始信任建立变得困难，还表现在后续的诊疗过程中，不可避免地出现各种信任问题。另一方面，社会生活中的种种舆论已经深入人心，人们对信任危机的感知增强，这同样使信任关系岌岌可危。在医患双方的接触过程中，每一环节都需要小心翼翼，稍有不慎就有可能导致脆弱的信任关系瓦解。此外，由于医疗领域本身的特殊性，有些消极事件一旦发生，后果极其严重，且无法改变或进行弥补。那么，在这样的情况下，想要修复已发生的信任危机，更是难上加难。

2. 医疗体制中存在的固有问题

医疗体制中存在的固有问题也可能导致医患信任危机。有研究者认为，医疗体制不合理是当下医患矛盾产生的根本原因（张桂芝、董兆举、王景艳，2007）。随着医疗卫生政策的出台，我国的医疗体制开始了深刻的市场化改革。在这场改革中，医方与患方的关系也随之改变。事实上，现在的医疗服务已经成了一种商业活动。既是商业活动，不可避免地会关注利益。医院要活下去，则必须要想办法维持自己的效益，产生的后果便是患方医疗费用的担子越来越重，老百姓有了“看病贵”的深刻体验。在对医患冲突的成因分析中，陈淑鄂和陈义军（2007）认为，医疗费用过高是导致医患关系冲突的深层次原因。医疗服务价格的不断增长，令患方承受沉重的经济压力，对就医产生恐惧，由此产生对医疗服务的不满，甚至怨恨。当人们体验到“看病贵”时，消极情绪被激发，且会直指医疗费用过高，容易进一步引发医患冲突。若是进一步体验到因无法支付治疗费用而不能看病时，消极情绪指标骤升，医患冲突发生的可能性进一步增加。随着医患关系紧张程度的不断提高，我国在政策制定方面也在进行着相应的努力，但效果仍有待验证。《中共中央 国务院关于深化医药卫生体制改革的意见》历时三年，在2009年3月17日发布并实施。董建民（2011）在其研究《新医改下的医患关系状况分析》中指出，在解决“看病难看病贵”的新医改实施过程中，尚存在若干问题，仍然在很大程度上影响着医患矛盾的产生。

3. 医学模式的转变

医学模式（medical model）是对人类健康与疾病特点和本质的哲学概括，核心是医学观，主要研究医学的属性、职能、结构和发展规律。关于医学模式的讨论是在西医引进国内之后，而现代医学起源于生物医学模式（biomedical model）。生物医学模式指建立在经典的西方医学基础之上，尤其是细菌论基础之上的医学模式，重视疾病的生物学因素。在该模式下，人被看作是一部精密的生物机器，疾病是某一个或几个部件出现故障和失灵，医生的任务是找到这些病态的部件，将其修补、完善。该模式对现代医学的发展和人类健康事业产生了巨大的推动作用。但是，随着时代的变化，疾病谱和死因谱已经发生转变，除致病的生物因素外，心理、社会因素已占据重要位置。同时，人们对健康有了新的认识，开始更关注心理健康，积极地追求更高的生活水平与和谐的人际关系、社会心理氛围等。因此，相应的医学模式需要发生变化。恩格尔（Engel，1977）认为，医学模式必须考虑到病人生活的环境以及由社会设计来对付疾病的破坏作用的补充系统，即医生的作用和卫生保健制度。因此，在批评生物医学模式的基础上提出现代医学模式（modern medical model），即生物—心理—社会医学模式。该模式认为疾病不仅包括患者的生理原因，还包括患者的心理因素、患者所处的自然、社会环境以及社会的卫生保健体系等。这提示了现代医学的发展方向，对医生提出了新的要求。这就要求医生在提高诊疗能力的基础上，要关心患者，关注社会。

目前生物—心理—社会医学模式虽然得到提倡，但固有的生物医学模式已深入人心。作为整体的人在医生的治疗过程中被分离成了肉体的人和心理（精神）的人，普通医生与心理医生分别负责自己职责内的病情，用的是不同的治疗方法

(吕小康、汪新建，2012)。但病人是否认可这样的二分方式，如果医患双方对同一问题有着不同的观点，那么矛盾也就随之产生。病人的看法和感受并不能像接受医学训练的医生一样理性客观，他们更关注的是自己所认为的健康，并且也不会承认医生视角下的疾病相对于个体的独立。医学有其专业性，医学专家的语言里满是大众听不懂的缩略语及中英混杂的专业名词，这也是医患双方之间的一道鸿沟。医生掌握了医学知识，而其面对的却是听不懂这些语言的患者，这也就有了沟通中的不对等地位。在这样的情况下，患方如何说服自己相信所面对的医生就成了一个重要的问题，这也成为现代医学的诸多不可爱的理由之一（王一方，2010)。

4. 个体因素

个体因素也是影响医患信任的重要原因。关于医生方面，国内学者从医生的正直、善意、能力方面展开研究，结果发现，国内当下的医患信任危机与医生的能力存在密切关系，医生能力不足会导致诊疗过程中的严重后果，如果出现误诊、延误病情或其他失误，医患矛盾就会随之出现。而善意、正直等品质会让患方感到放松，增加其对医生的信任（马志强、孙颖、朱永跃，2012)。在关于患方的研究中，陈燕凌、穆云庆、陈黎明和李书章（2012）发现，不同患者的个体因素对医患状态有着不同的影响，如个体的受教育程度、经济状态和家庭背景等。患者的参与过程、人口统计学特征及社会阶层等对医患信任关系的影响存在于每一个具体的医患关系中，对医患信任亦产生重要影响。

本书认为，在此类事件中，除却上述相关因素，医患双方对消极医疗事件结果的归因方式也是导致医患冲突的重要原因。因此，从归因理论的角度对之进行研究是必要的，也可以为缓解目前医患关系紧张做出贡献。

（二）归因理论

归因理论的开拓者海德（Heider，1958）首先对人们如何解释日常事件进行了研究，并在随后进行了一系列的研究。海德在其著作《人际关系心理学》中提出，在日常生活中，每个人都会对各种行为背后的因果关系产生兴趣，这不仅仅是心理学家才会关注的，而是我们每一个人都想弄清楚的事情，即人们要明白事情的发生是“为什么”。海德提出，这里的“为什么”包括两种因素，即行为者的内在因素和来自外界的因素。其中，行为者内在因素包括能力、动机、努力程度等；来自外界的因素包括环境、他人和任务的难易程度等。例如，老师分析学生的学业失败时，一方面可能会认为该学生是由于缺乏学习动机以及与学习任务相匹配的能力导致，即由于行为者的内在因素导致了行为结果的发生；另一方面可能会认为是由于身体或社会环境导致学业失败，即由于外在因素导致了行为结果的发生。那么，到底是由于缺乏能力导致的失败，还是由于社会环境导致的呢？海德认为，观察者在对行为者行为因果关系进行素朴分析时，会试图评估不同因素的作用。如果观察者把某项行为归因于行为者的内在状态，那么观察者就可以由此推测出行为者的许多特征，即使这种推测并不总是准确的，它也依然有助于观察者预测行为者在类似情况下做出某种行为的可能性。但是，假如观察者将行为者某项行为归因于外在力量，观察者就会推断该行为是由外力引起的，那么观察者将难以推测行为者以后是否会再度做出同样的行为。因此，海德认为，观察者对行为者行为的预测与对行为的归因是相互联系的。

后来，归因理论在韦纳（Weiner，1986）及其同事的发展下取得了突破性进展。韦纳的归因理论是在海德的归因理论和阿特金森的成就动机理论的基础上发展出来的，主要研究人们对成功和失败的归因。他在海德提出的把导致行为的原因分成内在因素的和外在两种因素的基础上，提出了另一维度，即将导致行为的原因区分为暂时的和稳定的两个方面。由此，韦纳对导致成功行为的决定性因素做了分类：内在的稳定因素（能力）、内在的暂时因素（努力）、外在的稳定因素（任务难度），以及外在的暂时因素（机遇）。这几种因素在归因中都很重要，如果我们认为一个学生成绩优秀是由于他能力很强、考试试题容易等稳定的因素造成的，那么我们仍可以推测他在今后的学业表现依然出色，而如果我们认为一个学生的成绩优秀是由于他的近期努力和恰巧练习过考试题目，那我们就不能根据这种暂时性的因素推测他在后面的考试中仍然考得好。在解释失败的原因时，暂时—稳定维度也是适用的，如果把失败的原因归结于稳定因素，则可以预测将来的失败，如果把失败的原因归结于暂时性的因素，那就可以预测将来可以改进。在后来的研究中，不同学者有着不同的倾向，有的倾向于把原因归于稳定的人格物质（Bastian and Haslam，2006），而有的则倾向于把原因更多地归为环境因素（Robins，Mendelsohn，Connell and Kwan，2004）。但我们也可以发现，一些内部的且不稳定的因素受意志控制的程度不相同，如人的心境、疲倦和暂时努力，我们可以控制自己的努力，但疲倦和心境却无法受个人意志的控制，这在内在—外在维度和暂时—稳定维度中都可以观察到，韦纳通过研究把这方面的原因称为控制性因素，分为可控的和不可控的。综上所述，韦纳创立的归因模式是三因素的，包括部位（内在或外在的）、稳定性（稳定或暂时的）和控制性（可控或不可控的）（林钟敏，1996）。

归因可从总体上分为两种：一种为自我归因（intrapersonal attribution，又称个人归因），另一种为人际归因（interpersonal attribution，又称他人归因），由这两种归因所形成的与之相应的两种动机分别称为个人动机和社会动机（Weiner，2000）。

在最初的研究中，研究者将其关注的焦点放在成就领域的自我归因和个人动机的研究中。但是，在成就领域中的成败也受到很多其他社会环境因素的影响，行为者在进行自我归因的同时也会受到观察者对行为的归因以及相应发生的情感和行为反馈。对这些情感与相应行为反馈的研究即是归因理论的新领域——人际归因和社会动机领域，韦纳拓展了对这一领域的研究，把人际归因和责任推断相结合，并用它解释社会生活中的多种现象（Farwell and Weiner，2000；Struthers，Weiner and Allred，1998；Zucker and Weiner，2006）。

韦纳经过一系列研究，提出了人际归因与责任推断的基本模型：事件（失败/成功）→归因（内在/外在、暂时/稳定、可控/不可控）→责任（有/无）→情感（如生气、同情等）→行为（责备、报复和忽视等）（Weiner，2000）。从该模型中可以发现，观察者对于事件的归因从事件的结果开始，对原因进行解释。这一归因模式从观察者的角度对所发生的行为进行判断，而观察者与行为者之间的各种差异会导致观察者归因的结果与行为者的归因既可能一样，也可能不同。

在该模型当中，对于归因的控制性因素判断非常重要。如果观察者判定事件的结果为可控性结果，则说明行为者可以产生与当前不同的结果，那么导致当前结果的责任人就是行为者（Weiner，2000）。这就决定了观察者对行为者后续的归因、情感和行为的判断结果，也就是说，这决定了行为者的责任判断。有了决定后，也就会引起相应的反应。所以，责任推断在此起着相当重要的作用。

自我归因与人际归因是两种独立的过程，但是在实际过程中这两种过程会相互交织。观察者对行为者的归因与责任推断会影响到行为者对自己行为的归因，相应产生的情感也会交织在一起，如不可控的归因引发的同情感会让行为者自身感到羞愧和内疚，从而产生无力和羞愧感（Juvonen and Weiner，1993）。所以，对于同一事件的自我归因与人际归因并非完全独立，他们的情绪是相互作用的。另外，行为者与观察者之间的责任推断既可能存在分歧，也可能相互作用。有时，由于情况的复杂性和信息的不确定性或不可得性，人们并不能确切地对责任进行推断，观察者与行为者之间也许会相互影响。

在日常生活中，我们每天都会遇到与责任、责备和惩罚有关的问题与事件。我们会从新闻上看到，为什么有如此多的人无家可归呢，是他们自己的过错吗？也许会读到这样的体育新闻，谁应该对我们最喜欢的球队的失败负责呢？应该责备管理者，还是那些球员呢？这时，责任就会给我们提供判断的依据。例如，如果认为一个有才华的运动员由于懒惰而输了比赛，他就会被教练换下场，相反，在同样的情况下如果我们认为输掉比赛与这个运动员无关，没有他的责任，那么我们就会用另一种方式来对待他（Myers，1999）。

由此可见，行为责任归因不仅是对成就领域的解释，还可以解释生活中的诸多现象。行为发生后，相关观察者对其进行行为责任推断，由于人们倾向于认为行为者自身应对事件负有更多责任，所以普遍进行对他人行为责任的推断。韦纳（1995）还在其研究中指出，当人们对找出对某消极事件应负责任的其他人或更大实体时，就可以使自己所应承担的责任相对不明显，从而为自己找到免责的理由。正如学生认为自己的学业失败是由于老师的偏见或是学校的体制问题，甚至是国家的教育制度的问题，那么他个人的努力程度在这其中就没有那么突出，就可以减少相应的责任。

归因理论的提出得到了研究者的关注，在数十年间不断发展完善。我国的研究者也将该理论介绍到了国内，并对该理论在中国文化中的适用性进行了一系列探索，关于国内学者对这一理论的研究结果，既有对其理论合理性的验证，又有对该理论进行的部分修正。例如，张爱卿与周芳莲（2003）结合了我国实际情况，研究了韦纳（2000）的责任推断研究的新进展，他们的研究结果基本上证实了韦纳的理论模型。对责任归因与报复行为的研究结果支持了韦纳的基本假设，同时也对该理论的部分内容进行了修正与补充，即行为者产生行为的有意性与责任推断和情感反应关系密切，有意性行为会引起报复。张爱卿和刘华山（2003）的研究认为责任的推断与批评程度保持一致，责任高则意味着受批评程度也高，责任低则批评程度也低。这也对雷纳（Reyna）与韦纳（2001）的研究结果进行了证实。对责任、情感及帮助行为的归因结构模型研究结果也同样从总体上验证了韦纳等对行为责任归因与后续行为反应的理论模型。

不过也有研究得到了一些不同的结果，如在对行为责任归因与处罚公平性和严格判断的关系进行研究时，国内学者发现，在公平性判断的结果中结论存在差异，研究证实了责任推断对公平判断产生的影响，同时也发现国人更加强调平等原则，认为应该对结果相同的行为者施以相同处罚，这样最具公平性（王水珍、张爱卿，2005）。

基于上述回顾，本书拟采用事件→控制性归因→责任推断→情感→行为的责任推断的基本模型，国内外均有研究对这一模型进行了验证。在此模型中，事件一般为消极事件，观察者对此事件进行是否可控的归因，并由此产生其是否有责任的推断，其后产生相应的情感（生气、愤怒等），以及随后的行为（忽视或报复等）。韦纳提出的人际归因与责任推断的基本模型对于我们考察患方过激行为的动机具有参考意义。韦纳认为面对事件结果（积极或者消极），旁观者会首先做出事件可控性判断（可控或者不可控），之后根据可控性判断事件主体有无责任，产生相应的情感，最终引发对应的行为（Weiner，2000）。在这个模型中，首先，控制性归因占有重要地位，如果人们认为事件的结果是可控的，那么行为者就应该对此结果负责；其次，事件结果也影响着责任判断对应的情感和行为选择。因此，人际归因模型也适用于医患关系中观察者进行归因的情况，在医患情景下，患方是医患行为参与者，因此单纯将患方视为观察者是不合适的，所以在医患情景下，应当将卷入水平也纳入责任归因的研究中。

二、研究5－1：患方对消极医疗事件结果的责任归因

（一）研究方法

1. 相关概念的操作性定义

（1）医方。

医患关系是在患方求治、医方治疗的医学实践背景下自然形成的、自愿结合的关系，有广义和狭义之分。狭义的医患关系通常是指患者与医生之间因患者求诊、医生问诊而结成的医疗服务关系。而从广义来看，在这一过程中医生、护士、院方其他工作人员都会参与其中，而患者及其亲属或好友也会加入进来，因此可以说医患关系是医疗服务的提供者与普罗大众之间的关系（姚泽麟，2017b）。

因此，本书中的医方，包括医疗机构、医务工作者（医师、护士及医疗机构管理人员）和医学教育工作者。

（2）患方。

从狭义上讲，患方包括在医疗机构接受医疗服务的患者本人及其亲属、监护人或代理人等利益群体。但从广义来看，患者既可以是正在接受医疗服务的人，也可以是曾在医疗机构接受服务的人，或未曾接受医疗服务而在忍受身心痛苦的人。从这个意义上来讲，患方其实是除了医者的其他社会成员或组织。

本书中的患方是广义上的，即除医者之外的所有社会成员。

（3）消极医疗事件的结果。

在本书中，医患关系中的消极事件是指患者在就医过程中或就医后，患方与医方之间发生的医患冲突、医疗纠纷或暴力伤医事件等。其中，医患冲突是医患双方之间基于实际利益、基本理念、认知方式等方面的分歧，认为另一方对自己造成利益侵犯、身体损害、名誉损失、医疗秩序破坏等消极后果，以诉讼、仲裁、协商等常规形式出现，或以身体侵犯、言语辱骂、威胁等非常规形式出现的社会冲突。而医疗纠纷则是指医患双方在医疗行为实际发生之后，对医疗行为的过程或结果存在认识或评价上的分歧，一方向另一方追究责任并赔偿损失，通常经过商议、调解、鉴定或裁决才能结案的社会矛盾冲突事件。暴力伤医即在诊疗过程中或诊疗结束后患方对医方进行的语言或身体上的伤害。

本书假定以上几种医患关系中的消极事件都对应一定的消极医疗结果（在现实医疗过程中也基本是这种情况），即患者死亡或患者的治疗效果不佳。

2. 研究目的

本书采用实验法探讨患方对消极事件结果的责任归因，以期了解患方是如何对消极事件进行责任归因的。

3. 被试

本书通过两种途径收集被试数据，一部分被试通过线上网络平台收集，获得有效问卷 200 份，另一部分在天津市某医院拦访收集，获得有效数据 60 份。本书共回收有效问卷 260 份，其中男性被试 102 人，女性被试 158 人，平均年龄 35.7 岁（$SD=6.9$）。

4. 研究设计

根据韦纳人际归因与责任推断的基本模型，结合医患情景的特殊性，本书提出 3 个二分自变量：（1）事件大小，分为事件大和事件小。患者死亡表示事件大，手术效果不佳表示事件小。（2）可控性，分为不可控和可控。受现代医疗水平限制而造成的消极结果代表不可控，不受现代医疗水平限制造成的消极结果代表可控。（3）卷入水平，分为高卷入水平和低卷入水平。患者本人或其亲属为高卷入水平，与患者无关的人士为低卷入水平。为避免不同实验条件对被试的影响，本书采用 2×2×2 的被试间设计。

在以往对责任归因理论的研究中，因变量一般为责任、情感和行为结果（张爱卿、刘华山，2003），本书参照以往对该理论的研究，结合医患信任事件的具体情况，将研究中的因变量定为：对医生的责任推断、对医生的生气程度、对医生的批评程度、对医生语言攻击和身体攻击的可能性以及对专家团队的信任程度，采用里克特 7 点量表进行评分，如“您认为自己（该主刀医生）对该患者的死亡负有多大责任”，1 表示极小责任，7 表示完全责任。

5. 研究材料

本书使用自编情境问卷作为研究材料。问卷中摘取某报纸的一个医疗纠纷案例作为情境材料，并根据研究需要进行了适当修改，隐去了真实事件中的个人信息。材料的编制听取了多位在职医生的建议，多位心理学专业教师和硕博研究生对材料进行了讨论和修改。最终的组织形式如下：

徐某被人用刀刺伤入某院急诊科抢救，主刀医生经探查发现肾静脉有一个 2mm 裂口，可见活动性出血，遂予以缝合。术后 4 小时发现引流管引出 2 000ml 红色血性液体。此后病情持续恶化，最终患者死亡。经过医疗纠纷调解委员会组织的专家团队调查，患者左侧第一腰椎动脉断裂伤，术中医生未能发现并进行修补。患方认为，医生未能发现第一腰椎动脉伤是造成最终的不良后果的原因。

（二）研究结果

1. 各因变量在不同情景下的描述统计

本书共6个因变量，对各因变量在不同情境条件下的描述统计如表5-26和表5-27所示。

表5-26　事件大条件下对各因变量的描述统计（$n=121$）

变量	可控（$n=59$）				不可控（$n=62$）			
	卷入水平高		卷入水平低		卷入水平高		卷入水平低	
	M_d	SD_d	M_d	SD_d	M_d	SD_d	M_d	SD_d
责任	5.10	1.513	5.20	0.925	5.03	1.476	4.67	1.626
生气	4.90	1.972	4.67	1.124	4.66	1.857	4.50	1.925
批评	5.19	1.759	5.23	1.040	5.41	1.823	4.63	1.921
语言攻击	3.68	2.104	4.07	1.230	3.55	1.660	5.87	1.479
身体攻击	2.45	1.997	3.70	1.512	2.24	1.618	4.40	1.673
对专家的信任度	5.58	1.669	4.93	1.311	5.14	1.706	4.67	1.882

注：M_d 表示均值差，SD_d 表示均值差的标准差。

表5-27　事件小条件下对各因变量的描述统计（$n=139$）

变量	可控（$n=70$）				不可控（$n=69$）			
	卷入水平高		卷入水平低		卷入水平高		卷入水平低	
	M_d	SD_d	M_d	SD_d	M_d	SD_d	M_d	SD_d
责任	5.51	1.599	5.33	0.944	4.23	1.544	3.27	1.388
生气	5.46	1.598	5.10	1.094	3.85	1.688	3.30	1.622
批评	5.54	1.629	5.33	1.093	4.18	1.708	3.23	1.633
语言攻击	3.68	1.836	6.10	0.803	3.33	1.575	5.03	1.671
身体攻击	2.24	1.729	5.40	1.102	2.15	1.594	4.13	1.502
对专家的信任度	4.80	1.520	5.50	1.042	5.00	1.377	4.93	1.461

注：M_d 表示均值差，SD_d 表示均值差的标准差。

2. 责任变量上的差异检验

对责任的推断是责任归因理论的研究重点，所以在本书中，对于消极医疗结果的责任推断亦是关注重点。通过被试推断医生在消极医疗结果中的责任，观察不同自变量对责任推断的影响。

通过三因素方差分析，本书发现自变量事件大小和可控性主效应显著（$F_{事件}=5.475$，$p<0.05$；$F_{可控性}=30.964$，$p<0.001$），卷入水平主效应不显著。事件大小和可控性之间交互作用显著（$F=15.102$，$p<0.001$），但三因素交互作用不显著。

对事件大小和可控性之间交互作用进行分析，可知，当结果事件大时，可控与不可控条件之间没有显著差异。即当事件结果大时，不管事件是否可控，患方都推断医生负有责任；当结果事件小时，可控与不可控条件间存在显著差异（$t=6.60$，$p<0.001$），当结果可控时，患方对医生责任的推断显著高于事件不可控条件。也就是说，在结果事件小且事件是可控的时候，患方认为医生的责任更高，医生应负更多的责任。

3. 生气变量上的差异检验

在进行过责任推断之后，人们会产生相应的情绪变化。对生气变量进行差异检验，发现自变量中可控性的主效应显著（$F=21.801$，$p<0.001$），事件大小与可控性间交互作用显著（$F=13.377$，$p<0.001$）。

对事件大小和可控性间交互作用进行分析，结果表明当结果事件大时，患方对于医生的生气程度不受可控性的影响，只要患者死亡，被试就会产生生气的情绪；当结果事件小时，人们对医生的生气程度明显受到事件可控性的影响，当事件为可控时，被试对医生的生气程度显著大于事件不可控的情况（$t=6.516$，$p<0.001$）。

4. 批评变量上的差异检验

这一变量为被试对医生的批评程度。当出现消极医疗结果时，个体首先进行责任推断，紧接着会产生相应的情绪体验和与之对应的行动反应，对医生的批评是行动反应的一种。方差分析结果显示，事件大小、可控性和卷入程度3个自变量的主效应显著（$F_{事件}=7.451$，$p<0.01$；$F_{可控性}=22.805$，$p<0.001$；$F_{卷入}=5.495$，$p<0.05$），事件大小和可控性之间交互作用显著（$F=14.679$，$p<0.001$）。

对事件大小和可控性间交互作用进行分析，发现当结果事件大时，不论事件是否可控被试都认为医生应受到批评；当结果事件小时，被试会考虑事件结果是否是医生可以控制的，如果消极的医疗结果是医生可以控制的，被试则在更大程度上认为医生应该受到批评，如果消极的医疗结果是医生不可控的，被试则在较小程度上认为医生应受到批评（$t=6.302$，$p<0.001$）。

5. 语言攻击变量上的差异检验

语言攻击在发生医患冲突和医疗纠纷时是非常常见的形式，故本书也将其作为一个因变量进行分析。方差分析结果显示，卷入水平的主效应显著（$F = 72.933$，$p < 0.001$），事件大小和可控性的交互作用显著（$F = 15.016$，$p < 0.001$），三因素间交互作用显著（$F = 10.852$，$p < 0.01$）。

对三因素交互作用结果进行检验，结果如表 5 – 28 所示。

表 5 – 28　　事件大小、可控性及卷入水平在语言攻击变量上的差异检验

变量	事件大		事件小		df	t(大 – 小)
	M_d	SD_d	M_d	SD_d		
可控 × 卷入高	3.68	2.104	3.68	1.836	70	–0.012
不可控 × 卷入高	3.55	1.660	3.33	1.575	67	0.577
可控 × 卷入低	4.07	1.230	6.10	0.803	58	–7.582***
不可控 × 卷入低	5.87	1.479	5.03	1.671	58	2.045*

注：* 表示 $p < 0.05$；*** 表示 $p < 0.001$。

在卷入水平高时，可控和不可控条件下结果事件的大小间均无显著差异。在卷入水平低时，当事件结果是医生可控的，被试倾向于认为结果事件小的情况下医生更大可能会受到语言攻击；当事件结果是医生不可控的，被试倾向于认为结果事件大的情况下医生更大可能会受到语言攻击。

6. 身体攻击变量上的差异检验

在医疗纠纷和医患冲突中，患方对医生身体进行攻击的情况时有发生，这也是大量媒体报道中的关注焦点。对 3 个自变量进行方差分析，发现卷入水平的主效应显著（$F = 112.269$，$p < 0.001$），事件大小和可控性交互作用显著（$F = 5.262$，$p < 0.05$），事件大小和卷入水平交互作用显著（$F = 4.613$，$p < 0.05$），三因素间交互作用显著（$F = 6.669$，$p < 0.05$）。对三因素间交互作用进行检验，结果如表 5 – 29 所示。

表 5 – 29　　事件大小、可控性及卷入水平在身体攻击变量上的差异检验

变量	事件大		事件小		df	t（大 – 小）
	M_d	SD_d	M_d	SD_d		
可控 × 卷入高	2.45	1.997	2.24	1.729	70	0.472
不可控 × 卷入高	2.24	1.729	2.15	1.594	67	0.234
可控 × 卷入低	3.70	1.512	5.40	1.102	58	–4.977***
不可控 × 卷入低	4.40	1.673	4.13	1.502	58	0.649

注：*** 表示 $p < 0.001$。

由表5－29可知，只有当事件结果可控且卷入水平低时，结果事件大小的两个水平之间才存在显著差异，且结果事件小时被试认为患者更有可能对医生进行身体攻击。

7. 专家信任度上的差异检验

专家信任度是被试对专家团队的信任度。调查结果发现3个自变量的主效应均不显著，且三个因素间的交互作用也不显著。

（三）分析与讨论

1. 责任变量结果分析

在责任变量上可以看到，自变量事件大小和可控性主效应显著，卷入水平主效应不显著，且事件大小和可控性间交互作用显著。当事件结果小时，结果可控和不可控两水平间有显著差异，患方认为可控的情况下医生应承担更大责任。这一结果符合责任归因理论的经典研究，可控性是判断责任的主要依据。

结果还发现，当结果事件大时，可控与不可控条件之间没有显著差异，即患者若在医疗过程中死亡，那么患方对于责任的推断就不顾医疗过程中是否是客观原因引起的结果，都认为医方应承担医疗责任。这一结果与责任归因理论不符，事件的可控性不再是判断责任的依据。表明在医患信任事件中，责任推断还与事件结果的严重程度有关，患者死亡的结果令患方难以接受，从而影响了责任推断。

医生这一职业的特殊性要求其面对的是有情感的人，在做好本职工作的同时也要对患者的情感状态进行反馈。患者往往对医生有较高的期望，希望医生能解决所有问题，而较少考虑现代医疗水平的局限性，过高的期望导致患方认为医方有过高的责任，所以当出现消极医疗结果后才会认为医生应承担责任，不去考虑这样的结果是由医生造成的还是由其他因素造成的。研究者认为，这也是导致现在的医护群体出现职业倦怠扩大、人才流失加大等问题的主要原因。而且，医护人员受到这种不公平的责任推断后，医护群体的服务质量又会受到影响。已有研究表明，医疗纠纷经历会显著影响医师与护士的消极防御性医疗行为，且医师受其影响更严重（张红丽、郑红艳、刘家惠、张月玲、张春梅，2015）。

2. 生气变量结果分析

在生气变量上，卷入水平对其没有影响，事件大小与事件可控性有显著交互作用。若事件结果大，患方对医生的生气程度不受可控性的影响。这一结果与责任变量上一样。从责任归因理论来讲，这一情绪反应是因为人们对医生的责任归因是不受控制的，人们进行了对医生的责任归因后自然会产生这样的情绪。

当结果事件小时，患方对医生的生气程度与事件的可控性有关。当事件可控时，人们对医生的生气程度更大，因为事件结果是有其他可能性的，但是由于医生的原因而产生了消极的结果，所以人们对其的生气程度更大。

3. 批评变量结果分析

在批评变量上，事件大小、事件结果的可控性以及卷入水平三个因素的主效应均显著，且事件大小与事件可控性间存在显著交互作用。

由数据分析的结果可以看出，卷入水平高的患方对医生的批评程度显著高于卷入水平低的患方。对当事医生的批评是我们在进行了责任归因之后所产生的相应行为反应。当人们卷入水平高时，放大了医疗结果对个体的影响，人们更容易受到消极医疗结果的刺激，对结果更看重。在非医生群体中，人们对医疗水平的局限的理解远不如医生群体的理解深刻，一旦发生消极结果，人们也不会第一时间理智地分析，而是将矛头最先指向医生，赵丽，陈晓彤，刘爽，孙宝志（2013）的研究中也提到，医学知识的不对称性是影响医患关系现实且重要的原因。

事件大小和事件结果的可控性的交互作用显著。当事件结果大时，不管事件是否是医生可以控制的，人们对医生都是较高水平的批评。在事件结果小时，可控的情况下医生会受到更大程度的批评。这一结果与生气变量是相同的，也就是说，随着患方产生的生气情绪，有了对医生进行批评的行为反应，且两者变化一致，情绪反应后产生相应行为。

责任归因理论中，责任归因导致相应情绪反应并产生相应行为反应，其变化趋势相同。本书的研究结果与责任归因理论相吻合，对医生进行较大责任归因后，相应产生了较高的生气程度，对其进行的批评程度也就相应较高。这一变化趋势提示我们，解决紧张的医患关系的着手点在于改变患方对医生的责任归因的认识。只有对医生的责任进行理性的推断，才能做到公平公正地对待医生的责任。

4. 语言攻击和身体攻击结果分析

近年来医患关系持续恶化，语言甚至身体攻击成了医患纠纷中常见的情况，而绝大多数情况下是医生群体受到攻击。

根据本书研究结果，在语言攻击和身体攻击两个变量上，三个因素间的交互作用显著，而且从结果可知，在这两个变量上，都是当事件结果可控且卷入水平低时，事件小更有可能发生语言攻击和身体攻击，其他情况下差异不显著。即当事件结果是医生可控的，那么出现消极医疗结果的情况是可以避免的。但是在高卷入水平的情况下，这样的差异就不存在了，这有违我们对常规情况的理解。研究者猜想可能是调查方式影响了这一结果，人们在填答问卷时，很难产生与真实情况下类似的激动情绪，理智的被试可能会对自己的行为进行保守估计，否认自己实施暴力的可能性。

5. 专家信任度变量结果分析

在对患方进行调查的结果中，事件大小、事件结果的可控性以及卷入水平对患方对专家信任度没有显著影响，从平均分来看患方对专家团队的信任程度也是较高的。当我们对消极医疗结果进行判断时，有一些个别事件反映出对专家团队的怀疑，认为其与医院有着共谋的关系，在结果的判断上对医院和医生有所袒护。从数据结果可知，专家团队是否受到怀疑可能只是体现在个别案例，而这样的案例被媒体的报道放大，影响了人们的想法。大部分人对专家团队还是保持着较高的信任水平。

研究 1 探讨了患方对消极医疗事件结果的责任归因，那么，医方对消极医疗事件结果的责任归因又是怎样的呢？与患方的责任归因是否存在差异呢？若存在差异，主要差异在哪些方面呢？因此，我们设计了研究 2，旨在了解医方对消极医疗事件结果的责任归因。

三、研究5-2：医方对消极医疗事件结果的责任归因

（一）研究方法

1. 相关概念的操作性定义

关于医方、患方、消极医疗事件结果的界定参照研究 1。

2. 研究目的

本书旨在采用实验法探讨医方对消极事件结果的责任归因，以期获得医方对消极事件的归因情况，从而在后续讨论中与研究 1 中患方对消极事件的责任归因进行对比。

3. 被试

被试为医生群体。收集数据的途径有两种：网络问卷平台和线下问卷调查。共回收答卷 260 份，其中在天津市某医院收集 60 份线下问卷，均为有效答卷。男性 98 人，女性 162 人，平均年龄为 36.8 岁（$SD=7.3$）。

4. 研究设计

根据韦纳人际归因与责任推断的基本模型，本研究提出 3 个二分自变量，3 个变量均与研究 1 相同。为避免不同实验条件对被试的影响，本书采用 2×2×2 的被试间设计。

参照以往研究（张爱卿、刘华山，2003），结合医患信任事件，并考虑方便与研究 1 进行比较，因变量定义为：对医生的责任推断、对医生的生气程度、对医生的批评程度、对医生语言攻击和身体攻击的可能性以及对专家团队的信任程

度。因变量采用里克特7点量表进行评分，如您认为自己（该主刀医生）对该患者的死亡负有多大责任，1表示极小责任，7表示完全责任。

5. 研究材料

本书使用自编情境问卷作为研究材料，情景问卷中的案例参照研究1：

徐某被人用刀刺伤入某院急诊科抢救，主刀医生经探查发现肾静脉有一个2mm裂口，可见活动性出血，遂予以缝合。术后4小时发现引流管引出2 000ml红色血性液体。此后病情持续恶化，最终患者死亡。经过医疗纠纷调解委员会组织的专家团队调查，患者左侧第一腰椎动脉断裂伤，术中医生未能发现并进行修补。患方认为，医生未能发现第一腰椎动脉伤是造成最终的不良后果的原因。

（二）研究结果

1. 各因变量在不同情景下的描述统计

本书共6个因变量，对各因变量在不同情境条件下的描述统计如表5－30和表5－31所示。

表5－30　　事件大条件下各因变量的描述性统计（$n=129$）

变量	可控（$n=58$）				不可控（$n=71$）			
	卷入水平高		卷入水平低		卷入水平高		卷入水平低	
	M_d	SD_d	M_d	SD_d	M_d	SD_d	M_d	SD_d
责任	4.20	1.324	5.82	1.307	3.15	1.905	4.10	1.626
生气	5.10	1.729	6.46	0.838	4.98	1.891	5.73	1.552
批评	4.33	1.647	5.75	1.378	3.37	2.107	3.97	1.771
语言攻击	5.47	1.613	6.50	0.882	5.93	1.385	5.57	1.870
身体攻击	4.50	1.635	4.79	1.524	4.46	1.551	4.13	2.113
对专家的信任度	5.50	1.137	5.04	1.503	5.63	1.220	5.07	1.818

注：M_d 表示均值差，SD_d 表示均值差的标准差。

表5－31　　事件小条件下因变量的描述性统计（$n=121$）

变量	可控（$n=58$）				不可控（$n=63$）			
	卷入水平高		卷入水平低		卷入水平高		卷入水平低	
	M_d	SD_d	M_d	SD_d	M_d	SD_d	M_d	SD_d
责任	6.10	0.662	4.07	1.361	3.50	1.762	5.53	0.681

续表

变量	可控（$n=58$）				不可控（$n=63$）			
	卷入水平高		卷入水平低		卷入水平高		卷入水平低	
	M_d	SD_d	M_d	SD_d	M_d	SD_d	M_d	SD_d
生气	6.17	0.592	5.76	1.057	5.53	1.562	5.77	0.858
批评	6.37	0.669	4.03	1.636	3.06	1.772	5.67	0.771
语言攻击	6.33	0.547	5.83	1.167	6.15	1.417	6.13	0.860
身体攻击	3.07	1.285	4.17	1.583	4.88	1.591	5.23	1.006
对专家的信任度	6.00	0.734	4.50	1.662	5.70	1.591	5.20	1.031

注：M_d 表示均值差，SD_d 表示均值差的标准差。

2. 责任变量上的差异检验

从事件大小、可控性及卷入水平三个方面考察医方对消极医疗结果的责任归因，即当出现消极的医疗结果时，医生被试对故事情境中医生责任的推断。差异检验结果表明，三个因素的主效应、两两之间的交互作用以及三个因素之间的交互作用都显著（$p<0.05$）。

由表5-32可知，当医生的卷入水平高时（设想自己是主刀医生），若事件结果可控，事件结果小的时候医生推断自己的责任显著大于事件结果大的时候，也就是说其认为手术效果不佳时自己的责任更大；若事件结果不可控，责任推断在事件结果的大小之间无显著差异。当医生的卷入水平低时（设想自己是该主刀医生的同事），若事件结果可控，那么事件结果大时医方推断其责任显著大于结果小的时候；若事件结果不可控，那么事件小的时候医生推断自己的责任显著大于事件结果大的时候。

表5-32　事件大小、可控性及卷入水平在责任变量上的差异检验

变量	事件大		事件小		df	t（大-小）
	M_d	SD_d	M_d	SD_d		
可控×卷入高	4.20	1.324	6.10	0.662	58	-7.033^{***}
不可控×卷入高	3.15	1.905	3.50	1.762	73	-0.828
可控×卷入低	5.82	1.307	4.07	1.361	55	4.956^{***}
不可控×卷入低	4.10	1.626	5.53	0.681	58	-4.452^{***}

注：*** 表示 $p<0.001$。

3. 生气变量上的差异检验

对医方来说，事件大小主效应不显著，可控性与卷入程度的主效应显著（$p < 0.05$），说明事件的可控性与医生的卷入程度都对生气变量产生影响，事件大小与可控性的交互作用不显著，事件大小与卷入程度的交互作用显著（$p < 0.05$），可控性与卷入程度间交互作用不显著，3 个变量的交互作用也不显著。

对事件大小与卷入程度间的交互作用进行分析，可以发现，结果事件大时，医生的卷入水平在生气变量上存在显著差异（$t = -3.728$，$p < 0.05$），卷入水平低时对案例中的医生的生气程度显著高于卷入水平高时，当结果事件小时，不同卷入水平无显著差异。

4. 批评变量上的差异检验

批评变量是探讨医方对出现消极医疗结果后对当事医生的批评程度，检验结果表明事件大小、可控性和卷入水平三因素主效应均显著（$ps < 0.05$），且可控性与卷入水平之间的交互作用显著（$p < 0.001$），三因素之间交互作用显著（$p < 0.001$）。对三个因素间的交互作用进行分析如表 5－33 所示。

表 5－33　事件大小、可控性及卷入水平在批评变量上的差异检验

变量	事件大		事件小		df	t（大－小）
	M_d	SD_d	M_d	SD_d		
可控×卷入高	4.33	1.647	6.37	0.669	58	-6.256^{***}
不可控×卷入高	3.37	2.107	3.06	1.722	73	0.681
可控×卷入低	5.75	1.378	4.03	1.636	55	4.274^{***}
不可控×卷入低	3.97	1.771	5.67	0.711	58	-4.879^{***}

注：*** 表示 $p < 0.001$。

由表 5－33 可知，在批评变量上，当事件为可控且卷入水平高时，结果事件大小两水平间存在显著差异，事件小的情况下对医生的批评程度显著高于事件大的情况；当事件为不可控且卷入水平高时，结果事件大小两水平间差异不显著，也就是说在卷入水平高的情况下，事件不可控时人们对医生是否应该受到批评的判断是一致的。卷入水平低时，如果事件可控那么结果事件大与结果事件小之间存在显著差异，事件大的水平明显高于事件小的水平；如果事件不可控，则结果相反，事件小的水平下对医生的批评程度明显高于事件大的水平。

5. 语言攻击变量上的差异检验

语言攻击变量探讨在医方看来，患方对医生进行语言攻击的可能性。检验结果显示，在语言攻击变量上，事件大小、可控性和卷入程度的主效应均不显著，两两之间交互作用也不显著，但是三因素之间交互作用显著（$p < 0.01$）。对这一

交互作用的分析如表 5 – 34 所示。

表 5 – 34　事件大小、可控性及卷入水平在语言攻击变量上的差异检验

变量	事件大		事件小		df	t（大 – 小）
	M_d	SD_d	M_d	SD_d		
可控 × 卷入高	5.47	1.613	6.33	0.547	58	– 2.787**
不可控 × 卷入高	5.93	1.385	6.15	1.417	73	– 0.678
可控 × 卷入低	6.50	0.882	5.83	1.167	55	2.448*
不可控 × 卷入低	5.57	1.870	6.13	0.860	58	– 1.508

注：* 表示 $p<0.05$；** 表示 $p<0.01$。

由表 5 – 34 可知，在事件为可控的条件下，卷入水平高和卷入水平低时事件大小两水平间均存在显著差异，卷入水平高时，事件小的条件显著大于事件大的条件；卷入水平低时，事件大的条件显著大于事件小的条件。在不可控卷入水平高和不可控卷入水平低的条件下事件大小两水平间的差异不显著。

6. 身体攻击变量上的差异检验

在身体攻击变量上，可控性因素的主效应显著（$p<0.01$），事件大小与可控性之间的交互作用显著（$p<0.001$）。

对事件大小和可控性的交互作用进行检验发现，当结果事件大时，在身体攻击变量上可控与不可控水平之间存在显著差异（$t=0.479$，$p<0.05$），可控水平下当事医生会受到的身体攻击的可能性显著大于不可控水平。当结果事件小时，可控水平与不可控水平间无显著差异。

7. 专家信任度上的差异检验

专家信任度上的差异检验结果显示，卷入程度的主效应显著（$p<0.001$），变量间交互作用均不显著。这说明对专家的信任度受到卷入水平的影响。卷入水平高时医方对专家的信任显著高于卷入水平低时（$t=4.288$，$p<0.001$）。

（三）分析与讨论

由以上数据分析结果可知，事件大小和可控性两个变量在责任、生气、批评、语言攻击和身体攻击等变量上均有影响，只有在专家信任度这一变量上没有影响。卷入水平这一变量在责任、生气、批评、语言攻击和专家信任度等变量上均有影响，只有在身体攻击这一变量上没有影响。总的来说，这三个因素对于医生进行责任归因以及其情绪和行为反应都有较大影响。下面分别进行讨论：

1. 责任变量结果分析

在进行责任推断时，事件大小与事件可控以及卷入水平间存在显著交互作用。在医生的卷入水平高的情况下，如果事件不可控，则事件大小对责任推断无显著影响，如果事件可控，则事件小的时候医生推断自己的责任显著大于事件大的时候。医生这一职业对专业素养的要求非常高，工作内容与工作对象要求他们需要对业务水平有更苛刻的要求，所以当事件结果小且可控的时候，他们对自己提出更高的要求以达到其对结果的预期。但是如果事件是不可控的，那医生认为要接受现代医疗水平有限的事实，不会像患方一样有过高的不合理期待。

当医生的卷入水平低时，事件可控的条件下他们认为当事医生对事件结果应负更大的责任。在可控条件下，人们还是倾向于根据事件大小进行责任归因推断。若结果不可控，则事件小的水平在责任推断时显著大于事件结果大的水平，这是由于医生的专业背景所致，即使是结果不可控情况下，事件小的结果也是医生应该避免的，出于对其职业责任的要求，被试会认为医生应该对此负责。

2. 生气变量结果分析

在生气变量上，事件大小与卷入水平交互作用显著。当结果事件小时，卷入水平的高低之间差异不显著，即当结果事件小的时候，被试能保持相对客观的态度，生气情绪没有差异。结果事件大时，医生的卷入水平在生气变量上存在显著差异，卷入水平低时对案例中的医生的生气程度显著高于卷入水平高时。对严重的结果，当假设自己是当事人时，人们更倾向于对自己宽容，当假设自己是主刀医生的同事时，即自己是旁观者时，人们更着重于分析事件本身，对案例中的医生感到更生气。

控制性因素对生气变量也有显著影响，在医生群体中，在可控的条件下对当事医生更生气。当事件可控时，说明消极医疗结果可以避免，在有能力做好却没有做好时，就会引起他人的生气情绪。当事件为不可控时，医生的生气情绪相对低一些，这与医生的专业背景有关，医生对医疗技术的限制有着更为深刻的了解，所以在不可控的情况下医生会更坦然地面对消极医疗结果。

3. 批评变量结果分析

在批评变量上，三个因素之间交互作用显著。当事件可控且卷入水平高时，结果事件大小两水平间存在显著差异，事件小的情况下对医生的批评程度显著高于事件大的情况，在事件小的条件下，他们认为自己更应受到批评。当事件为不可控且卷入水平高时，结果事件大小两水平间差异不显著，对医生是否应该受到批评的判断是一致的。事件不可控对医生群体来说是可以理解的，正如医生群体在生气变量上的表现一样，当事件为不可控时，医生群体会更为理解这一结果是受到现代医疗技术的限制，而不受人的主观意识的控制，医生群体对当事医生的批评程度也就没有差别。

卷入水平低时，如果事件可控，事件大的水平明显高于事件小的水平；如果事件不可控，事件小的水平下对医生的批评程度明显高于事件大的水平。卷入水平低时，医生群体更能从相对客观的角度来评价。当事件可控且结果事件大时，由于在可控条件下造成了如此大的消极医疗结果，所以对当事医生的批评是合理的。但在结果不可控的情况下，医生群体对事件小的结果批评程度更高，在出现重大消极结果时，会认为这样的结果不可避免，批评程度更低。

4. 语言攻击和身体攻击结果分析

在语言攻击变量上，三个因素间交互作用显著。在事件结果为不可控时，医生群体对当事医生是否会受到患方的语言攻击的估计不受卷入水平和事件大小的影响，均认为有较高可能性受到患方的语言攻击。语言攻击在媒体报道和日常生活中均为常见的冲突形式，在出现医疗纠纷和医患冲突时，患方在情绪激动的状态下会出现对医生的语言攻击。

在事件结果可控时，医生群体对当事医生受到语言攻击的可能性受到卷入水平和事件大小的影响，当卷入水平高时，医生群体认为事件小的情况下受到语言攻击的可能性更大，卷入水平低时，认为结果事件大时当事医生更有可能受到语言攻击。

在身体攻击变量上，结果事件大小与可控性间存在显著差异。当结果事件大时，可控水平下当事医生会受到的身体攻击的可能性显著大于不可控水平。当结果事件小时，可控水平与不可控水平间无显著差异。由此可见，如果事件结果为可控的，但因为当事医生的原因造成了患者的死亡，患方对当事医生进行身体攻击的可能性更大。因此，医生群体对自己会受到身体攻击的估计偏高，这也可能无形之中加重了医生的工作压力，也可能会给医疗过程带来某种程度上的影响。

5. 专家信任度变量结果分析

在对专家的信任度上，只有卷入水平对其产生显著影响，事件大小和可控性不影响医生群体对专家的信任度。医生的卷入水平高时对专家团队的信任度显著高于卷入水平低的条件。从专业背景上看，医生与专家团队有着同样的医学背景，对医学科学的理解大致相同。当医生的卷入水平高时，他们更愿意相信专家团队的调查是客观准确的，相信他们对医疗过程有相对专业的评估。当医生的卷入水平低时，会与医疗过程有一定的距离感，更容易从旁观者的角度来思考问题。

四、总讨论

研究1和研究2使用相同的研究方法，但在自变量卷入水平上不同，因此，可将研究1和研究2的结果进行比较并加以分析。综合研究1和研究2的结果发现，医方与患方在对消极医疗事件的结果进行责任归因时存在较大差异。这种差异也是造成医患信任危机的重要因素。下面详细介绍差异点：

（一）责任变量上的差异分析

当事件结果大时，即患者在医疗过程中死亡时，于患方而言，无论卷入水平高低，还是结果是否可控，患方均认为医方负主要责任。于医方而言，事件结果大与可控性、卷入水平有密切联系。一方面，无论卷入水平高低，医方均认为可控条件下医方承担的责任要大于不可控条件；另一方面，无论条件是否可控，卷入水平高（设想自己是主刀医生）条件下承担的责任要小于卷入水平低（设想自己是主刀医生的同事）的条件。其中，卷入水平低且结果可控时医方认为承担的责任最大。从患方和医方对事件结果大（即患者在医疗过程中死亡）的归因来看，医方的归因相对客观，也更容易接受现代医疗技术的限制；而患方难以接受此结果，由于患者在医疗过程中死亡，患方在归因时受情感影响较大，认为都是医生的责任。这种归因的差异使医患双方难以相互理解，加深彼此的误会，最终导致医患信任危机，甚至医疗纠纷的出现。

当事件结果小时，即当患者手术效果不佳时，患方认为在可控条件下医生承担的责任要大于不可控条件，患方的卷入水平影响不大。于医方而言，当事件结果小时，若处于可控性条件中，医方认为卷入水平高（设想自己是主刀医生）承担的责任大于卷入水平低（设想自己是主刀医生的同事）。若处于不可控条件中，医方认为卷入水平高（设想自己是主刀医生）时所承担的责任要小于卷入水平低（设想自己是主刀医生的同事）的条件。医患双方在事件结果小时归因差异不大，基本认为在可控条件下，医方应承担相应责任，这时产生医疗纠纷的可能性降低。

（二）生气变量上的差异分析

当事件结果大时，患方在生气变量上的表现不受卷入水平和可控性的影响，这与责任变量的结果一致，即当患者在医疗过程中发生死亡，患者将责任归因于医方，进而产生对应的情绪。于医方而言，该变量上整体得分大于患方，即发生事件结果大时，医方更加生气，而情绪的起因可能有多种。具体来看，医生认为卷入水平高的条件下承担的责任显著小于卷入水平低的条件，而可控条件下生气的指标更高。

当事件结果小时，患方的生气程度主要受可控性条件影响。可控条件下，患方生气指标更高。于医方而言，无论事件是否可控、卷入水平高低，医方的生气程度都偏高，且在可控条件下生气指标更高。

综合两个方面的结果发现，患方和医方在该变量上的差异不大，医方的生气程度略高。但是，患方在该变量上的结果与责任变量的结果基本一致，医方出入较大。因此，研究者认为可能对于生气的原因，两方存在较大的差异。医生可能会因受现代医疗技术的限制而表现出更加的无奈、生气，而患方会因为医生的技术而生气。具体原因差异还有待进一步研究。

（三）批评变量上的差异分析

当事件结果大时，患方在该变量上总体数值较高，且无论事件是否可控，医生都会受到更大程度的批评，这点与责任变量结果基本一致。但医方总体数值偏低，在事件可控且卷入水平低的条件下，对医生的批评得分略高。这可能是因为当事件结果大时，患方的消极情绪唤醒更高，行为靠情绪激发的因素较大，归因直指主刀医生，而医方在分析该情况时，行为受理性支配，会更多地分析事件发生的原因。

当事件结果小时，患方的责任归因依据可控性因素，在可控条件下，对医生的批评程度显著高于不可控条件。同时，无论条件是否可控，卷入水平高（患者本人或者亲属）时，对医生的批评程度均高于卷入水平低（无关人士）时。于医方而言，卷入水平在其中起了很大的作用：若卷入水平较高，则可控条件下对医生的批评程度非常高，且显著高于卷入水平较低时，这说明医生出于职业责任、能力技术对自己的要求更高；若卷入水平较低，则不可控条件下对医生的批评程度较高。

上述结果发现，医患双方之间存在差异：当事件结果大时，患方更容易受情绪支配，难以客观分析原因，医方此时受理智支配，可能认为自己不该承受更大的批评，这时容易发生医患信任危机。当事件结果小时，患方能够较为理智地归因，且医生由于对自己的高要求，两者之间的差异不大，发生危机或者纠纷的可能性较小。

（四）语言攻击和身体攻击上的差异分析

在语言攻击和身体攻击方面，于患方而言，均是卷入水平低的条件下对医生的语言攻击和身体攻击的可能性更大。若条件可控且卷入水平较低，在事件结果小时更有可能发生攻击行为。但于医方而言，若条件不可控，无论事件结果大小还是卷入水平高低，都更有可能受到语言攻击。若条件可控，当卷入水平高时，事件结果小更容易受到语言攻击，当卷入水平较低时，事件结果大时更容易受到语言攻击。且身体攻击变量分析显示，若条件可控，事件结果大时更容易受到身体攻击。

由上述差异可以看出，医方在工作过程中，会认为患者更容易出现语言攻击和身体攻击，而患方在该方面的表现相对更理智。在这样的差异条件下，医方的工作压力更大，也更容易与患方发生信任危机。

（五）专家信任度上的差异分析

在专家信任度上，患方得分并没有因为自变量（事件大小、可控性、卷入水平）的变化而发生显著变化，从分值来看，总体比较信任专家团队。于医方而言，卷入水平影响了专家信任度，当卷入水平更高时，对专家的信任度也更高。从总体上看，医患双方对专家的信任度都较高，且差异不大，在该方面不容易引起医患信任危机或医疗纠纷。

五、结论

通过对上述结果的分析、讨论，得到以下几点结论：

第一，无论患方还是医方，事件结果的大小对责任归因存在显著影响。于患方而言，事件结果大，即患者在医疗过程死亡，患方对结果难以接受，消极情绪被高度唤起，不管事件是否可控和卷入水平高低，都对医方进行了更大的责任归因，同时在后续的情绪指标、行为指标上也都有一致的表现。于医方而言，对事件的归因相对客观，会考虑到事件的可控性因素。但是，事件结果的大小一定程度上影响人们对事件的关注度，其中包括无关人士的关注度。事件结果严重时，尤其是在与生命相关的医疗领域，对结果的接受度影响人们（包含无关人士在内）后续的情绪反应与行为反应。这无形中会影响医生对事件结果的责任归因、接受度等，增加了医方的顾虑和工作压力。

第二，医患双方都将事件的可控性作为责任归因的重要依据。通常，我们在做责任归因时，会从主观动机出发，分析事件结果的出现是否由客观因素引起。若事件不可控，即事件结果由客观因素引起，人们相对更倾向于接受这样的结果，即接受现实条件的限制。若事件可控，说明可得到的事件结果并不唯一。在这种情况下，若出现消极结果，无论事件大小，人们均容易认为是人为因素导致，这时便会引起人们的责备，甚至攻击，对事故当事人做出更大的责任推断。在本书中，事件可控性对消极医疗结果的责任归因也产生了重要影响。当医生可以在治疗过程中为患者提供更好的方案以达到更好的治疗效果，但最后却由于医生的原因没有达到这种效果时，医生群体会认为事件的控制性影响其对当事医生的责任推断。同时，患方也会认为医生有更大的责任，从而对医生有着相应的生气情绪和批评行为。这也符合责任归因理论。

第三，卷入水平对医患双方的影响差异较大。于患方而言，卷入水平对批评程度、语言攻击与身体攻击产生了较大影响。在批评程度上，卷入水平高对医生的批评程度更高；在语言攻击和身体攻击上，卷入水平低对医生有语言攻击与身体攻击的可能性更大。于医方而言，卷入水平影响相对较大，对责任归因、生气程度、批评程度等多项因变量指标产生了显著影响。这可能与医生自生职业有关，卷入水平影响医生受批评程度以及对医生进行语言攻击和身体攻击的预估。当卷入水平高时，医生考虑问题时不仅有其医生身份，也会从自身利益出发来考虑事件结果对自己的影响；卷入水平低时由于医生有相对专业的医学知识背景，从而有医生和旁观者的双重身份。

第四，在语言攻击和身体攻击上，与患方相比，医方认为受到攻击的可能性更大，这可能导致医生在工作中压力更大。

基于上述研究，我们认为缓解国内当前紧张的医患信任关系可以从事件结果入手做一些前期工作。于医方而言，首先，了解患者病情时，除了要重视致病的生物因素外，还要重视致病的心理、社会因素，然后对病情进行全面评估，根据患者的具体情况和家庭背景制订出合理的方案，并与患者及家属做足够详细且有效的沟通，沟通过程中需注意一些医学专业名词的使用，尽量用患方可以理解的语言。同时将典型病情案例对患方进行讲解，使其有更多关于自身病情的认识，尽可能降低医学知识不对称性的影响。这样即便不可避免地产生消极医疗结果，患方也更容易接受。其次，要在总结多次案例经验的基础上制订针对不同结果的应对方案，一旦出现某一类的结果，可以及时有效地对问题进行处理。这应成为一种预警机制，从消极结果出现的时候就早介入，尽早预防医疗纠纷和医患冲突，当医疗纠纷与医患冲突无法避免时，也能最大限度地减少冲突事件的发生。最后，本书认为要关注医方的工作压力，重视医生心理素质的培养。对于医生自身而言，要及时关注自己的情绪、压力状况，及时进行针对性的缓解，如运动；相关部门可以通过一系列有效的手段来缓解医生的工作压力，例如，心理咨询热线、团辅活动等。而患方应尽可能多地了解关于疾病的知识，多与医生进行沟通，尽可能更加理智地对待消极医疗结果，与医生相互理解。

本书将人际归因与责任推断理论模型应用于医患信任关系研究领域，验证了该模型的有效性。此外，本书从归因角度考察医患关系，通过实验研究方法解释患方的归因思路，启示我们在缓解医患关系的过程中应当注重对医疗水平有限性的强调，弱化医生全知全能形象的塑造，避免患者产生不切实际的期待，促使其理智对待消极医疗结果。

第三节　治疗费用与医方态度对患方对医刻板印象的影响

一、引言

世界卫生组织的相关调查显示，针对医生、护士等在内的健康服务工作者（healthcare workers）的暴力行为非常普遍。21 世纪初期进行的世界卫生组织调查报告中，就已发现有一半以上的健康服务工作者曾遭受躯体或言语攻击，且有理由认为有更多的对医暴力尚未上报①。这一趋势年也得到国际红十字会后续调查的证实②。而中国、印度、尼泊尔等发展中国家的对医暴力事件比发达国家更严重（Singh，2017；He and Qian，2016；Nelson，2014），关于如何缓和医患关系的讨论也一直持续着。近年来，中国医患冲突愈演愈烈（Wu et al.，2013；He，2014）。当消极事件结果较大时，例如，患者在医疗过程中死亡，无论条件是否可控，或者患方的卷入水平如何，患方都会将责任归因于医方（汪新建、刘颖、张子睿、张慧娟、张曜，2020）。医患双方越来越不能理解对方，产生了互动双方虽有主客观资源的投入，但一方的外在给予未能转化为另一方的内在认可、一方的客观付出未能得到另一方的主观承认的社会心理现象，也就是所谓"医患获得感悖论"（吕小康、赵晓繁，2019）。国内的医患冲突产生了严重的消极影响，已经被认为是医疗行业的一次严重危机（Lancet，2010），亟须研究者寻找缓和医患关系的有效途径，对影响医患关系的因素进行分析。

现有研究对影响医患关系的因素进行了探讨，有研究者发现医疗服务的商业化破坏了医患之间的和谐关系（Kaba and Sooriakumaran，2007），使患方希望在治疗中取得主导地位，并与医方进行对抗（Mead and Bower，2000）。而互联网的发展也使患方能够接触到更多的医疗信息，促进医患平等沟通，但互联网却不能保证信息的准确性和可靠性（Lupton and Jutel，2015），反而带来了新的问题。以上的研究对影响医患关系的因素进行了一定讨论，但是想要缓和医患之间的关系，还需要从更为微观的角度出发，寻找缓和双方关系的突破点。因此，本书从

---

① https：//cdn. who. int/media/docs/default – source/documents/violence – against – health – workers/wvsynthesisreport. pdf? sfvrsn = d5ba0695_2.

② https：//www. icrc. org/en/doc/resources/documents/report/hcid – report – 2011 – 08 – 10. htm.

心理学角度出发，以“刻板印象”为研究视角，探讨医方群体的刻板印象，同时，考察影响医方群体刻板印象的因素。

（一）刻板印象

刻板印象（stereotype），指人们对某个事物或物体形成的一种概括、固定的看法，推而广之，认为该整体均具有该特征，即将某群体概括化，将同样的特征分派给群体的所有成员，忽视个体差异，从而对社会上的某类人或事物（某群体）形成比较固定的、概括的、笼统的看法。因此，也有一种观点认为刻板印象是人对特定团体的特质有特定的信念。它使人们可以以一种更为简便的途径认知其他事物，但也伴随着信息不准确、社会不平等和群体冲突的风险（Fiske and Neuberg，1990）。因此，可以说它既有积极的一面，也有消极的一面。积极的一面是指其简化了认知过程，节省了大量时间、精力，使人们能够迅速了解情况，有利于人们应对周围的复杂环境。这也反映出其消极的一点，容易先入为主，导致认知错误。但与偏见、歧视重视情绪、行为成分不同，刻板印象属于认知层面。这就导致了刻板印象一旦形成，就趋向于永久存在，并且很难改变。还会通过自我实现的预言创造出相应的现实。当刻板印象足够强烈时，若不了解个体却需要做出判断时，或者需要就整个群体进行决策时，它便容易造成严重的后果（迈尔斯，2018）。邓宁和谢尔曼（1997）指出，刻板印象同样会影响我们对事件的解释。如果告诉人们，“有人觉得那个政治家的话不准确”，人们就会推断那个政治家在骗人；如果告诉他们，“有人觉得那个物理学家的话不正确”，人们只是推断那个物理学家学业不精。人们实际上常常会在事后“重新组织”某一事件的错误描述，使其符合他们受刻板印象影响所形成的解释。邦德、迪坎迪亚和麦金农（Bond，DiCandia and MacKinnon，1983）的研究发现，白人精神病护士更多地对那些新来的黑人病人施加限制，而同样的白人病人较少受到限制。这说明我们在做判断或者开始与某人交往时，有可能只依赖于刻板印象，在这种情况下，刻板印象能强烈地扭曲我们对他人的解释和记忆。达利和格罗斯（Darley and Gross，1983）的实验也说明当刻板印象足够强，而我们关于某人的信息又模棱两可时，刻板印象能微妙地扭曲我们对个体的判断。也就是说，刻板印象，特别是强烈的刻板印象，会影响我们感知他人和解释事件的方式。虽然刻板印象会导致判断偏差，但依然有两点令人欣慰。第一，刻板印象通常可以反映现实，尽管有时会发生扭曲。尤西姆（Jussim）曾说刻板印象的准确性是所有社会心理学效应中最伟大的效应之一（Jussim，2012）。第二，人们在评价个体时，往往比评价由这些个体构成的群体时更为积极（Miller and Felicio，1990）。

医方群体一直是以“白衣天使”“救死扶伤”的形象出现的，这也是医方群体给其他群体最深刻的刻板印象，但是随着医患冲突的加剧，这一刻板印象也面临着强烈的冲击（He and Qian，2016）。在许多人眼中，医生群体同时存在“天使”与“魔鬼”两种面孔，既有救死扶伤等积极的一面，也有态度差、不负责等消极的一面，其所引发的社会态度与社会情绪较为复杂多面。因医生职业的特殊性，加之受中国传统文化影响，患者在描述医生时多用到“白衣天使”“华佗再世”“妙手回春”等词语（吕小康、刘颖，2018）。这说明我们对医生群体可能存在刻板印象。又因为刻板印象对我们的认知、情绪和行为都能够产生一定程度的影响，因此，本书将视角聚焦于对医生群体的刻板印象。在以往的研究中也确认了医方对患方的刻板印象会影响其诊断和治疗过程（van Ryn and Burke，2000），如病人的年龄、性别、种族、体重等（Chrisler，Barney and Palatino，2016；Sabin，Marini and Nosek，2012）。医患双方在治疗过程中感受到的刻板印象也会对医治过程和医患关系有消极影响，而患方对医方的刻板印象并没有得到充分的研究和讨论。本书侧重分析患方对医方的刻板印象及其变化，希望能够从刻板印象的角度对医患冲突进行解释。

（二）刻板印象内容模型

测量刻板印象的方法有很多，佐斌和刘晅（2006）采用内隐联想测验（IAT）和刻板解释偏差（SEB）考察内隐性别刻板印象；佐斌、温芳芳和朱晓芳（2007）采用内隐联想测验和相应的外显测量，考察对年轻人和老年人的内隐和外显年龄刻板印象；于泳红（2003）采用内隐联想测验（IAT）和相应的外显报告考察大学生在职业偏见和职业性别刻板印象中的态度；胡志海、梁宁建和徐维东（2004）采用内隐联想测验和外显报告，考察在内隐和外显层面上大学生的职业刻板印象；川上和多维迪奥（Kawakami and Dovidio，2001）采用启动效应研究种族的刻板印象；吕小康和刘颖（2018）采用刻板印象内容模型（SCM）与词语自由联想测试考察对医生角色的刻板印象。本书采用刻板内容模型（SCM）探讨治疗费用和医方态度是否影响患方对医方的刻板印象。

刻板印象内容模型（SCM）是测量和描述患方对医方刻板印象的有效工具。菲斯克、卡迪、格利克和许（Fiske，Cuddy，Glick and Xu，2002）在研究中发现刻板印象在热情和能力两个维度上进行组织，其中，能力维度包含才能、有技巧、聪明和有信心等形容词，热情维度则包含善良、可信任、宽容、友好和真诚等形容词（Fiske，Cuddy and Glick，2007）。根据研究证实，这两个维度可以解释社会行为中 82% 的原因（Wojciszke，Bazinska and Jaworski，1998），这一研究结果也在跨文化研究中得到了证实（Cuddy et al.，2009）。关于该模型，主要争议在于 Fiske 认为热情维度中混杂着道德维度，但道德维度本身不具备独立性，

“热情—能力”两维度的划分比“道德—热情—能力”三维度的划分更为简洁实用。但是，诸多学者对此提出质疑。利奇、埃勒斯和巴雷托（Leach、Ellemers and Barreto，2007）指出，在进行内群体评价的时候，群体中的个人更加强调道德因素的作用，而不是社会性（热情）维度或者能力维度的作用。管健（2009）指出，在中国文化情境下，道德因素对刻板印象内容会表现出显著的影响作用。高明华（2010）认为刻板印象内容模型确属两维度结构，但这两个维度是道德和能力，而非热情和能力，道德在刻板印象内容形成中起着决定性作用。古德温（Goodwin，2015）在其研究中添加了道德作为第三个维度，形成了热情、能力和道德三个维度组成的刻板印象内容模型。程婕婷、张斌和汪新建（2015）通过收集中国群体刻板印象的形容词，建立了热情—能力二维模型以及热情、能力和道德三维模型，将二者进行对比也发现三因子模型要优于二因子模型。

虽然每个学者的研究对象与刻板印象的具体内容并不一致，但综合来看，道德维度属于刻板印象内容中的一个重要影响因素，尤其在中国文化情景下，道德因素确是人们进行刻板印象评价时受到较多关注的维度，仅将其置于热情维度下进行考察并不能满足实际测量的需求。因此，本书接受了“热情—能力—道德”三维模型，研究患方对于医方刻板印象的现状，以及治疗费用和医方在治疗过程中的服务态度是否会影响患方感受到的医方刻板印象。研究工具采用管健和程婕婷（2011）以菲斯克等（1999）的 SCM 问卷为基础获得的中国化版本。

（三）医方群体的刻板印象

医方群体的刻板印象包含医生群体内部的刻板印象与患方对医方群体的刻板印象。吕小康和刘颖（2018）采用刻板印象内容模型（SCM）和词语自由联想法对此进行了研究，结果发现，一方面，医生群体与患方群体均对医生这一职业有较积极的评价。只是两者相比，医生对内群体的评价显著高于患方，尤其是在道德维度和热情维度上。患方倾向于将医生归为“高能力—低热情”型，而医生群体注重道德维度的评价，且认为群体成员是高道德水平的。同时，与以往高明华（2010）和程婕婷（2015）的研究相比，患方对医方群体的评价还是出现了显著的下降。另一方面，患方群体倾向认为医生在工作中的付出与回报成正比，或者回报要大于付出，而医生群体则认为自己的付出与回报不成正比，甚至还有诸多的风险，对于自身群体所遭受的不公平待遇有强烈的感知。患方对医方群体的高评价，也意味着对医方群体的高要求。以往的研究也表明，患方常常对医方具有较高的期待，并且在医患关系中医方常常被认为处于较高的主导地位（汪新建、王丛、吕小康，2016）。但随着医患冲突的加剧，两个群体间的信任逐渐瓦解（吕小康、朱振达，2016）。已有研究中发现地位能够正向预测刻板印象内容模型的能力维度得分（van Ryn and Burke，2000）。本书将在刻板印象内容模型的基础上对患方持有的对医刻板印象进行分析，并提出假设：

假设5-9：患方对医方能力维度的评价将会高于对其热情和道德维度的评价。

影响医患信任的因素有很多，例如，消极医疗事件会影响患方的攻击性，进而影响医患关系（汪新建，2020），影响对医生刻板印象的因素也有很多，例如，医患沟通的频次（王沛、尹志慧、罗芯明、叶旭春、柏涌海，2018）。结合以往研究的结果，本书将“治疗费用”和“医方在治疗过程中的态度”作为主要研究内容进行分析。

（四）治疗费用影响患方对医方的刻板印象

以往的研究中发现，医患关系的发展经历了从家长式关系到合作关系再到消费关系的变化（Joseph - Williams，Elwyn and Edwards，2014）。所谓消费关系是指患方作为消费者，从医院购买医疗服务（Zhou and Grady，2016），此时的医疗服务作为一种产品，需要满足消费过程中对商品物美价廉的要求。受医疗改革影响下的医患关系转变发生得很快，随着医患关系的转变，医方的角色也从道德意味更强的济世救人者（汪新建、王丛、吕小康，2016）转变为经济意味更强的服务提供者（Zhou and Grady，2016），使得患方对医方新的身份和运作模式难以适应，对医生的印象还停留在以往道德要求更强的框架内，与目前的实际情况相冲突，发生了刻板印象的转变。有研究者梳理了近20年医患关系的变化，发现医疗费用的增长是影响医患关系的重要因素（Bismark，Dauer，Paterson and Studdert，2006）。

（五）医方服务态度影响患方对医方的刻板印象

态度是个体自身对社会存在所持有的具有一定结构和比较稳定的内在心理状态。由此可以看出，态度的对象是社会存在，于医患关系而言，医方的服务态度指向患方，包括对患者疾病、患者本人及家属等的态度。态度构成具有一定结构，对人的内隐心理和外显行为均起着动力作用，且具有比较持久的稳定性，能够持续一定时间而不发生改变。医生会受自身行事风格的影响，对疾病、患方保有其本来的态度、看法。同时，医生也可能对某个特定的病例、患者及家属有特定的态度、看法。态度作为心理状态，虽是内在的，但通常可通过外在的行为表现出来。因此，医生的态度是可以被患方感受到的，当然，过程中可能会存在感受误差。

医患关系逐渐向消费关系的转向使患方越来越在乎医疗服务的价格和质量，患方开始关注医方的服务态度。在以前，医方更多地主导着医患关系，但近些年来，医患关系渐渐发生了变化。患方一直对医方有较高的期待，当医方不能满足患方的期待的时候，患方会对医方进行严厉的指责（Zhou and Grady，2016）。而态度则被认为是对于某一客体所具有的一种稳定的心理倾向，在治疗过程中，医方的态度也是影响患方对医方服务评价的重要因素，已有研究发现医方消极的态度会破坏医患之间的关系（Aoki，Uda，Ohta，Kiuchi and Fukui，2008）。在另一些研究中，研究者们发现消极的服务态度和无效的沟通会对医患关系产生深远的影响（Aoki et al.，2008）。

（六）治疗费用和医方服务态度交互影响患方对医方的刻板印象

霍曼斯（G. C. Homans）将古典经济学和行为心理学的基本命题联系在一起，例如，成本与惩罚相对应、报酬与强化相对应、需求与刺激相对应、供给与反应相对应，从而提出社会交换理论（Social Exchange Theory）（乐国安，2019）。有机体有了某种需求，便倾向于采取以往获得这种需求的行为来继续满足它。在人类社会中，需求的满足需要他人的参与或涉及他人，那么，这就要考虑他人为何帮助满足需求的问题。由此，社会交换的必要性便产生了。根据社会交换理论，资源是通过双方的互动过程进行交换的，作为对社会交换一方发起行为的回应，另一方可以选择用自己的好行为或者坏行为来交换这种待遇，这是一个相互作用的过程（Cropanzano，Anthony，Daniels and Hall，2017；Gouldner，1960）。但在交换行为发生前，需要理智思考，这就涉及经济学中的报酬问题。因此，霍曼斯的社会交换理论中包含行动、报酬、代价、刺激等基本概念，且强调报酬的概念。布劳（P. M. Blau）也认为在交换关系确立之前，个体要证明自己所能提供报酬的吸引力，以唤起他人对获得这种报酬的期待，同时，布劳核心思想之一是权力从不平衡的交换中产生（乐国安，2019）。于医患关系而言，医方和患方是社会交换的两个群体，通常认为，医生群体处于主导地位，治疗费用是在治疗过程中患方所必须付出的代价，但是对于同一种疾病，治疗费用的差异可能非常大（Mendenhall and Grimaldi - Ross，1988），并且日益增长的治疗费用也被认为是影响医患关系的重要因素（Goodwin，2015）。社会交换理论认为社会交换行为是以自我为中心的，每个人的行为目标永远指向获取物质上的满足与精神上的愉悦，个体在交换过程中总是尽可能地付出最小的代价以获得最大的报酬（乐国安，2019）。因此，患方付出金钱从医方那里获得医疗服务，他们会期待所花的费用是合理的，甚至是希望用最小的花销治愈疾病。根据霍曼斯的“攻击—赞同命题”，当某人的行动没有得到他们期望的报酬，或得到了他未曾料到的惩罚时，他就会被激怒并有可能采取攻击行为（乐国安，2019）。因此，如果医生所要求支付的费用超过了他们的预期，他们也会因此产生不满。同时，患方会对医方的高质量医疗服务（积极的服务态度）进行积极反馈，对低质量的医疗服务（消极的服务态度）进行消极反馈。而治疗费用与医方的服务态度之间极有可能发生交互作用。对此提出假设：

假设 5－10：治疗费用和医方在治疗过程中的服务态度会对患方对医刻板印象产生影响，治疗费用和治疗态度的交互作用会影响患方对医的刻板印象，其中，医方在治疗中的态度在治疗费用对患方对医刻板印象的影响中起到调节作用。

综上所述，本书提出了两个假设。为了验证假设 5－9，在研究 5－3 中使用刻板印象内容模型问卷对患方群体进行调查。为了验证假设 5－10，在研究 5－4 中设计了一个两因素被试间实验，通过操纵治疗费用的高低和医方在治疗中态度的好坏验证两个因素对患方对医刻板印象的影响。

二、研究 5－3：患方对医生群体的刻板印象

（一）参与者

本书在全国范围内发放问卷 556 份。无效问卷 108 份，包含未完成问卷所有问题的参与者 105 名，年龄未满 18 周岁的参与者 1 名，年龄超过 70 岁的参与者 2 名。因此，共获得有效问卷 448 份，参与者均是成年人，且均完成所有问卷题目。问卷有效回收率 80.6%。参与者中，男性 221 人，女性 227 人，年龄最小者为 18 岁，最大为 67 岁（$M = 42.33$，$SD = 10.037$）。

（二）研究工具

采用管健和程婕婷（2011）以卡迪等（Cuddy et al.，2009）的刻板印象内容模型问卷为基础编制的中国化版本问卷。刻板印象内容模型中国化版本包括 6 个题目，其中代表热情维度的题目包括“待人热情的”“友好亲和的”；代表能力维度的题目包括“有能力的”“有才华的”；代表道德维度的题目包括“值得信赖的”“诚实正直的”。计分方法为李克特五点量表计分，1 表示完全不认同，5 表示完全认同。该问卷的 Cronbach's α 系数为 0.92，热情维度和能力维度 Cronbach's α 系数为 0.86，道德维度 Cronbach's α 系数为 0.88。

（三）研究程序

在问卷调查前，所有参与者被告知以患方群体的身份，站在大多数人的角度对医生群体进行评价，回答问卷问题。同时，告知参与者本调查是匿名、自愿

的，根据自己的真实感受进行作答即可。问卷调查中，要求所有参与者完成刻板印象内容模型问卷与个人信息列表 2 个问卷。调查结束后给予参与者一定报酬作为感谢。

（四）研究结果

在本次调查中，要求所有参与者作为患方群体，对刻板印象内容模型（SCM）中热情、能力、道德三个维度均进行了评价，给出评分。为了检验三个维度之间的差异，本书进行了重复测量方差分析。结果如表 5 - 35 所示。

表 5 - 35　　刻板印象内容模型各维度得分结果（$n = 448$）

维度	均值	标准差	对比	t	95% 置信区间 LLCI	95% 置信区间 ULCI
热情维度	3.48	0.99	热情—能力	-7.76***	-0.385	-0.204
能力维度	3.77	0.96	能力—道德	7.88***	0.174	0.330
道德维度	3.52	1.03	道德—热情	-1.24	-0.123	0.039

注：*** 表示 $p < 0.001$。

重复测量的方差分析结果显示，患方群体在对医方群体的刻板印象内容评价中，能力与热情相比较，能力维度的得分显著高于热情维度的得分，这说明患方认为医生为“高能力—低热情”的群体；能力与道德相比较，能力维度的得分显著高于道德维度的得分，这说明患方认为医生为“高能力—低道德”的群体；热情与道德相比较，两者之间不存在显著差异，这说明患方认为医生群体在热情和道德方面相差不大。综合上述结果，我们不难发现，患方群体对医生的刻板印象更多地表现为医生是属于“高能力”的群体。假设 5 - 9 得到验证。

三、研究 5 - 4：医生治疗态度在治疗费用影响刻板印象过程中的调节作用

根据以往的研究，本书认为治疗费用和医生服务态度是影响医患关系的两个重要因素。因此在研究 5 - 4 中，本书将通过控制治疗费用的高低和医生态度的好坏来测量治疗费用和医生态度对刻板印象的影响情况，以及医生治疗态度在治疗费用对刻板印象内容影响中的调节作用。

（一）参与者

本部分研究参与者 206 名，其中男性 104 人，女性 102 人，男女比例基本平

衡。参与者中，年龄最小为 22 岁，最大为 66 岁，平均年龄 40.61 岁（SD = 7.76）。

本调查采取双因素被试间设计，所有参与者被随机分配到四个实验组：态度差费用少组、态度差费用多组、态度好费用少组和态度好费用多组。

参与者的其他人口学信息如表 5 - 36 所示。

表 5 - 36　　参与者人口学变量（n = 206）（研究 2）

项目		1（n = 50）	2（n = 52）	3（n = 51）	4（n = 53）	合计
年龄（岁）		49.34 ± 7.82	37.92 ± 4.95	38.49 ± 5.57	37.06 ± 5.31	40.61 ± 7.76
性别	男	26	30	32	16	104（50.5%）
	女	24	22	19	37	102（49.5%）
受教育程度	初中	5	4	6	7	22（10.7%）
	高中	23	22	13	11	69（33.5%）
	本科	20	20	19	18	77（37.4%）
	硕士研究生	1	4	11	17	33（16%）
	博士研究生	1	2	2	0	5（2.4%）
户口所在地	城市	44	29	33	29	135（65.5%）
	农村	6	23	18	24	71（34.5%）

注：1 指态度差费用少组，2 指态度差费用多组，3 指态度好费用少组，4 指态度好费用多组。

（二）研究材料

本书中自变量分别是治疗费用（高/低）与医生诊疗态度（积极/消极），均为二分变量。其中，治疗费用变量使用文字呈现，要求参与者进行填写以增强卷入程度；医生治疗态度使用经过评定的图片呈现，并要求参与者回答相应问题。

1. 治疗费用材料

本书中将治疗费用变量定义为从诊断到康复过程中所花的全部医疗费用（Murphy，1998），包括挂号、检查、治疗、住院和药物等费用。在本书中设置了两种情景对治疗费用的高低进行控制。

研究中要求参与者根据提示想象一个就医情景，在这一情景下，需要参与者设想某一疾病整个治疗过程中可能会花费的治疗费用是多少并进行填空，之后告知参与者在实际治疗过程中花费的费用为其预想费用的一半（低治疗费用组）或者一倍（高治疗费用组），要求参与者进行计算后再次填空，以此来启动参与者关于实际花费更高还是更低的认知，同时增强其情境的卷入程度。并且，在此过程中，为了减少其他无关变量对刻板印象内容的影响，本书将启动材料中的变量进行了控制。在就医情境下对于医患双方都有影响的因素包含治疗费用、治疗时间、疾病严重程度和治疗结果等，这些内容都与疾病种类有一定关联，因此本书在实验中通过确定一种疾病的方式将这些变量固定下来。

研究中使用的实验材料表述如下："请您想象这样一种情景，近两日您感到身体不适，有发烧不退、怕冷、恶心呕吐以及腹痛的症状，决定到医院就医。医院的检查结果表明您患有胆结石。根据一般经验，您认为这将会花费的治疗费用大约是______元，但是在实际治疗中您花费的实际费用为您计划费用的一半（或一倍），即______元，并且经过治疗成功治愈。"

本书中将疾病固定为胆结石，主要是由于胆结石是目前比较常见的疾病，带来的痛苦程度为中等，并且经过治疗可以康复，一般不致死，有助于参与者想象情景。另外，将治疗结果固定为成功治愈，是因为未治愈情景下几乎必然会导致对医生刻板印象的消极化倾向，对于探索不同因素对刻板印象的影响来讲价值并不高。

2. 医生治疗态度材料

态度被认为是个体对某一客体喜欢或者排斥的倾向（Ajzen，2001），因此在本书中将医方治疗中的治疗态度定义为医方在治疗过程中对于患方表现出的喜欢或讨厌、愉快或厌烦的倾向，分为积极和消极两种情况。以往的研究中发现，图片可以帮助参与者集中注意力并且理解主试想要传达的内容（Delp and Jones，1996；Houts，Doak，Doak and Loscalzo，2006），因此本书中医生接诊过程中的态度变量的变化是以图片方式展现出来的。

在研究开始前，研究者准备了单格漫画 20 幅，并对漫画进行了一定处理，添加了一些与医生就诊时的态度相关的话语。其中，表现医生拥有积极服务态度的漫画 10 幅，表现医生拥有消极服务态度的漫画 10 幅。为检验材料的有效性，我们将这 20 幅单格漫画组成问卷，邀请 20 名心理学专业研究生对图片在多大程度上能够反映出医生的积极服务态度或者消极服务态度进行评价，并进行打分，采用 5 点量表计分，1 分代表完全不能反映出该态度，5 分代表完全能够反映出该态度。根据最终的评分结果，选出漫画 12 幅，反映出医生积极服务态度得分最高的漫画 6 幅，反映出医生消极服务态度得分最高的漫画 6 幅。将这 12 幅漫画组成最终的实验材料，并分为两组：积极组和消极组。

在正式实验中，主试给参与者出示需观看图片，并要求参与者在看完图片后回答两个问题：（1）您认为上面图片中医生的态度如何？（2）如果您是图片中的病人，您的感受如何？该问题的设置主要是再一次检验图片的有效性，测量参与者对于图片的理解是否存在偏差。

3. 刻板印象内容模型

仍然采用管健、程婕婷以卡迪等（2009）的刻板印象内容模型问卷为基础获得的中国化版本问卷进行测量。研究 5－4 中量表的 Cronbach's α 系数为 0.862，热情维度 Cronbach's α 系数为 0.75，能力维度 Cronbach's α 系数为 0.80，道德维度 Cronbach's α 系数为 0.57。

（三）研究程序

在研究开始前，所有参与者被告知以患方群体的身份，站在大多数人的角度上对医生群体进行评价，回答问卷问题，同时，告知参与者本调查是匿名、自愿的，根据自己的真实感受进行作答即可。

研究过程中，要求所有参与者首先阅读治疗费用的文字材料，完成材料中的填空；其次仔细观察医生治疗态度的图片，回答图片后面的问题；最后完成刻板印象内容模型问卷与个人信息列表。调查结束后给予参与者一定报酬作为感谢。

（四）研究结果

1. 自变量操纵有效性检验

为了验证材料启动效果的有效性，本书专门对此进行了针对性的研究，来考察材料的启动效果。

该研究参与者共 92 名。将所有参与者随机分配到 4 个实验组中，要求参与者在完成材料阅读与填答之后，回答两个问题：（1）您认为最终的治疗费用高于还是低于您的预期；（2）您认为医生的治疗态度是积极的还是消极的。问题的回答采用五点计分法进行评价，1 代表远低于或者非常消极，5 代表远高于或者非常积极。

对研究结果进行单因素方差分析，结果发现，在治疗费用这一自变量上，受高治疗费用处理的参与者报告的费用感受显著高于接受低治疗费用参与者的结果 [$F_{(1,88)}=7.17$，$p=0.01$，$\eta^2=0.08$]，这表明对治疗费用自变量的操纵有效；在医生治疗态度的自变量上，接受积极治疗态度影响的参与者报告的态度感受显著高于接受消极治疗态度处理的参与者的结果 [$F_{(1,88)}=277.20$，$p<0.001$，$\eta^2=0.76$]，这表明对医生治疗态度的操纵有效。

2. 治疗费用与医方服务态度对刻板印象内容模型中热情维度的影响

通过治疗费用和医方服务态度的交互作用对刻板印象内容模型热情维度的影响的数据分析，结果如图 5－3 所示。

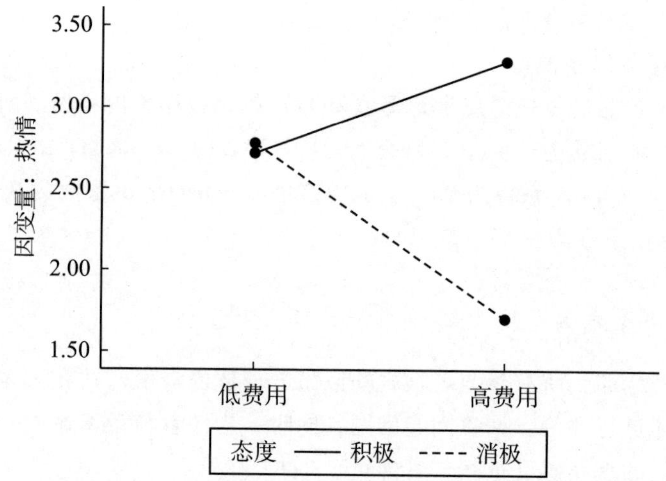

图 5 - 3　治疗费用与医方服务态度在热情维度结果上的交互作用

从图 5 - 3 中可以看出，治疗费用与医方服务态度在热情维度上交互作用显著（$F = 55.82$，$p < 0.001$，$\eta^2 = 0.22$）。当参与者接受积极治疗态度处理时，高治疗费用组的参与者报告的热情维度得分（$M = 3.28$，$SD = 0.67$）显著高于低治疗费用组的参与者报告的得分（$M = 2.72$，$SD = 0.84$）；而当参与者接受消极治疗态度处理时，高治疗费用组的参与者报告的热情维度得分（$M = 1.70$，$SD = 0.36$）显著低于低治疗费用组的参与者报告的得分（$M = 2.78$，$SD = 1.11$）。

3. 治疗费用与医方服务态度对刻板印象内容模型中能力维度的影响

通过治疗费用和医方服务态度的交互作用对刻板印象内容模型能力维度的影响的数据分析，结果如图 5 - 4 所示。

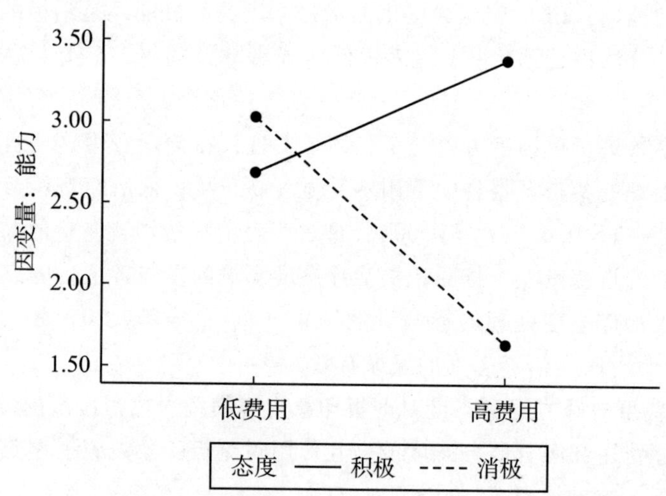

图 5 - 4　治疗费用与医方服务态度在能力维度结果上的交互作用

从图 5－4 中可以看出，治疗费用与医方服务态度在能力维度上交互作用显著（$F=93.76$，$p<0.001$，$\eta^2=0.32$）。当参与者接受积极治疗态度处理时，高治疗费用组的参与者报告的能力维度得分（$M=3.38$，$SD=0.63$）会显著高于低治疗费用组的参与者报告的得分（$M=2.69$，$SD=0.87$）。而当参与者接受消极治疗态度处理时，高治疗费用组的参与者报告的能力维度得分（$M=1.63$，$SD=0.37$）会显著高于低治疗费用组的参与者报告的得分（$M=3.03$，$SD=1.06$）。

4. 治疗费用与医方服务态度对刻板印象内容模型中道德维度的影响

通过治疗费用和医方服务态度的交互作用对刻板印象内容模型道德维度的影响的数据分析，结果如图 5－5 所示。

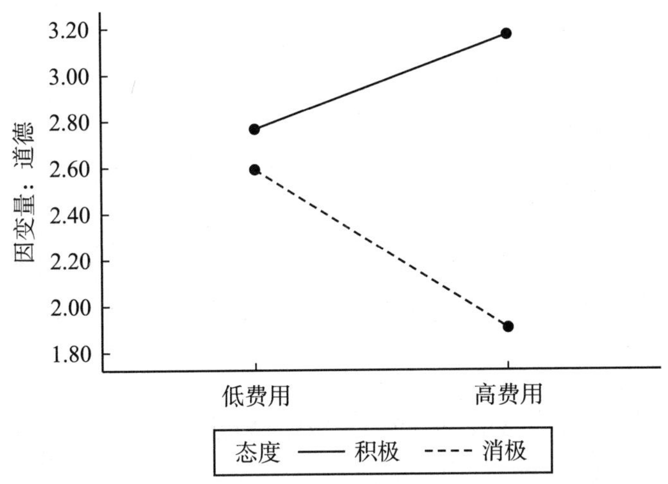

图 5－5　治疗费用与医方服务态度在道德维度结果上的交互作用

从图 5－5 中可以看出，治疗费用与医方服务态度在能力维度上交互作用显著（$F=30.80$，$p<0.001$，$\eta^2=0.13$）。当参与者接受积极治疗态度处理时，高治疗费用组的参与者报告的道德维度得分（$M=3.16$，$SD=0.56$）会显著高于低治疗费用组的参与者报告的得分（$M=2.76$，$SD=0.71$）。而当参与者接受消极治疗态度处理时，高治疗费用组的参与者报告的道德维度得分（$M=1.90$，$SD=0.38$）会显著高于低治疗费用组的参与者报告的得分（$M=2.59$，$SD=1.02$）。

四、总讨论

本书在研究 5－3 中测量一般情况下患者群体对医生群体的刻板印象，结果发现，患方群体对医方群体能力维度的评价显著高于对其热情和能力维度的评价。在研究 5－4 中分析治疗费用和医方治疗态度之间的交互作用对患方对医刻板印象的影响，发现治疗费用和医方的治疗态度都对患方对医刻板印象有显著影响。

（一）患方对医方群体的刻板印象分析

研究5-3的结果表明，患方群体对医方群体能力维度的评价显著高于对其热情和能力维度的评价。这与吕小康、刘颖（2018）的研究结果相似。这可能与医方在医患关系中长期被认为处于主导地位有关（Kaba and Sooriakumaran，2007），因为在刻板印象内容模型的研究当中，社会地位被认为是预测能力维度强度的重要变量（Cuddy，Susan and Glick，2007），本书的结论也支持了这一观点。与其他群体相比，医方群体作为拥有专业知识和技能的特殊群体，往往会被划分在高能力低热情群体当中（高明华，2010）。另外，在我国传统文化中，形容医生的词语多用到“白衣天使”“华佗再世”“妙手回春”等，这些词语无疑更加深了患方对医方能力维度的重视。患方对医方群体能力维度的关注，也说明对医方能力维度有更高的要求、更高的期待，而当这种要求与期待在现实的诊疗过程中没有实现时，可能会演变为医患之间的信任问题，甚至出现医患冲突。这值得我们所有人关注。当然，本书中研究者仅关注了医方群体的刻板印象结果，没有收集其他群体的数据结果，这是本书存在的缺陷，也是以后的研究中需要进一步探讨的问题。

（二）治疗费用与医方的治疗态度对医方刻板印象的影响分析

研究5-4的结果表明，治疗费用与医方治疗态度之间交互作用显著，对刻板印象内容模型中的热情维度、能力维度、道德维度均产生了显著的影响，且医生的治疗态度在治疗费用对患方对医刻板印象的影响中起到调节作用。以往研究发现患方的主观社会阶层调节了患者对医疗情境的医患社会情绪感知（吕小康、赵晓繁，2019）。本书在研究中发现当医生的服务态度是积极的，高治疗费用组参与者对医生热情、能力和道德维度评价得分显著高于低治疗费用组，而当医生的服务态度是消极的，高治疗费用组参与者对医生热情、能力和道德维度评价得分显著低于低治疗费用组参与者。随着医患关系向消费关系的转变，医方变为经济意味更强的服务提供者，负责提供作为产品的医疗服务，而患方作为消费者购买该服务。患方认为医方服务除治疗疾病外，还应包括医生在治疗过程中的服务态度。因此，患方除了希望医疗服务“物美价廉”，还会对医生的服务态度提出更高的要求。这也符合社会交换理论的观点。医患双方作为社会交换的两个群体，医方提供医疗服务，患方在治疗过程中花费相应的治疗费用，这是合理的。但是，对于同一种疾病，采取的治疗方案不同，治疗费用的差异可能非常大。患方认为，治疗方案的采用由处于主导地位的医方决定。由于社会交换行为的自我中心性，患方会希望治疗费用越少越好，但至少应该是合理的，或者说，假如花费了高费用，那么便希望得到更高水平的医疗服务。因此，在本书中，当患方花费的治疗费用更高时，会期待医生更积极的治疗态度。当医生确实拥有更积极的治疗态度时，因花费合理性的需要，对医生热情、能力、道德三维度的评价更高；当医生治疗态度消极时，其对医生热情、能力、道德三维度的评价更低。同时，根据霍曼斯的"攻击—赞同命题"，若治疗费用远高于患方的预期，或医疗服务没有达到预期，患方便会不满，即患方花费高费用，但医生服务态度消极，患方对医方的评价便比较低，甚至可能发生医患信任危机，最终导致冲突的出现。另外，社会交换理论中认为的个体会用正向回馈应对客体的积极行为（Cropanzano，Anthony，Daniels and Hall，2017），表明患方群体在医疗过程中需要的不仅是便宜的治疗费用和积极的治疗结果，还关注医方在治疗过程中的治疗态度，当感受到医方治疗态度是积极的正向的时候，患方对治疗费用的关注会降低，即使高治疗费用也是能够接受的。

从另一角度来看，研究结果表明，医生的治疗态度在治疗过程中的重要性，极大地影响了患方对医方的刻板印象。这说明，患方不仅需要顺利地治愈疾病，还寻求医方的关注（Kelm，Womer，Walter and Feudtner，2014）。医方在治疗过程中的治疗态度反映了患方对医方的关注。在医患关系不断发展的过程中，患方更多地被认为是一个客体而非人来对待（Freidson，1985），而以患者为中心的医患关系认为医生也应该关注治疗过程中的非医学因素（Grol，de Maeseneer，Whitfield and Mokkink，1990）。同时，传统的生物医学模式已经发生改变，现代医学模式已转变为生物—心理—社会医学模式。这也要求为更有效地治愈疾病，发展良好的医患关系，医生在找寻病因的同时，应考虑到心理、社会因素，在治疗疾病、选择治疗方案时也应考虑到心理、社会因素。同样，生物—心理—社会医学模式也要求医生在治疗过程中要注意自己的治疗态度。在治疗过程中，人们已经感受到了医患关系中的消费因素（Mead and Bower，2000），但医患关系中的人本主义需要也值得关注，医生要格外关注其心理、社会因素，包括人文关怀。本书的研究结果也可以为医疗教育和医疗管理提供一定参考。此外，影响医患关系的更多因素也需要在以后的研究中进行更加深入的研究。

（三）未来的研究方向

本书还存在一些缺陷和不足，首先，本书中对变量的操纵比较简单和粗糙，在以后的研究中对变量的操纵方式需要改进，将对变量的操纵细化，达到更加精确的测量变量的目的。其次，在以后的研究中，还应当关注影响医患关系的其他因素与本书所关注因素之间的关系。我国目前的医患关系问题是发生在现有社会环境下涉及两个群体间的复杂互动，受到宏观、中观和微观多种层面和多种原因的影响，仅仅探讨其中一两个影响因素可能会导致研究结果的生态效度存在问题。最后，在未来的研究中，还应在真实医疗环境下设计并开展相应的研究，现有研究大多发生在日常环境下或仅仅引导参与者想象真实环境，与实际上的医疗环境存在差异。

五、结论

第一，患方群体对医方群体能力维度的评价显著高于对其热情和能力维度的评价，表明患方群体格外关注医方群体的能力，对能力有更高的要求与期待。

第二，治疗费用和医方治疗态度之间的交互作用显著影响了患方对医方群体的刻板印象，治疗态度变量在治疗费用对患方对医刻板印象的影响中起到调节作用。当医生的服务态度是积极的，高治疗费用组参与者对医生热情、能力和道德维度评价得分显著高于低治疗费用组，而当医生的服务态度是消极的，高治疗费用组参与者对医生热情、能力和道德维度评价得分显著低于低治疗费用组参与者。这提示我们患方在医疗过程中不仅关注积极的治疗结果与治疗费用，还关注医生在治疗过程中的服务态度。若医方拥有积极的治疗态度，患方对高治疗费用更容易接受。

第四节　主观社会阶层和负性情绪对医患信任的影响

一、引言

医疗纠纷、医疗暴力和“医闹”等事件的频繁出现，标志着医患信任危机已是当下中国社会面临的一大社会问题，并引发了国内外学界的广泛关注（卫生部统计信息中心，2010；杨宜音、王俊秀，2013；Lancet，2014）。了解医患信任的概念内涵和基本维度，考察其影响因素，对于提升医患信任水平、建设和谐医患关系具有重要的现实意义。

（一）医患信任的内涵

医患信任，宽泛地讲是医患双方之间的相互信任，但目前主导性的研究都集中于患方单方面对医方的信任（McAlearney et al.，2012；Smets et al.，2013；Lord et al.，2012），即患方信任（patients' trust）。但医患信任显然并不等同于患方信任，同样也存在医方对患方的信任，即医方信任（physicians' trust），如患者是否隐瞒患病信息、是否遵从治疗方案、是否尊重医生、是否为利益操纵医患关系等内容（Thom et al.，2011）。基于此，本书认为狭义的、人际水平上的医患信任（doctor - patient trust）是指医患双方在互动过程中，相信对方不会做出不利于自己，甚至有害于自己行为的一种预期判断和心理状态。医方相信患方会尊重自己并遵从治疗方案，患方相信医方具备良好的医疗技术能力、沟通能力和职业道德素养，最大限度地帮助患者恢复健康、减轻病痛，双方在交往过程中无故意设防或刁难的心态。该概念内涵包含以下两个关键点：

第一，从信任的主体角度讲，医患信任具有医方信任和患方信任的双重主体结构。这里的医方特指医务工作者，如医师、护士及医疗机构管理人员等。患方则指患者及其亲属、监护人或代理人等利益相关者。第二，从信任演变的角度讲，医患信任存在着一个初始阶段，也就是医患初始信任（Hillen，de Haes and Smets，2011）。实际上，广义的医患信任，不仅是人际水平上的信任，还包括制度信任和群际信任，制度信任指医患双方对整体医疗体制的信任，群际信任指医患群体之间的态度预期与刻板印象（Ozawa and Sripad，2013）。但是，当患者见到经治医生时，群际信任和制度信任退居到背景的位置，对经治医生人际层面的初始信任才会凸现出来。就一般意义上的治疗行为而言，最重要的医患信任仍是人际层面的信任。

基于此，本书将重点关注人际层面的医患信任。如无特殊说明，文中的“医患信任”一词均指人际医患信任。当然，医患双方存在动机偏差，医方看待疾病都是无差异化的并以治愈疾病为目标，而患病对于患者个体而言体验是独特的。患者除临床疗效之外，还对心理体验有所要求。因此，医患初始信任必然会经历变化或调整。也就是说，医患信任并非静态不变的，随着互动次数的增加，在社会环境与价值观、就医情境及个体特征因素的交互作用下，医患信任会经历正向或负向的动态演变过程。如果能探究医患信任关系的影响因素，可为医患信任的建设提供一个参考框架或理想目标，对缓解当下中国医患信任危机有重要的实际意义。

（二）医患信任的影响因素

影响医患信任的因素有很多，主要可归结为以下三类：

1. 社会背景因素

社会信任缺失是当下中国社会的一个基本现状，医患信任危机只是整体社会信任危机的一个具体体现。信任具有典型的“不对称性”，即信任的丧失比信任的建立更容易（张璇、伍麟，2013）。医患关系本身就是一种不对等的关系，医方在专业知识和技术手段方面占据着近乎垄断的权力，患方在对自身病情的判断、治疗方案的选择方面处于弱势地位。当社会整体信任水平较低时，这种不对等性更容易增加医患信任中的脆弱性和风险性。一旦一方出现信任违背行为，其负面影响就会迅速放大，导致医患双方在认知、情绪、动机等个体心理机制方面产生变化。同时，在中国文化价值背景下，个体行为具有较高的关系取向，关系就医现象在中国的医患关系中普遍存在（屈英和、钟绍峰，2012）。患者在就医过程中往往试图利用关系网或人情馈赠来降低信息不对称的风险，快速建立起医患初始信任，这种信任的建立与维护方式与西方国家职业式的医患信任关系有着明显的不同。

2. 就医情境因素

在不同等级的医院、或同一医院的不同部门及科室，由于医疗技术、硬件设施、医患沟通程度以及医疗风险方面的差异，医患信任建立的难易程度也不尽相同。例如，与门诊部相比，住院部的医患信任关系更好，这是因为在长期互动中，住院患者建立起对医护人员的人格信任，而不是纯粹的技术性信任（谢铮、邱泽奇、张拓红，2009）。而对不同科室的医疗投诉及医疗纠纷的数据分析发现，外科、骨科及妇产科的医患信任水平较低（林雪玉、李雯，2015）。医院的等级也会影响医患信任。有调查发现，低级别医院的医患信任状况要优于高级别医院（王帅、张耀光、徐玲，2014），但也有研究认为，二级医院折中地拥有三级和一级医院在技术、沟通等方面的优势，能更好地平衡技术性和非技术性信任（黄春锋、黄奕祥、胡正路，2011）。

3. 个体特征因素

个体特征因素，包含医方的个体特征因素和患方的个体特征因素。目前研究多集中于这些因素对患方信任的影响，而个体特征因素对医方信任的影响研究还相对较少。影响患方信任的医方个体因素主要可分为职业道德和能力因素。职业道德因素指医务工作者的诚实、善意、正直三个方面（马志强、孙颖、朱永跃，2012），而能力因素包括医疗技术能力和沟通能力。沟通能力在当下的医学模式中并非医学教育和治疗实践的核心，但它对医患信任水平的影响却十分显著

(Hillen et al., 2014)。以往研究发现：高情境文化国家的癌症患者更注重医师的肢体、面部表情等非语言沟通技巧（Hillen, de Haes and Smets, 2011）。在我国的三甲医院，虽然医院和医师的整体医疗技术水平较高，但由于就诊患者人数多、医患沟通不到位等因素，反而更容易导致医患纠纷与不信任（温春峰等，2015）。于患方而言，患方个体的社会资本、风险感知、情绪情感等是影响医患信任的重要因素。患方拥有的社会资本越高越倾向于相信医生（张奎力，2014），而病人感知到的风险水平越高则越不信任医生（方蕾等，2015），这可能是因为疾病痛苦促使患者产生恐惧、悲伤等低确定性的情绪，情绪应激使患者对信息的注意力减少，对情境产生不确定感或对情境的解释趋于片面，从而做出谨慎的信任判断甚至不信任医生（丁如一等，2014）。

本书主要关注影响医患信任的患方个体因素，且聚焦于主观社会阶层及负性情绪。

（三）问题与假设

医患信任作为一种相对复杂的社会心理现象，既受到个体社会属性这一稳定性因素的影响，也受其实际医疗情境及具体情绪的影响。其中，个体的社会阶层作为个体最基本的社会属性之一，很大程度上形塑着个体的稳定认知模式；不论是客观社会阶层还是主观社会阶层，都可能影响个体对医患关系的认知和体验，因客观社会阶层在短时间内很难有大幅度改变，且主观社会阶层比客观社会阶层的预测力更高（Lapour and Heppner, 2009），故本书暂只探讨主观社会阶层。社会阶层形塑个人稳定的认知模式，低阶层者倾向于情境式认知，高阶层者倾向于唯我主义认知（Piff, Stancato, Côté, Mendoza - Denton and Keltner, 2012）。而相比于高社会阶层的个体，低社会阶层关注外部不可控的社会力量以及其他能影响个人生活的个体，表现为低社会阶层个体有较低的控制感。另外，低阶层的人际敏感性更高（管健，2016），更可能对负性医疗情境产生共情，更容易进入情境和正确记忆情境，从而导致医患信任水平较低。高阶层的个体人际敏感性较低，较少地关注他人与事件，更能脱离情境做出自己的判断，因此可推测负性医疗情境对于高阶层者的医患信任水平影响较小。由此提出研究假设：

假设 5 - 11：医疗情境和主观社会阶层均对医患信任产生影响，处于负性情境和低阶层者的医患信任水平最低。

同时，医疗情境往往容易诱发患者的消极情绪体验进而影响医患信任。一般而言，积极情绪下个体对他人的信任度较高，消极情绪下对他人的信任度较低（丁如一等，2014；何晓丽、王振宏、王克静，2011）。此外，相比于高阶层者，低阶层者的人际敏感性高，对敌意情绪感知更加敏感，更容易从模棱两可的情境中预估出更多的敌意行为（Kenny，Snook，Boucher and Hancock，2010）。因此，在现实的医疗情境中，低阶层者可能在模棱两可的事件中体验到更多的敌意情绪；相比于高阶层者，低阶层者也可能从相同情境中体会到更多的负面情绪，进而弱化对医方的信任程度。此外，主观社会阶层影响患者对于医疗情境的情绪感知，当个体的主观阶层较低时，更容易产生共情，更多地将置身于情境之中（Stellar，Manzo，Kraus and Keltner，2012），因此更容易从医疗情境中感知到负面情绪进而影响医患信任。因此，有理由认为对医疗情境的正负性感知能够直接影响医患信任水平，正性情境下个体产生积极情绪，正向影响医患信任，负性情绪下更易产生医患冲突，从而破坏医患信任关系。已有医患关系调查发现，高社会阶层的患者在与医护人员交往中表现更活跃、更愿意向医护人员提出疑问并要求解释，与医生的社会经济地位接近的患者更容易与医生平等交往（谢铮、邱泽奇、张拓红，2009）。这在一定程度上能够佐证前述理论设想，但尚不能验证因果关系与作用机制。

为此，本书将进一步对社会经济地位、医患社会情绪和医患信任之间的关系加以验证，并提出以下有调节的中介效应模型，如图 5-6 所示。

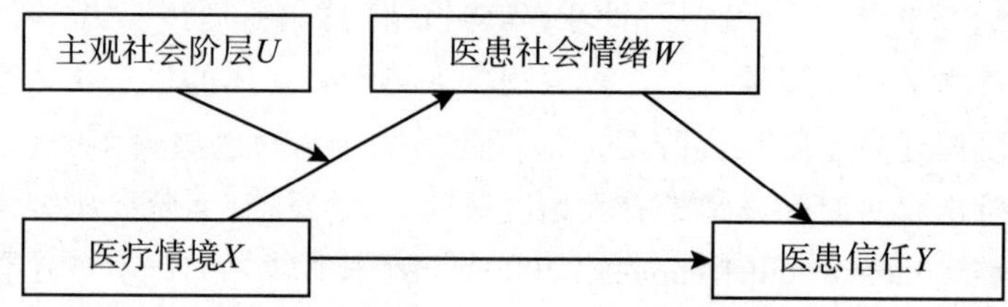

图 5-6　医疗情境、医患社会情绪、主观社会阶层与医患信任关系的假设模型

并建立以下系列假设：

假设 5-12a：医疗情境对医患信任水平有正向预测作用；

假设 5-12b：医疗情境影响医患社会情绪；

假设 5-12c：医患社会情绪在医疗情境与医患信任之间起中介作用；

假设 5-12d：主观社会阶层调节中介模型的前半路径，即在医疗情境与医患社会情绪的关系中起调节作用。

二、方法

（一）被试

所选被试为已婚已育的成年人，目的是希望被试具有相对充分的真实就医经历。研究共对298位成年被试进行实验操纵，有效被试249，其中女性172人，男性77人；年龄在20～60岁之间，平均年龄35岁（$SD=8$岁）。

（二）材料和工具

1. 医疗情境

医疗情境包括两可情境和负性情境。一般认为积极情境下很少产生医患冲突，所以医疗情境只设计两可情境和负性情境，以探究其对医患信任的不利影响。其中，两可情境指的是模棱两可的情境，既可理解为正性情境，也可理解为负性情境，还可理解为中性情境。医疗情境除了极端的负性情境和正性情境，大部分属于这种情境，由患者个人进行理解。

医疗情境改编自陈和马修斯（Chen and Matthews，2001）研究认知偏见时提供的研究材料（Chen and Matthews，2001）。改编后的模棱两可的医疗情境为：您身体有些不舒服，到医院挂号看病。进了诊疗室后，刚刚陈述完病情，听到旁边的医生笑了起来。

改编后的负性医疗情境为：在一次看病中，医生问您是否遵医嘱了，但是您并不知道医生给您留了什么医嘱。医生说上次他告诉护士转告给您医嘱的具体内容。但是该护士在换班时，遗落了您的信息，忘记交接给接班护士了。

2. 主观社会阶层

采用图片启动方式。采用体现低阶层的图片（破落的房子、匮乏的食物、落后的儿童教育、脏乱的儿童学习环境）等启动被试的高阶层感知；采用高阶层图片（拥有带泳池的别墅、豪华的晚餐、优质的儿童教育、奢华的儿童房）等启动被试的低阶层感知。

3. 医患社会情绪和医患信任水平

医患社会情绪和医患信任水平均采用吕小康等（2019）开发的医患社会心态问卷里的相关分问卷，各分问卷的内部一致性系数在0.757～0.932之间，两周重测信度在0.632～0.759之间。其中，医患社会情绪主要衡量负性医患社会情绪，包括怨恨、悲伤、冷漠、焦虑、愤怒、恐惧和厌恶，被试选定相应情绪词后进行1～10的10点计分，分数越高，表示体验到的强度越高。医患信任水平包括四个题项：总的来说，医务人员还是可信任的；患者还是相信医务人员的；医生开出的药品都是治疗疾病所必需的；医生开出的检查都是治疗疾病所必需的。每个题项采用1～5的5点计分，分数越高表示信任度越高。

（三）实验程序

实验采用2（高阶层、低阶层）×2（负面情境、两可情境）被试间设计，遵循以下操作程序：（1）给被试呈现保密承诺书。（2）呈现阶层启动的图片。此部分阶层启动图片随机呈现，要求被试仔细浏览图片，继而回答谁在过上述照片中的生活，并且追问"如果过这样的日子，生活会是什么样的"并要求被试用文字叙述出具体内容，以此加强启动效果。（3）运用 MacArthur 主观社会阶层量表（Adler，Epel，Castellazzo and Ickovics，2000），要求被试评定照片中的人所处的阶层，紧接着要求被试衡量相比于照片中的人，自己所处的阶层。（4）随机呈现两可情境和负性情境，要求被试阅读完这些情境后，评定自己在该情境下的感受，以此测量此刻的医患社会情绪。（5）填写医患信任问卷以及人口学信息。

三、结果

（一）实验材料有效性

为检验社会阶层启动的有效性，对高阶层组与低阶层组被试的主观社会阶层得分进行独立样本 t 检验，$t_{(247)}=8.71$，$p<0.001$，$d=0.78$，高阶层组被试启动后的主观阶层（$M=5.96$）显著高于低阶层组被试的主观阶层（$M=3.67$）；为检验情境启动的有效性，对模棱两可情境组与负性情境组被试的医患社会情绪得分进行独立样本 t 检验，$t_{(247)}=5.69$，$p<0.001$，$d=0.51$，负性情境组被试的负性医患社会情绪（$M=18.05$）显著高于模棱两可组被试的负性医患社会情绪（$M=14.62$）。结果表明，主观社会阶层与情境实验材料启动均有效。

（二）主观社会阶层和医疗情境对医患信任的影响

为检验医疗情境和主观社会阶层对医患信任的影响，对医疗情境 2（模棱两可与负性情境）× 主观社会阶层 2（低阶层与高阶层）进行了双因素方差分析，结果如表 5-37 所示：医疗情境的主效应显著 $F_{(1,248)}=11.925$，$p<0.01$，$\eta^2=0.044$，负性情境下被试医患信任水平（$M=14.91$，$SD=2.07$）比模棱两可情境下（$M=14.10$，$SD=1.81$）要更低（医患信任分值越高则信任水平越低）；主观社会阶层主效应显著 $F_{(1,248)}=12.737$，$p<0.001$，$\eta^2=0.047$，主观阶层较高的被试对医患信任水平（$M=14.07$，$SD=1.72$）比主观阶层较低被试医患信任水平（$M=14.85$，$SD=2.13$）更高；两因素的交互作用显著，$F_{(1,1)}=5.587$，$p<0.05$，$\eta^2=0.02$，负性情境的高阶层被试医患信任水平（$M=14.22$，$SD=1.69$）高于模棱两可的低阶层医患信任水平（$M=14.25$，$SD=1.88$）。此结果验证了假设 5-11。

表5-37　医疗情境和主观社会阶层对医患信任的影响

维度		n	M	SD	F	η^2
医疗情境	模棱两可	144	14.10	1.81	11.925**	0.044
	负性	105	14.91	2.07		
主观社会阶层	高阶层	130	14.07	1.72	12.737***	0.047
	低阶层	119	14.85	2.13		
医疗情境×社会阶层	两可/高阶层	76	13.96	1.74	5.587*	0.02
	两可/低阶层	68	14.25	1.88		
	负性/高阶层	54	14.22	1.69		
	负性/低阶层	51	15.65	2.20		

注：* 表示 $p<0.05$，** 表示 $p<0.01$，*** 表示 $p<0.001$。

在模棱两可医疗情境中主观社会阶层对医患信任的影响呈现显著性差异（$p<0.01$），在负性医疗情境中主观社会阶层对医患信任的影响也呈现显著性差异（$p<0.001$），且两组中高阶层者的医患信任均高于低阶层者医患信任（医患信任得分越高医患信任越低）；在高、低主观社会阶层实验组中，医疗情境对医患信任的影响呈现显著性差异（$p<0.001$），模棱两可医疗情境中的医患信任显著高于负性医疗情境中医患信任（见图5-7）。

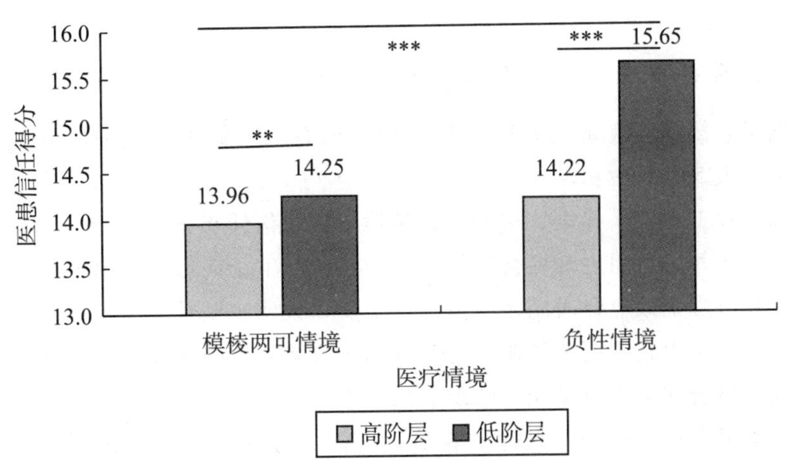

图5-7　医疗情境和社会阶层对医患信任的影响

注：** 表示 $p<0.01$；*** 表示 $p<0.001$。

（三）变量的描述统计及相关分析

医疗情境、医患社会情绪、主观社会阶层与医患信任两两之间均呈显著性相关，被试性别、年龄、学历程度等与各个变量之间相关不显著（见表 5 - 38），因而不用加以控制。

表 5 - 38　各变量描述统计及相关系数

变量	*M*	*SD*	1	2	3	4	5	6	7
1 性别	—	—	1						
2 年龄	35.04	8.326	-0.068	1					
3 学历程度	—	—	-0.016	-0.180**	1				
4 医疗情境	0.58	0.495	-0.008	-0.051	0.008	1			
5 医患社会情绪	16.06	4.984	0.000	0.092	-0.0022	-0.340**	1		
6 医患信任	14.44	1.961	0.036	0.045	-0.109	-0.206**	0.266**	1	
7 主观社会阶层	4.87	1.962	0.008	0.005	0.062	0.017	-0.296**	-0.260**	1

注：** 表示 $p < 0.01$。

（四）共同方法偏差效应检验

采取 Harman 单因素分析来衡量共同方法偏差检验。结果表明，未旋转的情况下共产生 5 个特征根大于 1 的因子，第一个因子方差解释率为 24.82%，远低于 40% 的临界标准，表明本研究不存在明显的共同方法偏差。

（五）医疗情境对于医患信任水平的影响：一个有调节的中介模型

根据温忠麟和叶宝娟（2014）提出的验证有调节的中介模型的方法进行检验，结果如表 5 - 39 所示。

回归方程 1 中，c_1 显著，说明医疗情境对医患信任有正向影响，支持了假设 5 - 12a；c_2 显著，说明主观社会阶层对医患信任产生正向影响，这与双因素方差分析中主观阶层主效应显著结果一致；c_3 显著，说明主观社会阶层在医疗情境对医患信任的影响中起到调节作用，这与双因素方差分析中医疗情境与主观社会阶层交互效应显著的结果也是相一致的。回归方程 2 中，a_1 显著，说明医疗情境对医患社会情绪有正向影响，支持了假设 5 - 12b；a_3 显著，说明医疗情境对医患社会情绪的影响受到了主观社会阶层的调节作用。回归方程 3 中，b_1 显著，说明医患社会情绪负向影响医患信任（医患社会情绪分值越高，表明负性情绪越高）；且 c_1' 显著，说明医患社会情绪在医疗情境和医患信任之间起部分中介作用，支持了假设 5 - 12c；c_3' 不显著，说明在考虑了中介路径后，直接路径没有受到主观社会阶层的调节作用；a_3 显著，b_2 不显著，说明前半路径受到调节，后半路径没有

表 5 - 39　医疗情境对医患信任有调节的中介效应检验

结果变量	回归方程	整体拟合指数			回归系数显著性			
	预测变量	R	R^2	F	β	t	$LLCI$	$ULCI$
医患信任（回归方程 1）	医疗情境 c_1	0. 333	0. 111	10. 186***	-0. 201	-3. 344*	-0. 32	-0. 083
	主观社会阶层 c_2				-0. 262	-4. 325***	-0. 381	-0. 143
	医疗情境 × 主观社会阶层 c_3				-0. 143	-2. 364*	-0. 263	-0. 024
医患社会情绪（回归方程 2）	医疗情境 a_1	0. 465	0. 216	22. 508***	-0. 335	-5. 915***	-0. 446	-0. 223
	主观社会阶层 a_2				-0. 303	-5. 327***	-0. 415	-0. 191
	医疗情境 × 主观社会阶层 a_3				0. 128	2. 244*	0. 016	0. 224
医患信任（回归方程 3）	医疗情境 c_1'	0. 362	0. 131	7. 309***	-0. 156	-2. 437*	-0. 282	-0. 030
	主观社会阶层 c_2'				-0. 209	-3. 266*	-0. 336	-0. 083
	医疗情境 × 主观社会阶层 c_3'				0. 054	0. 813	-0. 078	0. 188
	医患社会情绪 b_1				0. 152	2. 239*	0. 018	0. 285
	主观社会阶层 × 医患社会情绪 b_2				0. 060	0. 898	-0. 068	0. 183

注：* 表示 $p < 0.05$，*** 表示 $p < 0.001$。

受到调节，支持了假设5-12d。并且，根据中介效应的表达式 $(\alpha_1+\alpha_3 u)(b_1+b_2 u)$ 计算出本书中介效应表达式 $(-0.335+0.128u)\times 0.152$。由于标准化后调节变量 U 平均值为0，标准差为1，而中介效应值分别为-0.0704、0.0509和-0.0315。结果表明随着社会阶层的升高，医患社会情绪在医疗情境和医患信任之间的中介效应逐渐减小。

主观社会阶层按照正负一个标准差分成高低两组，在主观社会阶层的高低水平下，可更清楚地描述出主观社会阶层与医疗情境的交互效应实质（见图5-8）。当主观社会阶层较低时，医疗情境对医患信任影响较大，主观社会阶层较高时，医疗情境对医患信任的影响变小。

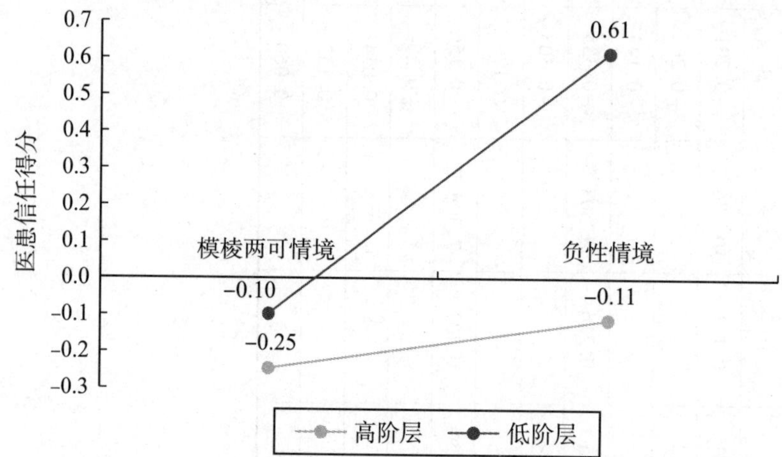

图5-8　主观社会阶层对医疗情境在医患信任间的调节作用

四、讨论

（一）医疗情境对医患信任的影响：医患社会情绪的中介作用

医患社会情绪在医疗情境与医患信任的关系中起部分中介作用，即医疗情境通过医患社会情绪影响医患信任，充分证明了医患社会情绪显著影响医患信任水平。当个体感知到负面情绪时，更可能调用负面刻板印象来认知医方行为，消极的刻板印象解释可能会歪曲患者对医方的认知，从而削弱个体的医患信任水平。而当医生感知到患者对自己信任水平较低时，也会对患者保持较低的信任水平，做出更多的防御性医疗行为（刘宏眉、杨晓枫、杨军、李雪锋，2016），从而造成恶性循环。

（二）医疗情境对医患信任的影响：主观社会阶层的调节作用

主观社会阶层调节患者对医疗情境的医患社会信任感知水平。当个体主观阶层越低时，负面医疗情境显著影响医患信任水平；主观阶层越高，负面医疗情境对于个体医患信任水平的影响效果越小。另外，患者主观阶层越高，越不受当下医疗情境的影响，所以当下负面的医疗情境对于高主观阶层患者的医患信任水平的影响显著低于低阶层患者。该项研究结果证明了阶层认知理论的合理性：人们面对具体的情境产生何种认知，进而产生何种行为受到阶层的影响。

（三）医疗情境对医患信任的影响：有调节的中介模型

主观社会阶层调节了患者对于医疗情境的医患社会情绪感知，医患社会情绪在医疗情境对医患信任水平的影响中起中介作用，进而影响医患信任水平。社会阶层对于模型的前半路径，即医疗情境对医患社会情绪的影响这一路径产生影响，但是并没有对后半路径及直接路径产生影响。说明当负面的医患社会情绪产生之后，负面的情绪会影响人的信息处理加工过程（黄静、童泽林、张友恒、张晓娟，2012），此时阶层就不再起作用，而是情绪在影响认知进而影响个体行为。

综上所述，医疗情境是医患信任的影响因素；医患社会情绪起部分中介作用；同时主观社会阶层调节了中介路径的前半路径：主观社会阶层越高，医疗情境对医患信任的影响越小，相应地，医患社会情绪的中介作用也越弱。医患社会情绪在医疗情境对医患信任模型中起部分中介作用，是否还存在其他中介变量或是存在链式中介效应等的情况，仍值得进一步探讨。

五、结论

医疗情境和主观社会阶层在医患信任水平感知上有显著差异，相较于模棱两可情境，负性情境下医患信任水平更低，高阶层者医患信任感知水平显著高于低阶层者；医疗情境对医患信任的影响受到主观社会阶层的调节作用：个体主观阶层越低，负面医疗情境显著负向影响医患信任水平；主观阶层越高，负面医疗情境对于个体医患信任水平的负向影响效果越小；医患社会情绪在医疗情境对医患信任水平的影响中起部分中介作用；主观社会阶层调节了患者对于医疗情境的医患社会情绪感知，医患社会情绪在医疗情境对医患信任水平的影响中起中介作用。

第五节　不确定性信息的沟通方式对医患信任的影响

一、引言

信任是一种机制，它的基础假设是特定的成员会基于普遍规范表现出诚实和合作行为。然而，更确切的医患信任是指患者期望医生在医疗过程中以最适合患者的方式进行治疗，尽最大可能将风险危害降到最低，并愿意在这些合理的期望内承担风险（张妮莉、赵静，2014）。缺乏信任主要是医生不恰当地进行医疗活动以及医患方沉默。医患信任对患者满意度、服药意愿和治疗连续性、促进信息交流、积极影响健康行为变化等多方面产生影响（王丹旸、朱冬青，2015），所以在面临重要的医疗不确定性信息时，医患双方应进行合理且充分的沟通。

在现实医疗情境中，当医生对患者的疾病诊断或治疗方案缺乏准确的判断，以及当医生对患者实施治疗干预方案后对后期的风险预估缺乏准确性和保证性时，医生与患者的信息沟通往往是模糊不清、模棱两可的。在医疗信息不对称的情况下，医生如何将不确定性信息传达给患者，在减少患者疑虑的同时对医疗后果建立合理的期望，增加不确定性信息带来的不良后果的容忍程度，以此来提高医患信任程度，这是值得探讨的问题。医患沟通的信息构建主要由信息框架和信息内容组成，信息框架分为积极信息框架和消极信息框架；由于医学具有科学与人文的二重属性，信息内容分为医学信息和人文信息。

医患对不确定信息沟通时“最理想”的方式是医生本着高尚的职业道德将医疗信息充分地传达给患者，并对患者存疑的地方做出详细的解释，同时本着人文情操，抱着同情与共情的心境给予患者真诚的关怀。但现实医疗情境中很难实现这种“最理想”的方式。一方面，由于医生人力资源的有限性。医患面临不确定信息沟通时医生没有足够时间留给患者去做出更多的思考、向患者做出全面的病情解释以及唤醒患者对治疗风险的理性认识（Pino – Postigo，2017）；另一方面，医学已逐渐被商业和科学取代，医学缺乏人文主义的主要原因是医生面临对自身定义的角色冲突。理想情况下，医生重视沟通、倾听和同情，所有这些是患者对医生期望的品质，但是医生却不会因为使用人文主义方法而获得报酬。本书的目的在于探讨面临不确定性信息时，医生在时间有限的情况下如何构建沟通信息使患者做出合理的医疗决策以及提高对医患信任的感知水平。本书将从以下几个方面进行文献梳理并提出研究假设。

（一）科学的不确定性

了解公众对科学信息不确定性的认知态度是促进彼此有效沟通的重要基础，同时能够避免由不确定性信息带来的冲突。在许多情况下（如是否接受刚出台的政策、法医学诊断、医学治疗、疫苗接种等）利益相关者会根据科学专家们提供的复杂的、不确定性信息做出行为决策（Almashat，Ayotte，Edelstein and Margrett，2008）。但是，作为利益相关者同时是信息接受者，对不确定性信息的感知和加工处理方式往往与信息传达者之间存在差异，导致最后做出偏离最优决策的行为或是对行为带来的结果与预期差异太大而不能接受（Broomell and Bodilly，2017）。

不确定性是科学研究的一部分，主要受到科学研究测量方法和测量时间等方面的影响，如测量工具的精确度、系统误差和偶然误差、科学家无法控制的随机性，以及来自遥远的过去或未来的世界的状态无法直接观察等。一个良好的科学实践需要明确地描述这些不确定性信息的来源，以改进实验设计避免无关因素影响研究结果。虽然当前医患关系紧张的局面对医疗工作提出了其他要求，如语言上的关怀和态度上的导引等，但生物医学观的西医是科学的产物，这种科学化与专业化的程序性治疗必然存在不确定性信息。既然是依靠医学仪器诊断的科学化工作，就一定存在着医疗不确定性。有效的沟通需要利益相关者准确地认识到现有信息的不确定性（黄河、刘琳琳，2015），科学家们越来越多地转向心理学来寻求有效沟通的信息构建设计（石密、时勘、刘建准，2014）。

（二）医疗过程中信息的不确定性和非对称性

决策者要面临不精确的参数选择，例如，特定药物治疗或干预方案的有效性都存在不确定性的各种来源，医务人员会使用数学概率、文字概率或统计学概率的概念进行报告，患者及家属只有理解整个医学治疗领域层面上的不确定性，才能接受发生在个体上的医疗过程和结果的不确定性。

在医疗知识和实践经验方面存在的差异导致医患双方进行沟通时出现信息不对称现象，体现在医生将医疗过程相关的信息和知识（如疾病所处的具体阶段、治疗计划的优劣以及手术的目的、存在并发症的风险和术后的康复率等）传达给患者及家属时，患者和家属不能完全理解其中的信息。信息不对称是导致医患信任危机的重要因素，患者对医生的信任来源不仅仅是医学知识能力，更多的是医生的动机（Evans and van Beest，2017）。在现实的医疗环境中因为患者患有的疾病具有不确定性和个体差异性，很难找到一种“最正确”的医患沟通方式。由于受到各种因素的限制，医患沟通时间极其有限，诊疗的情境特点具有“模糊性”，从而造成患者心理上“缺乏掌控感”（Rothschild and Landou，2012）。所以当医生以“积极”或“消极”的信息框架将治疗或药物信息传递给家属时，自然会影响患者的选择决策，甚至导致决策偏差。

（三）患者接受不确定性信息

由于医患模式的转变，患者在不确定信息或风险沟通中的角色已经从无知被动的信息接受者转变成需要关照的权利主体者，再到以其为中心的主动参与者。医生对不确定信息的表达相比数字概率，更倾向于使用文字概率，文字概率的“模糊性”在医患风险沟通中对不确定性的表达具有一定的辅助作用（杜雪蕾、许洁虹、苏寅、李纾，2012），不仅能够将医疗风险意外发生与否的概率以及对于医学治疗过程中的病程的动态变化的不确定性均包含在内，而且这种表达方式没有明确的解释边界，但从某种意义上说这种“模糊性”阐述更实诚地表达出医生心理的不确定性水平。

研究发现，大多数中国人在面对知识、规律、趋势、概率等问题的回答上自信水平很高，中国人在这些问题上比美国人更难以忍受模糊性的答案（Philips and Wright，1997），尤其是在医疗过程中，面对医学知识、风险概率、病程变化的趋势规律等问题，中国的患者想要获得更加确定性的答案的动机特别强烈。从认知心理学的角度解释，当患者对医疗中将要发生何种风险以及发生的概率不确定时，作为决策者的患方还被迫在短时间内做出选择，这个时候患方为了减轻对不确定性的焦虑（Camerini and Schulz，2016），抑或是对医疗信息的认知能力限制了对所有潜在的不确定性信息的来源考虑，就会回避或者忽视医疗情境中的不确定部分，而患者做决策时采取的策略会有意无意地受到医生沟通方式的影响而改变自己对不确定的认知，继而做出风险选择（Broomell and Kane，2017）。

（四）信息框架对风险选择的影响

由特沃斯基和卡内曼（Tversky and Kahneman）发现的框架效应是产生认知偏差的原因之一，框架效应是指人们对特定选择的反应取决于不同的参照点，由此出现不同偏好的现象，随后的很多研究证明在多种情形下框架效应都具有稳定性。作为一个众所周知的行为经济理论，前景理论表明人们根据损失和收益的潜在价值而不是最终结果做出决策（Huang，Su and Chang，2015）。该理论经常被用来解释框架效应。已有研究表明，在医疗领域决策中框架效应能够被诱导出来，但与经典框架效应相比，医疗框架在决策中发挥了相反的作用：患者在正面框架下更倾向选择风险寻求，在负面框架下选择风险规避（Huang et al.，

2015）。

涉及损失的决策更可能受规范（Leliveld，2008）过程的影响；同时在面对即将发生的外源事件及其结果不确定的条件下，决策者产生较高的认知负荷、焦虑情绪和行为退化，同时采取启发式策略等来应对不确定性，并出现认知偏差现象（Retzbach and Maier，2014）。研究表明，在预测不确定性事件时，个体出现“自我服务偏差”“不切实际的乐观”等现象，甚至倾向选择偏好的搜索加工信息，继而强化认知偏差（Gáspárik et al.，2014）。对不确定信息带来的风险预测概率降低，出现了医患期望差异增大导致预测结果的变异性增加，对结果变异性做出客观解释难度变大（Villata，Boella，Gabbay and van der Torre，2013）。实验研究表明，关于危及生命的疾病的决策会受到医疗信息构建方式的影响，即患者会根据相同的医疗信息做出不同的医疗决定，因为在医疗决策中患者对疾病的易感性认知不足且缺乏医疗知识，在做出医疗决定之后会出现不切实际的期望和认知偏差。综上所述，提出研究假设。

假设5-13：信息框架对患者主观预测风险发生的概率有显著性影响，积极框架下主观预测风险概率明显降低。

（五）信息框架对医患信任的影响

信任行为包括愿意接受基于互惠期望的脆弱性或不确定性（Evans and Krueger，2009；Rousseau，Sitkin，Burt and Camerer，1998；Thielmann and Hilbig，2015）。以往对信任的研究主要集中在收益领域，涉及决策领域的研究较少。有研究表明，损失框架阻碍了理性计算并激发道德关注以避免伤害其他人（Bohm and Theelen，2016；Royzman and Baron，2002；Van Beest，Van Dijk，de Dreu and Wilke，2005），最近的理论提出信任决策与理性（Evans and Krueger，2016）和规范（Schlosser，Mensching，Dunning and Fetchenhauer，2015）有关。理性信任基于计算推理和财务激励，而规范信任是出于对社会规范的尊重，损失框架改变了信任基于理性和基于规范的程度（Villata，Guido，Gabbay and van Der Torre，2013）。

许多现实生活中的信任决策涉及损失最小化（而不是收益最大化）。例如，当领导者和谈判者面临危机或经济衰退时，他们的目标是最大限度地减少损失（Levy，1996）。此外，近期亏损的投资者（或最近表现不佳的经理人）会在未来的投资中更关注损失最小化（Camerer，2004）。损失领域的信任行为对期望值变化的敏感性要小于收益领域的信任行为。而在特殊的医疗领域中医生出于保守的考虑通常“夸大”患者病情，将负面亏损的结果告知患者，这相当于给患者打了预防针，降低患者的期望值，患者在面临损失时对治疗后康复的期望值变化敏感性降低，同时在损失框架下激发了患者对社会规范的尊重（Evans and Beest, 2017），并对将要发生的潜在风险做出“盲目性”的接受，消极框架会对信任产生正面影响。综上所述，提出研究假设。

假设 5 - 14：相比于积极信息框架，医生在消极信息框架下向患方传达不确定信息时，患方对医方信任感知水平更高。

（六）信息内容对医患信任的影响

医生将不确定信息传递给信息不对称的患者使之接受风险状态和风险决策。患者内心对冰冷的科学知识和技术概率有强烈的抵触情绪，患者不能只具有“被告知的权利”，更应该有“知情的权利”。医生与患者的交流也不应只是将检查报告内容和基于检查报告做出的风险决策单向地灌输和通知给患者，还应说服患者采信并接受不确定信息带来的风险后果（Huang, Su and Chang, 2015; Retzbach and Maier, 2014）。由于医生人力有限，与患方沟通的时间也有限，所以合理有效的沟通方式对医患信任有很大的影响。除以上提到的信息框架之外，信息内容也会影响医患信任。医学具有科学与艺术的二重属性，要求医生工作中本着高尚的职业道德和人文情操（Mahoney, Buboltz, Levin, Doverspike and Svyantek, 2011）。在面对不确定的医疗信息时，医生拥有的医疗知识和资源远远高于患方，因而处于相对高的地位，此时医生在语言上表现出适当的共情与同情（Gong et al., 2013; Mahoney, Buboltz, Levin, Doverspike and Svyantek, 2011），并充分表达对患方的理解与关心，能够减轻患者心理的压迫感和紧张情绪，拉近医生与患方的心理距离，能让患方更好地接受和采信不确定信息以及相应的风险后果（Villata, Guido, Gabbay and van Der Torre, 2013）。这种以人文关怀信息为主的沟通方式会减轻患方对医生的疑虑和不信任感，使患方对治疗方案的依从性提高，并增加对发生意外风险的宽容程度。

医患对医疗期望存在差异是因为患方通过各种途径获取到的医疗信息和医疗知识琐碎片面，更多体现在主观上的理解，缺少客观全面的认识。患者是医疗决策的主体，却对自身疾病“缺乏掌控感”，这种掌控感的缺乏体现在不清楚疾病症状和疾病诊断信息、不清楚复杂的医疗和护理过程、不清楚疾病的严重程度和相关信息等各个方面（Gong et al., 2013）。存在主义心理学流派强调不确定性和未知会给人带来焦虑情绪（Kerr, 1988）。实验研究发现患者在医学知识认知高负荷的情景下，掌控感受到威胁时会找一个“替罪羊”（Rothschild and Landou, 2012），夸大“替罪羊”的威胁性并将即将发生的负面结果归咎于此，从而维持自身所处环境的可控性和有序性。在医疗过中，患者在医疗知识、医疗具体过程、病程变化趋势、治疗方案的优劣、并发症的风险、术后康复等问题上，想要获得确定性答案的动机非常强烈。因为搜集、获取和加工信息是患方应对不确定医疗决策的重要策略，较高的不确定性和问题的重要性使作为决策者的患方具有较高的应激水平，并促使患方想要了解更多医疗知识，以此构建一个与医生平等的地位。当患方感知到与医生地位平等时，医生对其掌控和威胁性降低，患方对不确定信息的焦虑情绪降低，对不确定信息的接纳程度和容忍程度提高（Almashat，Ayotte，Edelstein and Margrett，2008）。医生将不确定信息传递给患方时，从医学上对患方进行全面的解释，使患方对治疗过程有一个整体的理性认知，从而提高患方对医生的信任水平。综上所述，提出研究假设。

假设 5－15：人文信息和医学信息均对医患信任水平产生影响，且医学信息呈现下患方信任感知水平更高。

二、研究方法

（一）研究设计

本书采用 2（信息框架：积极框架或消极框架）×2（信息内容：医学信息或人文信息）的被试间实验设计，测量不同实验情境下被试的风险选择与预测评估以及被试的归因风格，因变量为被试的信任水平，通过医患信任量表测得。

（二）研究被试

选取年龄区间为 18～60 岁的被试 80 名，平均年龄 28.52（$SD = 1.06$）岁。每个被试被随机分到 4 个实验条件下的一个，实验问卷回收率为 100%，有效实验问卷比例为 95%，有效被试共 76 人，其中女生 35 人，男生 41 人，被试均独立完成实验程序。

（三）研究材料和工具

本实验采用自制情境材料，分为三个部分（详见附录 6）。首先要求被试阅读积极信息框架下或消极信息框架下医生与患者对不确定信息进行沟通的材料，将被试代入情境中后，让被试对是否支持进行风险手术做出选择，并从主观上判断风险出现的概率；其次让被试继续阅读发生风险后医生与患者的沟通材料，并对风险责任分担以及风险归因做出选择；最后采用医患信任量表测量被试对医务工作者信任的感知水平。

采用吕小康、汪新建、张慧娟等编制的医患信任量表，该量表为 5 点评分量表（1 = 非常不同意，5 = 非常同意），用来测量被试对医生的信任感知水平。

所有数据首先在 Excel 2010 中进行初步检查和处理，其次使用 SPSS 22.0 统计软件进行统计分析。

三、研究结果

（一）信息框架对被试风险选择的影响

不同信息框架下被试对风险决策的选择结果如表 5 - 40 所示，积极框架下 28 人做出风险偏好选择，11 人做出风险规避选择；消极框架下 18 人做出风险偏好选择，19 人做出风险规避选择。卡方检验显示 $\chi^2_{(1,76)} = 3.344$，$p = 0.067$，频次分布与理论期望值的差异边缘显著。这一结果基本验证了先前的研究假设：这一结果验证了先前的研究假设：被试面对不确定性信息的医疗决策时，积极框架下出现风险偏好选择，即出现了框架理论逆转的现象。

表 5 - 40　　信息框架对风险决策的选择

框架类型	是	否	行总和
积极	28	11	39
消极	18	19	37
列总和	46	30	76

（二）信息框架对被试主观风险预测概率的影响

为了检验信息框架下信息框架对被试主观风险预测的影响情况，进行了单因素方差分析，结果如表 5 - 41 所示：信息框架影响效应不显著，$F_{(1,75)} = 0.562$，$p = 0.456$，$\eta^2 = 0.01$，不支持假设 5 - 13。该结果表明被试在积极框架下做出风险偏好选择，并不是因为患者对主观风险预测的概率降低，而是其他原因导致患者在积极框架下做出风险偏好选择。

表 5 - 41　　信息框架对风险预测概率的影响

信息框架	n	M	SD	95% CI	F	η^2	p
积极	39	50.95	24.96	(42.86，59.04)	0.562	0.01	0.456
消极	37	54.95	21.27	(47.85，62.04)			

（三）风险选择对被试主观风险预测概率的影响

为了检验风险选择对被试主观风险预测概率的影响，进行了单因素方差分析，结果如表5-42所示：是否作出风险选择对患者主观风险概率预测影响显著，$F_{(1,75)}=57.407$，$p<0.001$，$\eta^2=0.44$，表明做出风险选择的被试对风险发生的预测概率显著降低，这与上述患者的主观期望更高的观点一致，验证了患者在做出风险选择之后出现的“比较性乐观”和“自我服务偏差”的期望偏差现象。

表5-42　　风险选择对风险预测概率的影响

是否选择风险	n	M	SD	95% CI	F	η^2	p
是	46	40.61	20.046	(34.66，45.56)	57.407	0.44	0.000***
否	30	71.73	12.583	(67.03，76.43)			

注：*** 表示 $p<0.001$。

（四）信息框架和信息内容对医患信任的影响

为检验信息框架和信息内容对医患信任的影响，对信息框架2（积极框架与消极框架）×信息内容2（医学信息与人文信息）进行了双因素方差分析，结果如表5-43所示：信息框架的主效应显著 $F_{(1,75)}=4.136$，$p<0.05$，$\eta^2=0.21$，消极信息框架下被试对医生的信任感知水平（$M=36.15$，$SD=7.026$）比积极信息框架下（$M=32.49$，$SD=8.280$）更高；此结果验证了假设5-14；信息内容的主效应显著 $F_{(1,75)}=13.698$，$p<0.05$，$\eta^2=0.69$，不确定信息沟通时内容以医学信息呈现时被试对医生的信任感知水平（$M=37.32$，$SD=7.266$）比以人文信息呈现时（$M=31.08$，$SD=7.253$）更高；两因素的交互作用不显著，$F_{(1,1)}=2.027$，$p>0.05$，$\eta^2=0.10$。当医生将不确定信息传递给患者，采用消极的信息框架并用医学信息进行解释时，患者对医生的信任感知水平最高（$M=37.77$，$SD=5.128$）；采用积极的信息框架并用人文关怀的信息进行解释时，患者对医生的信任感知水平最低（$M=28.42$，$SD=7.378$）；由 MS 和 F 值可以看出，相比于信息框架，信息内容对被试的信任水平感知影响更大。实验分析结果验证了假设5-15。

表 5－43 信息框架和信息内容对医患信任的影响

维度		n	M	SD	df	MS	F	η^2	p
信息框架	积极	39	32.49	8.28	1	207.06	4.136	0.21	0.046*
	消极	37	36.15	7.026					
信息内容	医学	40	37.32	7.266	1	685.76	13.698	0.69	0.000*
	人文	36	31.08	7.252					
信息框架×信息内容	积极/医学	22	36.78	8.734	1	101.456	2.027	0.10	0.159
	积极/人文	17	28.42	7.378					
	消极/医学	18	37.77	5.128					
	消极/人文	19	34.06	6.167					

注：* 表示 $p<0.05$。

四、讨论

（一）

假设 5－13 并不成立，即信息框架对患者主观风险预测概率并无显著性影响，但被试在积极信息框架下做出风险偏好选择。由此可见，可能存在其他原因影响患者做出风险选择，医疗决策以及患者对不确定信息带来的潜在风险感知，与经济不确定信息下的风险感知和决策方式并不完全一样，人们在面对金钱收益或亏损与面对生命健康的问题在认知上并不等价，这也是框架效应理论在医疗决策中出现逆转的原因。患者作为医疗不确定下的决策者可能更多地关注生命特征及社会性因素，而不是纯粹从经济角度考虑。社会因素与经济因素相互作用并影响信任的过程有待进一步探讨。

在面临医疗不确定性信息时，医患间的合理沟通方式能提高医患信任的感知水平。医患缺乏沟通是造成医患关系紧张的主要原因之一。以往的医患信任研究强调提倡人文医学实践氛围，即医生对患者应更多地体现人文关怀（Pawlikowska－Łagód and Sak，2017），也就是以患者这个“人”为中心而不仅仅是针对“病”。本实验结果表明，医生在面临不确定性信息时应在有限的时间内向患者传达医学信息而不是人文关怀，对疾病诊断以及治疗方案进行更全面的解读，以此提高医患信任感知水平。根据前景理论，这会使缺乏医疗知识的患者被迫“更加深入地考虑信息”，患者会根据医生提出的决策情境做出决定，而不是依赖于以前的经验或启发式策略，而且这种医疗决策过程的细化部分可能会改变信息框架对问题整体结构的判断，这种去除偏倚的方法也能够避免被医生因趋于保守估计而传达给患者负面信息的负面框架所影响。

（二）研究不足

本实验研究存在一些不足。首先，样本以大学本科生或研究生为主，他们的健康状况良好或优秀，年轻人在面对医疗情景时因与个人相关性不高，所以对其进行实验操纵的效果减弱；其次，本实验采用情境实验方法，根据相关疾病制作出医疗实情的相关情景材料来操纵自变量，实验结果也出现显著影响，但实验情境材料中无法涵盖完整的医患方信息和医疗过程中的每个细节，限制了被试对选项的判断；最后，在医患研究领域，信息框架的大部分研究是针对不同类型医疗决策的影响，但并非所有类型的医疗决策都出现框架效应逆转现象。

本书实验情境材料的选取以是否做心包穿刺手术为例，出现框架理论逆转现象，继而研究了患者对医生信任感知水平。实验调查研究表明消极框架下被试执行预防性行为的意图更强（O'Connor，Ferguson and O'Connor，2005）。医生在使用文字概率传递不确定信息时，积极或消极的信息框架影响患方的决策和信任水平感知。实际情境中医生的沟通表达可能既有负面信息又有正面信息，即医生对文字概率的方向性选择也会对患者的医疗决策和信任感知水平产生影响，如医生对某种治疗措施的上行比较方式的表达“有部分可能性会康复，但有相当大的风险不确定性”或“有部分可能性会出现意外，但有相当大的可能性会康复”，即先呈现可能性小的结果，再呈现可能性大的结果；反之下行比较方式的表达“有相当大风险的不确定性，但有部分可能性会康复”或“有相当大的可能性会康复，但有部分风险不确定性”，即先呈现可能性大的结果，再呈现可能性小的结果。这种相同意思的不同方向性表达对患者主观风险预测概率和信任感知水平影响可进一步做出探讨。

此外，研究表明语言是微观文化多样性的标志，语言的差异反映文化的差异并会影响人们的思维方式和行为方式。本书只针对不确定性信息的医患沟通方式，而研究国内的微观文化差异至关重要，不同民族文化语言下不确定性信息的沟通方式如何影响医患信任有待进一步研究。

五、结论

本书基于框架理论和期望差异理论，探讨了不确定性信息的沟通方式对医患信任的影响，沟通方式主要体现在信息框架和信息内容两个方面。实验结果表明，首先，积极信息框架下被试倾向于风险偏好选择，但信息框架对被试主观预测风险发生的概率影响并不显著，而是否做出风险选择对被试主观预测风险发生的概率影响显著，这说明被试做出风险选择的原因并不是因为对感知到的风险概率降低。其次，做出风险选择的被试对风险预测的主观概率明显降低，说明被试产生了“比较性乐观”和“自我服务偏差”等期望偏差现象。最后，信息框架和信息内容均对医患信任感知水平产生显著性影响，且信息内容造成的影响明显大于信息框架，消极框架下被试对医生的信任感知水平更高，医学信息呈现下被试对医生信任感知水平更高，信息框架和信息内容交互作用并不显著。因此，在进行不确定性信息沟通时，医生在消极框架下表达风险结果并呈现医学信息解释时医患信任感知水平最高，在积极信息框架下表达风险结果并呈现人文信息关怀时医患信任感知水平最低。

第六节　涉医新闻报道框架对受众情绪与医患信任的影响

一、引言

医患关系是当下中国社会一对敏感的社会关系，而媒体在医患关系的塑造中起着不可或缺的引导作用。媒体在传播涉医新闻时，会自觉或不自觉地塑造和建构医患双方的不同形象，在涉及医患纠纷、医疗事故等新闻时也可能以不同形式体现自身立场，从而影响医方和患方原本就微妙而脆弱的信任关系。但已有涉医新闻报道研究多从报道数量、报道主题、报道语义倾向、报道体裁、报道版面分布、报道篇幅等报道框架元素对医患关系的影响进行简单的描述统计，或从报道内容、报道思维、报道角度、表现形式、消息来源、报道基调等方面进行质性的个案分析，而较少用精确化的控制实验对涉医新闻报道框架影响医患关系的作用机制和效应强度进行实证研究。本书采用实验法，以视频报道和文字报道两种新闻报道的常见形态，探讨标题风格、报道顺序和报道篇幅这三种报道框架元素对受众情绪和医患信任水平的即时影响。

（一）研究假设 5 - 16 的提出

新闻报道框架本身是一个多义性的概念，兼容了不同学科的视角（陈阳，2007；Bryant and Miron，2004）。本书立足传播心理学视角，将框架元素对受众影响的本质界定为新闻信息的不同呈现方式对个体的情绪与认知的影响（张结海，2016）。其中，可能产生影响的框架元素包括标题、引语等高层次结构，也包括先前事件、主要事件等中层次结构，以及符号或话语组成形式等低层次结构（臧国仁，1999；臧国仁、钟蔚文，1997）。当然，一个新闻报道可能综合采用各种层次、各种类型的框架元素，其作用往往是交互性、综合性的。但基于研究需要，仍有必要独立出其中一个重要且可操作化的框架元素，在其他条件不变的情况下进行实验操纵，以深入探究各框架元素自身的作用。本书从标题风格、报道顺序和报道篇幅这三个常见的框架元素着手进行实验设计。

处在信息爆炸时代，大众的注意力变得稀缺且易转移分散，对许多新闻的浏览可能精简到看完标题就停止。因此，如何选择吸引人的标题，是许多新闻报道制作过程中首先考虑的问题。运用适当的修辞，不仅使标题语义集中，还能加强语势，达到感染读者的效果（徐虹，2018）。对于不同修辞风格新闻的注意力吸引效果，人们往往从新闻的点击量等指标进行验证，但点击量本身并不说明浏览标题所引发的情绪及后续心理反应，因此还需要通过其他方式验证不同风格标题的作用机制。

新闻标题常以陈述型和反问型的方式呈现（刘艳春、董洁，2017），但某些涉医新闻在标题上就喜欢使用夸张、离奇的修辞手法以增强文章的可读性和视觉冲击力，表达强烈的情感需要，从而吸引受众的注意力。已有研究表明，反问型标题相比于陈述型标题而言，能使新闻主题更加突出鲜明，增强表现力和感染力（杨娜、冉永平，2017），反问型标题抓住新闻事实个性特点引人潜心思考。但是相比于设问而言，反问在某些语境中则可理解为明知故问，反问句的作用相比于陈述句而言有更强烈的语气和感情成分，给人以感叹、责难、讥讽等通过反问表达确定的意思（史芬茹、陈绂，2018）。因此，相比于无任何修辞的陈述型标题，夸张型标题和反问型标题可能更易激活普通受众对医方的消极情绪，并降低对医信任水平。据此提出研究假设：

假设 5－16：媒体通过视频或文本报道涉医新闻时，新闻标题风格（夸张型、反问型、陈述型）对医患信任水平产生显著影响，夸张型标题新闻下医患信任水平最低。

（二）研究假设 5－17 的提出

标题作为新闻报道中的首要环节有重要的引导作用，同时正文中对新闻故事情节的叙述技巧也浸润着受众认知（Green，Brock and Kaufman，2004）。传播者常通过对原生态时间顺序做出多样化的时间畸变，包括对故事时间的逆转、扩展、省略和超越等来重建情节结构（蒋红艳，2012），而故事时间的有机选择或预谋控制的操作化可以对故事重心起到至关重要的作用（李敬，2014）。媒介运用叙事技巧来再现真实场景后，提供了受众窥探真相的单一维度，在受众本就处于理性消解、情感泛滥、意志薄弱的态势下，受众情绪极易被唤醒，出现刻板印象的标签化预设（杨亚平、王沛、尹志慧、陈庆伟、冯夏影，2015），因此不同的报道方式对受众心理的影响需进一步深入探索。

新闻报道常以顺叙和倒叙的方式进行阐述（曾庆香，2014），顺叙法构成的故事情节以递进式吸引读者，条理明晰。但在注意力极易被其他刺激吸引的信息爆炸形势下叙事节奏不但稍显呆板乏味，且先入为主的情节会引导受众情绪；倒叙会提前预示故事情节、透露结局或内容意义，以设悬曲折的形式来强调情节的演进（姚忠呈，2018）。已有研究分析发现，当新闻报道赋予弱势者话语权时，能勾勒出弱势群体挑战强权的图景，激起对立双方更广泛的社会矛盾（马原，2018）。面对医患敏感话题时，涉医新闻按时间轴线先安排患方出场倾诉，易激起受众负面情绪泛化，使受众很难跳脱出对医刻板成见标签（汪新建、王骥，2018）。以患方核心问题为切入点可以使后续医方立场处于淡化模糊和边缘化状态（余玉、王雨瑶，2018）。因此，相比于顺叙而言，以先呈现医患对纠纷相互沟通对话的倒叙方式不仅使新闻更具有镜头感，而且能激起视听欲。不确定性的设悬情节会使受众不断提炼新闻精髓并揭示事实真相，不易激活受众对医的消极情绪，能够提高对医信任水平。据此提出研究假设：

假设 5 - 17：媒体通过视频或文本报道涉医新闻时，叙事顺序（顺叙、倒叙）对医患信任水平产生显著差异，倒叙方式下医患信任水平较高。

（三）研究假设 5 - 18 的提出

信息化浪潮下最大变革就是时效性不断增强，随着受众对获取信息的速度需求不断提高，面对突发性事件等新闻线索或题材，报道者均以分秒为传播单位进行刻不容缓的新闻报道，来占据时效优势（曾庆香，2014），所以连续报道方式成为传播者的首选宠儿，但对一鳞半爪的信息进行加工传播后不仅会造成“信息黑洞”，且碎片化、模糊化的新闻会导致舆论压力，对事实真相造成扭曲（吴飞、田野，2015）。相比于单篇报道，连续报道通过多篇独立篇章的有机组合形成整体强势，且连续报道剧情反转效果更能增加收视率和点击率（刘雪飞，2002），但目前国内外对跟进采写的连续报道仍处于常规而局限的直线型过程，存在“新闻破碎”“受众印象不深”“预知信息滞后”等诸多问题（喻季欣，2017）。因此，面对医患纠纷等敏感题材时，采取单篇完整的报道还是连续追踪报道所引发的受众对医认知值得研究。

连续报道侧重于按时间纵向发展对事态或正在发生的新闻事实进行追踪报道，每篇报道都是对前篇报道的补充（邱志生，2016），多用于突发性、重大性和复杂性等新闻事件。对涉医新闻以事态进展为时间节点，开篇报道思维多是对“直击患者倾诉现场”进行切入，每篇分报道由于当下信息量不足难以聚焦于细节描写，易掩盖医患矛盾的深层原因（汪新建、王骥，2017）。当受众在认知资源缺乏时，更多依赖于启发式策略和刻板印象对信息进行加工处理（王丽丽、顾广欣，2016），加之分篇报道的间歇性特点，使受众对医难以获得累积性整体印象（陈臻，2017），进而削弱医患间信任水平。基于以上，相对于连续报道，完整的单篇报道对医患纠纷事件的整体刻画更具有逻辑性、严谨性和公正性等网罗全局的优势。据此提出研究假设：

假设19：媒体通过视频或文本报道涉医新闻时，报道篇幅（单篇、连续）对医患信任水平产生显著差异，连续报道下医患信任水平较高。

提出假设后，考虑到新闻报道的方式多以文本报道和视频报道为主，两者采用的报道框架既有相同点又有不同点；同样的报道框架，在文本报道和视频报道下的运作方式和传播效果也存在不同。而且由于纸面文字和视频文本存在质的不同，其对受众的影响方式与作用路径也就可能存在质的差别。严格而言，对完全相同的新闻事件，人们无法将视频信息完全无损地直接转为文字信息，反之亦然。即使采用相同的标题和叙事顺序，也很难认为这是两种同质的新闻报道材料。因此，本书并不考虑报道框架元素（标题风格、报道顺序和报道篇幅）与报道载体形态（视频、文本）之间的双因素交互作用，而是在视频报道和文本报道条件下，各自设立三种实验条件，去验证假设5－19。

二、实验5－1：视频报道中的媒体框架对受众情绪与医患信任的影响

本实验包括三个实验设计

（一）实验5－1a：标题风格对受众情绪与医患信任的影响

1. 实验设计

实验5－1a采用单因素实验设计，测量三种标题风格（即夸张型标题、陈述型标题和反问型标题）的实验情境下被试的医患社会情绪及医患信任水平差异。

2. 被试

在宁波市某小区和老年大学采用方便取样法选取近6个月有就医经历的成年人（排除医务工作者、新闻工作者及之前看过实验涉及的真实医患纠纷新闻报道者），年龄区间为31～65岁，中位数年龄43岁。剔除未通过操纵检验的被试，有效被试共57人，其中女性24人，男性33人；夸张型标题组20人，陈述型标

题组 19 人，反问型标题组 18 人。被试均独立完成实验程序。

3. 实验材料的编制与评估

研究以宁波电视台采编的当地某医院发生的一则真实医患纠纷的新闻素材作为原始素材，按实验目的将原始素材制作成 3 组视频。第一组新闻标题采用夸张型风格：《史上最难说清的骨折》，在标题修辞上运用了“史上”“最”进行修饰；第二组新闻标题采用陈述型风格：《出院 5 年后查出骨折》，标题用词无过多修饰；第三组新闻标题采用反问型风格：《出院 5 年后查出骨折 · 到底谁之过》，用反问语气词“谁之过”来修饰。为了凸显标题的作用，标题字幕显示时长为 15 秒。3 组视频新闻除标题外，在素材内容相同、报道时长、配音解说等方面完全相同。

视频制作完成后，聘请 11 位宁波市媒体从业人员以及传媒学院教育人员分别从 9 个维度对实验材料进行专业评估，考察实验视频材料的现实有效性。评估维度如下：（1）视频信息是否完整；（2）镜头画面是否规范；（3）新闻要素交代是否完整；（4）解说词是否清晰；（5）有无倾向性报道；（6）视频制作是否完整；（7）视频剪辑是否流畅；（8）视频材料是否达到发布水平；（9）采访有无摆拍。每位专业人士就上述问题进行是否二分回答，除第 5 条和第 9 条外，对每一题项若答“是”视为材料在此维度上有效。3 组视频材料总有效性评估结果为 91%，说明这些材料符合新闻专业报道的基本规范。

4. 医患社会情绪和医患信任水平的测量工具

医患社会情绪采用吕小康等（2019）开发的医患社会心态问卷里的情绪分问卷，医患信任水平采用吕小康、弥明迪、余华冉、王晖和何非（2019）开发的患方信任量表。其中医患社会情绪包括正性情绪：感激、友善、乐观和快乐；负性情绪：怨恨、悲伤、冷漠、焦虑、愤怒、恐惧、嫉妒和厌恶；中性情绪：平静和惊讶，被试选定相应情绪词后进行 1 ~ 10 的 10 点计分，分数越高，表示体验到的强度越高。医患信任水平共 9 个题项，每个题项 5 点计分，总分 45 分，分数越高，表示医患信任水平越高，该量表的同质性系数 α 为 0.95，具有较好的信度。

5. 实验程序

由经过统一培训的 5 名心理学专业高年级本科生主试在宁波本地社区和老年大学中招募志愿者参与实验。向被试说明实验伦理，获取知情同意后播放统一录制的指导语录音。然后要求被试从笔筒中随机抽取一支用于填写问题的、外观一致但事先编号的签字笔，从而将被试随机分配至 3 个实验条件之一。被试随后观看在主试电脑上播放的、与其实验条件匹配的视频新闻剪辑。观看完毕后，首先要求被试回答 3 个操纵检验题目，涉及新闻事件的医院、患者伤势和患者出院原因，3 个问题的答案在视频中均有出现，认真看完视频的被试应当能够填出正确答案；3 个问题完全答对者视为有效被试，否则视为无效被试，其数据在后期统计过程中予以剔除。其次要求被试依次填写医患社会情绪问卷、医患信任水平量表和个人信息。最后回收实验问卷，解释实验目的并发放实验小礼品。

6. 实验结果

对3个实验组被试击中的各种社会情绪词次数统计，结果如表5-44所示。

表5-44　不同标题风格医患社会情绪击中次数

标题类型	正性情绪				负性情绪								中性情绪	
	友善	感激	乐观	快乐	焦虑	愤怒	恐惧	冷漠	悲伤	厌恶	怨恨	嫉妒	平静	惊讶
陈述型	7	5	5	2	5	2	2	3	3	4	2	0	10	4
反问型	9	7	4	0	10	3	3	5	3	0	0	0	12	1
夸张型	2	1	1	0	13	3	2	8	12	4	6	0	5	3

每组正性、中性、负性情绪词击中次数的百分比如图5-9所示。

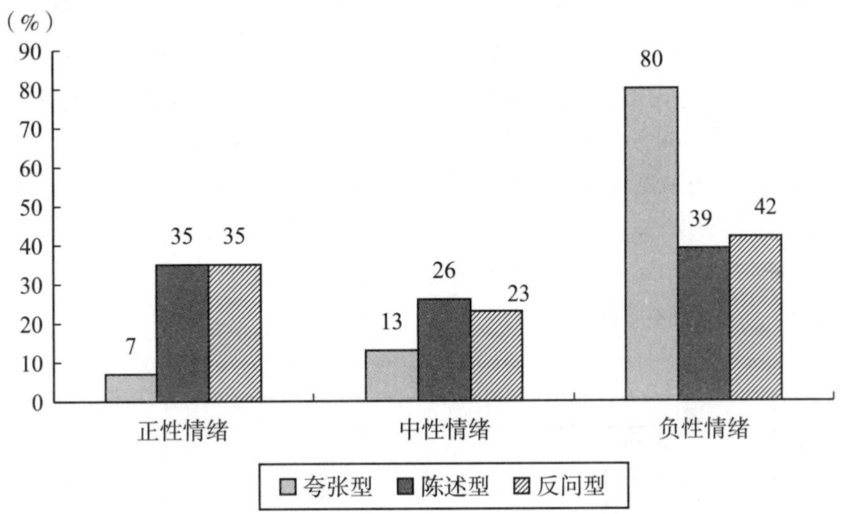

图5-9　三类社会情绪各击中次数百分比

对标题风格与引发情绪类型间的关系进行卡方检验，结果显示，$\chi^2=26.19$，$p<0.001$，表明不同标题组三类情绪的击中总次数显著不同，不同标题组与三类情绪击中次数之间存在弱相关，Cramer's $V=0.28$，$p<0.001$。为此，需要进一步明确何种标题类型更容易引发何种情绪。采用调整后标准残差判断各组差异，调整后标准残差绝对值大于2说明该数值观测频数与期望频数存在显著性差异（Haberman，1973）。不同标题组正性、负性和中性情绪击中次数合计及卡方检验调整后标准残差如表5-45所示。

表 5-45　　三类情绪击中次数合计及调整后标准残差

项目	组别	正性情绪	负性情绪	中性情绪
击中合计（调整后标准残差）	夸张型	4（-4.1）	48（4.9）	8（-1.7）
	陈述型	19（2.1）	21（-2.8）	14（1.2）
	反问型	20（2.1）	24（-2.3）	13（0.5）

从表 5-45 可以看出，夸张型组正性情绪调整后标准残差为 -4.1，说明被试不倾向于击中正性情绪，负性情绪调整后标准残差 4.9，说明被试倾向于击中负性情绪；陈述型组正性情绪调整后标准残差为 2.1，说明被试倾向于击中正性情绪，负性情绪调整后标准残差 -2.8，说明被试不倾向于击中负性情绪。反问型组正性情绪调整后标准残差 2.1，说明被试倾向于击中正性情绪，负性情绪调整后标准残差 -2.3，说明被试不倾向于击中负性情绪。中性情绪倾向性在三种标题类型下均无统计上的显著差异。结果表明，夸张型标题更容易引发负性情绪、抑制积极情绪，陈述型和反问型标题相对更容易引发正性情绪且抑制负性情绪。

单因素方差分析结果表明不同类型的标题风格对医患信任水平有显著影响 $F_{(2,56)}=32.75$，$p<0.001$，$\eta^2=0.55$。事后多重检验发现，陈述型组医患信任水平（$M \pm SD = 37.60 \pm 5.13$）显著高于反问型组（$M \pm SD = 27.33 \pm 5.25$），$t_{(35)}=2.01$，$p<0.05$，Cohen's $d=0.45$；陈述型组医患信任水平（$M \pm SD = 37.60 \pm 5.13$）显著高于夸张型组（$M \pm SD = 26.58 \pm 3.73$），$t_{(37)}=7.03$，$p<0.001$，Cohen's $d=0.65$；而夸张型组和反问型组间医患信任水平无显著差异，$t_{(35)}=1.89$，$p=0.08$（见图 5-10）。

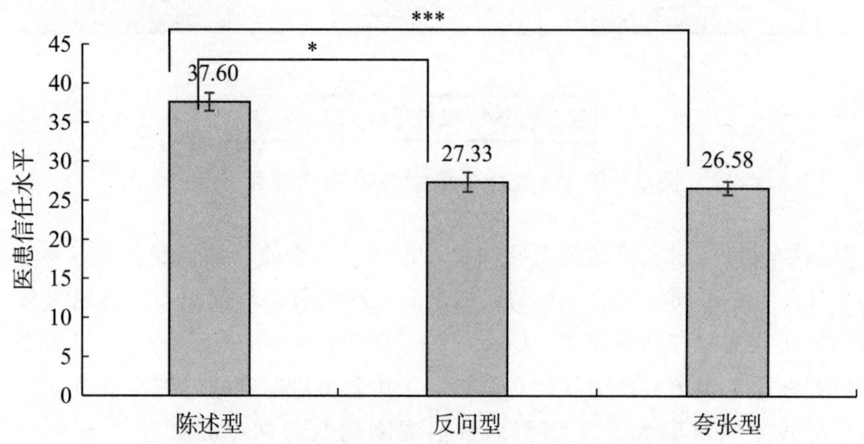

图 5-10　不同标题组对医患信任水平的影响

注：* 表示 $p<0.05$；*** 表示 $p<0.01$。

综上所述，实验假设 5 - 16 在视频报道条件下得到验证。

（二）实验 5 - 1b：报道顺序对受众情绪与医患信任的影响

1. 实验设计

实验 5 - 1b 采用单因素实验设计，测量两种报道顺序（即顺叙、倒叙）的实验情境下被试医患社会情绪及医患信任水平差异。

2. 被试

在宁波市某小区采用方便取样法选取近 6 个月有就医经历的成年人（排除医务工作者、新闻工作者及之前看过实验涉及的真实医患纠纷新闻报道者），年龄区间为 24 ~ 43 岁，中位数年龄 34 岁。剔除未通过操纵检验的被试，有效被试共 47 人，其中女性 27 人，男性 20 人；顺叙组 24 人，倒叙组 23 人。被试均独立完成实验程序。

3. 实验材料的编制与评估

按照实验目的将实验 5 - 1a 提及的原始素材制作成两组视频。第一组新闻是以时间为主线的顺叙方式进行报道，即先是患者讲述加解说词，再医方讲述加解说词，接着是医患双方对峙探讨医患纠纷形成原因及事情结局；第二组是以倒叙方式进行报道，将医患双方对峙片段内容放置前面。两组视频均无标题，在素材内容、报道时长、配音解说等方面完全相同。

视频制作完成后，同实验 5 - 1a 对其现实有效性进行评估，两组视频材料总有效性评估结果为 93%。

4. 医患社会情绪和医患信任水平测量工具

同实验 5 - 1a。

5. 实验程序

同实验 5 - 1a。

6. 实验结果

两个实验组被试击中的各种社会情绪词击中次数如表 5 - 46 所示。

表 5 - 46　　不同报道顺序医患社会情绪击中次数

顺序类型	正性情绪				负性情绪								中性情绪	
	友善	感激	乐观	快乐	焦虑	愤怒	恐惧	冷漠	悲伤	厌恶	怨恨	嫉妒	平静	惊讶
顺叙	4	0	1	0	12	9	4	0	9	7	4	0	10	12
倒叙	5	1	2	0	13	7	3	5	12	3	6	0	4	8

将每组正性、中性、负性情绪词击中总次数百分比进行统计，如图 5 - 11 所示。

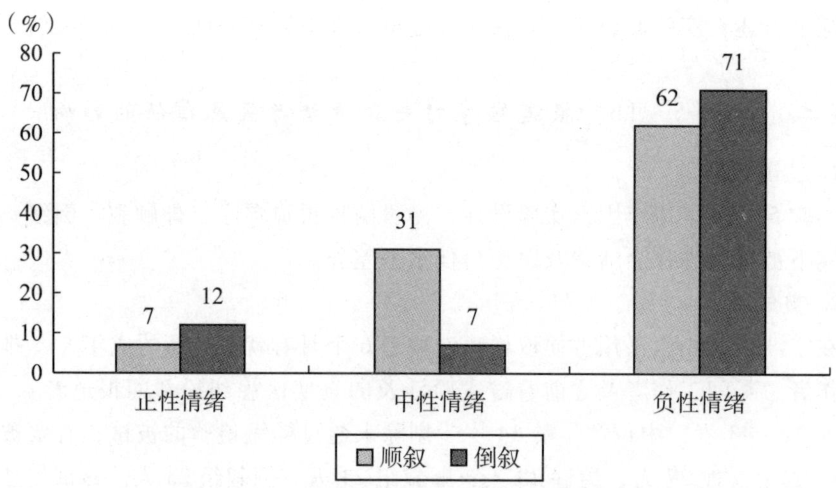

图 5-11　三类社会情绪各击中次数百分比

采用卡方检验分析报道顺序与情绪类型的关系，结果显示，$\chi^2=3.74$，$p=0.154$，表明不同顺序组的三类情绪的击中次数无显著性差异。

为检验报道顺序对医患信任的影响，进行独立样本 t 检验，结果发现顺叙组医患信任水平（$M\pm SD=26.25\pm6.69$）与倒叙组医患信任水平（$M\pm SD=27.39\pm4.79$）无显著性差别，$t_{(46)}=0.449$，$p=0.506$（见图 5-12）。

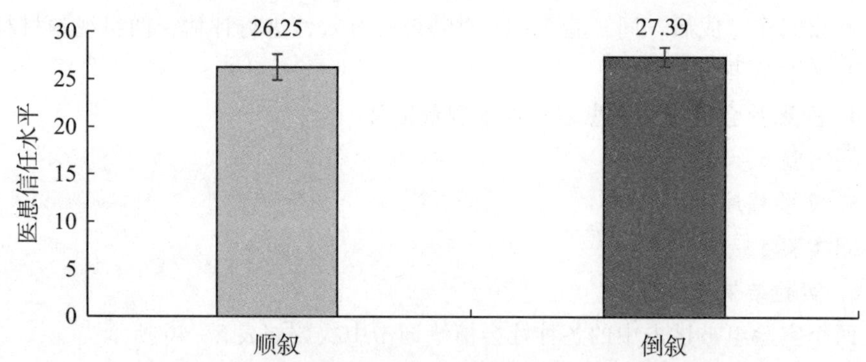

图 5-12　不同顺序组对医患信任水平的影响

注："I"字型竖线表示标准差。

综上所述，实验假设 5-17 在视频报道条件下未得到验证。

（三）实验 5-1c：报道篇幅对受众情绪与医患信任的影响

1. 实验设计

实验 5-1c 采用单因素实验设计，测量两种报道篇幅（即单篇、连续）的实验情境下被试医患社会情绪及医患信任水平差异。

2. 被试

在宁波市某小区采用方便取样法选取近6个月有就医经历的成年人（排除医务工作者、新闻工作者及之前看过实验涉及的真实医患纠纷新闻报道者）年龄区间为34～64岁，中位数年龄42岁。剔除未通过操纵检验的被试，有效被试40人，其中女性28人，男性12人，单篇组18人，连续组22人，被试均独立完成实验程序。

3. 实验材料的编制与评估

按照实验目的将实验5－1a提及的原始素材制作成两组视频。第一组新闻是以完整的单篇形式报道；第二组是将完整的单篇报道按照时间节点划分为三个独立分篇报道。两组视频新闻均无标题，在素材内容相同、报道时长、配音解说等方面完全相同。

视频制作完成后，同实验一对其现实有效性进行评估，两组视频材料总有效性评估结果为91%。

4. 医患社会情绪和医患信任水平的测量工具

同实验5－1a。

5. 实验程序

连续报道组观看第一篇报道并回答涉及患者伤势的检验题目；间隔24小时左右被试观看第二篇报道并回答涉及纠纷医院的检验题目；再间隔24小时左右被试观看第三篇视频新闻并回答涉及患者出院原因的检验题目，然后要求被试依次填写医患社会情绪问卷、医患信任水平量表和个人信息。其他程序同实验5－1a。

6. 实验结果

两个实验组被试击中的各种社会情绪词次数如表5－47所示。

表5－47　不同篇幅医患社会情绪击中次数

篇幅类型	正性情绪				负性情绪								中性情绪	
	友善	感激	乐观	快乐	焦虑	愤怒	恐惧	冷漠	悲伤	厌恶	怨恨	嫉妒	平静	惊讶
单篇报道	4	7	1	1	10	8	5	2	5	2	0	0	6	3
连续报道	5	5	2	1	12	6	2	6	8	4	2	0	11	2

将每组正性、中性、负性情绪词击中总次数百分比进行统计，如图5－13所示。

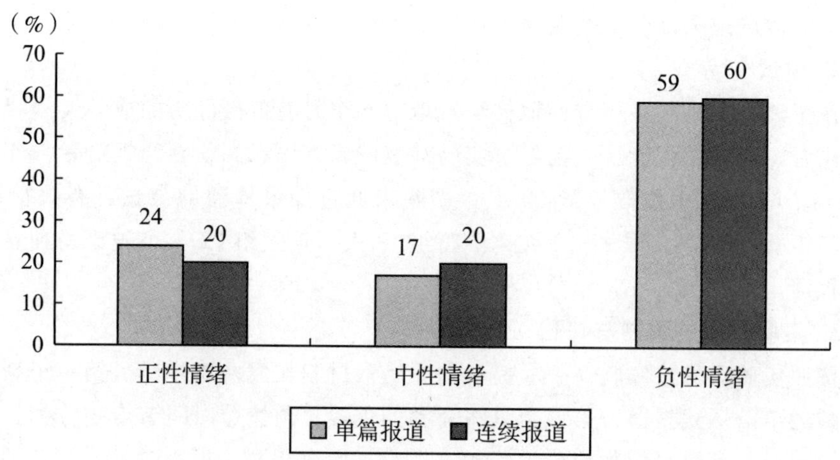

图 5-13　三类社会情绪各击中次数百分比

对篇幅组别与击中情绪类型关系的卡方检验结果显示，$\chi^2 = 0.42$，$p = 0.810$，表明不同篇幅组的三类情绪的击中次数无显著性差异。

为检验报道篇幅对医患信任的影响，进行独立样本 t 检验，结果发现单篇报道组医患信任水平（$M \pm SD = 27.83 \pm 5.25$）显著高于连续报道组医患信任水平（$M \pm SD = 23.31 \pm 4.52$），$t_{(38)} = 4.55$，$p < 0.05$，Cohen's $d = 0.45$（见图 5-14）。

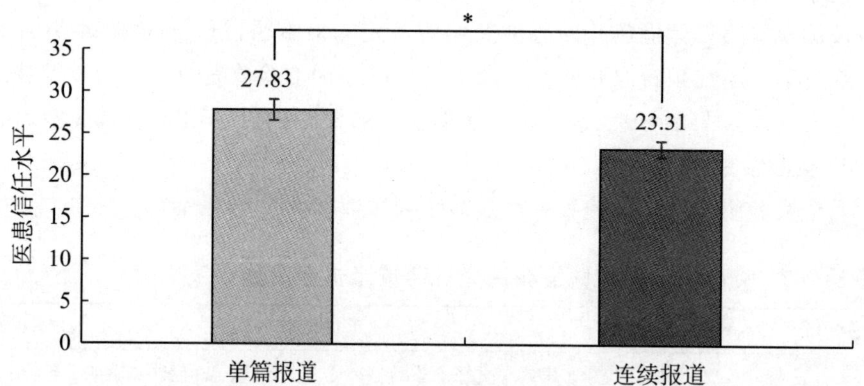

图 5-14　不同篇幅组对医患信任水平的影响

注：* 表示 $p < 0.05$。

综上所述，实验假设 5-18 在视频报道条件下得到验证。

三、实验5-2：文本报道中的媒体框架对受众情绪与医患信任的影响

本实验研究包括三个实验设计：

（一）实验5-2a：标题风格对受众情绪与医患信任的影响

1. 实验设计

同视频版实验5-1a。

2. 被试

在问卷星数据收集平台上选取近6个月有就医经历的成年人（排除医务工作者、新闻工作者及之前看过实验涉及的真实医患纠纷新闻报道者），年龄区间为21~58岁，中位数年龄32岁。剔除未通过操纵检验的被试，有效被试共80人，其中女性48人，男性32人；夸张型标题组27人，陈述型标题组28人，反问型标题组25人。被试均独立完成实验程序。

3. 实验材料及评估

按照实验目的将实验5-1a提及的原始素材改编成3组文字新闻。3组新闻标题风格同实验5-1a。3组新闻除标题外，在素材内容、文字篇幅等方面完全相同。

新闻改编完成后，聘请10位宁波市媒体从业人员以及传媒学院教育人员分别从8个维度对实验材料进行专业评估，考察实验文本材料的现实有效性。评估维度如下：(1) 文本信息是否完整；(2) 文本表达是否简洁；(3) 新闻要素交代是否完整；(4) 新闻结构是否严谨；(5) 有无倾向性报道；(6) 新闻格式是否规范；(7) 新闻逻辑是否清晰；(8) 文本材料是否达到发布水平。每位专业人士就上述问题进行是否二分回答，除第5条外，对每一题项若答“是”视为材料在此维度上有效。3组视频材料总有效性评估结果为100%，说明这些材料符合新闻专业报道的基本规范。

4. 医患社会情绪和医患信任水平的测量工具

同实验5-1a。

5. 实验程序

由问卷星数据收集平台在网络上招募符合实验条件的被试参与实验。指导语部分向被试说明实验伦理及相关注意事项，获取知情同意后被试被随机分配至3个实验条件之一。被试随后在指定时间内阅读完与其实验条件匹配的文字新

闻。被试作答有效性检验及后续程序同实验 5-1a。

6. 实验结果

对 3 个实验组被试击中的每种社会情绪词次数统计，结果如表 5-48 所示。

表 5-48　　不同标题风格医患社会情绪击中次数

标题类型	正性情绪				负性情绪								中性情绪	
	友善	感激	乐观	快乐	焦虑	愤怒	恐惧	冷漠	悲伤	厌恶	怨恨	嫉妒	平静	惊讶
陈述型	3	4	2	0	10	12	4	3	11	5	6	0	7	17
反问型	1	1	0	0	9	17	5	2	9	8	9	0	0	14
夸张型	1	0	1	0	15	16	5	6	10	4	6	0	1	16

将每组正性、中性、负性情绪词击中总次数百分比进行统计，如图 5-15 所示。

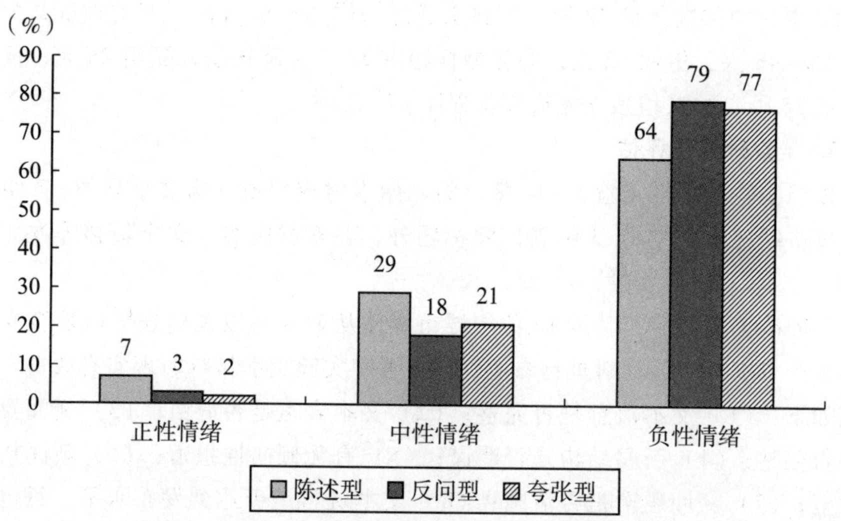

图 5-15　三类社会情绪各击中次数百分比

对标题风格与引发情绪类型间的关系进行卡方检验，结果显示：$\chi^2 = 10.781$，$p < 0.05$，表示不同标题组的三类情绪的击中次数显著不同，不同标题组与三类情绪击中次数之间存在弱相关，Cramer's $V = 0.21$，$p < 0.05$。为此，需要进一步明确何种标题类型更容易引发何种情绪。不同标题组正性、负性和中性情绪击中次数合计及卡方检验调整后标准残差如表 5-49 所示。

表 5-49　三类情绪击中次数合计及调整后标准残差

项目	组别	正性情绪	负性情绪	中性情绪
击中合计/调整后标准残差	夸张型	2 (-1.4)	62 (1.2)	17 (-0.5)
	陈述型	9 (2.7)	51 (-2.8)	24 (1.5)
	反问型	2 (-1.3)	59 (1.6)	14 (-1.1)

从表 5-49 可以看出，陈述型组正性情绪调整后标准残差为 2.7，说明被试倾向于击中正性情绪，负性情绪调整后标准残差 -2.8，说明被试不倾向于击中负性情绪，中性情绪无显著性倾向。正性、负性和中性情绪在夸张型组和反问型组均无统计上的显著差异。结果表明，陈述型标题更容易引发正性情绪并抑制负性情绪。

使用单因素方差分析，发现不同类型的标题风格对医患信任产生显著性影响 $F_{(2,79)}=6.70$，$p<0.01$，$\eta^2=0.148$。事后多重检验发现，陈述型组医患信任水平（$M \pm SD=25.46 \pm 5.29$）显著高于夸张型组（$M \pm SD=20.56 \pm 2.87$），$t_{(53)}=-4.30$，$p<0.001$，Cohen's $d=0.84$；夸张型组医患信任水平（$M \pm SD=20.56 \pm 2.87$）与反问型组（$M \pm SD=23.16 \pm 6.24$）间无显著性差异，$t_{(50)}=-1.91$，$p=0.065$；陈述型组医患信任水平（$M \pm SD=25.46 \pm 5.29$）与反问型组间（$M \pm SD=23.16 \pm 6.24$）无显著性差异，$t_{(51)}=1.46$，$p=0.152$。如图 5-16 所示。

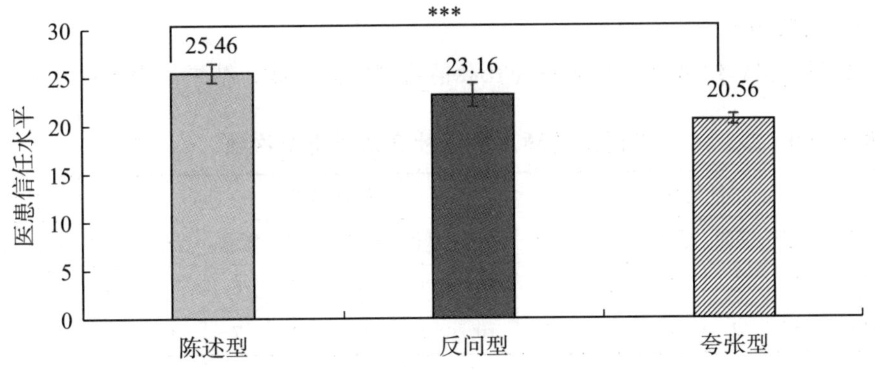

图 5-16　不同标题组对医患信任水平的影响

注：*** 表示 $p<0.001$。

综上所述，实验假设 5-16 在文本报道条件下得到验证。

（二）实验 5－2b：报道顺序对受众情绪与医患信任的影响

1. 实验设计

同视频版实验 5－1b。

2. 被试

在问卷星数据收集平台上选取近 6 个月有就医经历的成年人（排除医务工作者、新闻工作者及之前看过实验涉及的真实医患纠纷新闻报道者），年龄区间为 20～56 岁的被试 60 名，中位数年龄 34 岁。剔除未通过操纵检验的被试，有效被试共 54 人，其中女性 34 人，男性 20 人；顺叙组 28 人，倒叙组 26 人。被试均独立完成实验程序。

3. 实验材料及评估

按照实验目的将实验 5－1b 提及的原始素材改编成两组文字新闻。第一组是以顺叙方式进行报道，第二组以倒叙方式进行报道。两组文字均无标题，在素材内容、文字篇幅等方面完全相同。

新闻改编完成后，对其现实有效性进行评估（同实验 5－2a），两组材料总有效性评估结果为 90%。

4. 医患社会情绪和医患信任水平测量工具

同实验 5－1a。

5. 实验程序

同实验 5－2a。

6. 实验结果

对两个实验组被试击中的每种社会情绪词次数统计，结果如表 5－50 所示。

表 5－50　　不同报道顺序医患社会情绪击中次数

顺序类型	正性情绪				负性情绪								中性情绪	
	友善	感激	乐观	快乐	焦虑	愤怒	恐惧	冷漠	悲伤	厌恶	怨恨	嫉妒	平静	惊讶
顺叙	5	2	3	1	9	14	3	4	10	6	8	0	6	13
倒叙	6	2	4	1	8	10	2	3	11	7	8	0	5	11

将每组正性、中性、负性情绪词击中总次数百分比进行统计，如图 5－17 所示。

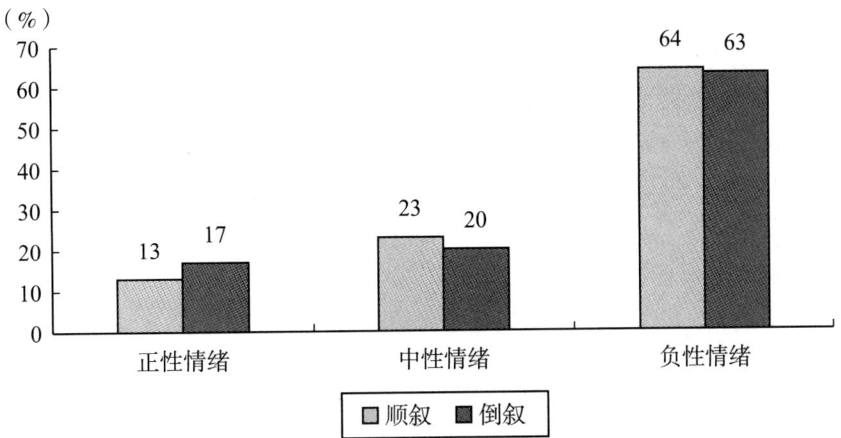

图 5-17 三类社会情绪各击中次数百分比

采用卡方检验分析顺序组与情绪类型的关系，结果显示，$\chi^2 = 0.445$，$p = 0.908$，表示不同顺序组的三类情绪的击中次数无显著性差异。

为检验报道叙事顺序对医患信任的影响情况，进行独立样本 t 检验，结果发现倒叙组医患信任水平（$M \pm SD = 25.81 \pm 4.19$）显著高于顺叙组医患信任水平（$M \pm SD = 23.23 \pm 4.80$），$t_{(52)} = -2.063$，$p < 0.05$，Cohen's $d = 0.40$（见图 5-18）。

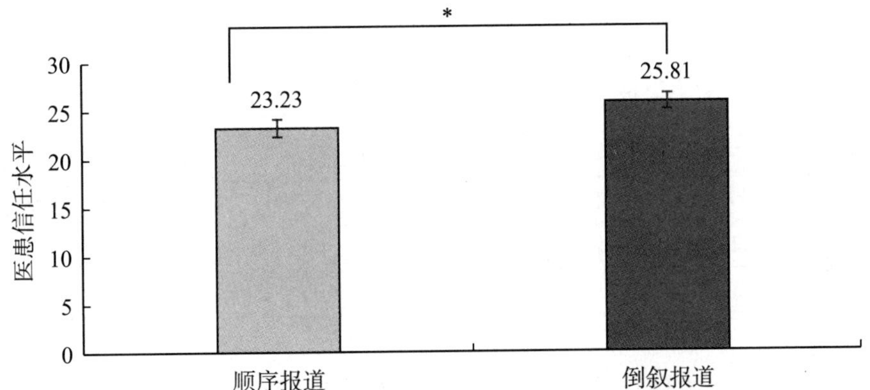

图 5-18 不同顺序组对医患信任水平的影响

注：* 表示 $p < 0.05$。

综上所述，实验假设 5-17 在文本报道条件下得到验证。

（三）实验 5-2c：报道篇幅对受众情绪与医患信任的影响

1. 实验设计

同视频版实验 5-1c。

2. 被试

在问卷星数据收集平台上选取近6个月有就医经历的成年人（排除医务工作者、新闻工作者及之前看过实验涉及的真实医患纠纷新闻报道者），年龄区间为24～56岁，中位数年龄34岁。剔除未通过操纵检验的被试，有效被试共47人，其中女性28人，男性12人；单篇报道组28人，连续报道组26人。被试均独立完成实验程序。

3. 实验材料及评估

按照实验目的将实验5－1c提及的原始素材改编成两组文字新闻。第一组新闻是以完整的单篇形式报道；第二组是将完整的单篇报道按照时间节点划分为三个独立分篇报道。两组文本新闻均无标题，在素材内容相同、文字篇幅等方面完全相同。

文本报道完成后，对其现实有效性进行评估（同实验5－2a），两组材料总有效性评估结果为89%。

4. 医患社会情绪和医患信任水平的测量工具

同实验5－1a。

5. 实验程序

同实验5－1c。

6. 实验结果

两个实验组被试击中的每种社会情绪词次数如表5－51所示。

表5－51　　报道篇幅对医患社会情绪击中次数

篇幅类型	正性情绪				负性情绪								中性情绪	
	友善	感激	乐观	快乐	焦虑	愤怒	恐惧	冷漠	悲伤	厌恶	怨恨	嫉妒	平静	惊讶
单篇	5	2	3	1	9	14	3	4	10	6	8	0	6	13
连续	4	3	2	0	8	7	1	8	13	4	10	1	8	9

将每组正性、中性、负性情绪词击中总次数百分比进行统计，如图5－19所示。

采用卡方检验分析报道篇幅与情绪类型的关系，结果显示，$\chi^2=0.127$，$p=0.980$，表示不同篇幅组的三类情绪的击中次数无显著性差异。

为检验报道数量对医患信任的影响情况，进行独立样本t检验，结果发现单篇组医患信任水平（$M\pm SD=25.50\pm4.42$）显著高于连续组医患信任水平（$M\pm SD=22.92\pm4.33$），$t_{(52)}=-2.163$，$p<0.05$，Cohen's $d=0.42$（见图5－20）。

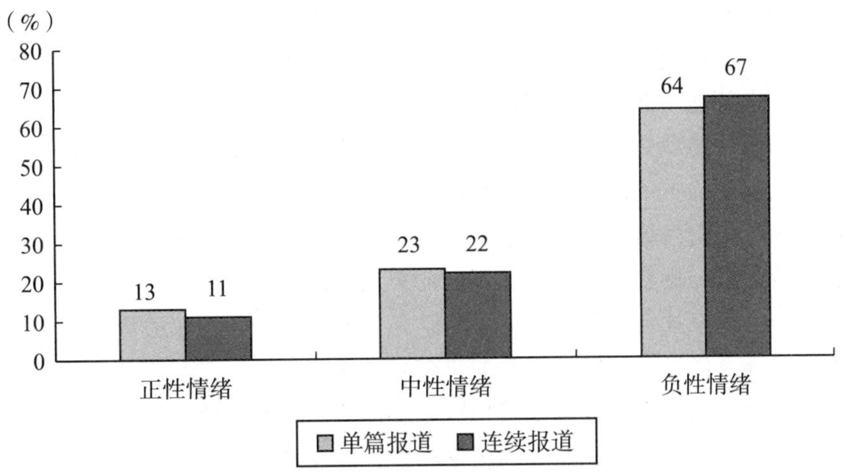

图5-19　三类社会情绪各击中次数百分比

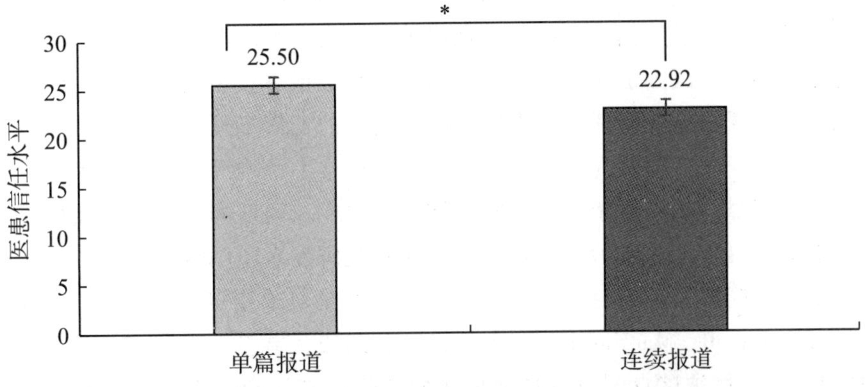

图5-20　不同篇幅组对医患信任水平的影响

注：* 表示 $p<0.05$。

综上所述，实验假设5-18在文本报道条件下得到验证。

四、总讨论

实验结果表明，新闻报道框架在运用得当的情况下可有效提升患方对医方的信任水平。新闻标题是媒体从业人员融思想、逻辑、事实等为一体匠心独运的点睛之笔，对受众情绪和刻板印象具有启动作用。涉医新闻报道要杜绝“标题党”，但也要擅用修辞手法，合情合理地引导受众建构医患社会情绪和价值观念。相比于倒叙方式而言，以时间为主线的顺叙方式，即开篇为患方的诉求的新闻报道易引发受众脱离事件原因并造成关于情势发展的思维定势，更易造成医患间信任水平降低。但在视频版涉医新闻中，叙事方式对医患信任影响差异不显著，这可能是因为相比于文字版，新闻视频画面切换较快，首因效应尚不稳定以及思维定势尚未形成。也可能是因为视频新闻虽有助于受众对新闻内容进行多方位理解，但视频中对信息的隐藏式内嵌处理，使受众对重要信息和细节发生认知遗漏或理解偏差。连续报道这种离散化、碎片化甚至分篇新闻带有情绪化的叙事模式，在较大程度上满足了信息爆炸时代受众对简短、支离破碎、语焉不详但让人及时得到满足的内容需求，更容易产生对医不利的舆论场，削弱医患之间的信任。

媒介作为风险社会建构的主体之一，是为社会各种利益相关者搭建的话语平台。尤其是涉及医患新闻时，媒介如果带有“嗜好冲突”的特性，在报道话语策略上对医患纠纷或医疗事故甚至是伤医等事件的原因解释稍有差池，一旦激发受众负性情绪，将对医方形成巨大的舆论压力；抑或是媒介在新闻报道中字里行间把事件归咎给医方，不仅是对医方污名化的一种方式，更是破坏医患信任的一把锋利的匕首。在涉医新闻报道时，无论是视频新闻报道还是文本报道，在新闻标题、叙事顺序、报道篇幅等方面要更加谨慎，不失公允的情况下如实地展现事实原貌，尽可能提升医方形象，提升医患信任水平，促进医患关系和谐发展。

当然，涉医报道的新闻框架中影响医患信任的元素不只是标题风格、叙事顺序和报道篇幅，今后的研究可以深度挖掘新闻框架中影响医患信任的因素并进行补充完善。同时，不同框架元素通常会综合运用在一则新闻报道中，其中是否存在交互效应，也需进一步验证。再有，目前实验研究多还停留于采用主观报告的方式来研究新闻框架元素对被试的影响，研究结果容易受到“社会赞许性效应”的干扰（Podsakoff，MacKenzie and Podsakoff，2012；韦嘉、张春雨、赵永萍、张进辅，2016），使被试自觉或不自觉地倾向于提供其认为应当提供、而不是客观所想的答案。因此，后续研究还可采用眼动研究等方式采集数据，使研究结论更具客观性。

五、结论

本书通过实验探讨了新闻标题风格（夸张型、反问型、陈述型）、报道顺序（顺叙、倒叙）、报道篇幅（单篇报道、连续报道）对受众情绪和医患信任的影响。研究结果表明，在视频新闻条件下，标题风格对受众情绪和医患信任水平均有显著性影响：夸张型标题组更容易引发受众的负性情绪，抑制正性情绪，陈述型和反问型标题组更容易引发正性情绪且抑制负性情绪，陈述型标题组医患信任水平显著高于反问型组和夸张型组；报道顺序对受众情绪和医患信任水平均无显著影响；报道篇幅对受众情绪无显著影响，但对医患信任水平产生显著影响：单篇报道组医患信任水平显著高于连续报道组。在文本新闻条件下，标题风格对受众情绪和医患信任水平均产生显著影响：陈述型标题组更容易引发正性情绪且抑制负性情绪，陈述型标题组医患信任水平显著高于夸张型组；报道顺序对受众情绪无显著影响，对医患信任水平有显著影响：倒叙组医患信任水平显著高于顺叙组；报道篇幅对受众情绪无显著影响但对医患信任水平产生显著影响：单篇报道组医患信任水平显著高于连续报道组。

第七节　反驳文本对患方信任和道德判断的影响与机制

一、引言

（一）医患信任研究现状

医患信任缺失是世界范围内的普遍性问题，也是中国社会下的特殊难题。患者虽然可能高度信任现代医学，但对医生个体的道德水平和诊断水平却可能持怀疑态度（罗森伯格，2016）。患者在接受医生给出的诊疗信息时，是同时进行专业判断（技术信任）和道德判断（道德信任）的双重信任判断过程：既想确定医生给出的意见是否足够专业，又在判定医生是否存在可能损害患者利益的非治疗性动机，如过度治疗（Heather et al.，2017）或防御性治疗（defensive medicine），即为避免医疗风险与医疗诉讼而开具不必要的检查和药物、进行不必要的治疗、回避收治高危病人或高危治疗方案等（He，2014；谭亚，2011）。但由于医患之间存在知识的不对称性，这种天然存在的知识鸿沟与认知差异使得患方对医方进行可信度判断时，往往倾向于看重医德而非医技。因为后者通常超过其医学知识范畴，而道德判断却可脱离知识背景，从医患互动的细节，如医生的表情、语气等直观线索中加以推断。例如，在医患沟通中，医方更倾向采用逻辑判断、更重视客观证据与信息传递，而患方更倾向采用情感判断，更重视主观感受与和谐气氛（Clack，Allen，Cooper and Head，2004）；患方易从消极角度理解医方的某些中立的、无特定指向的言语（吕小康、赵晓繁，2019），并倾向于将医方的防御性医疗行为归因为个别医生或个别医院的“利欲熏心”，而医方则可能认为这只是医学诊断的不确定性和疾病治疗过程固有的多变性必然导致的结果（吕小康，2019）。这些都会造成医患之间的深层隔阂，不打破这种隔阂，医患沟通就无法顺畅地进行。

但目前致力于改善医患沟通、提升医患信任的心理学研究中，多重视提升医方个体的道德水平、服务态度和沟通技能等内容，进而改善患方的就医体验并提升患方对医信任水平（Dang，Westbrook，Njue and Giordano，2017；王敏、兰迎春、赵敏，2015；王廷婷、阎英、吕东阳、闫硕、林杰，2016）。这是一种着重改善医方对患方的信息沟通方式、重视医德培育和监管的“医方导向”策略。但是，单纯要求医方的技能提升或德性改善，可能过分拔高患方的就医期待，形成患者心中的医方有义务为自身健康负责的“无限责任意识”，并与医方群体自我保护式的“有限责任意识”之间的思维方式形成差异（孙祺媛、董才生，2015），从而在实质上恶化医患关系。为此，还需要有从患方导向的研究与实践加以弥补，才能更有效地改善医患之间的认知偏差与行为差异。

其实，医方群体的认知模式也非天然形成，而是后天长期培训的结果。严格的医学执业资格考试与长期的医疗实践，又使医方有更多机会接触到普通患者较少接触到的反常识、反直觉的医学知识，以及一些医疗中的意外与罕见病例。此外，潜在的医疗纠纷风险，也会使医方尽可能地按照医疗规范行事，避免出现个体化、情绪化的决策。因此，医方总体上会呈现偏重逻辑证据、熟稔“冷门”医学知识、容忍医疗结果不确定性并对可能的治疗风险和患方投诉风险进行提前规避等高度理性化的认知模式和行为倾向（Kim and Lee，2018；王鹏飞、尚鹤睿、曾诗慧，2018）。若能找到特定的方式对患者进行有效的教育，使患方的认知模式向医方的认知方式靠拢，就可在执行医方导向策略的同时，增加患方导向的策略，从而形成提升医患信任的合力。

（二）反驳文本研究的提出

早期研究发现，引导被试思考“相反的可能性”或者其他合理的替代结果，都可以达到降低认知偏差的效果（Lord，Lepper and Preston，1984；Hirt and Markman，1995）。近期的研究成果表明简单的干预也可以降低认知偏差并实现态度转变，如布鲁克曼和卡拉（Broockman and Kalla，2016）发现采用十分钟的鼓励性谈话就能持久减少人们对变性人的歧视。这可为降低患方认知偏差提供参考：能否通过特定的方式，使患方意识到自己先前的知识和主观直觉可能是错误的，从而促进自我反省和监控，在接受新的医学知识的过程中降低认知偏差，从而更加认同和理解医方的诊断与治疗意见，进而提升对医方的信任度？事实上，已有研究通过知识修正（knowledge revision）过程对个体先前获得的错误知识进行修正，其方式是提供反驳文本（refutation texts）。

反驳文本，即声明先前获得的知识是不正确的，然后直接反驳并同时提供正确的知识（Kendeou，Walsh，Smith and O'Brien，2014）。能够产生说服作用的反驳文本包含三个主要成分：明确的声明错误知识或信念；明确的反驳错误知识或信念（Guzzetti and Barbara，2000）；对正确知识或信念的解释（Kendeou，Smith and O'Brien，2013）。反驳文本有助于个体去学习反直觉的信息，促进批判性地思考（Hynd，2001）；同时，它还能够自发地促进新情境下的知识修正，在转换文本中能够激活之前学习到的正确知识（Beker，Kim，Boeke，van den Broeka and Kendeoub，2019）。

现实中人们虽普遍关注医学和健康的常识性知识，但往往无法保证所得知识的正确性。可设想通过使用反驳文本，使个体意识到自身已有的医学健康知识可能是错误的或匮乏的，并激发其对相关知识的兴趣，进而促使患方更为积极地看待医方的专业判断以及医学过程的一些例外情形，从而有意识地避免对医方一些负面的揣测与判断。当然，使个体接受违反直觉经验的观念是一个微妙且需要具有说服力的过程（Pyysiäinen，2003），明显的带有价值观的信息灌输，结果可能事倍功半、甚至适得其反。为此，在修正患方已有知识的过程中需要审慎选择，先暂时避开涉及过多情感和价值观的知识成分，而专注于相对客观、但又较少为患方认知到的医学与健康知识，以降低其对信念修正的心理阻抗，加速认知模式的转变。

（三）研究假设的提出

基于上述思考，预实验拟编制反驳文本干预材料，文本内容为患者通常不了解、经常出错、但又不涉及个体核心价值体验与医学信念的医学和健康知识，并采用问答的形式来呈现文本。在被试对相应题目进行回答之后，再提供正确答案及相应解析进行知识修正。通过分析被试的错答率及反馈，可估计一般意义上的被试对同样内容的错答率与知识修正信念。若能成功验证反驳文本材料的有效性，则可进一步验证反驳文本能否改变在具有医患群体认知差异的相关情境下对医生决策的道德判断模式，同时提升对医生决策的信任水平。

实验 5 -3 假设反驳文本能够促使患方产生认同医方决策的判断并提升患方信任水平。以“小孩反复发烧是否需要做骨髓穿刺检查”为刺激材料，该主题在儿童发烧就诊事件中具有一定的普遍性。某些家长可能认为做骨髓穿刺是医生想借此增加医院或个人的收入，而医生显然认为这是为了做出更准确的医学判断，因为不明原因的反复发烧确实可能是白血病的征兆（缪晓娟、邓锐、范方毅、何光翠、苏毅，2017）。将被试随机分组至提供反驳文本组和未提供反驳文本组（空白对照组），然后提供情境材料。在医生给出进行骨髓穿刺建议后，首先让被试预测材料中的患方是否会听从医生的建议，以验证反驳文本对被试的行为倾向的影响；然后让被试对医生的意图进行道德评价。再操纵材料中患方的不同行为反应（做检查 vs. 不做检查）及不同结果（后续未检出异常 vs. 后续检出白血病），验证反驳文本情境下的患方信任水平是否得到提升。

实验 5－4 在实验 5－3 的基础上探究反驳文本影响患方信任和道德判断的中介机制。医学实践的结果并非总是精确的，医患双方均需在不确定的医疗情境下做出判断和决策（Luther and Crandall，2011），同时需要双方共同的智慧去协调处理治疗现实中的诸多不完善之处。但是，无法忍受不确定性的个体，往往倾向于对刺激做出负性的评价（Koerner and Dugas，2008）。多数患方因为缺乏医学专业教育，其洞察自身医学知识、求医信念的局限性的能力水平可能较低，不易容忍特定事物的不确定性而总是期待理想化结果，尽管这种结果出现的可能性并不一定如个体所愿。相反，若能通过反驳文本促进患方提升其认知层面的反思，从而意识到一些貌似不可能发生的医学事实是客观存在，可假定其能提高对意外结果的容忍度；在此基础上，患方也有可能更合理宽容地看待医方未能在不确定情境中做出完全精准的判断，因而不会失去对医方决策的信任。由此，实验 5－4 以不确定性容忍度和对医宽容度作为影响患方信任和道德判断的中介变量，假设不确定性容忍度和宽容度在反驳文本对患方信任的提升和对医方道德判断的转变中起到链式中介作用，以进一步明确反驳文本促进和谐医患关系的作用机制。

实验 5－5 采用与实验 5－4 相同的患方信任问卷，要求被试根据自身就医或陪同就医体验来回答，以探究反驳文本的有效性是否具有脱离情境材料的普遍性。

二、预实验：反驳文本材料的编制及有效性检验

（一）研究方法

1. 被试

采用方便抽样法招募 103 名非生物医药类大学生参与实验。其中男生 56 人，女生 47 人，被试平均年龄为 21 岁（$SD = 1.13$）。以班级为单位在课间进行现场填写并回收，全部作答完即视为有效。103 份问卷全部有效。

2. 实验材料

浏览医学专业书籍和文献，按以下标准搜集题目：问题简短且易懂；属于生理、医学、健康领域的知识；可以通过直觉或常识进行判断。例如，“肾移植是指用健康肾源替换患者体内不健康的肾”（正确答案是错。肾移植是指将健康肾源移植到患者体内，一般不取出患者原有的不健康的肾，所以通常做了肾移植手

术的患者体内会比正常人多一个肾）、“直系亲属之间不宜相互输血”（正确答案是对，直系亲属间输血后发生移植物抗宿主病的概率比非亲属间输血要大得多，且这种并发症通常是致命的）。预期干预效果为，被试看到题目，直觉上认为自己会做对，但实际做完之后参考正确答案，却发现自己做错了。同时预期该过程可提醒被试反思自身的直觉判断是不准确的，进而启发其审慎思维。

基于以上标准，搜集10个条目。请1位内科主治医师、1位外科主治医师和2位临床医学研究生对上述10个条目进行评定，根据其建议保留5个条目作为预实验的反驳文本的问题材料（详见附录7第1部分）。正式反驳文本材料分为4个部分：问题、答案及解析、干预有效性自评和正确答案来源。其中，问题的回答形式为判断对错；反驳文本干预有效性的检验采取主观评分，让被试对“通过做题和阅读，我发现自己原有的认识不一定是对的”进行李克特5点计分。

3. 实验程序

在班级进行集体施测，由主试发放问题试卷，标题为“医学健康知识测试”。在被试作答完毕后发放正确答案及解析，要求被试仔细阅读并回答干预有效性自评题目。收回问卷后，对所有被试公布答案来源。

（二）结果与讨论

预实验的结果描述如表5－52所示。至少答错1题的总比率为94.2%。整体而言错答率较高，说明题目选取有效。错答情况只是从一个维度证明题目选取的有效性，即被试先前获得的知识以及直觉推断的知识是错误的。同时，由于题目为二元判断题，被试即使胡乱猜测也可以命中正确答案，故答案的分布存在一定的随机性。实验预期的结果是被试在完成题目及参看答案后，能够积极地认识到自己的原有看法并不一定是对的。因此还需对文本是否改变其之前的信念进行检验。干预有效性的检验采用“非常不同意”到“非常同意”的李克特5点计分，分数越高表示越认同；选择“同意”和“非常同意”的被试视为干预有效。结果发现，干预有效性百分比为78.6%。据此预计，在后续实验中有超过70%的被试能够成功应用此反驳文本。

表5－52　　　　预实验错答情况和干预有效性自评

项目	条件	人数	比率（%）
错答情况	全部正确	6	5.8
	错1题	16	15.5
	错2题	20	19.4

续表

项目	条件	人数	比率（%）
错答情况	错3题	25	24.3
	错4题	30	28.6
	全部错误	6	5.8
干预有效性自评	非常不同意	2	1.9
	不同意	4	3.9
	一般	16	15.5
	同意	48	46.6
	非常同意	33	32.0

三、实验5-3：反驳文本对患方信任和道德判断的影响

（一）研究方法

1. 实验设计

实验5-3采用2（反驳文本：干预组/控制组）×2（遵医嘱行为：做检查/不做检查）×2（检查结果：普通发烧/淋巴细胞白血病）的被试间设计。其中，反驳文本的控制组采用空白对照方式进行。因变量包括被试在不同实验阶段对材料中医生的道德判断以及最后对医生的信任水平。控制变量为性别、年龄、婚姻状况（已婚/未婚）和生育状况（已育/未育）。

2. 被试

实验对象为正在就医的医院患者及陪伴家属，以及最近6个月内有真实就医体验的18周岁以上被试，并排除有医学背景的被试。被试来自上海、西安、宁波、长春、天津五市的医院或社区，以“健康知识小测验”的名义在医院候诊区或住院病房，以及小区休闲场所进行测试。情境材料中包含关键的医疗信息和变量信息，在不同环节设置了相应的操纵检验题目，未能通过操纵检验的被试数据在后期予以删除。预设每个实验组的有效被试数为35人，考虑到预实验中78.6%的反驳文本成功率，并考虑被试不认真作答等情形，按20%估计无效被试率，因此计划每实验组的被试人数为45人。共发放实验问卷360（45×8）份，回收360份。其中51名被试未通过操作检查，将数据视为无效予以删除。得到有效被试309人，有效率为85.83%。其中男性137人，女性172人；平均年龄为31岁（$SD=8.91$）。

3. 实验材料

实验 5-3 的材料包含两个部分：第一部分为预实验中编制并验证的反驳文本材料；第二部分为自编的医患互动情境材料（详见附录 7 第 2 部分），要求被试仔细阅读并根据情境材料作答，测量被试对材料中医生的道德判断和信任等。

情境材料以“小孩发烧，医生建议做骨髓穿刺检查”为主题进行编制，并以简易漫画形式呈现，以提高可读性（见图 5-21）。

从目前的检查结果来看，血象异常，建议做骨髓穿刺。
王先生
医生
1
血象异常是什么意思，为什么要做骨髓穿刺？
一两句话很难解释清楚，简单说就是，反复发烧一般是由感染导致的，但不能排除血液疾病的可能性。
王先生
医生
2
骨髓穿刺是不是会很痛苦？费用是多少呢？
这个检查是会遭受一些痛苦，总费用大约是500元，但检查结果比较准确。
王先生
医生
3
医生，可以不做这个检查吗？直接给拿一些退烧药不行吗？
如果不做检查，出了问题，你要自己承担后果。
王先生
医生
4

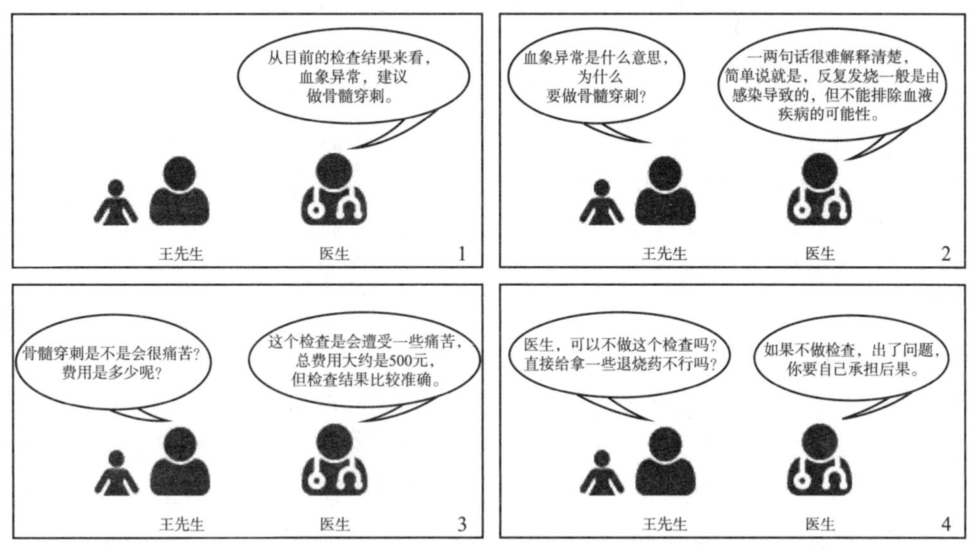

图 5-21　医患对白情境

材料的背景设置为王先生因孩子反复发烧，带孩子来医院做检查。在做完血常规检查后，还不能确诊病情，医生建议做骨髓穿刺检查。面对此情境，王先生无法进行有效的决策，并要求医生对此做出解释。医生对王先生的疑问做出了简单的回应。现实中，医生做出这一建议具备医学理由，因为血常规检查不能确诊病情且血常规异常、患者是儿童且反复发烧，医生确实需要通过骨髓穿刺来排除恶性疾病的可能性。材料语句呈现力求简洁、中性。例如，医生在面对王先生的疑问时说：“一两句话很难解释清楚”，这句话如果用不同的语气，就会体现出完全不同的态度。既可以是平和的，也可以是不耐烦的，留待被试做出主观理解。而不同的主观理解，会引导被试对医生的道德判断和信任水平做出不同的判断。实验初始材料编制完成后，请预实验中的专家对材料设计的合理性以及医学知识的准确性做出评估，修改后正式定稿。

在要求被试对王先生是否配合医生建议进行检查做出预测以及对医生进行道德判断后，随机给出以下 4 种情境之一（做了检查，最后结果为普通发烧；做了检查，最后检出淋巴细胞白血病；不做检查，最后结果为普通发烧；不做检查，最后检出淋巴细胞白血病）。具体表述见附录 7 第 2 部分。呈现情境材料后再测量被试对材料中医生的道德判断和信任程度。

4. 测量工具

道德判断测量：鉴于意图推断在道德判断中具有重要作用（Young et al.，2007），实验 5 - 3 采用意图推断对道德判断进行操作性定义。要求被试对下面两句话进行李克特 5 点计分："医生建议做骨髓穿刺的目的是多赚钱"（反向计分）和"医生建议做骨髓穿刺的目的是更明确地诊断"。分数越高，被试对材料中医生的道德判断越高，反之越低。

患方信任测量：采用吕小康等（2020）编制的《中国医患信任量表》患方量表的 B 部分（详见附录 7 第 3 部分），用于测量患者对医生个体的人际信任水平，共 13 个条目，采用李克特 5 点计分，其中第 8 题反向计分。总分分数越高，代表对医生的信任度越高。该部分量表内容与实验中情境材料的设置具有较高的契合度，专家评定肯德尔和谐系数为 0.81；同质性系数 α 为 0.95，2 周重测信度为 0.91。

5. 实验程序

为尽量丰富被试的地域分布，在学校统一培训心理学研究生为调查员，后赴上海、西安、宁波、长春、天津 5 个城市提前建立合作关系的三级甲等医院（各 2 所），以及自行选择的城市社区（各 2 个）作为调查点。本实验采用现场一对一的形式进行问卷填写，先获得其知情同意，然后将被试随机地分配至反驳文本材料干预组和控制组。在干预组被试作答完题目后，提供正确答案和解析，然后对被试提供医患情境材料，并要求其回答后续问题；对控制组被试直接提供情境材料，并要求其回答后续提问。具体步骤如下：

步骤一：呈现情境描述和医患对白，情境描述内容如下：

王先生的孩子今年六岁，近两个星期反复发烧，于是王先生带孩子来到当地的一家综合门诊。医生询问完基本症状后，要求做完血常规检查再来问诊。王先生带着孩子做完血常规后，与医生进行了如下对话。

医患对白部分为使被试更好地进入医患互动情境以及减轻阅读负担，采用漫画和文字组合的形式（见图 5 - 21）。

步骤二：填写操作检验题目。要求被试回答医生建议做的检查项目和骨髓穿刺检查的费用，两道题目全部做对的数据作为有效数据，答错 1 题即视为无效数据，在后续分析过程中予以删除。

步骤三：要求被试预测材料中王先生是否会听从医生的建议，回答"是"或"否"；要求被试对医生的建议进行意图判断（道德判断前测）。

步骤四：对被试随机呈现 4 种情境之一。每个调查员提供给被试一个装着 4

支外观完全一致的中性笔笔筒，但每支笔底部标有编码（分别为 a、b、c、d）。要求被试随机从中选择 1 支笔，之后以“检验笔是否好用”为由查看笔底部编码。根据编码数字，对被试提供不同的情境材料（a 为做检查/普通发烧，b 为做检查/淋巴细胞白血病，c 为不做检查/普通发烧，d 为不做检查/淋巴细胞白血病）。

步骤五：要求被试对医生的建议进行意图判断（道德判断后测），并填写患方信任量表。

步骤六：填写性别、年龄、婚育状况等基本信息后收回问卷，检查作答完整性，发放实验礼品，并解释实验目的。

（二）结果与讨论

1. 反驳文本干预的有效性检验

与预实验结果一致，数据结果显示被试误答百分比为97.4%，干预有效百分比为80.6%。实验5-3的反驳文本干预有效。

2. 控制变量

各自以道德判断前测、道德判断后测和患方信任为因变量，以性别（0=男，1=女）、年龄（连续变量）、婚姻状况（0=未婚，1=已婚）、生育状况（0=未育，1=已育）为控制变量，分别建立因变量与控制变量的回归方程；再加入反驳文本干预、遵医嘱行为和检查结果3个自变量，联合前述控制变量对因变量建立多元线性回归方程。结果发现，在两组方程中，性别、年龄、婚姻和生育状况对道德判断前后测和患方信任的预测作用均不显著（详见附录7中的表A7-1），故在后续分析中不作为控制变量。

3. 反驳文本对道德判断前测的影响

反驳文本组（$n=155$）道德判断前测的平均分为7.52（$SD=1.69$），控制组（$n=154$），道德判断前测的平均分为6.32（$SD=1.99$）。以干预措施为自变量，道德判断前测为因变量，做独立样本 t 检验。结果显示，反驳文本干预对道德判断前测的影响显著，$t_{(307)}=5.74$，$p<0.001$，$d=0.65$。实验组的被试更倾向于判断医生建议做骨髓穿刺检查是为了明确的诊断，对医生的道德水平判断较高。

4. 反驳文本对被试预测患方行为的影响

反驳文本组（$n=155$）预测王先生会带孩子做检查的人数为104人（67.1%），控制组（$n=154$）预测王先生会带孩子做检查的人数为83人（53.9%），反驳文本组预测做检查的概率显著高于控制组，双样本比例差检验的 $p=0.012$（单侧检验）。说明反驳文本可以显著提升被试预测情境材料中王先生听从医生建议的可能性，据此可推论接受反驳文本可提升患方的医嘱依从性。

5. 反驳文本干预对道德判断后测和信任的影响

反驳文本干预实验组和控制组中不同行为方式和检查结果条件下道德判断和患方信任得分的结果描述如表5-53所示。

表5-53　反驳文本干预、行为方式及检查结果条件下道德判断和患方信任得分

反驳文本	遵医嘱行为	检查结果	n	道德判断（后测）	患方信任
				$M \pm SD$	$M \pm SD$
实验组	做检查	普通发烧	40	7.63 ±1.72	44.85 ±8.01
		淋巴细胞白血病	41	8.39 ±1.26	49.10 ±5.83
	不做检查	普通发烧	36	6.92 ±1.61	43.17 ±9.48
		淋巴细胞白血病	38	8.82 ±1.14	47.18 ±8.06
控制组	做检查	普通发烧	42	5.95 ±2.32	35.40 ±10.97
		淋巴细胞白血病	38	7.13 ±1.61	41.05 ±9.41
	不做检查	普通发烧	38	5.21 ±2.04	34.39 ±8.31
		淋巴细胞白血病	36	7.78 ±1.40	45.64 ±8.22

以道德判断（后测）和患方信任为因变量，对数据进行2（反驳文本：实验组/控制组）×2（遵医嘱行为：做检查/不做检查）×2（检查结果：普通发烧/淋巴细胞白血病）的三因素方差分析。结果显示，反驳文本干预对道德判断影响显著，$F_{(1,301)}=54.51$，$p<0.001$，$\eta^2=0.15$，反驳文本组被试更倾向于认为医生建议做骨髓穿刺检查是为了明确的诊断；检查结果对道德判断的影响显著，$F_{(1,301)}=69.55$，$p<0.001$，$\eta^2=0.19$，当检查结果为淋巴细胞白血病时，被试更倾向于认为医生建议做骨髓穿刺检查是为了明确的诊断；遵医嘱行为和检查结果的交互作用显著（见图5-22），$F_{(1,301)}=10.76$，$p=0.001$，$\eta^2=0.04$；遵医嘱行为对被试道德判断的影响不显著。

简单效应分析结果发现，遵医嘱行为在检查结果的两个水平上的效应方向相反。在检查结果为普通发烧的情况下，做检查组的被试更倾向于认为医生建议做骨髓穿刺检查是为了明确的诊断，而不做检查组的被试更倾向于认为医生是为了经济利益，$F_{(1,154)}=7.18$，$p=0.008$，$\eta^2=0.02$；在检查结果为淋巴细胞白血病的条件下情况刚好相反，不做检查组被试更倾向于认为医生建议做骨髓穿刺是为了明确的诊断（边缘显著），$F_{(1,151)}=3.69$，$p=0.051$，$\eta^2=0.01$。

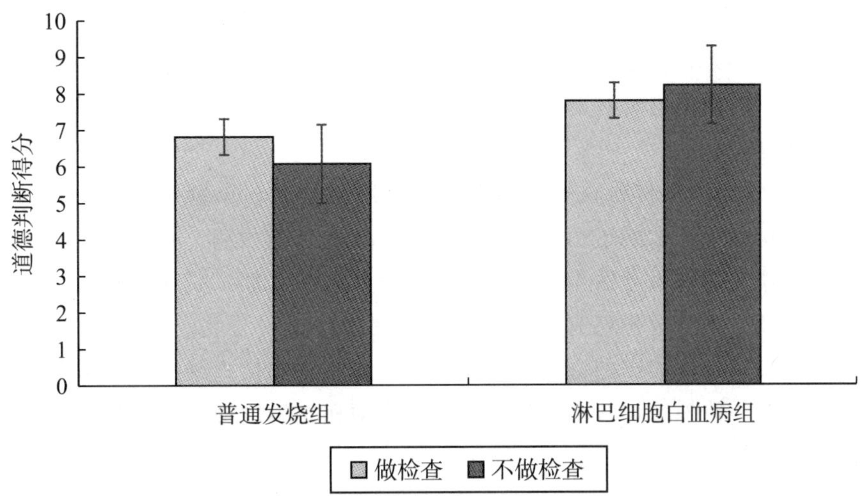

图 5-22　不同检查结果条件下遵医嘱行为对道德判断的影响

同时，反驳文本干预对信任的影响显著，$F_{(1,301)} = 50.08$，$p < 0.001$，$\eta^2 = 0.14$，反驳文本组被试对医生的信任得分显著高于控制组；检查结果对信任的影响显著，$F_{(1,301)} = 40.99$，$p < 0.001$，$\eta^2 = 0.12$，检查结果为淋巴细胞白血病组的信任得分显著高于普通发烧组；反驳文本干预和检查结果的交互作用显著，$F_{(1,301)} = 4.82$，$p = 0.029$，$\eta^2 = 0.02$（见图 5-23）。

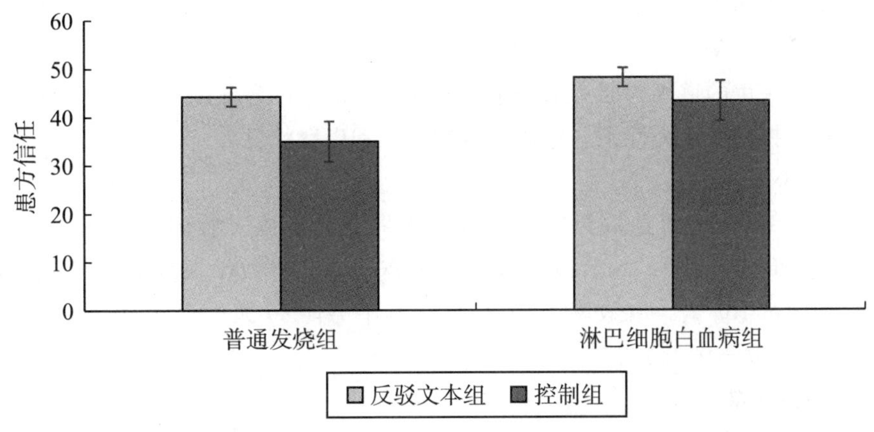

图 5-23　不同检查结果条件下反驳文本对患方信任的影响

简单效应分析结果发现，反驳文本干预的实验组和控制组的两个水平上，检查结果从一个水平到另外一个水平的变化引起的因变量的变化趋势一致，但是变化幅度不一致。反驳文本干预的有效性在检查结果为普通发烧的水平上的变化幅度大于其在淋巴细胞白血病上的变化幅度。也就是说，在检查结果为普通发烧时，反驳文本对信任的影响效果更加明显。检查结果本身是影响被试是否信任医生的关键因素，即在检查结果为淋巴细胞白血病的情境下，控制组的被试也会倾向于认为医生的建议是合理的，对医生的信任度较高。被试以最终的结果作为对信任的主要评价标准。

实验5-3的情境材料在呈现最终的检查结果之前，设置了相应的题目，以考察被试对材料中医生的道德判断以及对王先生的行为预测。这实际上是引导被试在结果呈现之前先思考医生的意图。可进一步思考：如果直接将检查结果呈现给被试，反驳文本是否仍然有效，其作用机制是什么？为此，实验5-4采用直接将医疗结果呈现给被试的方式，探讨反驳文本干预和检查结果对患方信任及道德判断的影响。此外，加入不确定性容忍度和对医宽容度两个变量作为探究作用机制的中介变量。

四、实验5-4：反驳文本和检查结果对患方信任和道德判断的影响及机制

（一）研究方法

1. 实验设计

实验2采用2（反驳文本：干预组/控制组）×2（检查结果：普通发烧/淋巴细胞白血病）的被试间设计。其中，反驳本文控制组采用空白对照。因变量为被试对材料中医生的道德判断和信任水平。加入不确定性容忍度和对医宽容度作为中介变量，控制变量为性别、年龄、婚姻状况和生育状况。

2. 被试

实验5-4被试的选取标准与实验一相同。共发放实验问卷180（45×4）份，回收180份，其中15名被试未通过操作检查，将数据视为无效予以删除。得到有效被试165人，有效率为91.67%。其中男性86人，女性79人，平均年龄为33岁（$SD=9.08$）。

3. 实验材料

实验5-4的材料分为两部分：第一部分为预实验中编制并验证的反驳文本材料，对于实验组被试呈现反驳文本材料后测量被试的不确定性容忍度和对医宽容度，控制组被试直接测量不确定容忍度和对医宽容度；第二部分为自编的医患互动情境材料，材料中的情境描述部分和医患对白部分与实验5-3相同，在被试阅读完对白后直接向被试提供检查结果。随机给出以下两种情境之一（普通发烧 vs. 淋巴细胞白血病）。呈现情境后再测量被试对材料中医生的道德判断和信

任程度。

4. 测量工具

不确定性容忍度测量：采用张亚娟、宋继波、高云涛、武圣君、宋蕾、苗丹民（2017）翻译的不确定性容忍度量表简版（详见附录7第4部分），内部一致性信度为0.70～0.88，重测信度为0.70～0.78。具有较好的结构效度，验证性因素分析结果显示拟合指标良好。此量表共有12个条目，采用李克特5点计分。使用反向计分方式，总分分数越高，不确定性容忍度越高。

对医宽容度测量：采用吕小康、汪新建、张慧娟、刘颖、张曜和王骥（2019）编制的医患社会心态问卷（患方卷）中的医患宽容度分问卷的对医宽容条目（详见附录7第5部分）。问卷内部一致性系数在0.757～0.932之间，两周重测信度在0.632～0.759之间，专家评定效度良好。使用医患宽容分问卷中对医宽容的6个题目，采用李克特5点计分。其中第1、2、4、5题反向计分，总分分数越高，对医宽容度越高。

道德判断和患方信任的测量工具同实验5－3。

5. 实验程序

实验5－4的实验对象、抽样方法、实验流程和随机分组方法与实验5－3一致，不同之处在于将被试随机分为反驳文本干预组和控制组后，再将每组被试随机分成两组，分别为普通发烧组和淋巴细胞白血病组。具体步骤如下：

步骤一：测量被试的不确定性容忍度和对医宽容度。

步骤二：呈现情境描述和医患对白后对被试随机呈现普通发烧和淋巴细胞白血病两种情境之一。

步骤三：填写操作检验题目。要求被试回答医生建议做的检查项目、骨髓穿刺检查的费用和最终的检查结果，三道题目全部做对的数据作为有效数据，答错1题即视为无效数据，在后续分析过程中予以删除。

步骤四：要求被试对医生的建议进行意图判断，并填写医患信任量表。

步骤五：填写性别、年龄、婚育状况等基本信息后收回问卷，检查作答完整性，发放实验礼品，并解释实验目的。

（二）结果与讨论

1. 反驳文本干预的有效性检验

数据结果显示被试误答百分比为100%，干预有效百分比为72.3%。实验5－4的反驳文本干预有效。

2. 控制变量

与实验5－3的统计方法一致，对控制变量（性别、年龄、婚姻状况、生育状况）和自变量（反驳文本干预、检查结果）对不确定性容忍度、对医宽容度、道德判断和患方信任各自建立两组多元线性回归方程。结果发现，只有生育状况对道德判断的预测作用显著，$t_{(4,154)}=2.01$，$p=0.047$，$B=0.79$，在后续对以道德判断为因变量的分析中将生育状况作为协变量纳入（详见附录 7 表 A7-2）。

3. 反驳文本干预和检查结果的两因素方差分析结果

反驳文本干预实验组和控制组中不同检查结果条件下道德判断和患方信任得分的描述性统计结果如表 5-54 所示。

表 5-54　反驳文本干预和不同检查结果条件下道德判断和信任得分

反驳文本	检查结果	n	道德判断得分	患方信任
			$M \pm SD$	$M \pm SD$
实验组	普通发烧	44	7.20 ± 1.49	41.57 ± 8.72
	淋巴细胞白血病	39	8.44 ± 0.88	45.25 ± 7.58
控制组	普通发烧	42	6.62 ± 1.67	40.71 ± 7.26
	淋巴细胞白血病	40	7.76 ± 1.25	45.17 ± 8.41

以道德判断为因变量，生育状况为协变量，对数据进行 2（反驳文本：实验组/控制组）×2（检查结果：普通发烧/淋巴细胞白血病）的双因素方差分析；以患方信任为因变量，对数据进行 2（反驳文本：实验组/控制组）×2（检查结果：普通发烧/淋巴细胞白血病）的双因素方差分析。结果显示，反驳文本干预对道德判断的影响显著，$F_{(3,161)}=7.04$，$p=0.009$，$\eta^2=0.04$，实验组被试的道德判断得分显著高于控制组，即实验组被试更倾向于认为医生的建议是为了明确的诊断；检查结果对道德判断的影响显著，$F_{(3,161)}=31.47$，$p<0.001$，$\eta^2=0.16$，检查结果为淋巴细胞白血病组的道德判断得分显著高于普通发烧组；反驳文本干预和检查结果的交互作用不显著。

同时，反驳文本干预对信任的影响不显著，$F_{(1,161)}=0.148$，$p=0.70$；检查结果对信任的影响显著，$F_{(1,161)}=10.68$，$p<0.001$，$\eta^2=0.06$，检查结果为淋巴细胞白血病组被试对医生的信任得分显著高于普通发烧组；反驳文本干预和检查结果的交互作用不显著。

上述分析表明，在直接将检查结果呈现给被试的条件下，反驳本文的干预效果对道德判断仍然有效（与实验 5-3 结果一致），但对信任的影响不显著。该结果表明道德判断和信任虽然存在诸多相关之处，但又存在一定的差异。信任是整合认知、情绪和行为的社会心理结构，兼具稳定性和情境性；而在意图和结果对于道德判断的共同作用中，意图加工占有更大的优势（Young et al., 2007）。也就是说道德判断和信任可能存在的区别是，道德判断更容易受到主观上对意图推断的影响，而信任更容易受到客观结果的影响。

4. 反驳文本影响道德判断的中介机制

使用 SPSS 中的 Process 插件，采用普里纳和海耶斯（Preacher and Hayes, 2004）提出的 Bootstrap 方法进行中介效应检验。在自变量反驳文本和因变量道德判断之间，不确定性容忍度和对医宽容度作为两个次序中介，包含三条路径，路径 1：反驳文本→不确定性容忍度→道德判断；路径 2：反驳文本→不确定性容忍度→对医宽容度→道德判断；路径 3：反驳文本→对医宽容度→道德判断。

按照林奇等（Lynch et al.，2010）提出的中介效应分析程序，参照海耶斯（2013）提出的多步中介变量的检验方法，将反驳文本干预作为自变量 X，道德判断作为输出变量 Y_1，不确定性容忍度和对医宽容度依次作为中介变量 M_1 和 M_2 输入。加入检查结果及基本信息作为协变量纳入分析中。结果如表 5－55 所示。

表 5－55　反驳文本影响道德判断的链式多重中介效应检验

项目	不确定性容忍度（M_1）			对医宽容度（M_2）			道德判断（Y_1）		
	回归系数	SE	p	回归系数	SE	p	回归系数	SE	p
反驳文本（X）	0.76	0.15	<0.001	0.09	0.15	0.583	0.26	0.17	0.113
不确定性容忍度（M_1）	—	—	—	0.37	0.08	<0.001	0.37	0.09	0.676
对医宽容度（M_2）	—	—	—	—	—	—	0.20	0.08	0.018
常量	1.27	0.26	<0.001	0.10	0.27	0.712	0.35	0.28	0.221
	$R^2 = 0.143$			$R^2 = 0.199$			$R^2 = 0.089$		
	$F_{(2,162)} = 13.50$			$F_{(3,161)} = 13.34$			$F_{(4,160)} = 3.93$		
	$p < 0.001$			$p < 0.001$			$p = 0.005$		

模型总效应的参数值为：$F_{(4,160)} = 3.93$，$p = 0.005$，$R^2 = 0.089$。路径 2 的置信区间为（－0.12，－0.01），中介路径显著，效应量大小为 0.06；路径 1 和路径 3 的中介路径不显著（见图 5－24）。反驳文本干预通过提升患者的不确定性容忍度后，再影响其对医宽容度，最后提高对医生的道德判断水平。因为在实验 5－4 的条件下，反驳文本对患方信任的影响不显著，所以不能判断不确定性容忍度和对医宽容度的中介作用是否也存在于反驳文本干预和患方信任之间。为解

答这一问题，实验5-5去掉医患情境材料，请被试根据自身就医或陪同就医体验来回答相同的患方信任量表，同时加入不确定性容忍度和对医宽容度作为探究中介机制的变量。

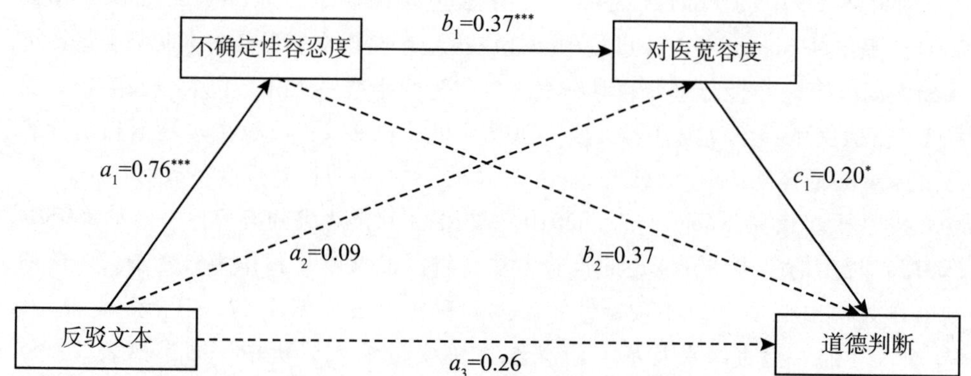

图5-24　反驳文本影响道德判断的中介效应检验路径系数

注：* 表示 $p<0.05$；*** 表示 $p<0.001$。

五、实验5-5：无情境材料下反驳文本对患方信任的影响及机制

（一）研究方法

1. 实验设计

实验5-5采用单因素被试间设计，自变量分为反驳文本实验组和控制组两个水平。其中，控制组采用空白对照组。因变量为被试对医生的信任水平。加入不确定性容忍度和对医宽容度作为中介变量，控制变量为性别、年龄、婚姻状况和生育状况。

2. 被试

实验5-5被试的选取标准与实验5-3和实验5-4相同。共发放实验问卷90（45×2）份，回收90份，其中7名被试未通过操作检查，将数据视为无效予以删除。得到有效被试83人，有效率为92.2%。其中男性27人，女性56人，平均年龄为34岁（$SD=7.70$）。

3. 实验材料

实验 5-5 的材料为预实验中编制的反驳文本材料。

4. 测量工具

实验 5-5 中对不确定性容忍度、对医宽容度和患方信任的测量方式与实验 5-4 相同，对患方信任的测量更改了指导语，请被试根据自身的就医或陪同就医体验回答。

5. 实验程序

实验 5-5 的实验对象、抽样方法和实验流程与实验 5-3 和实验 5-4 一致，将被试随机分为反驳文本干预实验组和控制组。具体步骤除去掉医患互动情境材料外，同实验 5-4。

（二）结果与讨论

1. 反驳文本干预的有效性检验

数据结果显示被试误答百分比为 100%，干预有效百分比为 79.5%。实验 5-5 的反驳文本干预有效。

2. 控制变量

分别以性别、婚姻状况和生育状况为自变量，以不确定性容忍度、对医宽容度和患方信任为因变量，做独立样本 t 检验，结果均不显著；分别以年龄单独作为自变量，以及以年龄和反驳文本干预同时作为自变量对不确定性容忍度、对医宽容度和患方信任各自建立两组回归方程。结果发现，年龄对宽容度预测作用显著，$t_{(81)}=3.31$，$p=0.001$，$B=0.16$；在后续的链式中介分析中将年龄作为协变量纳入（详见附录 7 表 A7-3）。

3. 反驳文本干预对患方信任的影响

无情境材料组中，反驳文本干预组被试 39 人，患方信任得分的平均数为 45.08 ± 7.23；控制组 44 人，患方信任得分的平均数为 38.61 ± 6.19。独立样本 t 检验结果发现，反驳文本对患信任的影响显著，$t_{(81)}=4.39$，$p<0.001$，$d=0.96$。

4. 反驳文本影响患方信任的中介机制

中介分析方法同实验 5-4。以患方信任作为输出变量 Y_2，包含三条路径：路径 1：反驳文本→不确定性容忍度→患方信任；路径 2：反驳文本→不确定性容忍度→对医宽容度→患方信任；路径 3：反驳文本→对医宽容度→患方信任。数据分析结果如表 5-56 所示。

表 5-56　反驳文本影响患方信任的链式多重中介效应检验

项目	不确定性容忍度 (M_1)			对医宽容度 (M_2)			患方信任 (Y_2)		
	回归系数	SE	p	回归系数	SE	p	回归系数	SE	p
反驳文本 (X)	0.68	0.23	0.004	0.56	0.20	0.583	0.41	0.21	0.056
不确定性容忍度 (M_1)	—	—	—	0.41	0.09	<0.001	0.01	0.10	0.918
对医宽容度 (M_2)	—	—	—	—	—	—	0.55	0.11	<0.001
常量	0.09	0.56	0.876	0.37	0.47	0.712	0.61	0.47	0.201
	$R^2=0.133$			$R^2=0.410$			$R^2=0.420$		
	$F_{(2,80)}=6.15$			$F_{(3,79)}=18.30$			$F_{(4,78)}=14.09$		
	$p=0.003$			$p<0.001$			$p<0.001$		

模型总效应的参数值为：$F_{(4,78)}=14.09$，$p<0.001$，$R^2=0.420$。路径 2 的置信区间为（0.034，0.34），中介路径显著，效应量大小为 0.15；路径 3 的置信区间为（0.09，0.59），中介路径显著，效应量大小为 0.31；路径 1 的中介路径不显著。相比于道德判断作为因变量的中介效性检验结果，患方信任作为因变量时中介路径 3 也显著，即反驳文本可以直接提高被试的对医宽容度，进而提高患方信任（见图 5-25）。

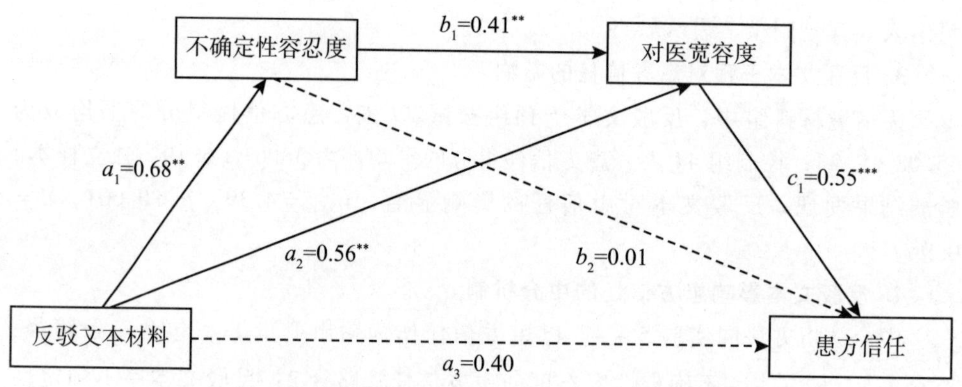

图 5-25　反驳文本影响患方信任的中介效应检验路径系数

注：** 表示 $p<0.01$；*** 表示 $p<0.001$。

六、总讨论

（一）结果讨论

1. 反驳文本干预对道德判断和患方信任的影响

实验5－3和实验5－4的结果均表明，给被试思考时间后再将检查结果呈现给被试和将检查结果直接呈现给被试两种条件下，反驳文本干预都能够显著提升被试对医生的道德判断；但是以信任作为因变量，只有给被试思考时间的情况下，反驳文本干预才显著影响被试对医生的信任得分。根据该实验数据，可以推测检查结果是影响被试对医生信任的主要因素，而道德判断与信任相比较而言，更容易受到直觉的影响。同样地，实验5－3中反驳文本干预和检查结果的交互作用也可以间接证明该推论。在检查结果为常规发烧时，反驳文本对信任的影响效果更加显著；而在检查结果为淋巴细胞白血病的实验条件下，控制组的被试也倾向于认为医生的建议是合理的，对医生的信任度较高。

值得注意的一点是，对比实验5－3和实验5－4的研究结果可以发现，思考时间可能是一个重要的调节变量。实验5－3中在呈现检查结果之前，首先引导被试对材料中的患方是否听从医生的建议进行预测，以及对材料中医生的意图进行推断，该过程在提供思考时间的同时，也可能促进了被试更加深入的思考。有研究发现，对于提升智慧推理状态的被试，在更长时间的思考后更可能选择双赢合作；而降低智慧推理状态的被试，在更长时间思考后，反而比原来更加不信任对方（Grossmann，Brienza and Bobocel，2017）。所以，实验5－4中反驳文本干预对患方信任的影响不显著可能存在以下原因：首先，实验5－4在呈现医疗结果之前没有给被试提供一定的思考时间；其次，在实验5－3中，控制组虽然未使用与实验组相反效果的干预措施，但是提供思考时间也存在使被试更加不信任医生的可能性，所以思考时间的差异致使两种条件下的医患信任差异更加显著。

除此之外，实验5－5的数据结果还表明反驳文本干预的有效性具有脱离情境材料的稳定性，可以作为提升医患信任的通用策略。

2. 检查结果对道德判断和患方信任的影响

实验5－3和实验5－4均表明，检查结果是影响被试对医生道德判断和信任水平的重要且稳定的因素。据此结果可以推论，患方在就医之前对医方的态度和信任水平至关重要，根据医生的治疗结果的有效或无效而相应的产生的信任或不信任都是不稳固的，这与日常生活中的体验相同。通常而言，患方对于医学检查和治疗结果的感受，是高度“结果导向”而非“过程导向”的，即容易根据诊疗结果来反推医生的建议与处理是否恰当，而不去考虑结果出来之前医生其实也无法预知结果如何；而医生更倾向于"过程导向"而非"结果导向"，即根据医学知识和医院的具体操作流程开具标准化的处方与建议，而无法预知这种处理的结果是否能够让患者满意。这就使医患之间的信任缔结总是存在松动的可能，要筑牢两者之间的信任联结，还需要不依赖于具体结果的、强有力的其他信任渠道。

3. 检查结果和遵医嘱行为之间的交互作用

实验5-3简单效应分析结果发现，在检查结果为普通发烧的情况下，做检查组的被试更倾向于认为医生建议做骨髓穿刺检查是为了明确诊断，而不做检查组的被试更倾向于认为医生是为了经济利益；在检查结果为淋巴细胞白血病的条件下情况刚好相反。可能的原因是：在检查结果是普通发烧的情况下，材料中的王先生选择了听取医生建议，王先生的行为也影响了被试的判断，觉得医生的建议可能是合理的；而当王先生没有听从医生建议，回家后也发现只是普通发烧时，被试也同样会受到王先生这一行为的影响，进而对医生的道德判断较低。在检查结果为淋巴细胞白血病的情况下刚好相反，因为在这种情况下不听取医生建议的后果严重，而这可能会启动被试的反事实思维。引起的反事实思维越多后悔越强烈（Roese，1997；Zeelenberg，van den Bos，van Dijk and Pieters，2002），而后悔具有反思性认知的特点（Turman，2005；Sevdalis and Kokkinaki，2006），会促使被试在对医生进行道德判断时更加理性，所以对医生的道德判断较高。

4. 不确定容忍度和宽容度的中介作用机制

实验5-4和实验5-5发现，不确定性容忍度和宽容度在反驳文本干预和道德判断及信任之间起到链式中介作用；宽容度在反驳文本干预和信任之间起到中介作用。而对不确定性的理解与管理是智慧的元成分（Baltes and Staudinger，2000；陈浩彬、汪凤炎，2013），作为一种知识系统，智慧包括对复杂的、不确定的情境的洞察和判断。从实验5-4和实验5-5对中介机制的探究结果可以推想，反驳文本干预是提升个体智慧思维的简单高效的途径，促进相对科学、理性的思维过程。同时，不确定容忍度和宽容度作为影响道德判断和患方信任的近端因素，后续的研究可以从该方向着手思考如何提高患方的不确定性容忍度，使患方客观意识到现代医学的局限、医生诊断的不确定性以及临床疾病的复杂多变性，为探求和谐的医患关系建立新的途径。

（二）研究创新与实践建议

本书从前人改变认知偏差的策略得到启发，通过反驳文本来实现提升患方对医方的道德判断和信任水平的具体路径，并用实验验证了反驳文本对道德判断和患方信任的显著影响，为实现良性的医患关系提供了崭新的视角。同时，实验通过设置干预材料和虚拟案例，整合了 3 个自变量，选择具有真实就医体验的被试参与实验并在真实环境下施测，生态效度较高。

研究发现，反驳文本材料的干预是一种客观有效且简便易行的患者教育（patient education）方式。首先，医院可根据不同疾病的具体特征，设置患方需要了解的基本医学知识，尤其是不为人所知的反常识的疾病知识，并借助电子设备在医院的公共场所循环播放，从而加强患者对医学知识的掌握和对例外情境的容忍。其次，鉴于患方对医方的道德判断和信任的“结果导向”思维，医患双方要充分认知到差异存在的客观性和普遍性，据此寻求患方的主观感受和医生的客观判断之间的平衡点。医生应该更多地了解非专业人群的求诊习惯和求助思维，也可以采用提问的方式引导患者深入思考，从而引导患者的思维向医学专业思维趋近。最后，医院要充分宣传关于合理检查的相关知识，使大众意识到做检查除诊断的作用外，也以排查其他严重疾病可能性为目的，从而使患者对检查的作用与局限性有更合理的预期，而不形成“每检必中”的刻板化思维，提升对检验误差率、假阳性等情况的接受度，引导形成更有利于正常的医学检验、医生诊断和后续治疗有序开展的良好医患心态。

（三）不足与展望

第一，研究使用的反驳文本材料是精心编制的反直觉和反常识的医学健康知识，预期通过这种知识修正过程来使被试意识到自身直觉判断所产生的偏差，进行元认知提醒。这些知识的意外性可能使患方形成惊奇、有趣的情绪体验，较少存在因“情感税”而造成的认知负荷（Thunström，2019），从而增加对此类知识的接受度。但对普通的、通常是枯燥的医学知识是否会产生同样的效果，还需要进一步验证。

第二，为了避免患者之间的医学价值观与所提供的医学知识的冲突，反驳文本材料有意避开了一些可能具有根深蒂固的价值体验冲突的内容。如果加入存在医学理念冲突的成分，反驳文本是否还会有效？例如，“生完孩子之后可以立即洗头洗澡”“吃阿胶不补血”之类的题目，可能就涉及现代医学与传统医学的理念之争，患方可能并不愿意接受反驳文本中提供的信息，转而从自身已有知识、信念和经验中寻求支撑，反而可能加剧对反驳文本的疏离和批判，引发不同甚至相反的情绪体验。已有研究发现，知识修正在引发消极情绪的条件下反而会引起相反的学习结果（Trevors，Muis，Pekrun，Sinatra and Winne，2016）而产生逆火效应（backfire effect），即强化了对试图纠正的错误信息的原始信念（Lewandowsky，Ecker，Seifert，Schwarz and Cook，2012）。与此相反，产生惊奇等积极情绪则会促使被试的观念发生改变（Trevors，Kendeou and Butterfuss，2017）。但医学理念之争又在很大程度上影响着医患之间的信任危机，对此种情形下的反驳文本适用性及患者教育方式应如何展开，还需要进一步地论证。

第三，中介机制的探究需要继续深入。本书主要探究了反驳文本提升道德判断和患方信任的中介机制，而医疗结果作为一个更重要的影响因素，其作用机制尚不明确。医疗结果对被试的情绪可能产生重要影响，当最终的检查结果为淋巴细胞白血病时，可能诱导被试产生悲伤的情绪；而检查结果只是普通发烧时，更可能诱导被试产生愉悦情绪。研究表明，相比愉悦情绪的被试，悲伤情绪的被试更能够接受不确定性，从而更接近中立态度（Baillon，Koellinger and Treffers，2014）。所以，情绪的中介作用是值得继续深入探究的方向。同时，个体洞察自身想法局限性的能力，通常被称为“智性谦逊”（intellectual humility）（McElroy et al.，2014），而对不确定性的识别和管理是智慧的重要标准（Baltes and Staudinger，2000）。若智性谦逊较低，则可能对不确定性的容忍度较低，在检查、治疗结果出现意外时更容易产生负性情绪，并做出偏于极端的道德判断和信任决定。因此，智性谦逊可能是重要的中介变量，应当在后续研究中加以验证。此外，以反驳文本为自变量，不确定性容忍度和宽容度作为影响道德判断的中介机制的探讨因素，与患方信任作为因变量相比较而言，效应量较小。反驳文本作为一种提升道德判断之有效措施的中介机制尚缺乏可靠的实证研究。

第四，本书的研究目标是降低医患之间的认知差异，促使患方向医生思维靠拢。那么在中国文化背景下探究患方所不具备的医学认知信念，也是后续研究的重要方向。如关于疾病的多因素信念（multifactorial beliefs），多因素信念是指许多常见的疾病（癌症、糖尿病、心脏病和高血压等）本质上都是多因素的，也就是说，它们是由遗传、行为和环境因素共同造成的（Collins，Green，Guttmacher and Guyer，2003）。由于不支持多因素信念，普通人和专家之间对风险的概念化缺乏一致性，可能会导致对健康传播者的不信任和对科学结果的怀疑（Levy，Weinstein，Kidney，Scheld and Guarnaccia，2008）。

第五，为获得具有真实就医体验被试，本书采用现场实验的方式，未能对被试进行后续的跟踪调查，以探究干预效果的纵向稳定性。通过一次干预是否能够得到持久的影响，或者需要几次干预才可以达到比较稳定的态度转变，也是值得继续探究的问题。

七、结论

反驳文本干预能够显著提高被试的患方信任和道德判断；医疗结果是影响被试的患方信任和道德判断的重要因素；不确定性容忍度和对医宽容度在反驳文本干预和患方信任及道德判断之间呈链式中介作用。

第六章

结　语

医患关系问题是民生领域的重要议题。自新冠肺炎疫情发生以来，医务人员“逆行者”的形象愈加深入人心，全社会关爱医务人员的氛围愈发浓厚。但是，和谐医患关系的建设整体上仍需克服诸多不利因素，以形成最强大的治理合力。仅就医患关系中的医患信任问题而言，还需将医患信任提升置身于医患关系治理的大背景中加以考虑，方能找到更为精准的定位与有效的突破。

第一节　医患关系治理的未来趋势

在现代社会中，医患关系本质上并不是简单的医与患的关系，而涉及多个相关行动主体，如隐藏于医疗机构与医疗活动之后的国家卫生健康委员会、国家医疗保障局等国家力量，医疗保险集团、互联网医疗平台等商业组织，医疗纠纷调解委员会、仲裁委员会等、医疗公益组织第三方组织，都在不同程度上形塑着医患关系的不同侧面。为此，把握医患关系治理的趋势，需要从多元合治的视角出发而寻找并建立行动共识。这主要包括以下三点。

第一，从“关系共同体”视角厘清医患关系的相关行动主体。医患关系的恶化或改善也是社会转型过程各种因素叠加作用的结果，是多个行为主体在反复互动过程形成的多因一果现象。尤其在健康已成为国家治理的公共目标，体制力量已经成为形塑医患关系的重要力量时，医患关系的治理就已超出“行业自治”的范畴，从而成为一种多元治理的实践场合。只从医患群际接触或人际接触层面去谈和谐医患关系建立，是强调了浮现于医患互动表面的行动者的力量、尚未充分挖掘其各种隐性主体的关键性作用。

要找到促成医患关系缔结和改变的更多行动变量，就要跳出“医患关系”的人际或群际视角，从更广泛的“关系共同体”的视角看待医患关系，即不把医患关系当作医生或医务人员与患者的关系本身，而是当成一种浓缩体现于医患人际互动层面、但又深受其他多种力量与多元主体制约的特殊社会关系，进而辨析其与卫生政策研究者、医患纠纷关系调解人员、律师等自然人，以及与医患纠纷调解机构、仲裁机构、医保局等行政管理机构等非自然人的关系，构建医患关系共同体以谋求医患关系建设的最大共识，从不同层面共同降低所有疾病对社会、群体与个体的健康威胁，推动社会疾病谱的良性变迁。同时还要注意到，这种共同体并不仅仅是一种基于健康利益而结成的狭义上的“利益共同体”，同时还是一种“情感共同体”；它既需要回应客观的利益诉求，还需要满足相应的情感诉求，本质上是一种指向建构美好生活建构的、真正的“命运共同体”。在这一共同体中，每一行动主体都需要发挥自身的积极力量以促成共同体的缔结，不可能将责任只推给特定的少数几个行动主体而让其他主体选择独善其身。

第二，全面促进医患的双向沟通以建立更具有包容性的医学文化。从历次卫生服务调查及相关调研结果中都可发现，医患满意度总涉及多方面的影响因素。就患者对医疗卫生服务的满意度而言，患者满意度既涉及医疗费用和医疗技术的高低这些客观因素，也涉及医疗服务这种主观因素。可以想见，即便将来有智慧医疗手段或人工智能技术的协助或参与，医疗服务的主要提供者以及医疗服务的主要被评价主体，仍将是医疗人员、也就是“人”本身。因此，如何提高医学技术水平的同时，提升医务人员的人性化、个体化服务水平，仍是改善医患关系的重要方向。同时，过去一些年来的“医闹”及医疗暴力事件，也在不断弱化医务人员的职业安全感和成就感，助长其职业倦怠情绪。因此，良好的医患沟通和医学文化，需要医患双方的共同努力。尤其是随着慢性病时代的到来，患者对医疗和健康的需求变得更为复杂，但他们仍需要长时间的健康教育来适应“无明确治愈指征”的疾病及其共病症的存在，逐渐改变过去“到了医院，医生就得把病给我治好”等并不完全适用于多数慢性病的就诊观与医学观。同时，医生角色及医疗保健系统的功能也应在保持传统分工与特色的基础上进行积极的转型。如果患者依然停留于“医生必须把所有病治好”的“根治”思维，而医务人员则仍停留于过去狭义的生物医学观，只注意解除生理“病灶”而不注意满足患者在求诊过程中的情感性和心理性需求，就容易在人际层面引发医患关系的紧张。为此，一方面，要让医生及医务人员认识到医疗服务中的“人性”而非技术性本质，增加行医过程的“温度”以满足患者的情感需求；另一方面，也要让患者充分认识到治疗过程和治疗结果的不确定性并提高其容忍度，培育“携病共存”的长期信念而不对所有疾病都追求“根治”和“药/刀到病除”，减少对医务人员的信任质疑与技术拷问。这样，才能在整体上形成既尊重医学和医生、又尊重人性和患者的医学文化，为和谐医患关系建营造良好的文化氛围。

第三，充分发挥健康政策与其他政策的协同治理功能。要把医患关系治理置身于健康治理与社会治理的双重视域中加以考虑，通过构建更科学、更统合的治理工具组合来降低各种形式的健康不平等而制造的医患冲突的潜在根源。在“以治病为中心”到“以健康为中心”的理念转变与实践转型中，如何真正实现“将健康融入所有政策”要求，从而全方位、全周期维护人民健康，尚需不同政策体系之间的协同合作。这不仅要求在健康治理层面进行普及健康教育、提升健康素养、提高基本医疗卫生服务均等化水平等常规操作，还需要让各级党委与政府在其他治理主题的过程中更彻底、更坚决地将健康理念融入各项政策及其制定过程，出台涵盖财政、税收、教育、卫生、科技等方面的综合政策，从而提升整个公共政策体系的“健康意识”和“健康氛围”。而仅就狭义的医患关系治理而言，一方面要通过健康中国战略满足人民群众日益增长的健康需求，另一方面也要通过平安中国的行动来防范和消除少数医患冲突事件对社会稳定的不良影响。若能将类似的治理“组合拳”扩大至其他政策领域，进一步地助推医患关系治理形成合力，应可在继续提升医疗卫生服务水平的同时，更好地提高人民群众对医疗卫生服务的获得感和满意度。

第二节　重建医患信任的可能路径

在把握医患关系整体趋势的基础上，要破解我国当下医患信任的难题，首要任务便是从不同视角、不同层次将医患信任问题清晰化。医患信任并不仅限于个体层面的人际互信问题，更是群际层面的认同、社会层面的社会心态问题。重塑医患信任更需要从宏观角度对其精确定位，而不仅是在微观层次上进行影响因素的甄别。实际上，将重建医患信任视角从简单的信任关系建立提升至社会治理问题似乎更加符合医患信任的复杂特性。这可以下几个方向具体展开。

首先是人际层面的医患信任修复。人际层面的医患信任，是指直接提供医疗服务的医务工作者与就诊患者之间特定的人际信任。医患关系本质上是一种兼具人际和群际属性的关系类别，其人际属性表现在医患双方具体的互动当中。医患关系从罹患身体或心理疾病的患者求医开始，到患者疾病痊愈或终止治疗结束，具有情境性、临时性、多变性的特点，这无疑加剧了医患间的信任风险，与较为持久性、稳定性的关系相比，医患间信任的建立过程更加艰难，从一开始便容易被破坏。医学在自身的发展过程中产生了大量的、高度专业化的医学术语，医方使用这些术语与患方交流，但患方对这些术语的理解力有限，有时甚至会产生误解。这就使医方与患方之间形成了“话语壁垒”，严重影响了医患互动的顺利进行。此外，由于医疗资源紧张，医疗机构不得不在医疗程序中最大限度地追求效率，这也使医患交流的时程被大大缩短。患者往往需要花费数小时的时间去排队挂号、缴费或进行各项检查，但与医生直接交流的时间只有几分钟，甚至更短的时间。这种诊疗方式也使患方对医方是否值得信任抱有更多的怀疑。修复人际心理层面的医患信任关键在于重建和谐的医患互动模式，这需要医患双方均掌握充分的沟通技巧。医方掌握着医患间互动的主动权，因而在互动过程中扮演更为重要的角色。第一，医方要建立合理的医疗程序，最大限度地平衡医疗效率和医患间互动的质量，保障医患之间能够进行充分沟通；第二，医方要完善沟通内容，改进沟通方式，将专业医学术语“翻译”成患者能够理解的日常用语；第三，医方要重视沟通技能的训练，可在医学生培养方案中加入医患沟通的内容；第四，医方要掌握一定的协商、谈判技巧，这样即使面对纠纷或冲突，医患双方也能维持最低限度的信任，纠纷或冲突之后的信任修复也就成为可能。

其次是群际层面的医患信任修复。群际层面的医患信任，主要指医务工作者群体与患方群体之间的群际信任。在群体层面，医患关系主要表现为日益加剧的医患矛盾和冲突。一方面，在社会转型的大背景下，传统的社会规范体系遭到破坏，新型社会秩序尚未形成，这就导致了全社会的信任危机，也就为医患关系提供了较低的信任基线；另一方面，在社会转型过程中，医疗体制的市场化改革将医疗机构和医疗行业的从业者推向市场，医疗服务变成一种商业活动，医患双方均未将他们的关系视为“共同战胜疾病”的合作关系。此外，在群际层面，很多社会心理过程都会影响医患信任的建立和修复。其中，增强医患群体在非治疗情景下的有效接触是消除医患群体偏见、促进心理融合的重要手段。通常患者只有在患病时才能接触到医生，而个体在生病（或重要亲属生病）时，其情绪波动性强、稳定性差，更容易产生焦虑、暴躁、愤怒等消极情绪，较难听取对方意见，甚至可能将对方善意的建议理解为恶意诱导。相反，在个体身心健康、机能正常时进行医学知识的普及和诊疗流程的介绍，更容易达到沟通效果。目前，国内的医学教育仍主要针对医务工作人员而非社会公众，或只是利用医院场所进行有限宣传，这种互动规模与频次远远不够。因此，医疗机构、医学教育机构和医学主管部门，需在促进医学教育大众化、医护工作科普化和医学知识宣传常规化等方面采取更为积极有效的策略。只有在正常社会情境中加大医务工作人员群体的曝光率及他们与普通人群的接触率，才能让大众更加了解他们工作方式和思维方式，增加患方对医护工作人员的理解，使患者在进入治疗情境时能够有相对平和稳定的心境，以利于建立良好的治疗关系。还有一点值得注意，部分大众媒体（包括新闻媒体和自媒体）为了追求“新闻效应”而对医患矛盾和冲突作出戏剧性的报道，使背后大量的事实未能呈现在公众面前，公众也就很难对医患矛盾和冲突有理性的、较少带有感情色彩的判断，从而造成医患之间两极化的趋势愈演愈烈。如何规范媒体表达、重塑医方群体的媒介形象，仍需要进一步摸索与引导。

最后是文化心理层面的医患信任修复。文化心理层面的医患信任，是指患方群体对医疗机构、医疗体制、医学文化的根本性信任。医患互动，不论是人际层面还是群际层面，都是在中国文化的大背景下进行的，也必然会受到中国文化背景的影响。中国文化对健康和疾病，对疾病的诊断和治疗都有独特的看法。这些看法沉淀在每个人的心理底层，即使受过良好的现代自然科学教育的人也不例外。当一个人说“上火”“伤风”时，他很难意识到这些术语背后有一个宏大的中国文化疾病观，甚至这些术语对他们而言根本不是术语，而是自然语言的一部分。普通人徘徊在现代医学门外，无法理解很多具体概念之间的差别。在这种情况下，与现行医学模式相比，我国传统的中医模式对文化成员心理需要的满足更胜一筹。医患冲突的发生可能并不是基于患方对治疗效果不满意，而是因为患方的心理需求未得到有效回应。从文化层面上来分析，可以说当下中国的医患冲突并不仅是一种个体或群体间的冲突，更是两种医学文化的冲突。中国传统医学文化与外来现代医学文化间的调和，将是一个漫长的过程，需要各方付出努力。一方面，医方需要重视公众的文化心理，吸纳我国传统医学文化的精华，尤其是传统医学模式对医患关系的重视、对患者的高度人文关怀等，最终构建出具有中国特色的医疗模式；另一方面，作为患方或潜在患方的公众，也需要不断提升自身的科学知识素养，主动学习现代医学知识，多了解现代医疗模式的基本理念与流程。此外，政府、媒体、医疗机构和医学教育机构都肩负着向公众主动普及医学科学知识、重塑医学文化的重任。

信任修复从来都是一个困难而复杂的过程，在全社会信任危机的背景下，医患信任的修复更不可能一蹴而就。从社会心理学角度探讨医患信任的修复方案，可以使我们看到有更多的事情可做，有更多的事情需要做——不是机制体制和政策法规的改革做好了，医患关系就会立刻自然而然地好起来。在中国社会转型期涌现出来的某一社会问题，通常不是单一成因，往往是多层子系统的弊端发生多重累积的结果；问题的解决也往往没有单一最优解决方案，无法靠子系统内部的自我完善而达到全局的优化与革新。相反，它需要全体社会成员和整个社会系统长期性、综合性、系统性的努力，才能避免碎片化治理带来的各种无用功乃至反作用，最终解决问题。一言以蔽之，只有通过协同化的路径，才能最大限度地将医患矛盾发生的可能性和产生的危害性降到最低。更新人们对医患关系本质属性的认识，形塑医患共同体的价值共识并协调其中各方的利益诉求，本质上就是保卫我们生活其中的社会不会因自身日渐增长而又永远无法全面及时解决的健康需求而造成人为的、破坏性的断裂。从不同层次对医患信任提出更精准的修复策略，将宏观理念与具体实践策略相结合，才能够促进医患信任修复具有真实效力。显然，这还需要全社会的共同努力。

第三节　研究不足与未来展望

目前，本书课题组主要完成了以下工作：第一，从医患关系中最为本质的医患信任视角切入，详尽地梳理了医患信任的概念内涵、测量方式、影响因素、功能作用、危机与成因等基础性内容，围绕我国医患信任的社会心理变迁历程，展现出了我国医患信任变化的全貌和突出特点。第二，采取理论分析与实证研究相结合的方法，剖析了医患信任危机背后的社会心理机制，分析了影响医患信任的重要社会心理因素，并从人际—群际关系双重视角为医患信任建设提出了建议。第三，在四个方面展开了更具应用价值的研究。一是创建了基于媒体报道的医疗纠纷案例库，为今后医疗纠纷和医患矛盾的研究提供了良好的资源支撑。二是开发了中国医患信任量表，旨在弥补以往测量工具的局限和不足，系统、科学地测量医患信任。信效度检验和等值性检验证明该工具具有良好的测量学特征，可以广泛地用于测量我国医患信任水平。三是为了深入了解医患心态状况，开发了中国医患社会心态问卷。该问卷设计科学，有助于提高医患社会心态与医患关系测量的标准化进程。四是采用新开发的测量工具，对医患信任和医患社会心态进行了大型社会调查，较为全面地展现了当前中国医患社会心态和医患信任的真实状况和特点，并进一步从微观和宏观层面提出了当前医患信任困境的改善方式。微观层面上，采用实验法证明了反驳文本、概率思维等因素对改善医患信任的重要作用，有助于在实践中以经济节能的方式产生良好的效果收益；宏观层面上，明确提出需将医患信任问题提升为社会性问题，即从简单的人际互信层面提升到社会治理层面，从医患共同体建设和情感治理的方式入手，破解当下复杂的医患信任难题。

本书为中国医患信任领域的研究打下了良好的理论基础，拓展了应用范围，丰富了医患关系治理的工具箱，具有较强的理论与实践意义。但本书仍然存在一定的局限性：第一，本书在归纳出社会文化、社会心理等诸多因素对医患信任有影响后，并未有足够的精力将诸多影响因素一一加以验证，探索其中的影响机制。第二，通过医患心态和医患信任的大调查，我们发现了诸多性别、年龄、科室等因素中的医患信任差异，但是研究仍然停留在描述性阶段，受时间及研究重点的限制，还未深入探讨具体的作用机制，且当前研究所验证的因素还较为零散，需要探寻出一个更上层的因素加以归类分析。

未来的研究可从以下两个方面展开。第一，进行医患共同体建设中的协同机制研究。该研究方向主要是梳理医疗健康服务提供链和医患关系治理各关联方的不同诉求与互动模式，建立政府主导、多方参与的医患关系协同治理体系，从医疗健康服务的顶层设计、医患社会心态的培育、医患共同体文化的建设三大方向探索医患共同体的建设路径。医患共同体的社会协同，宗旨是如何在政府的主导下，联合多方力量，尤其是社会自身的力量，去参与共同体的建设与维系，提升医患关系的社会韧性，抵御相关风险因素对医患关系的侵蚀，以多方协同的方式重建医患信任，从而建立医患矛盾的风险分散系统与信任修复机制，使医患矛盾能够得到及时、有效的缓解，控制医患之间相互设防、互不相信的社会心态根源，缩小涉医群体性事件发生的社会空间，在发生医疗纠纷时，尽可能通过民间的、第三方的纠纷解决机制去消除矛盾，减少公安、司法等稀缺公共资源在医患关系上的投入，从而以较小的社会成本达到社会治理“善治”的效果。这就需要充分挖掘医患共同体的各利益关联方，不能只着眼于医方与患方这两个直接互动的群体，应最大限度地激活社会组织对改善医患关系的实质性参与，并在政府授权的前提下进行医患共同体的建设。同时，也不能仅局限于制度建设，认为制度（如医保政策与医疗纠纷处理条例等）到位就等同于治理到位，应当重视社会协同的不同层次。实际上，制度协同、组织协同应与心态协同、文化协同并行，这样才能达到最佳效果。而当下社会治理领域关于“协同治理”的论述中，可能更多地偏重了制度建设和组织干预，多少忽视了社会心态的培育和文化价值观的整合，事实上，这两者应当作为医患共同体的“软实力”被充分重视。任何一种机制都有可能失灵，医患问题之所以难解，正是因为政府失灵、市场失灵和社会失灵多重因素作用的结果。例如，医疗健康相关的公共政策可能存在相互矛盾，这需要从顶层设计的角度改变令出多门的局面；市场的逐利性可能导致某些涉及公共卫生的基础性药品在短期内偏离正常价格，造成医药短缺，进而影响医疗机构与患者的关系；医疗纠纷调解机构的不规范和不专业，则有可能直接伤害患方或医方对相关调解机制的信任感。因此，我们认为单纯依靠政府治理、市场治理或社会自身的治理，有可能造成顾此失彼的局面，必须从系统性、全局性的角度统筹医患共同体的建设，需要结合实地调研和案例剖析，全面总结医患关系治理过程中遇到的难题，分析治理失灵和协同失灵的症结，并提出相应的对策建议。

第二，在网络空间与现实空间“虚实共生”的背景下，医患群体态度极化（attitude polarization）现象和“群际受害者竞争”（inter - group competitive victimhood）心态在网络空间中的表达往往更为极端（桂勇、李秀玫、郑雯、黄荣贵，2015；辛文娟、赖涵，2015；艾娟，2018），因此对医患心态网络空间治理的研究显得尤为重要。遗憾的是，当下的医患关系治理研究仍较多停留在实体空间领域，较少涉及网络空间层面（陈绍辉、方星，2017；王海容、冯磊、赵敏，2019；赵钰琪、沈春明，2018），欠缺对社会心态，尤其是网络社会心态特异性的关注。现实中的治理策略也较多体现为传统的舆情管控和网络维稳策略，缺少更丰富的治理工具（卢斐杰，2017）。此外，相关策略多出自有卫生法学、医学伦理学或传播学背景的学者，多注重刚性治理而非柔性治理，未能充分注重情感治理策略的运用（唐魁玉、王德新，2019；王俊秀，2016），治理手段显得较为传统和被动。这其实与中国社会心理学界未能充分、有效地介入公共政策制定和公共事务治理有关（辛自强，2018；杨玉芳、郭永玉，2017），像社会心态治理这种天然的社会心理学研究主题仍缺少足够的学科话语权和公众存在感。因此，有必要从社会心理学的角度展开网络空间医患社会心态治理的理论探讨与实证分析，充分发挥社会心理学的学科优势（张书维、李纾，2018；Cairney and Weible，2017；Grimmelikhuijsen，Jilke，Olsen and Tummers，2017），提出网络空间社会心态治理的相关策略，从而丰富医患关系治理的理论库和工具箱，使中国社会心理学更有效地服务于中国社会的治理，并走出一条迈向中国特色社会心理学的政策科学之路。另外，医患关系治理不能仅停留于医患群体之间的关系弥合，而应转向整体社会心态的积极培育；也不能仅停留于网络空间或现实空间的单维治理，而应进行线上、线下同步的协同治理（何明升，2017；库尔巴里贾，2019）。通过机制创新来增强社会心态治理灵活性，使网络医患社会心态的治理立足于多元协同的整体治理脉络之中，避免落入碎片化的治理窠臼，最终通过治理工具的组合使用创造新的公共价值，增强社会联结（奥斯本，2019；穆尔，2016）。

除了上述两个方面，医患信任领域仍然有大量需要探索的方向，如情感治理思想在医患社会心态治理中的具体实现模式，社区医疗和医务社工的培育和建设机制，社会心理服务体系如何发挥出疏解怨气、培育积极情绪的作用等。未来仍有诸多有价值的内容值得丰富。

附　录

附录1　中国医患信任量表（患方信任量表）

您好！这次调查的目的是了解您对医生的看法，此问卷仅为研究而收集真实数据，请依据您的真实情况与感受填写。本调查保证遵守匿名和保密性原则，不会泄露您的个人信息。谢谢您的支持。

说明：请在提供的分值对应栏画“√”，1－非常不认同，2－比较不认同，3－一般认同，4－比较认同，5－非常认同。

A 您对医生这一职业的一般看法（预设性信任分量表）

序号	题目	1	2	3	4	5
		非常不认同→非常认同				
1	医德好的医生会对所有患者一视同仁					
2*	医生的很多做法是为了少担责任					
3*	即使声誉好的医院，医生也不一定敬业					
4*	医生对熟人会更尽心尽力					
5*	如果治疗出问题医院肯定会偏向医生					
6*	很多医生都是向钱看					
7*	普通人无法判断医生在治疗中是否尽力					
8	医生会全力救治病人					
9*	跟医生熟识可以获得更好的医疗					

注：* 为反向计分条目。

B 您在具体就医过程中对相关医生及所在医院的具体看法（现实性信任分量表）

序号	题目	1	2	3	4	5
		非常不认同→非常认同				
1	医生能够及时询问患者的病情					
2	我觉得医生是真的关心患者					
3	医生的治疗效果比我预想的要好					
4	这所医院的流程是高效的					
5	我相信医生对所有的患者都是一视同仁的					
6	医生能够及时回答我的疑问					
7	我以后还会找这位医生看病					
8*	我觉得医生即使有时间，也不会与我耐心沟通					
9	医生的治疗过程跟我想的差不多					
10	我会介绍我的朋友、家人找这位医生看病					
11	我相信医生会在我需要时为我提供个性化服务					
12	我对为患者治疗的医生还是满意的					
13	医生能够为患者的治疗尽心尽力					

注：*为反向计分条目。

附录2　中国医患信任量表（医方信任量表）

您好！这次调查的目的是了解您对就诊患者的看法，此问卷仅为研究而收集真实数据，请依据您的真实情况与实际感受填写。本调查保证遵守匿名和保密性原则，不会泄露您的个人信息。谢谢您的支持。

说明：请在提供的分值对应栏画“√”，1－非常不认同，2－比较不认同，3－一般认同，4－比较认同，5－非常认同

序号	题目	1	2	3	4	5
		非常不认同→非常认同				
1	我与患者沟通良好					
2	患者会遵循我所建议的治疗计划					
3	工作中会担心受到患者或患者家属的人身攻击					
4	对患者采取一些避免医疗风险的措施是必要的					
5	多做些检查可以避免出现问题后的医疗争议					
6	患者是认可我的					
7	患者会积极地参与到他的病情管理中					
8	患者不会提出不合理的要求					
9	患者能理解我对他说的话					
10	如果患者没有遵循治疗计划的时候，他会主动告诉我					
11	患者会尊重我的职业底线					
12	多数患者或患者家属能够理性面对治疗过程的不确定性					
13	我认为患者能够正确理解我传递的信息					
14	患者愿意及时将他病情的重要变化告知我					

续表

序号	题目	1	2	3	4	5
		非常不认同→非常认同				
15	总有一些病人对治疗抱不切实际的期望					
16	我与患者关系良好					
17	如果不谨慎行事，难免会遇上难缠的患者					
18	患者会定期复诊					
19	患者会提供我需要的所有医疗信息					
20	患者不会受不正当利益的驱使而就诊（例如，不恰当的残疾证明或受管控药物的处方）					
21	总有些患者或患者家属不能正确面对疾病的治疗风险					
22	我确信患者能配合治疗					
23	有些患者不能配合我的治疗方案					
24	患者会尊重我的时间					
25	患者会告诉我所正在服用的药物或接受的治疗					

附录3 中国医患社会心态调查问卷（患方版）

尊敬的先生/女士：

您好，我们是南开大学“中国医患关系状况调查”团队的调查员，正在进行一项有关医患关系的课题研究，目的是定期、系统地了解中国人对于当下医患关系的整体认识情况。现就具体问题征求您的看法、意见和建议，您的合作对于我们的研究有着十分重要的意义。为获得准确的数据，请您依据过去6个月中您所经历的实际情况，回答调查员提出的问题。如果因此而对您的生活和工作造成不便，我们深表歉意。问卷中问题没有对错之分，您只要根据真实的想法和实际情况回答即可。

对于您的回答，我们将按照《中华人民共和国统计法》第三章第十四条的规定严格保密，请您不要有任何顾虑。我们收集到的信息只用于计算机的数据统计分析，有关您个人的信息不会出现在任何场合，请您放心作答。

非常感谢您的配合！

南开大学中国医患关系调查课题组
2017年11月

S 筛选题

1. 您与医务人员的关系是：

①我是在医院工作的医务人员（医生、护士、医院行政管理人员等）或医学院（包括卫生职业学校）的教师

②我有直系亲属（此处意指爱人、子女、父母、兄弟姐妹、祖父母外祖父母）是医务人员

③我有关系密切的朋友是医务人员

④我有一般亲属或朋友是医务人员

⑤我和我身边的亲属朋友没有是医务人员的

选①停止回答，选其他继续。

2. 您是否仍然是学校（包括初高中、中专、大学专科、本科或研究生）的全日制在读学生？

①是

②不是

选①停止回答，选②继续。

3. 过去6个月里，您本人有没有去医院门诊部门看病？

①有

②没有

4. 过去6个月中，您有没有带自己的小孩或亲人去医院看病？

①有

②没有

5. 过去6个月中，您有没有因为家人或朋友生病住院而入院陪护的经历？

①有

②没有

以上3个问题任意一个选择“有”，即可继续向下作答，否则中止作答。

A部分

请回顾您最近6个月来在“医患关系”上的亲身经历或所见所闻，您是否有以下感受？请在大圆中圈出3个您最先想到的情绪名词。

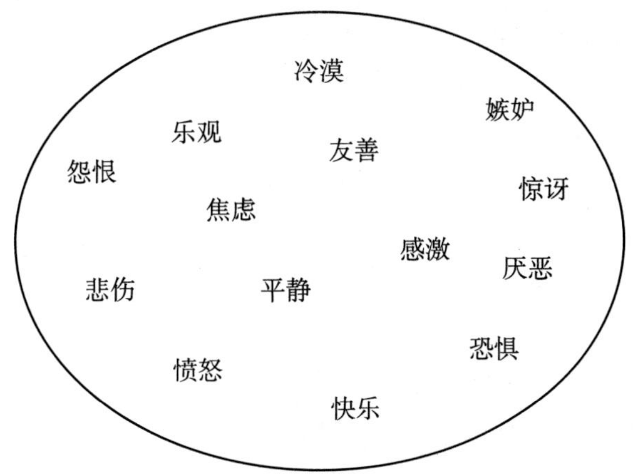

现在请在您选好的情绪名词后面的线段数字上画"√"标明您的感受程度。数字越大，感受程度越强烈。

怨恨	1	2	3	4	5	6	7	8	9	10
感激	1	2	3	4	5	6	7	8	9	10
悲伤	1	2	3	4	5	6	7	8	9	10
乐观	1	2	3	4	5	6	7	8	9	10
冷漠	1	2	3	4	5	6	7	8	9	10
友善	1	2	3	4	5	6	7	8	9	10
焦虑	1	2	3	4	5	6	7	8	9	10
平静	1	2	3	4	5	6	7	8	9	10
愤怒	1	2	3	4	5	6	7	8	9	10
厌恶	1	2	3	4	5	6	7	8	9	10
嫉妒	1	2	3	4	5	6	7	8	9	10
恐惧	1	2	3	4	5	6	7	8	9	10
惊讶	1	2	3	4	5	6	7	8	9	10
快乐	1	2	3	4	5	6	7	8	9	10

B 部分

序号 B1	您同意以下的说法吗？在符合您真实想法的数字上画"√"标明您的感受程度	非常不同意	不同意	一般	同意	非常同意
B101	不负责任的医生很多	1	2	3	4	5
B102	无理取闹的患者很多	1	2	3	4	5
B103	在医院就诊时，自己或家人很容易碰到医疗意外	1	2	3	4	5
B104	在接诊病人时，医务人员难以控制医疗事故的发生	1	2	3	4	5
B105	去医院就诊时，我总担心医院会给我开不必要的药	1	2	3	4	5
B106	去医院就诊时，我总担心医院会给我做不必要的检查	1	2	3	4	5
B107	在医院做手术时，我总担心医院会给我使用不必要的高价耗材	1	2	3	4	5
B108	医务工作是个高风险的职业	1	2	3	4	5
B109	医务人员经常面临被患者投诉或起诉的风险	1	2	3	4	5
B110	目前的法律法规难以保护医务人员的合法权益	1	2	3	4	5

续表

序号 B1	您同意以下的说法吗？在符合您真实想法的数字上画“√”标明您的感受程度	非常不同意	不同意	一般	同意	非常同意
B111	目前的法律法规难以保护患者的合法权益	1	2	3	4	5
B112	医务人员经常面临被患者人身（或言语）攻击的风险	1	2	3	4	5

序号 B2	请根据最近6个月来的就医经历或陪诊经历，回答下列问题：在相应数字上画“√”标明您的感受程度	非常不同意	不同意	一般	同意	非常同意	不适用
B201	总的来说，医务人员还是可信任的	1	2	3	4	5	6
B202	总的来说，患者还是相信医务人员的	1	2	3	4	5	6
B203	医生开出的药品都是治疗疾病所必需的	1	2	3	4	5	6
B204	医生开出的检查都是治疗疾病所必需的	1	2	3	4	5	6
B205	与10年前相比，现在的医患信任度更高	1	2	3	4	5	6
B206	与国外相比，我国的医患信任度更高	1	2	3	4	5	6

序号 B3	您同意以下说法吗？在符合您真实想法的数字上画“√”标明您的感受程度	非常不同意	不同意	一般	同意	非常同意
B301	金钱能买来更好的医疗服务	1	2	3	4	5
B302	权力能带来更好的医疗服务	1	2	3	4	5
B303	比起陌生人，医生更照顾自己熟悉的病人	1	2	3	4	5
B304	医务人员的待遇低于他们的付出	1	2	3	4	5
B305	医务人员的名声低于他们的付出	1	2	3	4	5
B306	医疗纠纷处理中的医学仲裁过程是客观公正的	1	2	3	4	5
B307	经济越发达的地区，患者的权益越能得到更好地保障	1	2	3	4	5
B308	您认为在医患关系中，医方与患方的地位关系如何？	①医方处于绝对弱势地位 ②医方处于相对弱势地位 ③双方地位相等 ④患方处于相对弱势地位 ⑤患方处于绝对弱势地位				

序号 B4-1	根据您最近6个月内的就医经历，您对以下方面的满意度如何？在符合您经历的数字上画“√”标明您的感受程度。如果过去6个月中未涉及相应的题项，请选择“不适用”	非常不同意	不同意	一般	同意	非常同意	不适用
B401	医务人员的服务态度	1	2	3	4	5	6
B402	医患交流的时间	1	2	3	4	5	6
B403	医患沟通的内容	1	2	3	4	5	6
B404	医务人员的医术水平	1	2	3	4	5	6
B405	医务人员的医德水平	1	2	3	4	5	6
B406	医院的就诊流程	1	2	3	4	5	6
B407	医院的药品种类	1	2	3	4	5	6
B408	医院的药品价格	1	2	3	4	5	6
B409	医院的药品质量	1	2	3	4	5	6
B410	医院的检查费用	1	2	3	4	5	6
B411	手术费用	1	2	3	4	5	6
B412	医院的医疗设备	1	2	3	4	5	6
B413	医院的就医环境	1	2	3	4	5	6
B414	疾病治疗效果	1	2	3	4	5	6
B415	医院对患者隐私的保护	1	2	3	4	5	6
B416	医疗机构的信息发布	1	2	3	4	5	6
B417	医保报销的覆盖范围	1	2	3	4	5	6
B418	医保报销的比例	1	2	3	4	5	6
B419	医保报销的手续流程	1	2	3	4	5	6

序号 B4-2	您对下列类别的医务人员的满意度如何？在符合您真实想法的数字上画“√”标明您的感受程度，如果没有遇到这种类型的医务人员，请选择“不适用”	非常不同意	不同意	一般	同意	非常同意	不适用
B416	门诊医生	1	2	3	4	5	6
B417	急诊医生	1	2	3	4	5	6
B418	病房医生	1	2	3	4	5	6
B419	护士	1	2	3	4	5	6

续表

序号 B4－2	您对下列类别的医务人员的满意度如何？在符合您真实想法的数字上画“√”标明您的感受程度，如果没有遇到这种类型的医务人员，请选择“不适用”	非常不同意	不同意	一般	同意	非常同意	不适用
B420	专业检查技术人员（如血常规、尿检、CT等检查技术人员）	1	2	3	4	5	6
B421	医院服务类工作人员（如导诊、挂号、结账、取药、护工等人员）	1	2	3	4	5	6
B422	医院行政管理人员（如医患办公室、行政办公室、后勤人员等）	1	2	3	4	5	6

序号 B5	您同意下列说法吗？在符合您真实想法的数字上画“√”标明您的感受程度	非常不同意	不同意	一般	同意	非常同意
B501	患者及其家属很少体谅医务人员的难处	1	2	3	4	5
B502	医务人员很少体谅患者的难处	1	2	3	4	5
B503	只要出现医疗事故，相关医务人员应该受到最严厉的制裁	1	2	3	4	5
B504	“医闹”或伤医的人应当受到最严厉的制裁	1	2	3	4	5
B505	即便没有达到预期治疗效果，医务人员的努力仍值得肯定	1	2	3	4	5
B506	即使患者不理解或不配合，医务人员仍会按职业标准提供医疗服务	1	2	3	4	5
B507	医务人员的过错对患者造成的伤害是不能原谅的	1	2	3	4	5
B508	患者对医务人员的侵害行为是不能原谅的	1	2	3	4	5
B509	如果发生医疗过错，主治医生事后应向患者及家属道歉	1	2	3	4	5
B510	如果患者有不尊重或伤害医务人员的言语或行为，事后应向医务人员道歉	1	2	3	4	5
B511	医务人员应有患者不配合自己治疗的心理准备	1	2	3	4	5
B512	患者应该有治疗结果不能达到预期的心理准备	1	2	3	4	5

序号 B6	您同意下列因素对医患信任水平的影响吗？在符合您真实想法的数字上画"√"标明您的感受程度	非常不同意	不同意	一般	同意	非常同意
B601	医务人员医术不高	1	2	3	4	5
B602	医务人员沟通能力差	1	2	3	4	5
B603	患者或家属不能如实陈述病情	1	2	3	4	5
B604	患者或家属沟通能力差	1	2	3	4	5
B605	医务人员不尽全力	1	2	3	4	5
B606	医务人员服务态度不好	1	2	3	4	5
B607	患者或家属不积极配合治疗	1	2	3	4	5
B608	患者或家属期待太高	1	2	3	4	5
B609	社会风气太差	1	2	3	4	5
B610	媒体对医患关系负面消息的报道	1	2	3	4	5
B611	医院规章制度不完善	1	2	3	4	5
B612	整个社会医疗体系不合理	1	2	3	4	5

C 部分

序号 C1	您认为以下这些内容对个人的"健康"这一概念的构成是否重要？在符合您真实想法的数字上画"√"标明您的感受程度	非常不重要	不重要	一般	重要	非常重要
C101	身体健康无疾病	1	2	3	4	5
C102	良好的精神状态	1	2	3	4	5
C103	良好的生活习惯	1	2	3	4	5
C104	良好的适应能力	1	2	3	4	5
C105	正常的社会交往	1	2	3	4	5
C106	丰富的情感生活	1	2	3	4	5
C107	遵守社会道德准则	1	2	3	4	5

序号 C2	您是否同意以下说法：在符合您真实想法的数字上画“√”标明您的感受程度	非常不同意	不同意	一般	同意	非常同意
C201	保持健康和治疗疾病主要是个人责任，与社会无关	1	2	3	4	5
C202	医学治疗主要针对身体，和心理没什么关系	1	2	3	4	5
C203	很多疾病是身心共同作用的结果	1	2	3	4	5
C204	养生比治病更重要	1	2	3	4	5
C205	很多时候病人自身的条件决定了病情的恢复情况	1	2	3	4	5
C206	去医院没治好病，主治医生应负主要责任	1	2	3	4	5
C207	有些疾病在现在医疗条件下无法根治	1	2	3	4	5

序号 C3	您同意以下说法吗？在符合您真实想法的数字上画“√”标明您的感受程度	非常不同意	不同意	一般	同意	非常同意
C301	医学是一门科学	1	2	3	4	5
C302	医学是一门艺术	1	2	3	4	5
C303	中医的很多治疗方法没有科学依据	1	2	3	4	5
C304	和中药相比，西药一般有更大的副作用	1	2	3	4	5
C305	良好的医患沟通是保证治疗效果的重要条件	1	2	3	4	5
C306	医生只负责治病，没必要负责照顾病人的其他需求	1	2	3	4	5
C307	吃点保健品对健康总归没有坏处	1	2	3	4	5
C308	民间偏方对许多疾病的治疗是有效的	1	2	3	4	5
C309	您认为理想的医患关系应该最接近以下哪种关系？	①技术专家和被指导者的关系 ②合作伙伴关系 ③亲人关系 ④消费者与服务者关系 ⑤朋友关系 ⑥其他（请填空）______				

序号 C4	您同意以下说法吗？在符合您真实想法的数字上画"√"标明您的感受程度	非常不同意	不同意	一般	同意	非常同意
C401	社会成员应平等地享受基本的医药卫生资源	1	2	3	4	5
C402	社会成员应按自己的经济能力来决定接受什么样的医疗服务	1	2	3	4	5
C403	医患之间应拥有平等的权利和义务	1	2	3	4	5
C404	患者对医疗过程中的所有信息应有完全的知情权	1	2	3	4	5
C405	出于治疗需要，医务人员可向患者隐瞒部分病情信息	1	2	3	4	5
C406	患者有权参与医疗方案的决策过程	1	2	3	4	5
C407	欠发达地区应该得到更多医疗投入	1	2	3	4	5
C408	弱势群体应该得到更多的医疗帮助	1	2	3	4	5

D 部分

序号 D1	请您根据自己的意愿回答下列问题，在符合您真实想法的数字上画"√"标明您的态度	非常不愿意	不愿意	一般	愿意	非常愿意
D101	您希望您的子女将来（或以后继续）从事医务工作吗？	1	2	3	4	5
D102	如果有机会，您自己愿意成为医生吗？	1	2	3	4	5
D103	如果有机会，您愿意参加新疫苗测试的医疗试验吗？	1	2	3	4	5
D104	如果有机会，您愿意成为医疗纠纷的调解员吗？	1	2	3	4	5
D105	如果有机会，您愿意参加献血吗？	1	2	3	4	5
D106	您愿意与医务人员做朋友吗？	1	2	3	4	5

D107. 一般情况下，生病时我能看中医就不会去看西医

①非常不同意　②不同意　③一般　④同意　⑤非常同意

D108. 如果您对治疗结果不满意，会怎么处理？（可多选）

①向新闻媒体曝光　②向院方投诉　③向医院之外的有关行政管理部门投诉　④联合亲友去医院讨说法　⑤联合其他类似情况的病人去医院讨说法　⑥自己与当事医务人员协商解决　⑦聘请律师寻求法律帮助　⑧寻找专业医闹　⑨如果不

是很严重就不追究

D109. 如果身体的某处感到不适，您第一时间会

①对着症状，上网查找相关资料 ②寻问周边从事医务工作的亲戚朋友 ③去综合医院看西医 ④去综合医院看中医 ⑤去专科医院看专科大夫 ⑥去中医院看中医 ⑦去私人诊所 ⑧去社区医院或乡镇卫生所

D110. 您挂号时，首先选择专家号还是普通号？

①专家号 ②普通号

D111. 您选择医生的首要标准是

①医术水平高 ②从业时间长 ③服务态度好 ④专业职称高 ⑤医生口碑好

D112. 您选择医院的首要标准是（最多选择三项）

①价格合理 ②交通便利 ③环境优越 ④医生水平高 ⑤服务态度好 ⑥医疗设备先进 ⑦医院口碑好 ⑧医院级别高 ⑨医保和医疗报销指定医院

D113. 一般情况下，您就诊时首先会选择去（只限一项）

①城市大型公立医院 ②城市中小公立医院 ③城市社区医院（校医院） ④城市私立医院 ⑤乡镇卫生所 ⑥个体诊所 ⑦乡镇公立医院 ⑧其他________

序号 D2	假如自己不幸患上下列疾病，您是否愿意让别人知道自己的病情？在相应数字上画“√”标明您的态度	非常不愿意	不愿意	一般	愿意	非常愿意意
D201	乙肝	1	2	3	4	5
D202	艾滋病	1	2	3	4	5
D203	抑郁症	1	2	3	4	5
D204	白血病	1	2	3	4	5
D205	自闭症	1	2	3	4	5
D206	皮肤病	1	2	3	4	5
D207	肝癌	1	2	3	4	5
D208	胆结石	1	2	3	4	5

序号 D3	假如您通过中介公司购买二手房，房子的价格非常合理。后来您了解到，这个房子原先的户主患有下列疾病，您还会愿意继续购买这个房子吗？在相应数字上画“√”标明您的态度	非常不愿意	不愿意	一般	愿意	非常愿意
D301	乙肝	1	2	3	4	5
D302	艾滋病	1	2	3	4	5
D303	抑郁症	1	2	3	4	5
D304	白血病	1	2	3	4	5
D305	自闭症	1	2	3	4	5
D306	皮肤病	1	2	3	4	5
D307	肝癌	1	2	3	4	5
D308	胆结石	1	2	3	4	5

序号 D4	如果您是某公司的人事主管，您了解到公司中的一位能力优秀的实习生得了以下疾病，您是否会考虑在其实习到期后继续与他（她）签订正式合约？在相应数字上画“√”标明您的态度	非常不愿意	不愿意	一般	愿意	非常愿意
D401	乙肝	1	2	3	4	5
D402	艾滋病	1	2	3	4	5
D403	抑郁症	1	2	3	4	5
D404	白血病	1	2	3	4	5
D405	自闭症	1	2	3	4	5
D406	皮肤病	1	2	3	4	5
D407	肝癌	1	2	3	4	5
D408	胆结石	1	2	3	4	5

附录4　中国医患社会心态调查问卷（医方版）

尊敬的先生/女士：

您好，我们是南开大学“中国医患关系状况调查”团队的调查员，正在进行一项有关医患关系的课题研究，目的是定期、系统地了解中国人对于当下医患关系的整体认识情况。现就具体问题征求您的看法、意见和建议，您的合作对于我们的研究有着十分重要的意义。为获得准确的数据，请您依据过去6个月中您所经历的实际情况，回答调查员提出的问题。如果因此而对您的生活和工作造成不便，我们深表歉意。问卷中问题没有对错之分，您只要根据真实的想法和实际情况回答即可。

对于您的回答，我们将按照《中华人民共和国统计法》第三章第十四条的规定严格保密，请您不要有任何顾虑。我们收集到的信息只用于计算机的数据统计分析，有关您个人的信息不会出现在任何场合，请您放心作答。

非常感谢您的配合！

南开大学中国医患关系调查课题组

2017年11月

S　筛选问题

6. 过去6个月我一直有在具有《医疗机构执业许可证》的医疗机构从事临床、护理、检验、配药或者管理等工作（包含实习和兼职）？

①是

②不是

选②停止回答，选其他继续。

7. 您现在的职位级别是（实习或兼职的按实际所在的工作岗位进行选择）

①医师（指依法取得执业医师、执业助理医师资格，经注册在医疗机构从事

医疗、预防、保健等工作的人员）

②护士（指经执业注册取得护士执业证书，依法在医疗机构从事护理工作的人员）

③药学技术人员（指依法经过资格认定，在医疗机构从事药学工作的药师及技术人员）

④医技人员（指医疗机构内除医师、护士、药学技术人员之外从事其他技术服务的卫生专业技术人员）

⑤管理人员（指在医疗机构及其内设各部门、科室从事计划、组织、协调、控制、决策等管理工作的人员）

⑥其他人员（指除以上五类人员外，在医疗机构从业的其他人员，主要包括物资、总务、设备、科研、教学、信息、统计、财务、基本建设、后勤等部门工作人员）

A 部分

请回顾您最近6个月来在“医患关系”上的亲身经历或所见所闻，
您是否有以下感受？请在大圆中圈出3个您最先想到的情绪名词。

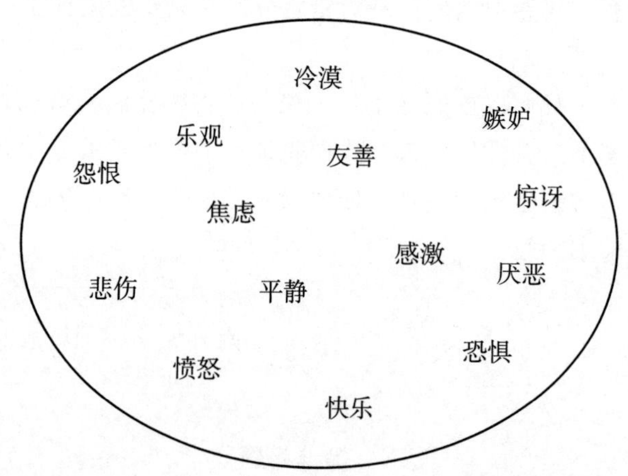

现在请在您选好的情绪名词后面的线段数字上画“√”标明您的感受程度。数字越大，感受程度越强烈。

怨恨	1	2	3	4	5	6	7	8	9	10
感激	1	2	3	4	5	6	7	8	9	10
悲伤	1	2	3	4	5	6	7	8	9	10
乐观	1	2	3	4	5	6	7	8	9	10

冷漠	1	2	3	4	5	6	7	8	9	10
友善	1	2	3	4	5	6	7	8	9	10
焦虑	1	2	3	4	5	6	7	8	9	10
平静	1	2	3	4	5	6	7	8	9	10
愤怒	1	2	3	4	5	6	7	8	9	10
厌恶	1	2	3	4	5	6	7	8	9	10
嫉妒	1	2	3	4	5	6	7	8	9	10
恐惧	1	2	3	4	5	6	7	8	9	10
惊讶	1	2	3	4	5	6	7	8	9	10
快乐	1	2	3	4	5	6	7	8	9	10

B 部分

序号 B1	您同意以下的说法吗？在符合您真实想法的数字上画“√”标明您的感受程度	非常不同意	不同意	一般	同意	非常同意
B101	不负责任的医生很多	1	2	3	4	5
B102	无理取闹的患者很多	1	2	3	4	5
B103	在自己工作的医院就诊时，自己或家人很容易碰到医疗意外	1	2	3	4	5
B104	在自己工作医院之外的医院就诊时，自己或家人很容易碰到医疗意外	1	2	3	4	5
B105	在接诊病人时，医务人员难以控制医疗事故的发生	1	2	3	4	5
B106	去自己工作的医院就诊时，我总担心医院会给我开不必要的药	1	2	3	4	5
B107	去自己工作医院之外的医院就诊时，我总担心医院会给我开不必要的药	1	2	3	4	5
B108	去自己工作的医院就诊时，我总担心医院会给我做不必要的检查	1	2	3	4	5
B109	去自己工作医院之外的医院就诊时，我总担心医院会给我做不必要的检查	1	2	3	4	5
B110	在自己工作的医院做手术时，我总担心医院会给我使用不必要的高价耗材	1	2	3	4	5

续表

序号 B1	您同意以下的说法吗？在符合您真实想法的数字上画“√”标明您的感受程度	非常不同意	不同意	一般	同意	非常同意
B111	在自己工作医院之外的医院做手术时，我总担心医院会给我使用不必要的高价耗材	1	2	3	4	5
B112	医务工作是个高风险的职业	1	2	3	4	5
B113	医务人员经常面临被患者投诉或起诉的风险	1	2	3	4	5
B114	目前的法律法规难以保护医务人员的合法权益	1	2	3	4	5
B115	目前的法律法规难以保护患者的合法权益	1	2	3	4	5
B116	医务人员经常面临被患者人身（或言语）攻击的风险	1	2	3	4	5

序号 B2	请根据最近6个月来的就医经历或陪诊经历，回答下列问题：在相应数字上画“√”标明您的感受程度	非常不同意	不同意	一般	同意	非常同意	不适用
B201	总的来说，医务人员还是可信任的	1	2	3	4	5	6
B202	总的来说，患者还是相信医务人员的	1	2	3	4	5	6
B203	医生开出的药品都是治疗疾病所必需的	1	2	3	4	5	6
B204	医生开出的检查都是治疗疾病所必需的	1	2	3	4	5	6
B205	与10年前相比，现在的医患信任度更高	1	2	3	4	5	6
B206	与国外相比，我国的医患信任度更高	1	2	3	4	5	6

序号 B3	您同意以下说法吗？在符合您真实想法的数字上画“√”标明您的感受程度	非常不同意	不同意	一般	同意	非常同意
B301	金钱能买来更好的医疗服务	1	2	3	4	5
B302	权力能带来更好的医疗服务	1	2	3	4	5
B303	比起陌生人，医生更照顾自己熟悉的病人	1	2	3	4	5
B304	医务人员的待遇低于他们的付出	1	2	3	4	5
B305	医务人员的名声低于他们的付出	1	2	3	4	5

续表

序号 B3	您同意以下说法吗？在符合您真实想法的数字上画“√”标明您的感受程度	非常不同意	不同意	一般	同意	非常同意
B306	医疗纠纷处理中的医学仲裁过程是客观公正的	1	2	3	4	5
B307	经济越发达的地区，患者的权益越能得到更好地保障	1	2	3	4	5
B308	当您作为医务工作者与患者接触时，您认为医方与患方的地位关系如何？	①医方处于绝对弱势地位 ②医方处于相对弱势地位 ③双方地位相等 ④患方处于相对弱势地位 ⑤患方处于绝对弱势地位				
B309	当您自己作为患者去其他医院就诊时，您认为医方与患方的地位关系如何？	①医方处于绝对弱势地位 ②医方处于相对弱势地位 ③双方地位相等 ④患方处于相对弱势地位 ⑤患方处于绝对弱势地位				

序号 B4	根据您最近6个月内的就医经历，您对以下方面的满意度如何？在符合您经历的数字上画“√”标明您的感受程度。如果过去6个月中未涉及相应的题项，请选择“不适用”	非常不满意	不满意	一般	满意	非常满意	不适用
B401	患者的就诊态度	1	2	3	4	5	6
B402	患者的病情表达能力	1	2	3	4	5	6
B403	患者的遵医嘱行为	1	2	3	4	5	6
B406	患者遵守医院管理制度的情况	1	2	3	4	5	6
B407	医院的药品种类	1	2	3	4	5	6
B408	医院的药品价格	1	2	3	4	5	6
B409	医院的药品质量	1	2	3	4	5	6
B410	医院的检查费用	1	2	3	4	5	6
B411	医院的手术费用	1	2	3	4	5	6
B412	医院的医疗设备	1	2	3	4	5	6
B413	医院的就医环境	1	2	3	4	5	6

续表

序号 B4	根据您最近6个月内的就医经历，您对以下方面的满意度如何？在符合您经历的数字上画“√”标明您的感受程度。如果过去6个月中未涉及相应的题项，请选择“不适用”	非常不满意	不满意	一般	满意	非常满意	不适用
B414	疾病的治疗效果	1	2	3	4	5	6
B415	医院对患者隐私的保护	1	2	3	4	5	6
B416	医疗机构的信息发布	1	2	3	4	5	6
B417	医保报销的覆盖范围	1	2	3	4	5	6
B418	医保报销的比例	1	2	3	4	5	6
B419	医保报销的手续流程	1	2	3	4	5	6

序号 B5	您同意下列说法吗？在符合您真实想法的数字上画“√”标明您的感受程度	非常不同意	不同意	一般	同意	非常同意
B501	患者及其家属很少体谅医务人员的难处	1	2	3	4	5
B502	医务人员很少体谅患者的难处	1	2	3	4	5
B503	只要出现医疗事故，相关医务人员应该受到最严厉的制裁	1	2	3	4	5
B504	“医闹”或伤医的人应当受到最严厉的制裁	1	2	3	4	5
B505	即便没有达到预期治疗效果，医务人员的努力仍值得肯定	1	2	3	4	5
B506	即使患者不理解或不配合，医务人员仍会按职业标准提供医疗服务	1	2	3	4	5
B507	医务人员的过错对患者造成的伤害是不能原谅的	1	2	3	4	5
B508	患者对医务人员的侵害行为是不能原谅的	1	2	3	4	5
B509	如果发生医疗过错，主治医生事后应向患者及家属道歉	1	2	3	4	5
B510	如果患者有不尊重或伤害医务人员的言语或行为，事后应向医务人员道歉	1	2	3	4	5
B511	医务人员应有患者不配合自己治疗的心理准备	1	2	3	4	5
B512	患者应该有治疗结果不能达到预期的心理准备	1	2	3	4	5

序号 B6	您同意下列因素对医患信任水平的影响吗？在符合您真实想法的数字上画“√”标明您的感受程度	非常不同意	不同意	一般	同意	非常同意
B601	医务人员医术不高	1	2	3	4	5
B602	医务人员沟通能力差	1	2	3	4	5
B603	患者或家属不能如实陈述病情	1	2	3	4	5
B604	患者或家属沟通能力差	1	2	3	4	5
B605	医务人员不尽全力	1	2	3	4	5
B606	医务人员服务态度不好	1	2	3	4	5
B607	患者或家属不积极配合治疗	1	2	3	4	5
B608	患者或家属期待太高	1	2	3	4	5
B609	社会风气太差	1	2	3	4	5
B610	媒体对医患关系负面消息的报道	1	2	3	4	5
B611	医院规章制度不完善	1	2	3	4	5
B612	整个社会医疗体系不合理	1	2	3	4	5

C 部分

序号 C1	您认为以下这些内容对个人的“健康”这一概念的构成是否重要？在符合您真实想法的数字上画“√”标明您的感受程度	非常不重要	不重要	一般	重要	非常重要
C101	身体健康无疾病	1	2	3	4	5
C102	良好的精神状态	1	2	3	4	5
C103	良好的生活习惯	1	2	3	4	5
C104	良好的适应能力	1	2	3	4	5
C105	正常的社会交往	1	2	3	4	5
C106	丰富的情感生活	1	2	3	4	5
C107	遵守社会道德准则	1	2	3	4	5

序号 C2	您是否同意以下说法：在符合您真实想法的数字上画“√”标明您的感受程度	非常不同意	不同意	一般	同意	非常同意
C201	保持健康和治疗疾病主要是个人责任，与社会无关	1	2	3	4	5
C202	医学治疗主要针对身体，和心理没什么关系	1	2	3	4	5
C203	很多疾病是身心共同作用的结果	1	2	3	4	5
C204	养生比治病更重要	1	2	3	4	5
C205	很多时候病人自身的条件决定了病情的恢复情况	1	2	3	4	5
C206	去医院没治好病，主治医生应负主要责任	1	2	3	4	5
C207	有些疾病在现在医疗条件下无法根治	1	2	3	4	5

序号 C3	您同意以下说法吗？在符合您真实想法的数字上画“√”标明您的感受程度	非常不同意	不同意	一般	同意	非常同意
C301	医学是一门科学	1	2	3	4	5
C302	医学是一门艺术	1	2	3	4	5
C303	中医的很多治疗方法没有科学依据	1	2	3	4	5
C304	和中药相比，西药一般有更大的副作用	1	2	3	4	5
C305	良好的医患沟通是保证治疗效果的重要条件	1	2	3	4	5
C306	医生只负责治病，没必要负责照顾病人的其他需求	1	2	3	4	5
C307	吃点保健品对健康总归没有坏处	1	2	3	4	5
C308	民间偏方对许多疾病的治疗是有效的	1	2	3	4	5
C309	您认为理想的医患关系应该最接近以下哪种关系？	①技术专家和被指导者的关系 ②合作伙伴关系 ③亲人关系 ④消费者与服务者关系 ⑤朋友关系 ⑥其他（请填空）______				

序号 C4	您同意以下说法吗？在符合您真实想法的数字上画"√"标明您的感受程度	非常不同意	不同意	一般	同意	非常同意
C401	社会成员应平等地享受基本的医药卫生资源	1	2	3	4	5
C402	社会成员应按自己的经济能力来决定接受什么样的医疗服务	1	2	3	4	5
C403	医患之间应拥有平等的权利和义务	1	2	3	4	5
C404	患者对医疗过程中的所有信息应有完全的知情权	1	2	3	4	5
C405	出于治疗需要，医务人员可向患者隐瞒部分病情信息	1	2	3	4	5
C406	患者有权参与医疗方案的决策过程	1	2	3	4	5
C407	欠发达地区应该得到更多医疗投入	1	2	3	4	5
C408	弱势群体应该得到更多的医疗帮助	1	2	3	4	5

D 部分

序号 D1	请您根据自己的意愿回答下列问题，在符合您真实想法的数字上画"√"标明您的态度	非常不愿意	不愿意	一般	愿意	非常愿意
D101	您希望您的子女将来（或以后继续）从事医务工作吗？	1	2	3	4	5
D102	如果有机会，您自己愿意成为医生吗？	1	2	3	4	5
D103	如果有机会，您愿意参加新疫苗测试的医疗试验吗？	1	2	3	4	5
D104	如果有机会，您愿意成为医疗纠纷的调解员吗？	1	2	3	4	5
D105	如果有机会，您愿意参加献血吗？	1	2	3	4	5
D106	您愿意与医务人员做朋友吗？	1	2	3	4	5

D107. 一般情况下，生病时我能看中医就不会去看西医

①非常不同意　②不同意　③一般　④同意　⑤非常同意

D108. 如果患者对治疗结果不满意，您建议他（她）怎么处理？（可多选）

①向新闻媒体曝光　②向院方投诉　③向医院之外的有关行政管理部门投诉　④联合亲友去医院讨说法　⑤联合其他类似情况的病人去医院讨说法　⑥自己与

当事医务人员协商解决 ⑦聘请律师寻求法律帮助 ⑧寻找专业医闹 ⑨如果不是很严重就不追究

D110. 您挂号时，首先选择专家号还是普通号？

①专家号 ②普通号

D111. 您选择医生的首要标准是

①医术水平高 ②从业时间长 ③服务态度好 ④专业职称高 ⑤医生口碑好

D112. 您选择医院的首要标准是（最多选择三项）

①价格合理 ②交通便利 ③环境优越 ④医生水平高 ⑤服务态度好 ⑥医疗设备先进 ⑦医院口碑好 ⑧医院级别高 ⑨医保和医疗报销指定医院

D113. 一般情况下，您就诊时首先会选择去（只限一项）

①城市大型公立医院 ②城市中小公立医院 ③城市社区医院（校医院）④城市私立医院 ⑤乡镇卫生所 ⑥个体诊所 ⑦乡镇公立医院 ⑧其他________

序号 D2	假如自己不幸患上下列疾病，您是否愿意让别人知道自己的病情？在相应数字上画“√”标明您的态度	非常不愿意	不愿意	一般	愿意	非常愿意
D201	乙肝	1	2	3	4	5
D202	艾滋病	1	2	3	4	5
D203	抑郁症	1	2	3	4	5
D204	白血病	1	2	3	4	5
D205	自闭症	1	2	3	4	5
D206	皮肤病	1	2	3	4	5
D207	肝癌	1	2	3	4	5
D208	胆结石	1	2	3	4	5

序号 D3	假如您通过中介公司购买二手房，房子的价格非常合理。后来您了解到，这个房子原先的户主患有下列疾病，您还会愿意继续购买这个房子吗？在相应数字上画“√”标明您的态度	非常不愿意	不愿意	一般	愿意	非常愿意
D301	乙肝	1	2	3	4	5
D302	艾滋病	1	2	3	4	5

续表

序号 D3	假如您通过中介公司购买二手房，房子的价格非常合理。后来您了解到，这个房子原先的户主患有下列疾病，您还会愿意继续购买这个房子吗？在相应数字上画“√”标明您的态度	非常不愿意	不愿意	一般	愿意	非常愿意
D303	抑郁症	1	2	3	4	5
D304	白血病	1	2	3	4	5
D305	自闭症	1	2	3	4	5
D306	皮肤病	1	2	3	4	5
D307	肝癌	1	2	3	4	5
D308	胆结石	1	2	3	4	5

序号 D4	如果您是某公司的人事主管，您了解到公司中的一位能力优秀的实习生得了以下疾病，您是否会考虑在其实习到期后继续与他（她）签订正式合约？在相应数字上画“√”标明您的态度	非常不愿意	不愿意	一般	愿意	非常愿意
D401	乙肝	1	2	3	4	5
D402	艾滋病	1	2	3	4	5
D403	抑郁症	1	2	3	4	5
D404	白血病	1	2	3	4	5
D405	自闭症	1	2	3	4	5
D406	皮肤病	1	2	3	4	5
D407	肝癌	1	2	3	4	5
D408	胆结石	1	2	3	4	5

附录5　消极就医体验对患者攻击性的影响实验材料

1. 情绪前测和后测量

请在符合您当下情绪的名词后，选择相应的数字来标明你的感受，数字越大，感受程度越深。

快乐	1	2	3	4	5	6	7	8	9	10
悲伤	1	2	3	4	5	6	7	8	9	10
怨恨	1	2	3	4	5	6	7	8	9	10
感激	1	2	3	4	5	6	7	8	9	10
焦虑	1	2	3	4	5	6	7	8	9	10
乐观	1	2	3	4	5	6	7	8	9	10
厌恶	1	2	3	4	5	6	7	8	9	10
友善	1	2	3	4	5	6	7	8	9	10
愤怒	1	2	3	4	5	6	7	8	9	10
平静	1	2	3	4	5	6	7	8	9	10

2. 实验材料

第一部分　消极就医体验启动材料

5个月大的婴儿徐宝宝因高烧等症状，入某市儿童医院住院治疗。晚7点多，发现宝宝病情恶化后，父母找值班医生反映情况。值班医生态度冷漠，以自己不是白天徐宝宝的治疗医生为由，拒绝前去查看。在父母再三恳求下，值班医生才来到徐宝宝的病房做了简单处理。之后，值班医生再也没去观察徐宝宝的病情。次日凌晨，徐宝宝由于病情持续恶化，虽然经抢救保住了生命，但因持续高烧致使脑膜炎发生，留下肢体瘫痪，智力低下等后遗症。同时据调查值班医生在值班期间存在玩手机游戏等不当行为。

问题：（1）值班医生是否愿意马上去病房查看婴儿的病情？

（2）值班医生当天晚上去过婴儿的病房几次？

（3）婴儿最后的救治结果如何？

第二部分　患者攻击行为合理性判断材料

一个小女孩病了，爸妈带孩子去医院看病，到达医院后，已经下午五点。大夫看后说：需要做检查，去放射科。于是爸爸带着女儿去做检查，找到时已经五点半了。结果放射科的医生说：已经下班了，做不了了。父亲说：能不能通融一下，孩子生病了，不做检查没法看病。医生仍然拒绝做检查，并要求父女立刻出去。父亲情急之下，就把医生揍了。

问题：（1）放射科医生拒绝给小女孩做检查的原因是什么？

（2）父亲最后的做法是什么？

针对以上案例您同意以下说法吗？请选择你符合您真实想法的选项。选项分为五个等级，1 - 非常不认同，2 - 比较不认同，3 - 一般认同，4 - 比较认同，5 - 非常认同。

序号	题目	1	2	3	4	5
1	患者家属对于医生的伤害行为是可以理解的					
2	患者家属对医生的伤害行为只是出于对孩子的担心					
3	患者家属对医生的伤害行为是无理取闹					

3. 患者预设性信任量表

本题的目的是了解您对医生的看法，请选择符合您真实想法的选项。回答分为五个等级，1 - 非常不认同，2 - 比较不认同，3 - 一般认同，4 - 比较认同，5 - 非常认同。

序号	题目	1	2	3	4	5
1	普通人无法判断医生在治疗中是否尽力					
2	名声好的医院，医生水平也会比较高					
3	如果没接触过，医生的水平很难确信					
4	医院管理严格，医生的责任心就会强					
5	医生对熟人会更尽心尽力					

续表

序号	题目	1	2	3	4	5
6	跟医生熟识可以获得更好的医疗					
7	大医院的医生水平一般比较高					
8	如果治疗出问题医院肯定会偏向医生					
9	医院设备的先进程度对治疗作用很大					
10	即使医院管理水平差，也有高水平的医生					
11	朋友介绍的医生更值得信任					
12	医生会全力救治病人					
13	医生会公平对待所有患者					
14	医生的很多做法是为了少担责任					
15	很多医生都是向钱看					
16	即使声誉好的医院，医生也不一定敬业					
17	相比医院的设备水平，医生的能力更重要					

4. 医患宽容和医患归因问卷

第一部分　医患宽容

您同意以下说法吗？请选择符合您真实想法的选项。选项分为五个等级，1 - 非常不同意，2 - 不同意，3 - 一般，4 - 同意，5 - 非常同意

序号	题目	1	2	3	4	5
1	患者及其家属很少体谅医务人员的难处					
2	医务人员很少体谅患者的难处					
3	只要出现医疗事故，相关医务人员应该受到最严厉的制裁					
4	“医闹”或伤医的人应当受到最严厉的制裁					
5	即便没有达到预期治疗效果，医务人员的努力仍值得肯定					
6	即使患者不理解或不配合，医务人员仍会按职业标准提供医疗服务					
7	医务人员的过错对患者造成的伤害是不能原谅的					
8	患者对医务人员的侵害行为是不能原谅的					

续表

序号	题目	1	2	3	4	5
9	如果发生医疗过错，主治医生事后应向患者及家属道歉					
10	如果患者有不尊重或伤害医务人员的言语或行为，事后应向医务人员道歉					
11	医务人员应有患者不配合自己治疗的心理准备					
12	患者应该有治疗结果不能达到预期的心理准备					

第二部分　医患归因

您认为下列因素是哪些会对您的就医体验产生影响？请选择符合您真实想法的选项，1 – 非常不同意，2 – 不同意，3 – 一般，4 – 同意，5 – 非常同意

序号	题目	1	2	3	4	5
1	医务人员医术不高					
2	医务人员沟通能力差					
3	患者或家属不能如实陈述病情					
4	患者或者家属沟通能力差					
5	医务人员不尽全力					
6	医务人员服务态度不好					
7	患者或者家属不积极配合治疗					
8	患者或家属期待太高					
9	社会风气太差					
10	媒体对医患关系负面消息报道					
11	医院规章制度不完善					
12	整个社会医疗体系不合理					

第三部分　人口学变量

1. 您的性别是　①男　②女
2. 您的年龄是　（　　）
3. 婚姻状况　①未婚　②已婚
4. 您是否有子女　①是　②否
5. 您与医务人员的关系：

（1）我是在医院工作的医务人员（医生，护士，行政管理人员等）或医学

院（包括卫生职业学校）的教师 ①是 ②否

（2）我有直系亲属（此处指爱人、子女、父母、兄弟姐妹、祖父母外祖父母）是医务人员。①是 ②否

（3）我有关系密切的朋友是医务人员。①是 ②否

（4）我有一般亲属或朋友是医务人员。①是 ②否

6. 医疗纠纷指去医院的医务科、医患关系办公室、医疗调解委员会、人民法院等相关机构投诉或起诉相关医务工作者，或对医方提出正式赔偿要求。请您回答以下问题：

（1）我自已经历过医疗纠纷。①是 ②否

（2）我有直系血亲和姻亲经历过医疗纠纷。①是 ②否

（3）我有关系亲密的朋友经历过医疗纠纷。①是 ②否

（4）我有一般亲属或朋友经历过医疗纠纷。①是 ②否

附录6 不确定性信息的沟通方式对医患信任的影响实验材料

实验材料：

1. 医患互动情景材料

某患者，女，63岁，入院被诊断为心包积液，以下为医患沟通知情对话：

患者家属："医生，心包积液的话，应该怎么治疗才能康复啊"

主治医师："目前治疗方案是打算在B超室进行B超下心包穿刺术"

患者家属："那做完这个心包穿刺术能康复吗"

主治医师："由患者目前的身体状况来看，行心包穿刺术风险很大，可能会出现心力衰竭导致病情加重这样的不良后果"

（主治医师："由患者目前的身体状况来看，行心包穿刺术风险很大，但进展顺利患者病情可能会出现好转甚至康复"）

患者家属："了解了，我们再考虑一下"

2. 测量患者的期望和行为倾向：

（1）如果您是患者家属，您是否会做心包穿刺术？　是/否

（2）如果您是患者家属，您觉得就医生对病情的传达，行心包穿刺后出现风险的概率有多大？

①0～20%　②20%～40%　③40%～60%　④60%～80%　⑤80%～100%

3. 医患互动情景材料

患者家属与医生再次沟通之后，决定做心包穿刺术，但行心包穿刺中患者出现了心力衰竭现象，患者病情加重。

患者家属："是什么原因导致病情没好转反而加重了？"

医生："心包积液太多时会压迫心脏和血管引起心脏泵血功能障碍的，从患者的各项生理检查指标来看行心包穿刺术很有必要，它是借助穿刺直接刺入心包腔的诊疗技术，但过程中可能会伴随着心力衰竭、恶性心律失常、甚至心脏骤停

等不良后果，术中由于患者身体状况不佳导致了意外风险的发生，之后我们会对患者病情加以观察再商定治疗方案”

（医生：“穿刺过程中由于患者身体状况不佳出现了意外风险，导致病情加重，我们对这样的不良后果很抱歉，也非常体谅作为家属您现在的心情，在这个时候你们要多注意自己的身体才能更好地照顾病人，虽然这样的意外风险之前我们也有商量和预期，但是作为医生能理解家属现在复杂的心情，也深有体会，之后我们会对患者的病情加以观察咱们再商定治疗方案好吧”）

4. 测量患者的风险归因

（1）如果您是患者家属，您觉得在此次医疗风险中，医方是否应该承担责任？是/否

（2）如果您觉得医方应该承担责任，那么应该承担多少责任呢？

①0～20%　②20%～40%　③40%～60%　④60%～80%　⑤80%～100%

5. 测量医患归因

如果您是这位患者家属，请根据您此时的感受，回答下列问题：在相应数字上画“√”标明您的感受程度。

序号	题目	非常不同意	不同意	一般	同意	非常同意
1	医务人员医术不高	1	2	3	4	5
2	医务人员沟通能力差	1	2	3	4	5
3	医务人员不尽全力	1	2	3	4	5
4	医务人员服务态度不好	1	2	3	4	5
5	患者或家属不能如实陈述病情	1	2	3	4	5
6	医务人员服务态度不好	1	2	3	4	5
7	患者或家属不积极配合	1	2	3	4	5
8	患者或家属期待太高	1	2	3	4	5
9	社会风气差	1	2	3	4	5
10	整个社会医疗体系不合理	1	2	3	4	5

6. 测量医患信任

请根据您此时的感受，回答下列问题：在相应数字上画“√”标明您的感受程度。

序号	题目	1	2	3	4	5
		非常不认同→非常认同				
1	医生能够及时询问患者的病情					
2	我觉得医生是真的关心患者					
3	医生的治疗效果比我预想的要好					
4	这所医院的流程是高效的					
5	我相信医生对所有的患者都是一视同仁的					
6	医生能够及时回答我的疑问					
7	我以后还会找这位医生看病					
8	我觉得医生即使有时间，也不会与我耐心沟通					
9	医生的治疗过程跟我想的差不多					
10	我会介绍我的朋友、家人找这位医生看病					
11	我相信医生会在我需要时为我提供个性化服务					
12	我对为患者治疗的医生还是满意的					
13	医生能够为患者的治疗尽心尽力					

7. 个人基本情况

（1）年龄：________

（2）性别：□①男　□②女

（3）文化程度：□①初中及以下　□②高中或中专　□③大专　□④本科　□⑤研究生

（4）您的职业：□①公务员　□②教育工作者　□③医务工作者　□④企业一般员工　□⑤农民　□⑥企业管理人员　□⑦其他

（5）您的民族是：

①汉族　□②蒙古族　□③满族　□④回族　□⑤藏族　□⑥壮族　□⑦维吾尔族　□⑧哈萨克族　□⑨其他（请注明：________）

（6）其他您想说的问题：（可不填）

附录7 反驳文本对患方信任和道德判断的影响与机制实验材料

1. 反驳文本干预材料

条目1：肾移植是指用健康肾源替换患者体内不健康的肾 （对/错）

答案：错。肾移植是指将健康肾源移植到患者体内，一般不取出患者原有的不健康的肾，所以通常做了肾移植手术的患者体内会比正常人多一个肾（陈孝平，汪建平，2013）。

条目2：直系亲属之间不宜相互输血 （对/错）

答案：对，直系亲属间输血后发生移植物抗宿主病的概率比非亲属间输血要大得多，且这种并发症通常是致命的（叶立文，2015）。

条目3：饮用反复烧开的水会对健康产生影响 （对/错）

答案：错。虽然久炖的高汤也属于反复烧开的“饮用水”，且其嘌呤含量通常过高、对健康不利，但人们往往并未怀疑其健康性；对反复烧开的白开水，很多人却怀疑其不利健康。其实，实验研究证明，饮用水反复烧开不会对水质产生影响（沈倩青、张光明，2011）。

条目4：消炎药就是抗生素 （对/错）

答案：错。消炎药不等于抗生素。抗生素对细菌、真菌、支原体等多种致病微生物有良好的抑制或杀灭作用，而消炎药主要针对红、肿、热、痛等症状，对导致症状的各种病源无直接作用（黄维佳、周晓洲，2014）。

条目5：人的眼球感知不到冷和热 （对/错）

答案：对。人的眼球没有冷热感受器，而构成眼球的角膜和巩膜又几乎没有散热作用，此外眼球不断转动，从而产生热量。所以眼球感知不到外界冷热变化（赵堪兴、杨培增，2013）。

2. 情境材料的四种场景描述：

a. 王先生听从了医生的建议，带孩子做了骨髓穿刺检查，检查结果显示正常。医生开了治疗发烧的药物，回家按时服药，孩子没两天就痊愈了。

b. 王先生听从了医生的建议，带孩子做了骨髓穿刺检查，检查结果显示是淋巴细胞白血病。由于得到了及时的诊断和治疗，有效阻止了病情的恶化。

c. 王先生没有听从医生的建议，坚持让医生开了治疗发烧的药物。回家按时服药，孩子没两天就痊愈了。

d. 王先生没有听从医生的建议，坚持让医生开了治疗发烧的药物。回家按时服药，但孩子病情不见好转。王先生又带孩子来医院做了骨髓穿刺检查，检查结果显示是淋巴细胞白血病。由于没有及时的诊断和治疗，导致病情加重。

3. 中国医患信任量表（患方卷，B 部分）

序号	题目	1	2	3	4	5
		非常不同意→非常同意				
1	医生能够及时询问患者的病情					
2	我觉得医生是真的关心患者					
3	医生的治疗效果比我预想的要好					
4	这所医院的流程是高效的					
5	我相信医生对所有的患者都是一视同仁的					
6	医生能够及时回答我的疑问					
7	我以后还会找这位医生看病					
8	我觉得医生即使有时间，也不会与我耐心沟通					
9	医生的治疗过程跟我想的差不多					
10	我会介绍我的朋友、家人找这位医生看病					
11	我相信医生会在我需要时为我提供个性化服务					
12	我对为患者治疗的医生还是满意的					
13	医生能够为患者的治疗尽心尽力					

4. 不确定性容忍度量表

序号	题目	1	2	3	4	5
		非常不同意→非常同意				
1	不可预知的事件会让我感到严重不安					
2	如果得不到所需要的全部信息，我会感到沮丧					
3	不确定性让我的生活存在缺憾					

续表

序号	题目	1	2	3	4	5
		非常不同意→非常同意				
4	为避免出现意外，人总是应该提前思考未来					
5	哪怕计划再周全，一个小意外也会毁掉一切					
6	该采取行动时，我会因为不确定性而徘徊不前					
7	当感到不确定的时候，我就会表现不好					
8	我总想知道未来有什么在等着我					
9	我经受不起意外					
10	再小的疑虑也会阻碍我行动					
11	我应该能够提前安排好一切事情					
12	我一定要远离一切不确定的情况					

5. 医患宽容度分问卷

序号	题目	1	2	3	4	5
		非常不同意→非常同意				
1	医务人员很少体谅患者的难处					
2	只要出现医疗事故，相关医务人员应该受到最严厉的制裁					
3	即便没有达到预期治疗效果，医务人员的努力仍值得肯定					
4	医务人员的过错对患者造成的伤害是不能原谅的					
5	如果发生医疗过错，主治医生事后应向患者及家属道歉					
6	患者应该有治疗结果不能达到预期的心理准备					

6. 结果数据

表 A7－1　　实验 5－3 控制变量对道德判断前后测及患方信任的预测作用

变量	道德判断				患方信任	
	前测		后测			
	方程 1.1	方程 1.2	方程 2.1	方程 2.2	方程 3.1	方程 3.2
性别	0.17（$p=0.462$）	0.23（$p=0.303$）	0.39（$p=0.108$）	0.26（$p=0.213$）	0.75（$p=0.540$）	0.29（$p=0.795$）
年龄	0.01（$p=0.641$）	0.01（$p=0.538$）	0.002（$p=0.889$）	0.01（$p=0.512$）	0.06（$p=0.504$）	0.03（$p=0.746$）
婚姻状况	0.34（$p=0.306$）	0.33（$p=0.297$）	0.54（$p=0.115$）	0.30（$p=0.301$）	1.48（$p=0.387$）	0.50（$p=0.741$）
生育状况	0.48（$p=0.170$）	0.30（$p=0.370$）	0.24（$p=0.506$）	0.14（$p=0.654$）	0.45（$p=0.808$）	0.19（$p=0.907$）
反驳文本干预	—	1.14（$p<0.001$）	—	1.38（$p<0.001$）	—	6.98（$p<0.001$）
患方行为方式	—	—	—	0.16（$p=0.417$）	—	0.56（$p=0.596$）
检查结果	—	—	—	1.54（$p<0.001$）	—	6.28（$p<0.001$）
	$R^2=0.050$	$R^2=0.133$	$R^2=0.047$	$R^2=0.313$	$R^2=0.007$	$R^2=0.235$
	$F(4, 284)=3.77$	$F(5, 283)=8.66$	$F(4, 284)=3.53$	$F(7, 281)=18.25$	$F(4, 284)=0.48$	$F(7, 281)=12.30$
	$p=0.005$	$p<0.001$	$p=0.008$	$p<0.001$	$p=0.751$	$p<0.001$

表 A7－2　　实验 2 控制变量对不确定性容忍度、对医宽容度、道德判断及患方信任的预测作用

变量	不确定性容忍度		对医宽容度		道德判断		患方信任	
	方程 1.1	方程 1.2	方程 2.1	方程 2.2	方程 3.1	方程 3.2	方程 4.1	方程 4.2
性别	1.06 (p = 0.332)	0.28 (p = 0.788)	0.44 (p = 0.440)	0.63 (p = 0.265)	0.19 (p = 0.425)	0.28 (p = 0.237)	0.04 (p = 0.974)	0.10 (p = 0.939)
年龄	0.04 (p = 0.548)	0.04 (p = 0.506)	0.03 (p = 0.403)	0.03 (p = 0.392)	0.02 (p = 0.163)	0.02 (p = 0.153)	0.01 (p = 0.921)	0.04 (p = 0.669)
婚姻状况	0.71 (p = 0.704)	1.13 (p = 0.519)	0.71 (p = 0.456)	0.60 (p = 0.528)	0.35 (p = 0.386)	0.40 (p = 0.317)	1.28 (p = 0.572)	0.92 (p = 0.680)
生育状况	0.11 (p = 0.951)	0.75 (p = 0.660)	1.33 (p = 0.157)	1.12 (p = 0.232)	0.79 (p = 0.047)	0.69 (p = 0.079)	2.71 (p = 0.217)	2.21 (p = 0.310)
反驳文本干预	—	5.06 (p < 0.001)	—	1.26 (p = 0.030)	—	0.59 (p = 0.016)	—	0.11 (p = 0.934)
检查结果	—	—	—	—	—	—	—	3.71 (p = 0.005)
	R^2 = 0.013	R^2 = 0.143	R^2 = 0.070	R^2 = 0.099	R^2 = 0.041	R^2 = 0.077	R^2 = 0.013	R^2 = 0.063
	F（4，154）= 0.49	F（5，153）= 5.10	F（4，154）= 2.91	F（5，153）= 3.35	F（4，284）= 1.65	F（5，153）= 2.56	F（4，154）= 0.50	F（6，152）= 1.70
	p = 0.744	p < 0.001	p = 0.023	p = 0.007	p = 0.165	p = 0.030	p = 0.733	p = 0.124

表 A7－3　　实验 3 控制变量对不确定性容忍度、对医宽容度及患方信任的预测作用

变量	不确定性容忍度		对医宽容度		患方信任	
	方程 1.1	方程 1.2	方程 2.1	方程 2.2	方程 3.1	方程 3.2
年龄	1.81（$p=0.074$）	0.46（$p=0.648$）	3.31（$p=0.001$）	1.57（$p=0.121$）	0.22（$p=0.096$）	0.03（$p=0.978$）
反驳文本干预	—	2.95（$p=0.004$）	—	3.97（$p<0.001$）	—	3.96（$p<0.001$）
	$R^2=0.039$	$R^2=0.133$	$R^2=0.119$	$R^2=0.264$	$R^2=0.034$	$R^2=0.192$
	$F(1, 81)=3.27$	$F(2, 80)=6.15$	$F(1, 81)=10.94$	$F(2, 80)=14.34$	$F(1, 81)=2.83$	$F(2, 80)=9.51$
	$p=0.074$	$p=0.003$	$p=0.001$	$p<0.001$	$p=0.096$	$p<0.001$

参考文献

[1] 艾娟:《群际宽恕的影响因素》，载于《心理科学进展》2014年第3期。

[2] 艾娟:《医患冲突情境下的竞争受害者心理及其对策》，载于《中国社会心理学评论》2018年第1期。

[3] 奥斯本主编，包国宪等译:《新公共治理? 公共治理理论和实践方面的新观点》，科学出版社2019年版。

[4] 北京社会心理研究所:《北京社会心态分析报告（2013-2014)》，社会科学文献出版社2014年版。

[5] 北京社会心理研究所:《北京社会心态分析报告（2014-2015)》，社会科学文献出版社2015年版。

[6] 毕宏音:《青年医务工作者社会心态调查报告——以天津市某医院为例》，载于《前沿》2008年第7期。

[7] 蔡博宇、徐志杰:《微信公众平台上阅读医学科普文章行为的调查》，载于《中国公共卫生管理》2016年第6期。

[8] 蔡华俭、林永佳、伍秋萍、严乐、黄玄凤:《网络测验和纸笔测验的测量不变性研究——以生活满意度量表为例》，载于《心理学报》2008年第2期。

[9] 蔡翔:《国外关于信任研究的多学科视野》，载于《科技进步与对策》2006年第5期。

[10] 曹海东、傅剑锋:《中国医改20年——医改基调突变背后的方向探索》，载于《南方周末》2005年8月4日。

[11] 陈浩彬、汪凤炎:《智慧: 结构、类型、测量及与相关变量的关系》，载于《心理科学进展》2013年第1期。

[12] 陈力丹、陆亨:《鲍德里亚的后现代传媒观及其对当代中国传媒的启示——纪念鲍德里亚》，载于《新闻与传播研究》2007年第3期。

[13] 陈美林、汪文新、江舜杰、赵宇:《基于患者家属视角的医患信任及其影响因素研究》，载于《医学研究生学报》2019年第2期。

［14］陈绍辉、方星：《我国医疗暴力治理机制初探》，载于《医学与法学》2017 年第 2 期。

［15］陈淑鄂、李义军：《我国医患关系冲突的成因分析》，载于《医学与社会》2007 年第 2 期。

［16］陈孝平、汪建平编：《外科学》，人民卫生出版社 2013 年版。

［17］陈燕凌、穆云庆、陈黎明、李书章：《综合医院医患关系影响因素的调查与研究》，载于《重庆医学》2012 年第 3 期。

［18］陈阳：《框架分析：一个亟待澄清的理论概念》，载于《国际新闻界》2007 年第 4 期。

［19］陈永、张冉冉：《人际信任在性别属性上的差异》，载于《中国健康心理学杂志》2017 年第 9 期。

［20］陈勇：《从病人话语到医生话语——英国近代医患关系的历史考察》，载于《史学集刊》2010 年第 6 期。

［21］陈瑜、邹翔：《关系就医：诊疗的本土化实践》，载于《思想战线》2015 年第 2 期。

［22］陈臻：《浅述进行广播连续报道和系列报道应注意的问题》，载于《新闻研究导刊》2017 年第 9 期。

［23］陈志霞、赵梦楚：《医患信任关系的结构和测量及其整合模型》，载于《心理科学》2018 年第 1 期。

［24］成晓娇、杨小丽、孙亚梅、曾原琳、李立红、谌业维：《基于心理契约的医患关系研究》，载于《医学与哲学（人文社会医学版）》2014 年第 12 期。

［25］程婕婷：《城市居民对外来务工人员子女的刻板印象》，载于《西北师范大学学报（社会科学版）》2015 年第 3 期。

［26］程婕婷、张斌、汪新建：《道德：刻板印象内容的新维度》，载于《心理学探新》2015 年第 5 期。

［27］单文苑：《我国媒体医疗纠纷报道的话语变迁与话语倾向（硕士学位论文）》，苏州大学，2007 年。

［28］丁如一、王飞雪、牛端、李炳洁：《高确定性情绪（开心，愤怒）与低确定性情绪（悲伤）对信任的影响》，载于《心理科学》2014 年第 5 期。

［29］丁香园调查派：《中国医院协会：“暴力伤医”愈演愈烈》，调查派，2013 年 8 月 21 日。

［30］董恩宏、鲍勇：《患者信任：医疗质量管理评价方法及其应用》，企业管理出版社 2016 年版。

［31］董恩宏、鲍勇：《基于医疗质量管理患者信任度评价指标 Delphi 构

建》，载于《科技管理研究》2011 年第 24 期。

[32] 董恩宏、鲍勇：《维克森林医师信任量表中文修订版的信效度》，载于《中国心理卫生杂志》2012 年第 3 期。

[33] 董恩宏：《基于医疗质量管理的患者信任度评价指标体系构建及相关研究（博士学位论文）》，上海交通大学，2012 年。

[34] 董建民：《新医改下的医患关系状况分析》，载于《黑龙江科技信息》2011 年第 9 期。

[35] 董照伦、陈长香：《医师信任患者量表中文版的效度和信度初步研究》，载于《中国心理卫生杂志》2016 年第 7 期。

[36] 杜建政、夏冰丽：《心理学视野中的社会排斥》，载于《心理科学进展》2008 年第 6 期。

[37] 杜鹏、王立波、李飞成、张东航：《吉林省某医院不同系统间医疗纠纷投诉情况及原因分析》，载于《吉林医学》2012 年第 34 期。

[38] 杜雪蕾、许洁虹、苏寅、李纾：《用文字概率衡量不确定性：特征和问题》，载于《心理科学进展》2012 年第 5 期。

[39] 段志光：《大健康人文：医学人文与健康人文的未来》，载于《医学与哲学（A)》2017 年第 6 期。

[40] 俄秦钰：《我国医疗纠纷新闻报道的发展历程》，载于《视听》2016 年第 3 期。

[41] 樊民胜、张琳：《医疗保健政策与医患关系》，载于《医学与哲学》2004 年第 25 期。

[42] 范春林：《攻击行为的一般行为模式评述》，载于《心理科学》2005 年第 5 期。

[43] 方蕾、张欣唯、曹宝花、柳琴、刘娜、张银玲：《慢性病病人风险感知和医患信任关系的研究》，载于《护理研究（上旬版)》2015 年第 6 期。

[44] 方延明：《我国媒介传播中的悖论问题》，载于《南京社会科学》2009 年第 10 期。

[45] 房莉杰、梁小云、金承刚：《乡村社会转型时期的医患信任——以我国中部地区两村为例》，载于《社会学研究》2013 年第 2 期。

[46] 冯俊敏、李玉明、韩晨光、徐磊、段力萨：《418 篇医疗纠纷文献回顾性分析》，载于《中国医院管理》2013 年第 9 期。

[47] 冯运、刘琍、周萍、徐颖、金平、宣玉君、胡杨：《上海 A 医院门诊患者满意度测评及其影响因素分析》，载于《中国医院管理》2018 年第 12 期。

[48] 福山著，李宛容译：《信任：社会道德与繁荣的创造》，远方出版社

1998 年版。

［49］傅小兰：《情绪心理学》，华东师范大学出版社 2016 年版。

［50］高楚蒙、王晓燕、吕兆丰、郭蕊、刘兰秋、杨佳、李一帆：《医方视角下的北京市三级医院医患信任影响因素研究》，载于《医学与社会》2016 年第 12 期。

［51］高明华：《刻板印象内容模型的修正与发展——源于大学生群体样本的调查结果》，载于《社会》2010 年第 5 期。

［52］高士元、费立鹏、王向群、徐东、贾志民、高维成、胥德广：《精神分裂症病人及家属受歧视状况》，载于《中国心理卫生杂志》2005 年第 2 期。

［53］高文珺、李强：《心理疾病污名社会表征公众影响初探》，载于《应用心理学》2008 年第 4 期。

［54］龚廷贤：《万病回春》，中国中医药出版社 1999 年版。

［55］管健、程婕婷：《刻板印象内容模型的确认、测量及卷入的影响》，载于《中国临床心理学杂志》2011 年第 2 期。

［56］管健：《低社会阶层的社会心理与行为倾向——基于积极和消极视角》，载于《南京师大学报（社会科学版）》2016 年第 6 期。

［57］管健：《刻板印象从内容模型到系统模型的发展与应用》，载于《心理科学进展》2009 年第 4 期。

［58］桂勇、李秀玫、郑雯、黄荣贵：《网络极端情绪人群的类型及其政治与社会意涵：基于中国网络社会心态调查数据（2014）的实证研究》，载于《社会》2015 年第 5 期。

［59］韩静舒、谢邦昌：《中国居民家庭脆弱性及因病致贫效应分析》，载于《统计与信息论坛》2016 年第 7 期。

［60］郝龙、王志章：《互联网负面新闻偏好对患方信任的影响——基于网络新闻大数据与 CSS2013 的实证研究》，载于《学术论坛》2018 年第 4 期。

［61］何明升等：《网络治理：中国经验和路径选择》，中国经济出版社 2017 年版。

［62］何晓丽、王振宏、王克静：《积极情绪对人际信任影响的线索效应》，载于《心理学报》2011 年第 12 期。

［63］何雪松：《城市文脉、市场化遭遇与情感治理》，载于《探索与争鸣》2017 年第 9 期。

［64］贺雪峰：《论熟人社会的人情》，载于《南京师大学报（社会科学版）》2011 年第 4 期。

［65］侯璐璐、江琦、王焕贞、李长燃：《特质愤怒对攻击行为的影响：基

于综合认知模型的视角》，载于《心理学报》2017 年第 49 期。

[66] 胡晓江、杨莉：《从一般人际信任到医患信任的理论辨析》，载于《中国心理卫生杂志》2016 年第 9 期。

[67] 胡银环、张子夏、王冠平：《基于患者体验的医患冲突诱因与对策探讨》，载于《中国医院》2016 年第 20 期。

[68] 胡志海、梁宁建、徐维东：《职业刻板印象及其影响因素研究》，载于《心理科学》2004 年第 3 期。

[69] 黄超、佘廉：《文本案例推理技术在应急决策中的应用研究》，载于《情报理论与实践》2015 年第 12 期。

[70] 黄春锋、黄奕祥、胡正路：《医患信任调查及其影响因素浅析》，载于《医学与哲学（人文社会医学版）》2011 年第 4 期。

[71] 黄河、刘琳琳：《风险沟通如何做到以受众为中心——兼论风险沟通的演进和受众角色的变化》，载于《国际新闻界》2015 年第 6 期。

[72] 黄静、童泽林、张友恒、张晓娟：《负面情绪和说服策略对品牌关系再续意愿的影响》，载于《心理学报》2011 年第 8 期。

[73] 黄培：《防御性医疗动因及干预策略》，载于《医学与哲学（临床决策论坛版）》2010 年第 2 期。

[74] 黄清华：《用法治思维破解医暴难题》，载于《医药经济报》2014 年 9 月 10 日。

[75] 黄维佳、周晓洲：《“抗生素”“抗菌药”“消炎药”辨析》，载于《中国科技术语》2014 年第 3 期。

[76] 黄晓晔：《“关系信任”和医患信任关系的重建》，载于《中国医学伦理学》2013 年第 3 期。

[77] 黄殷、寇彧：《群体独特性对群际偏差的影响》，载于《心理科学进展》2013 年第 4 期。

[78] 黄照权：《面对医疗纠纷的危机管理研究（博士学位论文）》，北京工业大学，2013 年。

[79] 霍荻、谭雪梅：《浅话古代医患关系》，载于《中国中医药现代远程教育》2017 年第 14 期。

[80] Herlitz A.，Lovén，J：《认知功能的性别差异》，载于《心理学报》2009 年第 11 期。

[81] 吉登斯著，田禾译：《现代性的后果》，译林出版社 2000 年版。

[82] 吉登斯著，赵旭东等译：《现代性与自我认同》，生活·读书·新知三联书店 1998 年版。

[83] 贾婧、孔凡磊、闫妮、任鹏、李士雪：《不同类型医院门诊患者满意度调查及分析》，载于《中国卫生质量管理》2018 年第 5 期。

[84] 贾晓莉、周洪柱、赵越、郑莉丽、魏琪、郑雪倩：《2003 年－2012 年全国医院场所暴力伤医情况调查研究》，载于《中国医院》2014 年第 3 期。

[85] 蒋红艳：《论文学叙事对影像叙事的影响》，载于《佳木斯大学社会科学学报》2012 年第 3 期。

[86] 蒋雨停、刘鲁蓉、林婧、李文娟、曾雪：《基于一般情绪——攻击理论模型的医院工作场所暴力行为研究》，载于《医学理论与实践》2016 年第 3 期。

[87] 焦卫红、蒋海兰、于梅、郭丽、陆霞：《北京市某三级医院住院患者满意度的调查与分析》，载于《护理管理杂志》2010 年第 9 期。

[88] 金玉芳、董大海：《消费者信任影响因素实证研究——基于过程的观点》，载于《管理世界》2004 年第 7 期。

[89] 卡尔·霍夫兰德、欧文·贾尼斯、哈罗德·凯利著，张建中等译：《传播与劝服：关于态度转变的心理学研究》，中国人民大学出版社 2015 年版。

[90] 康芒斯著，于树生译：《制度经济学》，商务印书馆 1962 年版。

[91] 康廷虎、白学军：《任务类型和性别属性对人际信任的影响》，载于《心理发展与教育》2012 年第 5 期。

[92] 科尔曼，邓方译：《社会理论的基础》，社会科学文献出版社 1999 年版。

[93] 库尔巴里贾：《互联网治理》，清华大学出版社 2019 年版。

[94] 赖伟：《医疗改革三十年》，载于《中国医院管理》2008 年第 11 期。

[95] 乐国安、韩振华：《信任的心理学研究与展望》，载于《西南大学学报》2009 年第 2 期。

[96] 乐国安：《社会心理学》，中国人民大学出版社 2019 年版。

[97] 乐国安主编：《社会心理学》，中国人民大学出版社 2013 年版。

[98] 乐虹、魏俊丽、向雪瓶、苏明丽、贾红英：《医患关系双方认知差异比较研究》，载于《中国医院管理》2011 年第 1 期。

[99] 李德玲、卢景国：《从患者视角看预设性信任/不信任及其根源》，载于《中国医学伦理学》2011 年第 2 期。

[100] 李菲、陈少贤、彭晓明、陈胜日、吴少林、炳刚：《医患关系的主要困惑与对策思考》，载于《中国医院管理》2008 年第 2 期。

[101] 李纲、陈璟浩：《突发公共事件网络舆情研究综述》，载于《图书情报知识》2014 年第 2 期。

[102] 李恒、张良、高蕾、段孝建、孙涛、樊立华：《哈尔滨市某医院 312

例医疗纠纷分析及防范对策》，载于《中国医院管理》2011 年第 7 期。

[103] 李敬：《传播学领域的话语研究——批判性话语分析的内在分野》，载于《国际新闻界》2014 年第 7 期。

[104] 李强、高文珺、许丹：《心理疾病污名形成理论述评》，载于《心理科学进展》2008 年第 4 期。

[105] 李爽、李瑞珍、吴菁、叶旭春：《公众对医生、护士角色形象认知的现状调查分析》，载于《解放军护理杂志》2016 年第 4 期。

[106] 李耀炜：《基于消费者视角的我国医疗服务对患者信任度的影响研究（博士学位论文）》，石家庄经济学院，2013 年。

[107] 李一帆、王晓燕、郭蕊、封国生、苗京楠、郝晋、刘扬：《基于患方视角的医患信任现状及影响因素分析》，载于《中国医院管理》2015 年第 11 期。

[108] 李正关、冷明祥：《医患关系研究进展综述》，载于《中国医院管理》2009 年第 3 期。

[109] 梁颖莹、袁响林：《肿瘤医患沟通信息需求及临床决策现况调查》，载于《医学与哲学（B）》2017 年第 11 期。

[110] 梁振华、齐顾波：《疾病的宗教性建构：理解农民因病信教的行为和动机——以一个河南乡村基督教会为例》，载于《中国农业大学学报（社会科学版）》2015 年第 4 期。

[111] 林甜甜：《“词语自由联想”视域下医护人员形象调查——公众与医护人员的认知态度比较》，载于《医学与哲学（A）》2014 年第 10 期。

[112] 林雪玉、李雯：《1552 例医疗纠纷调查分析》，载于《中国医院》2015 年第 2 期。

[113] 林钟敏：《责任的心理分析——介绍 B. 韦纳新著〈责任的判断〉》，载于《心理科学进展》1996 年第 3 期。

[114] 刘大颖：《破解医患关系难题中的媒体责任》，载于《传媒观察》2006 年第 7 期。

[115] 刘芳：《微时代受众认知心理对媒介传播的影响》，载于《传媒》2015 年第 9 期。

[116] 刘航宇、段利忠、刘赛娜、殷丽丽、张殿然、张崇旭、卢奇：《不同性别人群非医疗技术服务影响因素认知差异研究——以呼和浩特市综合医院为例》，载于《医学与哲学（A）》2018 年第 5 期。

[117] 刘宏眉、杨晓枫、杨军、李雪锋：《医疗纠纷对医师防御性医疗行为影响的研究》，载于《现代医院管理》2016 年第 6 期。

[118] 刘莲莲：《从“危机”到“信心”——“金融危机”形象建构过程

探析》，载于《新闻传播》2009 年第 10 期。

[119] 刘强：《框架理论：概念、源流与方法探析——兼论我国框架理论研究的阙失》，载于《中国出版》2015 年第 8 期。

[120] 刘文波、王国斌、张亮、陈荣秋：《基于顾客参与的医疗服务管理》，载于《中国医院管理》2009 年第 3 期。

[121] 刘旭、李海燕、毛大川、白冰、茹义福、张薇、孟德昕：《集体行为理论视角下暴力伤医现象诱发因素的研究》，载于《中国医院管理》2015 年第 35 期。

[122] 刘雪飞：《系列报道的特征及操作规范》，载于《新闻前哨》2002 年第 10 期。

[123] 刘艳春、董洁：《网络时评标题设计策略探析——基于“人民时评”标题语言的多维度计量研究》，载于《江汉学术》2017 年第 5 期。

[124] 刘洋、李国军：《临床实习期医学生自我效能感与焦虑、抑郁的关系》，载于《心理研究》2010 年第 5 期。

[125] 刘一、于鲁明：《基于乡镇卫生院患方研究的医患信任现状分析》，载于《医学与社会》2014 年第 6 期。

[126] 刘颖洁：《断裂与弥合：风险社会视阈下传媒对医患信任缺失心理的疏导研究——基于南昌三兵医院实证调研分析》，硕士研究生论文、江西师范大学，2013 年。

[127] 龙立荣、方俐洛、凌文辁：《企业员工自我职业生涯管理的结构及关系》，载于《心理学报》2002 年第 2 期。

[128] 龙伟：《民国医事纠纷研究（1927－1949）》，人民出版社 2011 年版。

[129] 卢春天、权小娟：《媒介使用对政府信任的影响——基于 CGSS2010 数据的实证研究》，载于《国际新闻界》2015 年第 5 期。

[130] 卢斐杰：《涉医网络舆情的监控与管理》，载于《中国卫生法制》2017 年第 4 期。

[131] 卢曼著，瞿铁鹏、李强译：《信任》，上海世纪出版集团 1979 年版。

[132] 吕小康、刘颖：《医生角色的刻板印象及其在医患群体间的差异》，载于《南京师大学报（社会科学版）》2018 年第 1 期。

[133] 吕小康、弥明迪、余华冉、王晖、姜鹤、何非：《中国医患信任量表的初步编制与信效度检验》，载于《中国社会心理学评论》2020 年第 1 期。

[134] 吕小康、汪新建：《何为“疾病”：医患话语的分殊与躯体化的彰显——一个医学社会学的视角》，载于《广东社会科学》2012 年第 6 期。

[135] 吕小康、汪新建：《意象思维与躯体化症状：疾病表达的文化心理学

途径》，载于《心理学报》2012 年第 2 期。

［136］吕小康、汪新建：《因果判定与躯体化：精神病学标准化的医学社会学反思》，载于《社会学研究》2013 年第 3 期。

［137］吕小康、汪新建、张慧娟、刘颖、张曜、王骥：《中国医患社会心态问卷的初步编制与信效度检验》，载于《心理学探新》2019 年第 1 期。

［138］吕小康：《象思维与躯体化：医学现象的文化心理学视角》，载于《西北师范大学学报（社会科学版）》2013 年第 4 期。

［139］吕小康：《医患“获得感悖论”及其破局——兼论作为社会心理学议题的医患关系研究》，载于《南京师大学报（社会科学版）》2019 年第 1 期。

［140］吕小康、张慧娟：《医患社会心态测量的路径、维度与指标》，载于《南京师大学报（社会科学版）》2017 年第 2 期。

［141］吕小康、张慧娟、张曜、刘颖：《医疗纠纷案例库建设的初步探索》，载于《中国社会心理学评论》2017 年第 2 期。

［142］吕小康、赵晓繁：《医患“获得感悖论”及其破局——兼论作为社会心理学议题的医患关系研究》，载于《南京师大学报（社会科学版）》2019 年第 1 期。

［143］吕小康、赵晓繁：《主观社会阶层和负性情绪对医患信任的影响：一个有调节的中介模型》，载于《西北师范大学学报（社会科学版）》2019 年第 2 期。

［144］吕小康、朱振达：《医患社会心态建设的社会心理学视角》，载于《南京师大学报（社会科学版）》2016 年第 2 期。

［145］吕小康、朱振达：《医患社会心态建设的社会心理学视角》，载于《社会科学文摘》2016 年第 2 期。

［146］吕兆丰、王晓燕：《首都医患关系报告——基于信任理论的研究》，法律出版社 2016 年版。

［147］吕兆丰、王晓燕、张建、梁立智、鲁杨、刘学宗、吴利纳：《医患关系现状分析研究——全国十城市典型调查》，载于《中国医院》2008 年第 12 期。

［148］罗宾斯著，孙健敏、李原译：《组织行为学（第 7 版）》，中国人民大学出版社 2005 年版。

［149］罗森伯格，张大庆译：《当代医学的困境》，北京大学医学出版社 2016 年版。

［150］罗天莹、雷洪：《信任，在患者和医生之间》，载于《社会》2002 年第 1 期。

［151］马纯华、张丽娟、颜君、唐海林：《中文版改良疾病感知问卷的修订及其在乳腺癌患者中的信效度检验》，载于《中国全科医学》2015 年第 27 期。

［152］马得汶：《西部民族地区患者择医的文化因素探析——基于青海省藏医院的医学人类学调查》，载于《西北师范大学学报（社会科学版）》2017年第1期。

［153］马广海：《论社会心态：概念辨析及其操作化》，载于《社会科学》2008年第10期。

［154］马原：《批评性话语分析视角下反转新闻的话语表达与意义建构》，载于《江淮论坛》2018年第1期。

［155］马震、刘彤、严龙鹏：《我国居民科学健康观素养现状及影响因素分析》，载于《中国健康教育》2012年第5期。

［156］马志强、孙颖、朱永跃：《基于信任修复归因模型的医患信任修复研究》，载于《医学与哲学（人文社会医学版）》2012年第11期。

［157］买托合提·居来提：《伊斯兰教与维吾尔族医学》，载于《中国穆斯林》2017年第5期。

［158］迈尔斯著，侯玉波、乐国安、张志勇等译：《社会心理学》，人民邮电出版社2018年版。

［159］梅雅琪、李惠萍、杨娅娟、苏丹、马兰、张婷、窦婉君：《中文版疾病感知问卷简化版在女性乳腺癌患者中的信效度检验》，载于《护理学报》2015年第24期。

［160］苗京楠、张建、王晓燕、刘兰秋、刘扬、郝晋：《风险社会视角下的医患信任研究——基于北京市三级甲等医院的实证研究》，载于《中国社会医学杂志》2016年第6期。

［161］缪晓娟、邓锐、范方毅、何光翠、苏毅：《非典型急性白血病九例误漏诊临床分析》，载于《临床误诊误治》2017年第6期。

［162］莫秀婷、徐凌忠、罗惠文、盖若琰：《医务人员感知医患关系、工作满意度与离职意向的关系研究》，载于《中国临床心理学杂志》2015年第1期。

［163］穆尔：《创造公共价值》，商务印书馆2016年版。

［164］《2018年度数据：人口普查人口基本情况》，国家统计局，2018年。

［165］宁丽红：《患者信任医生的影响因素及其改善途径研究（硕士学位论文）》，山东大学，2013年。

［166］潘静仪、赵静波、侯艳飞：《患者对医师的信任现况及影响因素分析》，载于《广东医学》2017年第6期。

［167］潘新丽：《“共同体”的分离与重建：当代医患关系的医学哲学思考》，载于《华中科技大学学报（社会科学版）》2015年第2期。

［168］庞慧敏：《论媒体在平衡社会身份与社会公正中的作用——以“医患

报道”为视角》，载于《现代传播（中国传媒大学学报）》2012 年第 4 期。

[169] 庞小佳、张大均、王鑫强、王金良：《刻板印象干预策略研究述评》，载于《心理科学进展》2011 年第 2 期。

[170] 彭曼：《我国近期报纸医生的传媒形象研究（硕士学位论文）》，华中科技大学，2007 年。

[171] 朴金花、孙福川：《医患双方视角下的医患信任关系研究》，载于《中国医学伦理学》2013 年第 6 期。

[172] 邱志生：《从“线性”模式到“网状”呈现：新形势下如何做好电视新闻跟踪报道》，载于《东南传播》2016 年第 1 期。

[173] 屈英和、田毅鹏、周同梅：《“关系就医”现象的调查与分析》，载于《医学与哲学（人文社会医学版）》2010 年第 2 期。

[174] 屈英和、钟绍峰：《“关系就医”取向下医患互动错位分析》，载于《医学与哲学（人文社会医学版）》2012 年第 11 期。

[175] 瞿晓萍、吴菁、叶旭春：《刻板印象的研究进展及其对医患关系研究的启示》，载于《护理管理杂志》2012 年第 4 期。

[176] 任芬、刘峻良、房玉上、王孟成：《流调中心抑郁量表在成人群体中的跨性别等值性》，载于《中国临床心理学杂志》2019 年第 5 期。

[177] 任莉、白继庚：《从“医闹”与防御性医疗行为探索和谐医患关系》，载于《中国妇幼卫生杂志》2011 年第 5 期。

[178] 佘廉、黄超：《我国突发事件案例库建设评价分析》，载于《电子科技大学学报（社科版）》2015 年第 6 期。

[179] 申思思、王松林、李佳月、赵静：《社会信任机制及医患信任评价研究综述》，载于《中国医学伦理学》2017 年第 9 期。

[180] 沈倩青、张光明：《饮用水反复烧开对水质的影响》，载于《环境科学与技术》2011 年第 5 期。

[181] 石密、时勘、刘建准：《信息发送者与目标受众的信息传播意向研究——基于社会存在的视角》，载于《情报科学》2017 年第 6 期。

[182] 史芬茹、陈绂：《言语行为视角下的现代汉语反问句研究》，载于《语言文字应用》2018 年第 3 期。

[183] 史经霞：《近代贵州少数民族地区宗教与医疗文化研究》，载于《宗教学研究》2013 年第 3 期。

[184] 史树银、赵海燕、张帆：《新疆医科大学某三甲医院医疗纠纷现状及原因分析》，载于《中国卫生产业》2015 年第 7 期。

[185] 宋方芳、余瑛、徐丹红、杨苏华、游斌权：《152 例医疗纠纷的调查

分析》，载于《中医药管理杂志》2013 年第 11 期。

［186］宋莉、胡大一、杨进刚、李超、石川、姜荣环：《疾病感知问卷中文版对急性心肌梗死患者的适用性和信效度分析》，载于《中国心理卫生杂志》2007 年第 12 期。

［187］宋明华、陈晨、刘燊、李俊萱、侯怡如、张林：《父母教养方式对初中生攻击行为的影响：越轨同伴交往和自我控制的作用》，载于《心理发展与教育》2017 年第 6 期。

［188］宋全成：《论自媒体的特征、挑战及其综合管制问题》，载于《南京社会科学》2015 年第 3 期。

［189］苏春艳：《当“患者”成为“行动者”：新媒体时代的医患互动研究》，载于《国际新闻界》2015 年第 11 期。

［190］苏振华、黄外斌：《互联网使用对政治信任与价值观的影响：基于 CGSS 数据的实证研究》，载于《经济社会体制比较》2015 年第 5 期。

［191］孙彩芹：《框架理论发展 35 年文献综述——兼述内地框架理论发展 11 年的问题和建议》，载于《国际新闻界》2010 年第 9 期。

［192］孙刚、陈雅迪、周梦瑶：《居民的就医信任度及影响因素研究》，载于《中国全科医学》2017 年第 16 期。

［193］孙立平：《社会转型：发展社会学的新议题》，载于《社会学研究》2005 年第 1 期。

［194］孙连荣、杨治良：《攻击性的实验研究范式》，载于《心理科学》2010 年第 6 期。

［195］孙连荣、杨治良：《社会偏见与群际威胁在群际冲突发生过程中的作用》，载于《心理科学》2013 年第 4 期。

［196］孙祺媛、董才生：《医患信任危机的“责任意识”分析——以吉林大学第一医院为例》，载于《长白学刊》2015 年第 4 期。

［197］孙如昕、陈家应：《患者体验：公立医院改革绩效评价的重要依据》，载于《南京医科大学学报（社会科学版）》2014 年第 4 期。

［198］孙咏莉：《医患不同视角下医患信任的现状及影响因素分析——基于北京六家医疗机构的调查研究》，载于《中国医学伦理学》2018 年第 1 期。

［199］孙振领、黄芳：《媒体视野中医生形象变化与医患关系研究》，载于《湘南学院学报》2008 年第 1 期。

［200］谭日辉、吴祖平：《社会心态与民生建设研究》，中国社会科学出版社 2015 年版。

［201］谭霞、关利平、刘芳：《新媒体对公民科学素养影响研究》，载于

《山东理工大学学报（社会科学版）》2015年第2期。

［202］谭亚：《防御性医疗行为成因分析及应对策略》，载于《中国医学伦理学》2011年第2期。

［203］汤天甜：《媒体报道框架与程式化的民族风险报道——基于《人民日报》民族风险事件报道的实证研究（2000—2014）》，载于《西南民族大学学报（人文社科版）》2015年第11期。

［204］唐魁玉、王德新：《网络社会的情感治理》，载于《甘肃社会科学》2019年第3期。

［205］唐庄菊、汪纯孝、岑成德：《专业服务消费者信任感的实证研究》，载于《商业研究》1999年第10期。

［206］童丽：《宗教文化与中藏医学》，载于《医学与哲学》2003年第3期。

［207］童文莹：《社会转型时期我国医患关系"集体不信任"现象研究》，载于《公共管理高层论坛》2006年第2期。

［208］童晓鹏、申淼新、刘赛赛、代黎艳：《藏医与中医在西藏自治区的传承现状调研分析》，载于《湖北民族学院学报（医学版）》2019年第3期。

［209］童星：《网络与社会交往》，贵州人民出版社2002年版。

［210］汪辉平、王增涛、马鹏程：《农村地区因病致贫情况分析与思考——基于西部9省市1214个因病致贫户的调查数据》，载于《经济学家》2016年第10期。

［211］汪新建、柴民权、赵文珺：《群体受害者身份感知对医务工作者集体内疚感的作用》，载于《西北师范大学学报（社会科学版）》2016年第1期。

［212］汪新建、刘颖：《互联网使用行为对医患信任的影响：基于CFPS2016的分析》，载于《西北师范大学学报（社会科学版）》2019年第2期。

［213］汪新建、刘颖、张子睿、张慧娟、张曜：《中国医患社会心态问卷分问卷的信效度检验》，载于《中国社会心理学评论》2020年第1期。

［214］汪新建、吕小康：《躯体与心理疾病：躯体化问题的跨文化研究视角》，载于《南京师大学报（社会科学版）》2010年第6期。

［215］汪新建、王丛、吕小康：《人际医患信任的概念内涵、正向演变与影响因素》，载于《心理科学》2016年第5期。

［216］汪新建、王丛：《医患信任关系的特征、现状与研究展望》，载于《南京师大学报（社会科学版）》2016年第2期。

［217］汪新建、王骥：《媒体中的医方形象及其对医患信任的影响》，载于《南京师大学报（社会科学版）》2017年第2期。

［218］汪新建、王骥：《医患纠纷媒体报道框架及其对医患信任的影响——

以〈人民日报〉和〈健康报〉为例》，载于《南京师大学报（社会科学版）》2018 年第 1 期。

［219］汪新建：《医患信任建设的社会心理学分析框架》，载于《中国社会心理学评论》2017 年第 2 期。

［220］汪新建：《“医怒”如何产生？消极医疗事件的责任归因对患方攻击性的影响》，载于《南京师大学报（社会科学版）》2016 年第 2 期。

［221］王晨、曹艳林、郑雪倩、高树宽、贾晓莉、程宇涛：《医患双方对暴力伤医事件的认知与态度分析》，载于《中国医院》2014 年第 3 期。

［222］王丹旸、朱冬青：《医患沟通障碍的心理解析：信息交换视角》，载于《心理科学进展》2015 年第 12 期。

［223］王登峰、崔红：《心理社会行为的中西方差异：“性善－性恶文化”假设》，载于《西南大学学报（社会科学版）》2008 年第 1 期。

［224］王广州：《中国高等教育年龄人口总量、结构及变动趋势》，载于《人口与经济》2017 年第 6 期。

［225］王贵斌、张建中：《媒介、社会真实与新闻文化的建构》，载于《当代传播》2004 年第 1 期。

［226］王海容等：《医疗暴力防控的法治方略研究》，浙江工商大学出版社 2019 年版。

［227］王建伟、严锦航：《民族地区健康促进与医疗保障研究述评》，载于《西藏民族大学学报（哲学社会科学版）》2018 年第 2 期。

［228］王建新、王宁：《健康、医疗与文化之人类学研究的地方经验》，载于《北方民族大学学报（哲学社会科学版）》2017 年第 2 期。

［229］王将军、钟林涛、曾庆、陈钢、韩鹏、许树强：《北京某三级甲等医院 2009—2013 年医疗投诉数据分析》，载于《中国医院管理》2015 年第 1 期。

［230］王锦帆、尹梅：《医患沟通》，人民卫生出版社 2013 年版。

［231］王俊秀：《社会情绪的结构和动力机制：社会心态的视角》，载于《云南师范大学学报（哲学社会科学版）》2013 年第 5 期。

［232］王俊秀：《社会心态的结构和指标体系》，载于《社会科学战线》2013 年第 2 期。

［233］王俊秀：《社会心态理论：一种宏观社会心理学范式》，社会科学文献出版社 2014 年版。

［234］王俊秀：《社会心态：转型社会的社会心理研究》，载于《社会学研究》2014 年第 1 期。

［235］王俊秀：《社会治理也是社会情感治理》，载于《北京日报》2017 年

3 月 27 日。

[236] 王俊秀:《新媒体时代社会情绪和社会情感的治理》，载于《探索与争鸣》2016 年第 11 期。

[237] 王俊秀、杨宜音:《中国社会心态研究报告（2012－2013)》，社会科学文献出版社 2013 年版。

[238] 王俊秀、杨宜音:《中国社会心态研究报告（2014)》，社会科学文献出版社 2014 年版。

[239] 王俊秀、杨宜音:《中国社会心态研究报告（2015)》，社会科学文献出版社 2015 年版。

[240] 王蕾:《先秦巫医文化研究（硕士学位论文)》，青岛大学，2016 年。

[241] 王丽丽、顾广欣:《大学出版社微博传播分析及发展策略》，载于《出版科学》2016 年第 5 期。

[242] 王孟成:《潜变量建模与 Mplus 应用》，重庆大学出版社 2014 年版。

[243] 王敏、兰迎春、赵敏:《患者预设性不信任与医患信任危机》，载于《医学与哲学》2015 年第 5 期。

[244] 王沛、尹志慧、罗芯明、叶旭春、柏涌海:《医患沟通对医生刻板印象表达的影响》，载于《心理与行为研究》2018 年第 1 期。

[245] 王鹏飞、尚鹤睿、曾诗慧:《医疗决策过程中的认知差异与调适》，载于《医学与哲学（A)》2018 年第 4 期。

[246] 王其林:《论近代医患关系的逆转及其法律特征》，载于《中国卫生法制》2019 年第 5 期。

[247] 王茹、王兆良:《对我国暴力伤医现象的思考》，载于《南京医科大学学报（社会科学版)》2015 年第 1 期。

[248] 王帅、张耀光、徐玲:《第五次国家卫生服务调查结果之三——医务人员执业环境现状》，载于《中国卫生信息管理》2014 年第 4 期。

[249] 王水珍、张爱卿:《行为责任归因与处罚公平性、严格判断的关系》，载于《心理科学》2005 年第 5 期。

[250] 王韬、曾荣、朱建辉、方秉华:《〈急诊室故事〉医疗电视真人秀与传统方式在医学科普中的作用比较研究》，载于《科普研究》2015 年第 6 期。

[251] 王廷婷、阎英、吕东阳、闫硕、林杰:《重建医患信任中的“加减乘除”》，载于《中国医学伦理学》2016 年第 1 期。

[252] 王卫华:《医患矛盾报道中媒体的社会责任》，载于《医学与哲学（A)》2012 年第 8 期。

[253] 王亚亚、禹震、金晓燕、张岩、谢红、王志稳、尚少梅:《住院患者

满意度问卷的研制及信效度检验》，载于《护士进修杂志》2013 年第 6 期。

[254] 王一方：《不可爱的现代医学及其根源》，载于《医学与哲学》2010 年第 13 期。

[255] 王一方：《中国人的病与药：来自北大医学部的沉思》，当代中国出版社 2013 年版。

[256] 王益富、潘孝富：《中国人社会心态的经验结构及量表编制》，载于《心理学探新》2013 年第 1 期。

[257] 韦嘉、张春雨、赵永萍、张进辅：《随机截距因子分析模型在控制条目表述效应中的应用》，载于《心理科学》2016 年第 4 期。

[258] 卫生部统计信息中心：《2008 中国西部地区卫生服务调查研究：第四次国家卫生服务调查专题研究报告》，中国协和医科大学出版社 2010 年版。

[259] 卫生部统计信息中心：《中国医患关系调查研究：第四次国家卫生服务调查专题研究报告（二）》，中国协和医科大学出版社 2010 年版。

[260] 《卫生部医患关系调查：满意人，不满意钱》，21 世纪经济报道，2012 年 2 月 2 日。

[261] 魏修建、郑广文：《测量不变性研究综述与理论框架》，载于《系统工程》2015 年第 3 期。

[262] 温春峰、李红英、王袁、李恩昌、靳颖、张新庆、柴华旗：《当前我国医患关系紧张医源性因素分析及伦理探讨》，载于《中国医学伦理学》2015 年第 1 期。

[263] 温忠麟、侯杰泰、张雷：《调节效应与中介效应的比较和应用》，载于《心理学报》2005 年第 2 期。

[264] 温忠麟、叶宝娟：《有调节的中介模型检验方法：竞争还是替补》，载于《心理学报》2014 年第 5 期。

[265] 温忠麟、张雷、侯杰泰、刘红云：《中介效应检验程序及其应用》，载于《心理学报》2004 年第 5 期。

[266] 吴飞、田野：《新闻专业主义 2.0：理念重构》，载于《国际新闻界》2015 年第 7 期。

[267] 吴佳玲、陈一铭、季彤：《从传播学角度思考医患关系》，载于《医学与哲学（A）》2012 年第 7 期。

[268] 夏亮：《论现代大众媒介传播主体的转变》，载于《中国出版》2012 年第 24 期。

[269] 肖伟：《论欧文·戈夫曼的框架思想》，载于《国际新闻界》2010 年第 12 期。

[270] 谢琴红、赖佳、何静、宋兴勇:《患者后续行为意向及其与信任度的关系》,载于《医学与哲学(B)》2015年第5期。

[271] 谢铮、邱泽奇、张拓红:《患者因素如何影响医方对医患关系的看法》,载于《北京大学学报(医学版)》2009年第2期。

[272] 辛文娟、赖涵:《群体极化视域下网络舆情的演化机制研究——以微博网民讨论"浙江温岭杀医案"为例》,载于《情报杂志》2015年第2期。

[273] 辛自强、郭素然、池丽萍:《青少年自尊和攻击行为的关系:中介变量和调节变量的作用》,载于《心理学报》2007年第5期。

[274] 辛自强:《社会治理中的心理学问题》,载于《心理科学进展》2018年第1期。

[275] 徐虹:《新闻评论标题运用修辞手法探析》,载于《信阳师范学院学报(哲学社会科学版)》2018年第6期。

[276] 徐昕、卢荣荣:《纠纷与纠纷解决暴力与不信任转型中国的医疗暴力研究:2000-2006》,载于《法制与社会发展》2008年第1期。

[277] 徐行、高鑫:《试论周恩来的医疗卫生思想与实践》,载于《觉悟》2016年第4期。

[278] 徐英:《医患关系问卷调查分析及对策与建议》,载于《中国保健营养》2013年第1期。

[279] 徐莺:《基于情绪爆发视角的医患冲突风险及其规避》,载于《理论月刊》2016年第3期。

[280] 杨连忠、王晓敏、张蔚星:《某三甲医院107例医疗纠纷分析》,载于《中国医院管理》2011年第8期。

[281] 杨娜、冉永平:《新闻时评话语中是非断言问句的语用研究》,载于《外语研究》2017年第3期。

[282] 杨亚平、王沛、尹志慧、陈庆伟、冯夏影:《刻板印象激活的无意图性及其大脑神经活动特征》,载于《心理学报》2015年第4期。

[283] 杨阳:《不同医疗体制下医患信任关系之比较:中国与新西兰》,载于《医学与哲学(人文社会医学版)》2009年第6期。

[284] 杨宜音:《个体与宏观社会的心理关系:社会心态概念的界定》,载于《社会学研究》2006年第4期。

[285] 杨宜音、王俊秀:《当代中国社会心态研究》,社会科学文献出版社2013年版。

[286] 杨玉芳、郭永玉:《心理学在社会治理中的作用》,载于《中国科学院院刊》2017年第2期。

[287] 杨中芳、彭泗清：《中国人人际信任的概念化：一个人际关系的观点》，载于《社会学研究》1999年第2期。

[288] 姚泽麟：《改革开放以来医疗服务的责任私人化与医患关系的恶化》，载于《东南大学学报（哲学社会科学版）》2017a年第1期

[289] 姚泽麟：《在利益与道德之间：当代中国城市医生职业自主性的社会学研究》，中国社会科学出版社2017b年版。

[290] 姚忠呈：《电视新闻专题节目故事化叙述语态的思考》，载于《西部广播电视》2018年第2期。

[291] 叶慧、刘玢彤：《不同收入等级农村居民基本医疗保险受益公平性研究——基于湖北省少数民族贫困县的调查》，载于《社会保障研究》2020年第1期。

[292] 叶立文：《预防输血相关性移植物抗宿主病发生的研究进展》，载于《标记免疫分析与临床》2015年第12期。

[293] 尹梅、马佳乐、赵德利、张雪：《医患信任：基于信任体系的思考》，载于《中国医学伦理学》2018年第8期。

[294] 尹瑞法：《德性论视域下和谐“医患共同体”的构建》，载于《医学与哲学（人文社会医学版）》2010年第4期。

[295] 尹秀云：《从历史演变看医患关系恶化的症结》，载于《中国医学伦理学》2007年第4期。

[296] 于栋梁：《医患信任缺失的原因和对策》，载于《现代医药卫生》2010年第15期。

[297] 于赓哲：《汉宋之间医患关系衍论——兼论罗伊·波特等人的医患关系价值观》，载于《清华大学学报（哲学社会科学版）》2014年第1期。

[298] 于赓哲：《唐代医疗活动中咒禁术的退缩与保留》，载于《华中师范大学学报（人文社会科学版）》2008年第2期。

[299] 于孔宝：《扁鹊与中国医学》，载于《管子学刊》2013年第1期。

[300] 于泳红：《大学生内隐职业偏见和内隐职业性别刻板印象研究》，载于《心理科学》2003年第4期。

[301] 余玉、王雨瑶：《试论医患报道的网络呈现、舆情偏差与矫正路径》，载于《广西师范学院学报（哲学社会科学版）》2018年第5期。

[302] 喻季欣：《让“亮点”在有“层次”的递进中聚焦——从近年“中国新闻奖”系列报道一等奖获奖作品说起》，载于《新闻与写作》2017年第8期。

[303] 岳小国：《疾病的文化建构——藏族社会麻风病患的医学人类学研究》，载于《云南民族大学学报（哲学社会科学版）》2020年第1期。

[304] 臧国仁：《新闻媒体与消息来源——媒介框架与真实建构之论述》，三民书局，1999年。

[305] 臧国仁、钟蔚文：《框架概念与公共关系策略——有关运用媒介框架的探析（博士学位论文）》，得克萨斯州大学奥斯汀分校，1997年。

[306] 曾凡斌：《互联网使用方式与社会资本的关系研究——兼析互联网传播能力在其间的作用》，载于《湖南师范大学社会科学学报》2014年第4期。

[307] 曾庆香、黄春平、肖赞军：《谁在新闻中说话——论新闻的话语主体》，载于《新闻与传播研究》2005年第3期。

[308] 曾庆香：《新媒体语境下的新闻叙事模式》，载于《新闻与传播研究》2014年第11期。

[309] 翟学伟：《社会流动与关系信任——也论关系强度与农民工的求职策略》，载于《社会学研究》2003年第1期。

[310] 翟学伟：《信任的本质及其文化》，载于《社会》2014年第1期。

[311] 詹才胜、许丽敏、陶友良：《"医闹"及暴力伤医事件的成因与对策》，载于《中医药管理杂志》2017年第1期。

[312] 张爱卿、刘华山：《责任、情感及帮助行为的归因结构模型》，载于《心理学报》2003年第4期。

[313] 张爱卿、周方莲：《责任归因与报复行为的结构方程模型研究》，载于《中国临床心理学杂志》2003年第3期。

[314] 张桂芝、董兆举、王景艳：《医患矛盾社会根源透析》，载于《中国医学伦理学》2007年第4期。

[315] 张昊：《遏制医患纠纷多发态势亟待法治"出手"》，载于《法制日报》2014年10月31日。

[316] 张红丽、郑红艳、刘家惠、张月玲、张春梅：《医疗纠纷对医护人员防御性医疗行为影响的研究》，载于《卫生软科学》2015年第5期。

[317] 张结海：《负面事件新闻报道的媒体框架建构——一个认知-情绪的事后解释模型》，载于《现代传播（中国传媒大学学报）》2016年第11期。

[318] 张奎力：《赤脚医生与社区医患关系——以社会资本理论为分析范式》，载于《社会主义研究》2014年第6期。

[319] 张妮莉、赵静：《基于期望差异理论的医患信任危机研究》，载于《中国医学伦理学》2014年第3期。

[320] 张书维、李纾：《行为公共管理学探新：内容、方法与趋势》，载于《公共行政评论》2018年第1期。

[321] 张文新、武建芬、程学超：《儿童欺侮问题研究综述》，载于《心理

学动态》1999 年第 3 期。

［322］张新庆、刘延锦、涂玲、胡燕：《当前我国医患关系紧张状况总体评价》，载于《现代医院管理》2014 年第 4 期。

［323］张胸宽：《把握社会情绪特征，培育健康社会心态》，引自北京社会心理研究：《北京社会心态分析报告（2013－2014）》，社会科学文献出版社 2014 年版。

［324］张璇、伍麟：《风险认知中的信任机制：对称或不对称》，载于《心理科学》2013 年第 6 期。

［325］张亚娟、宋继波、高云涛、武圣君、宋蕾、苗丹民：《无法忍受不确定性量表（简版）在中国大学生中的信效度检验》，载于《中国临床心理学杂志》2017 年第 2 期。

［326］张艳：《艾滋病患者医患信任量表的编译及应用研究（博士学位论文）》，中南大学，2012 年。

［327］张莹瑞、佐斌：《社会认同理论及其发展》，载于《心理科学进展》2006 年第 3 期。

［328］张泽洪、熊晶晶、吴素雄：《媒介使用对医患信任与社会信任的影响比较分析》，载于《新闻界》2017 年第 6 期。

［329］赵东耀、王大文：《论健康需求的无限性和医学责任的有限性》，载于《医学与哲学》2002 年第 5 期。

［330］赵堪兴、杨培增编：《眼科学》，人民卫生出版社 2013 年版。

［331］赵丽、陈晓彤、刘爽、孙宝志：《我国医患关系紧张现状及深层原因剖析》，载于《现代医院管理》2013 年第 1 期。

［332］赵士林、关琳子：《“PM2.5 事件”报道中的媒体建构》，载于《当代传播》2013 年第 1 期。

［333］赵晓明：《“医闹”、“房闹”考验政府社会管理水平》，载于《中国社会报》2012 年 5 月 9 日。

［334］赵钰琪、沈春明：《我国医疗暴力防控政策的演变分析》，载于《医学与哲学（A）》2018 年第 11 期。

［335］赵志裕、温静、谭俭邦：《社会认同的基本心理历程——香港回归中国的研究范例》，载于《社会学研究》2005 年第 5 期。

［336］赵卓嘉、徐明臻：《医患双方的冲突感知差异性调查分析》，载于《现代医院管理》2018 年第 5 期。

［337］郑大喜：《和谐医患关系的伦理维度和法律支撑》，载于《中国医学伦理学》2010c 年第 1 期。

[338] 郑大喜：《基于合理利益格局的医患信任关系重建》，载于《医学与社会》2010a 年第 3 期。

[339] 郑大喜：《社会学语境下医患信任关系的异化及其重建》，载于《医学与社会》2010b 年第 7 期。

[340] 郑大喜：《社会转型期医患利益冲突的调节与平衡——一个伦理学的分析框架》，载于《中国医学伦理学》2007b 年第 2 期。

[341] 郑大喜：《信息不对称下医患之间的利益冲突与博弈策略分析》，载于《中国医学伦理学》2007a 年第 1 期。

[342] 郑红娥、王伟：《中国乡村基督徒疾病观与就医行为：以山东某村庄为例》，载于《世界宗教文化》2014 年第 1 期。

[343] 郑满宁：《缺位与重构：新媒体在健康传播中的作用机制研究——以北京、合肥两地的居民健康素养调查为例》，载于《新闻记者》2014 年第 9 期。

[344] 郑雪坚、赵静波、陈建斌、陈壮有、梁舜薇、陈熔宁：《患者预设性不信任情境量表的初步编制》，载于《中国全科医学》2019 年第 4 期。

[345] 郑雪坚、赵静波、陈建斌、马倩雯、祝超慧、盛秋萍：《患者对医师的预设性不信任现状调查分析》，载于《广东医学》2018 年第 23 期。

[346]《中国医患关系调查白皮书》，39 健康网，2021 年 8 月 8 日。

[347] 周浩、龙立荣：《共同方法偏差的统计检验与控制方法》，载于《心理科学进展》2004 年第 6 期。

[348] 周浪、孙秋云：《因病信教农民的宗教心理及其演变：试论把握“信念”概念对理解中国农村宗教实践的启示》，载于《社会》2017a 年第 4 期。

[349] 周浪、孙秋云：《“因病信教”：中国农民的宗教心理及其发展》，载于《文化纵横》2017b 年第 4 期。

[350] 周晓虹：《社会心态、情感治理与媒介变革》，载于《探索与争鸣》2016 年第 11 期。

[351] 周伊晨：《框架语境下的把关人——以人民日报和纽约时报关于德班气候大会的报道为例》，载于《青年记者》2012 年第 17 期。

[352] 朱博文、罗教讲：《互联网使用会影响公众对医生的信任吗？——基于数据 CSS2013 的实证分析》，载于《江苏社会科学》2017 年第 3 期。

[353] 朱婷婷、郑爱明：《医务人员宽恕心理与心理健康关系及相关对策》，载于《中国卫生事业管理》2016 年第 12 期。

[354] 朱艳丽：《患者社会地位感知与对医信任：差别性的影响因素》，载于《中国社会心理学评论》2018 年第 1 期。

[355] 朱艳丽：《基于主题效价分析的医患关系影响因素探究》，载于《南

京师大学报（社会科学版）》2018 年第 1 期。

[356] 颛孙宗磊、关俊英：《西部少数民族地区医疗纠纷处理现状》，载于《中国卫生产业》2018 年第 20 期。

[357] 佐斌、刘晅：《基于 IAT 和 SEB 的内隐性别刻板印象研究》，载于《心理发展与教育》2006 年第 4 期。

[358] 佐斌、温芳芳、朱晓芳：《大学生对年轻人和老年人的年龄刻板印象》，载于《应用心理学》2007 年第 3 期。

[359] Adams, S., Pill, R., Jones, A. Medication, Chronic Illness and Identity: The Perspective of People with Asthma. *Social Science & Medicine*, 1997, 45 (2): 189 - 201.

[360] Adler, N. E., Epel, E. S., Castellazzo, G., Ickovics, J. R. Relationship of Subjective and Objective Social Status with Psychological and Physiological Functioning: Preliminary Data in Healthy White Women. *Health Psychology Official Journal of the Division of Health Psychology American Psychological Association*, 2000, 19 (6): 586 - 592.

[361] Agbo, A. A., Ome, B. Happiness: Meaning and Determinants among Young Adults of the Igbos of Eastern Nigeria. *Journal of Happiness Studies*, 2017, 18 (1): 151 - 175.

[362] Ahn, W. K., Proctor, C. C., Flanagan, E. H. Mental Health Clinicians' Beliefs about the Biological, Psychological, and Environmental Bases of Mental Disorders. *Cognitive Science*, 2009, 33 (2): 147 - 182.

[363] Ajzen, I. Nature and Operation of Attitudes. *Annual Review of Psychology*, 2001, 52 (1): 27 - 58.

[364] Akinlua, J. T., Meakin, R., Fadahunsi, P., Freemantle, N. Beliefs of Health Care Providers, Lay Health Care Providers and Lay Persons in Nigeria Regarding Hypertension. A Systematic Mixed Studies Review. *Plos One*, 2016, 11 (5): E0154287.

[365] Almashat, S., Ayotte, B., Edelstein, B., Margrett, J. Framing Effect Debiasing in Medical Decision Making. *Patient Educ Couns*, 2008, 71 (1): 102 - 107.

[366] Alvin, W. Gouldner. The Norm of Reciprocity: A Preliminary Statement. *American Sociological Review*, 1960, 25 (2): 161 - 178.

[367] Anderson, L. A., Dedrick, R. F. Development of the Trust in Physician Scale: A Measure to Assess Interpersonal Trust in Patient-physician Relationships. *Psychological Reports*, 1990, 67 (Suppl. 3): 1091 - 1100.

[368] Antonovsky, A. The Image of Four Diseases Held by the Urban Jewish Population of Israel. *Journal of Chronic Diseases*, 1972, 25 (6 - 7): 375 - 384.

[369] Aoki, N., Uda, K., Ohta, S., Kiuchi, T., Fukui, T. Impact of Miscommunication in Medical Dispute Cases in Japan. *International Journal for Quality in Health Care*, 2008, 20 (5): 358 - 362.

[370] Asiimwe, C., Cross, R., Haberer, J. Lay Perceptions about Tuberculosis among Non - UK - Born Black Africans in the United Kingdom. *Journal of Tuberculosis Research*, 2015, 3 (4): 161 - 170.

[371] Atkin, K., Ahmad, W. Pumping Iron: Compliance with Chelation Therapy among Young People Who Have Thalassaemia Major. *Sociology of Health & Illness*, 2000, 22 (4): 500 - 524.

[372] Baillon, A., Koellinger, P. & Treffers, T. Sadder but Wiser: The Effects of Affective States and Weather on Ambiguity Attitudes. *Journal of Economic Psychology*, 2014, 53 (1): 67 - 82.

[373] Baines, T., Wittkowski, A. A Systematic Review of the Literature Exploring Illness Perceptions in Mental Health Utilising the Self-regulation Model. *Journal of Clinical Psychology in Medical Settings*, 2013, 20 (3): 263 - 274.

[374] Balme, H. *China and Modern Medicine: A Study in Medical Missionary Development*. Lodon: United Council for Missonary Education, 1921.

[375] Baloush - Kleinman, V., Levine, S. Z., Roe, D., Shnitt, D., Weizman, A., Poyurovsky, M. Adherence to Antipsychotic Drug Treatment in Early-episode Schizophrenia: A Six-month Naturalistic Follow-up Study. *Schizophrenia Research*, 2011, 130 (1): 176 - 181.

[376] Baltes, P. B., Staudinger, U. M. Wisdom: A Metaheuristic (pragmatic) to Orchestrate Mind and Virtue Toward Excellence. *American Psychologist*, 2000, 55 (1): 122 - 136.

[377] Barber, B. *The Logic and Limits of Trust*. Brunswick, NJ: New Rutgers University Press, 1983.

[378] Baron, J. A Theory of Social Decisions. *Journal for the Theory of Social Behavior*, 1995, 25, 103 - 114.

[379] Bastian, B., Haslam, N. Psychological Essentialism and Stereotype Endorsement. *Journal of Experimental Social Psychology*, 2006, 42 (2): 228 - 235.

[380] Baumeister, R. F., Tice, D. M. Point-counterpoints: Anxiety and Social Exclusion. *Journal of social and clinical Psychology*, 1990, 9 (2): 165 - 195.

[381] Beker, K., Kim, J., Boeke, M. V., van den Broeka, P., Kendeoub, P. Refutation Texts Enhance Spontaneous Transfer of Knowledge. *Contemporary Educational Psychology*, 2019, 56, 67-78.

[382] Bendelow, G. Pain Perceptions, Emotions and Gender. *Sociology of Health & Illness*, 1993, 15 (3): 273-294.

[383] Ben-Sira, Z. The Structure and Dynamics of the Image of Diseases. *Journal of Chronic Diseases*, 1977, 30 (12): 831-842.

[384] Bentler, P. M., Bonett, D. G. Significance Tests and Goodness of Fit in the Analysis of Covariance Structures. *Psychological Bulletin*, 1980, 88 (3): 588-606.

[385] Bentler, P. M. Comparative Fit Indexes in Structural Models. *Psychological Bulletin*, 1990, 107 (2): 238-246.

[386] Berkowitz, L. The Concept of Aggressive. *Psychologiail Bulletin*, 1981, 106, 59-73.

[387] BöHm, R., Theelen, M. M. P. Outcome Valence and Externality Valence Framing in Public Good Dilemmas. *Journal of Economic Psychology*, 2016, 54, 151-163.

[388] Bismark, M., Dauer, E., Paterson, R., Studdert, D. Accountability Sought by Patients Following Adverse Events from Medical care: The New Zealand Experience. *Canadian Medical Association Journal*, 2006, 175 (8): 889-894.

[389] Bond Jr, C. F., Dicandia, C. G., Mackinnon, J. R. Responses to Violence in a Psychiatric Setting: The Role of Patient's Race. *Personality and Social Psychology Bulletin*, 1983, 94, 265-292.

[390] Bourne, D. D. Doctor-patient Relationship. *The Antioch Review*, 1950, 10 (2): 225-231.

[391] Bova, C., Fennie, K. P., Watrous, E., Dieckhaus, K., Williams, A. B. The Health Care Relationship (HCR) Trust Scale: Development and Psychometric Evaluation. *Research in nursing & health*, 2006, 29 (5): 477-488.

[392] Broadbent, E., Petrie, K. J., Main, J., Weinman, J. The Brief Illness Perception Questionnaire. *Journal of Psychosomatic Research*, 2006, 60 (6): 631-637.

[393] Broockman, D., Kalla, J. Durably Reducing Transphobia: A Field Experiment on Door-to-door Canvassing. *Science*, 2016, 352 (6282): 220-224.

[394] Broomell, S. B., Kane, P. B. Public Perception and Communication of

Scientific Uncertainty. *Journal of Experimental Psychology*: *General*, 2017, 146 (2): 286 - 304.

[395] Browne, M. W., Cudeck, R. Alternative Ways of Assessing Model Fit. In: K. A. Bollen, J. S. Long, (Eds): *Testing structural equation models.* Newbury park, CA: Sage, 1993: 136 - 162.

[396] Bryant, J., Miron, D. Theory and research in Mass Communication. *Journal of Communication*, 2004, 54 (4): 662 - 704.

[397] Buchan, N. R., Croson, R. T., Solnick, S. Trust and gender: An Examination of Behavior and Beliefs in the Investment Game. *Journal of Economic Behavior & Organization*, 2008, 68 (3 - 4): 466 - 476.

[398] Buckley, L., Labonville, S., Barr, J. A Systematic Review of Beliefs about Hypertension and Its Treatment among African Americans. *Current Hypertension Reports*, 2016, 18 (7): 52 - 60.

[399] Bury, M. Chronic Illness as Biographical Disruption. *Sociology of Health & Illness*, 1982, 4 (2): 167 - 182.

[400] Cairney, P., Weible, C. M. The New Policy Sciences: Combining the Cognitive Science of Choice, Multiple Theories of Context, and Basic and Applied Analysis. *Policy Sciences*, 2017, 50 (4): 619 - 627.

[401] Callander, E. J., Schofield, D. J. Effect of Asthma on Falling Into Poverty: The Overlooked Costs of Illness. *Annals of Allergy Asthma Immunology*, 2015, 114 (5): 374 - 378.

[402] Camerini, A. L., Schulz, P. J. Patients' need for Information Provision and Perceived Participation in Decision Making in Doctor-patient Consultation: Microcultural Differences between French-and Italian-speaking Switzerland. *Patient Educ Couns*, 2016, 99 (3): 462 - 469.

[403] Cameron, L., Leventhal, H. *The Self-regulation of Health and Illness Behaviour.* London: Computer - Assisted Foreign Language Education, 2014.

[404] Cavelti, M., Contin, G., Beck, E. M., Kvrgic, S., Kossowsky, J., Stieglitz, R. D., Vauth, R. Validation of the Illness Perception Questionnaire for Schizophrenia in a German-speaking Sample of Outpatients with Chronic Schizophrenia. *Psychopathology*, 2012, 45 (4): 259 - 269.

[405] Chan, C. S., Cheng, Y., Cong, Y., Du, Z., Hu, S., Kerrigan, A., ...Zhu, W. Patient-physician Trust in China: A Workshop Summary. *The Lancet*, 2016, 388: S72.

[406] Chen, E., Matthews, K. A. Cognitive Appraisal Biases: An Approach to Understanding the Relation between Socioeconomic Status and Cardiovascular Reactivity in Children. *Annals of Behavioral Medicine*, 2001, 23 (2): 101-111.

[407] Cheung, G. W., Rensvold, R. B. Evaluating Goodness-of-fit Indexes for Testing Measurement Invariance. *Structural Equation Modeling*, 2002, 9 (2): 233-255.

[408] Chrisler, J. C., Barney, A., Palatino, B. Ageism Can be Hazardous to Women's Health: Ageism, Sexism, and Stereotypes of Older Women in the Healthcare System. *Journal of Social Issues*, 2016, 72 (1): 86-104.

[409] Clack, G. B., Allen, J., Cooper, D., Head, J. O. Personality Differences Between Doctors and Their Patients: Implications for the Teaching of Communication Skills. *Medical Education*, 2004, 38 (2): 177-186.

[410] Claire, M., Ella, L. Personality Influence on Interpretation of Aggressive Behavior: The Role of Provocation Sensitivity and Trait Aggressive. *Personality and Individual Differences*, 2009, 3 (46): 319-324.

[411] Clayman, M. L., Manganello, J. A., Viswanath, K., Hesse, B. W., Arora, N. K. Providing Health Messages to Hispanics/Latinos: Understanding the Importance of Language, Trust in Health Information Sources, and Media Use. *Journal of Health Communication*, 2010, 15 (Sup3): 252-263.

[412] Coleman, J. S. *Foundations of Social Theory*. Cambridge, MA and London: Harvard University Press, 1990.

[413] Collins, F. S., Green, E. D., Guttmacher, A. E., Guyer, M. S. A Vision for the Future of Genomics Research. *Nature*, 2003, 422 (6934): 835-847.

[414] Colquitt, J. A., Scott, B. A., Lepine, J. A. Trust, Trustworthiness, and Trust Propensity: A Meta-analytic Test of Their Unique Relationships with Risk Taking and Job Performance. *Journal of Applied Psychology*, 2007, 92 (4): 909-927.

[415] Colson, M. H. Sexual Dysfunction and Chronic Illness. Part 1. Epidemiology, Impact and Significance. *Sexologies*, 2016, 25 (1): E5-E11.

[416] Conrad, P. *The Medicalization of Society: On the Transformation of Human Conditions Into Treatable Disorders, Baltimore*. MD: Johns Hopkins University Press, 2007.

[417] Crabtree, J. W., Haslam, S. A., Postmes, T., Haslam, C. *Mental Health Support Groups, Stigma and Self-esteem: Positive and Negative Implications of*

Social identification. Unpublished manuscript, University of Exeter, 2008.

[418] Cropanzano, R., Anthony, E. L., Daniels, S. R., Hall, A. V. Social Exchange Theory: A Critical Review with Theoretical Remedies. *Academy of Management Annals*, 2017, 11 (1): 479 – 516.

[419] Cuddy, A. J. C., Fiske, S. T., Kwan, V. S. Y., Glick, P., Demoulin, S., Leyens, J. – P., ...Sleebos, E. Stereotype Content Model Across Cultures: Towards Universal Similarities and Some Differences. *British Journal of Social Psychology*, 2009, 48 (1): 1 – 33.

[420] Cuddy, A. J., Fiske, S. T., Glick, P. Warmth and Competence as Universal Dimensions of Social Perception: The Stereotype Content Model and the BIAS Map. *Advances in Experimental Social Psychology*, 2008, 40: 61 – 149.

[421] Dagger, T. S., Sweeney, J. C., Johnson, L. W. A Hierarchical Model of Health Service Quality: Scale Development and Investigation of an Integrated Model. *Journal of Service Research*, 2007, 10 (2): 123 – 142.

[422] Dang, B. N., Westbrook, R. A., Njue, S. M., Giordano, T. P. Building Trust and Rapport Early in the New Doctor-patient Relationship: A Longitudinal Qualitative Study. *BMC Medical Education*, 2017, 17 (1): 1 – 10.

[423] Darley, J. M. & Gross, P. H. A Hypothesis-confirming Bias in Labeling Effects. *Journal of Personality and Social Psychology*, 1983, 44 (1): 20 – 33.

[424] de Dreu, C. K., Greer, L. L., Handgraaf, M. J., Shalvi, S., Van Kleef, G. A., Baas, M., ...Feith, S. W. W. The Neuropeptide Oxytocin Regulates Parochial Altruism in Intergroup Conflict among Humans. *Science*, 2010, 328 (5984): 1408 – 1411.

[425] Delp, C., Jones, J. Communicating Information to Patients: The Use of Cartoon Illustrations to Improve Comprehension of Instructions. *Academic Emergency Medicine*, 1996, 3 (3): 264 – 270.

[426] Denis Mcquail. With the Benefit of Hindsight: Reflections on Uses and Gratifications Research. *Critical Studies in Media Communication*, 2009, 1 (2): 177 – 193.

[427] Deutsch, M. Trust and Society. *Journal of Conflict Resolution*, 1958, 2: 265 – 279.

[428] D'Houtaud, A., Field, M. G. The Image of Health: Variations in Perception by Social Class in a French Population. *Sociology of Health & Illness*, 1984: 6 (1): 30 – 60.

[429] Diamond - Brown, L. The Doctor-patient Relationship as a Toolkit for Uncertain Clinical Decisions. *Social Science and Medicine*, 2016, 159: 108 - 115.

[430] Dirks K. T., Ferrin D. L. Trust in Leadership: Meta-analytic Findings and Implications for Research and Practice. *Journal of Applied Psychology*, 2002, 85 (4): 611 - 628

[431] Dollard, J., Doob, L. *Frustration and Aggressive*. New Haven, CT: Yale University, 1939.

[432] Donabedian, A. Quality Assessment and Assurance: Unity of Purpose, Diversity of means. *Inquiry*, 1988, 25 (1): 173 - 192.

[433] Donovan, J. Patient Education and the Consultation: The Importance of Lay Beliefs. *Annals of the Rheumatic Diseases*, 1991, 50 (Suppl. 3): 418 - 421.

[434] Doyle, C., Lennox, L., Bell, D. A systematic Review of Evidence on the Links Between Patient Experience and Clinical Safety and Effectiveness. *BMJ Open*, 2013, 3 (1): 57 - 60.

[435] Duffy, D. L., Hamerman, D., Cohen, M. A. Communication Skills of House Officers: A Study in a Medical Clinic. *Ann Intern Med*, 1980, 93 (2): 354 - 357.

[436] Dunning, D., Sherman, D. A. Stereotypes and Tacit Inference. *Journal of Personality and Social Psychology*, 1997, 73 (3): 459 - 471.

[437] Durkheim, E. *The elementary Forms of the Religious life*. New York: Macmillan, 1915.

[438] Dyduch, A., Zaborska, A., Kucmin, T., Tomkiewicz, K., LeŚNiak, R., Grzywa, A. Polish Adaptation of the Illness Perception Questionnaire for Schizophrenia: Patients' and Relatives' Versions. Step I - Language Adaptation. *Postepy Psychiatrii I Neurologii*, 2008, 17 (2): 123 - 126.

[439] Eagly, A. H., Wood, W. The Origins of Sex Differences in Human Behavior: Evolved Dispositions Versus Social Roles. *American Psychologist*, 1999, 54 (6): 408 - 423.

[440] Egbert, L. D., Battit, G. E., Welch, C. E., Bartlett, M. K. Reduction of Postoperative Pain by Encouragement and Instruction of Patients: A Study of Doctor-patient Rapport. *New England Journal of Medicine*, 1964, 270 (16): 825 - 827.

[441] Ekman, P., Davidson, R. J. The Nature of Emotion. *American Scientist*, 1994, 6 (1): 3 - 31.

[442] Ekman, P., Hager, J. C., Friesen, W. V. The Symmetry of Emotional and Deliberate Facial Actions. *Psychophysiology*, 2010, 18 (2): 101 - 106.

[443] Emanuel, E. J., Emanuel, L. L. Four Models of the Physician-patient Relationship. *Journal of the American Medical Association*, 1992, 267 (16): 2221 - 2226.

[444] Engel, G. L. The Need for a New Medical Model: A Challenge for Biomedicine. *Science*, 1977, 196 (4286): 129 - 136.

[445] Entman, R. M. Framing: Toward Clarification of a Fractured Paradigm. *Journal of Communication*, 1993, 43 (4): 11 - 13.

[446] Erikson, E. H. *Childhood and Society*. New York: Norton, 1950.

[447] Evans, A. M., Krueger, J. I. Bounded Prospection in Dilemmas of Trust and Reciprocity. *Review of General Psychology*, 2016, 20 (1): 17 - 28.

[448] Evans, A. M., Krueger, J. I. The Psychology (And Economics) of Trust. *Social and Personality Psychology Compass*, 2009, 3 (6): 1003 - 1017.

[449] Evans, A. M., Van Beest, I. Gain-loss Framing Effects in Dilemmas of Trust and Reciprocity. *Journal of Experimental Social Psychology*, 2017, 73: 151 - 163.

[450] Falomir - Pichastor, J. M., Toscani, L., Despointes, S. H. Determinants of Flu Vaccination Among Nurses: The Effects of Group Identification and Professional Responsibility. *Applied Psychology*, 2009, 58 (1): 42 - 58.

[451] Farin, E., Meder, M. Personality and the Physician-patient Relationship as Predictors of Quality of Life of Cardiac Patients After Rehabilitation. *Health and Quality of Life Outcomes*, 2010, 8 (1): 100.

[452] Farquhar, J., Lai, L. Information and its Practical Other: Crafting Zhuang Nationality Medicine. *East Asian Science, Technology and Society: An International Journal*, 2014, 8 (4): 417 - 437.

[453] Farwell, L., Weiner, B. Bleeding Hearts and the Heartless: Popular Perceptions of Liberal and Conservative Ideologies. *Personality and Social Psychology Bulletin*, 2000, 26 (7): 845 - 852.

[454] Fernandez, A., Seligman, H., Quan, J., Stern, R. J., Jacobs, E. A. Associations Between Aspects of Culturally Competent Care and Clinical Outcomes Among Patients with Diabetes. *Medical Care*, 2012, 50 (9 Suppl. 2): S74 - 79.

[455] Findorff, M. J., Govern, P. M., Wall, M., Alexander, B. Risk Factors for Work Related Violence in Health Care Organization. *Injury Prevention*, 2004,

10 (5): 296 -302.

[456] Fiske, S. T., Cuddy, A. J. C., Glick, P. Universal Dimensions of Social Cognition: Warmth and Competence. *Trends in Cognitive Sciences*, 2007, 11 (2): 77 -83.

[457] Fiske, S. T., Cuddy, A. J., Glick, P., Xu, J. A model of (often mixed) Stereotype Content: Competence and Warmth Respectively Follow From Perceived Status and Competition. *Journal of Personality and Social Psychology*, 2002, 82 (6): 878 -902.

[458] Fiske, S. T., Neuberg, S. L. A Continuum of Impression Formation, From Category-based to Individuating Processes: Influences of Information and Motivation on Attention and Interpretation. *Advances in Experimental Social Psychology*, 1990, 23: 1 -74.

[459] Fiske, S. T., Xu, J., Cuddy, A. C., Glick, P. (Dis) Respecting versus (dis) liking: Status and Interdependence Predict Ambivalent Stereotypes of Competence and Warmth. *Journal of Social Issues*, 1999, 55 (3): 473 -489.

[460] Frampton, S. B, & Guastello, S. Honoring the Life of a Pioneer in Patient - Centered Care: Harvey Picker. *Patient*, 2008, 1 (2): 73 -75.

[461] Freidson, E. The Reorganization of the Medical Profession. *Medical Care Review*, 1985, 42 (1): 11 -35.

[462] Frosch, D. L., Kimmel, S., Volpp, K. What Role Do Lay Beliefs about Hypertension Etiology Play in Perceptions of Medication Effectiveness? *Health Psychology Official Journal of the Division of Health Psychology American Psychological Association*, 2008, 27 (3): 320 -326.

[463] Furnham, A., Bower, P. A Comparison of Academic and Lay Theories of Schizophrenia. *British Journal of Psychiatry the Journal of Mental Science*, 1992, 161 (2): 201 -210.

[464] Furnham, A., Buck, C. A Comparison of Lay-beliefs about Autism and Obsessive-compulsive Disorder. *International Journal of Social Psychiatry*, 2003, 49 (4): 287 -307.

[465] Furnham, A., Haraldsen, E. Lay Theories of Etiology and "cure" for Four Types of Paraphilia: Fetishism; Pedophilia; Sexual Sadism; and Voyeurism. *Journal of Clinical Psychology*, 1998, 54 (5): 689 -700.

[466] Furnham, A., Kirkcaldy, B. *Lay people's Knowledge of Mental and Physical Illness. Promoting Psychological Well-being in Children and Families.* Basingstoke,

UK: Palgrave Macmillan, 2015.

[467] Furnham, A. *Lay Theories: Everyday Understanding of Problems in the Social Sciences.* New York: Pergamon Press, 1988.

[468] Furnham, A., Lowick, V. Lay theories of the Causes of Alcoholism. *Psychology & Psychotherapy Theory Research & Practice*, 1984, 57 (4): 319 - 332.

[469] Furnham, A., Sen, R. Lay Theories of Gender Identity Disorder. *Journal of Homosexuality*, 2013, 60 (10): 1434 - 1449.

[470] Gamson, W. A., Modigliani, A. Media Discourse and Public Opinion on Nuclear Power: A Constructionist Approach. *American Journal of Sociology*, 1989, 95 (1): 1 - 37.

[471] Garg, R., Meraya, A., Murray, P. J., Kelly, K. Illness Representations of Pertussis and Predictors of Child Vaccination among Mothers in a Strict Vaccination Exemption State. *Maternal & Child Health Journal*, 2017 (9): 1 - 10.

[472] Gibson, D. High Blood Pressure and Type 2 Diabetes Mellitus: A Study on Lay Understandings and Uses of Pharmaceuticals and Medicinal Plants for Treatment in Matzikama Municipal region, Western Cape, South Africa. World Academy of Science, Engineering and Technology, International Science Index, *Humanities and Social Sciences*, 2017, 11 (12): 35 - 86.

[473] Gielen, A. C., Green, L. W. The Impact of Policy, Environmental, and Educational Interventions: A Synthesis of the Evidence from two Public Health Success Stories. *Health Education & Behavior the Official Publication of the Society for Public Health Education*, 2015, 42 (Suppl 1): 20S - 34S.

[474] Giltlin, T. *The Whole World is Watching: Mass Media in the Making And (Un) making of the New Left.* Berkeley: University of California Press, 1980: 6 - 7.

[475] Goffman, E. *Frame Analysis: Essays on the Organization of Experience.* New York: Harper & Row Press, 1974, 21.

[476] Goldie, N., Conrad, P., Schneider, J. W. Deviance and Medicalization: From Badness to Sickness. *The British Journal of Sociology*, 1982, 33: 143.

[477] Gong, J., Zhang, Y., Yang, Z., Huang, Y., Feng, J., Zhang, W. The Framing Effect in Medical Decision-making: A Review of the Literature. *Psychol Health Med*, 2013, 18 (6): 645 - 653.

[478] Goodwin, G. P. Moral Character in Person Perception. *Current Directions in Psychological Science*, 2015, 24 (1): 38 - 44.

[479] Gordon, H. S., Street, R. L., Sharf, B. F., Kelly, P. A., Souchek,

J. Racial Differences in Trust and Lung Cancer Patients' Perceptions of Physician Communication. *Journal of Clinical Oncology*, 2006, 24 (6): 904 -909.

[480] Gordon, M. T. Public Trust in Government: The US Media as an Agent of Accountability? *International Review of Administrative Sciences*, 2000, 66 (2): 297 -310.

[481] Gouldner, A. W. The Norm of Reciprocity: A Preliminary Statement. *American Sociological Review*, 1960, 25 (2): 161 -178.

[482] Greenfield, S., Kaplan, S. H., Ware, J. E., Yano, E. M., Frank, H. J. L. Patients' Participation in Medical Care: Effects on Blood Sugar Control and Quality of Life in Diabetes. *Journal of General Internal Medicine*, 1988, 3 (5): 448 -457.

[483] Green, M. C., Brock, T. C., Kaufman, G. F. Understanding Media Enjoyment: The Role of Transportation into Narrative Worlds. *Communication theory*, 2004, 14 (4): 311 -327.

[484] Grigorescu, E. D., Lăcătuşu, C. M., Botnariu, G. E., Popescu, R. M., Popa, A. D., Onofriescu, A., et al. Communication as a Key Issue in the Care of Diabetes Mellitus. *Romanian Journal of Diabetes Nutrition & Metabolic Diseases*, 2015, 22 (3): 305 -310.

[485] Grimmelikhuijsen, S. G., Jilke, S., Olsen, A. L., Tummers, L. G. Behavioral Public Administration: Combining Insights from Public Administration and Psychology. *Public Administration Review*, 2017, 77 (1): 45 -56.

[486] Grol, R., de Maeseneer, J., Whitfield, M., Mokkink, H. Disease-centred Versus Patient-centred Attitudes: Comparison of General Practitioners in Belgium, Britain and the Netherlands. *Family Practice*, 1990, 7 (2): 100 -103.

[487] Grossmann, I., Brienza, J. P., Bobocel, D. R. Wise Deliberation Sustains Cooperation. *Nature Human Behaviour*, 2017, 1 (3): 1 -6.

[488] Gáspárik, A. I., Ábrám, Z., Ceana, D., Sebesi, S., Fărcaş, D., Gáspárik, A. C. Shortages of Doctor-patient Communication. Teaching Patients to Communicate Effectively. *Procedia - Social and Behavioral Sciences*, 2014, 142: 376 -379.

[489] Gulliksen, K. S., Nordbø, R. H. S., Espeset, E. M. S., Skårderud, F., Holte, A. Four Pathways to Anorexia Nervosa: Patients' Perspective on the Emergence of AN. *Clinical Psychology & Psychotherapy*, 2017, 24 (4): 846 -858.

[490] Guzzetti, B. J. Learning Counter-intuitive Science Concepts: What Have

We Learned from Over a Decade of Research? *Reading & Writing Quarterly*, 2000, 16 (2): 89 -98.

[491] Haberman, S. J. The Analysis of Residuals in Cross-classified Tables. *Biometrics*, 1973, 29 (1): 205 -220.

[492] Haerizadeh, M., Moise, N., Chang, B. P., Edmondson, D., Kronish, I. M. Depression and Doctor-patient Communication in the Emergency Department. *General hospital psychiatry*, 2016, 42: 49 -53.

[493] Hall, A. K., Bernhardt, J. M., Dodd, V., Vollrath, M. W. The Digital Health Divide: Evaluating Online Health Information Access and Use among Older Adults. *Health Education & Behavior the Official Publication of the Society for Public Health Education*, 2015, 42 (2): 202 -209.

[494] Hall, M. A., Camacho, F., Dugan, E., Balkrishnan, R. Trust in the Medical Profession: Conceptual and Measurement Issues. *Health Services Research*, 2002, 37 (5): 1419 -1439.

[495] Hall, M. A., Camacho, F., Lawlor, J. S., Depuy, V., Sugarman, J., Weinfurt, K. Measuring Trust in Medical Researchers. *Medical Care*, 2006, 44 (11): 1048 -1053.

[496] Hall, M. A., Dugan, E., Zheng, B., Mishra, A. K. Trust in Physicians and Medical Institutions: What is it, Can it be Measured, and does it Matter? *Milbank Quarterly*, 2001, 79 (4): 613 -639.

[497] Hall, M. A., Zheng, B., Dugan, E., Camacho, F., Kidd, K. E., Mishra, A., Balkrishnan, R. Measuring Patients' Trust in Their Primary Care Providers. *Medical Care Research and Review*, 2002, 59 (3): 293 -318.

[498] Halm, E. A., Mora, P., Leventhal, H. No Symptoms, no Asthma: The Acute Episodic Disease Belief is Associated with Poor Self-management among Inner-city adults with Persistent Asthma. *Chest*, 2006, 129 (3): 573 -580.

[499] Han, S., Lerner, J. S., Keltner, D. Feelings and Consumer Decision Making: The Appraisal-tendency Framework. *Journal of consumer psychology*, 2007, 17 (3): 158 -168.

[500] Harvey, A. G., Soehner, A., Lombrozo, T., BéLanger, L., Rifkin, J., Morin, C. M. "Folk Theories" about the Causes of Insomnia. *Cognitive Therapy and Research*, 2013, 37 (5): 1048 -1057.

[501] Hayes, A. F. Introduction to Mediation, Moderation, and Conditional Process Analysis: A Regression-based Approach. *Journal of Educational Measurement*,

2013, 51 (3): 335 – 337.

[502] He, A. J., Qian, J. Explaining Medical Disputes in Chinese Public Hospitals: The Doctor-patient Relationship and its Implications for Health Policy Reforms. *Health Economics*, *Policy and Law*, 2016, 11 (4): 359 – 378.

[503] He, A. J. The Doctor-patient Relationship, Defensive Medicine and Overprescription in Chinese Public Hospitals: Evidence From a Cross-sectional Survey in Shenzhen City. *Social Science & Medicine*, 2014, 123: 64 – 71.

[504] Heather, L., Tim, X., Daniel, B., Brandan, M. B., Michol, C., Michael, D., Martin, A. M. Overtreatment in the United States. *Plos One*, 2017, 12 (9): E0181970.

[505] Heider, F. *The Psychology of Interpersonal Relations*. New York: Wiley, 1958.

[506] Helman, C. *Culture*, *Health and Illness*. Boca Raton, FL: CRC Press, 2007.

[507] Henry, A. L., Chisholm, A., Kyle, S., Griffiths, C. E., Bundy, C. 1030 Beliefs about Sleep in People with Psoriasis: An In-depth Qualitative Study Using the Common-sense Model of Self-regulation Framework. *Sleep*, 2017, 40 (Suppl. 1): A383 – A383.

[508] Hillen, M. A., de Haes, H. C., Smets, E. Cancer Patients' Trust in Their Physician-a Review. *Psycho – Oncology*, 2011, 20 (3): 227 – 241.

[509] Hillen, M. A., de Haes, H. C., Stalpers, L. J. A., Klinkenbijl, J. H. G., Eddes, E. H., Butow, P. N., …Smets, E. M. A. How Can Communication by Oncologists Enhance Patients' Trust? An Experimental Study. *Annals of Oncology*, 2014, 25 (4): 896 – 901.

[510] Hirt, E. R., Markman, K. D. Multiple Explanation: A Consider-an-alternative Strategy for Debiasing Judgments. *Journal of Personality & Social Psychology*, 1995, 69 (6): 1069 – 1086.

[511] Hojat, M., Louis, D. Z., Maxwell, K., Markham, F., Wender, R., Gonnella, J. S. Patient Perceptions of Physician Empathy, Satisfaction with Physician, Interpersonal Trust, and Compliance. *International Journal of Medical Education*, 2010, 1: 83 – 87.

[512] Holwerda, N., Sanderman, R., Pool, G., Hinnen, C., Langendijk, J. A., Bemelman, W. A., …Mirjam, A. G. Sprangers. Do Patients Trust Their Physician? The Role of Attachment Style in the Patient-physician Relationship Within

One Year after a Cancer Diagnosis. *Acta oncologica*, 2013, 52 (1): 110 - 117.

[513] Hong, Y., Levy, S. R., Chiu, C. The Contribution of the Lay Theories Approach to the Study of Groups. *Personality & Social Psychology Review*, 2001, 5 (2): 98 - 106.

[514] Houts, P. S., Doak, C. C., Doak, L. G., Loscalzo, J. M., The Role of Pictures in Improving Health Communication: A Review of Research on Attention, Comprehension, Recall, And Adherence. *Patient Education and Counseling*, 2006, 61 (2): 173 - 190.

[515] HüTtner, J., Dalton - Puffer, C., Smit, U. The Power of Beliefs: Lay Theories and Their Influence on the Implementation of CLIL Programmes. *International Journal of Bilingual Education and Bilingualism*, 2013, 16 (3): 267 - 284.

[516] Huang, H. H., Su, H. J., Chang, C. J. The Moderating Effect of a No-choice Option on Risky Framing Effect. *Asia Pacific Management Review*, 2015, 20 (1): 18 - 23.

[517] Hu, L. T., Bentler, P. M. Cutoff Criteria for Fit Indexes in Covariance Structure Analysis: Conventional Criteria Versus New Alternatives. *Structural Equation Modeling*, 1999, 6 (1): 1 - 55.

[518] Hume, E. *Doctors Courageous*. New York: Harper & Brothers Publishers, 1950.

[519] Hupcey, J. E., Penrod, J., Morse, J. M., Mitcham, C. An Exploration and Advancement of the Concept of Trust. *Journal of Advanced Nursing*, 2001, 36 (2): 282 - 293.

[520] Hynd, C. R. Refutational Texts and the Change Process. *International Journal of Educational Research*, 2001, 35 (7 - 8): 699 - 714.

[521] Jayaratne, T. E., Ybarra, O., Sheldon, J. P., Brown, T. N., Feldbaum, M., Pfeffer, C., Petty, E. M. White Americans' Genetic Lay Theories of Race Differences and Sexual Orientation: Their Relationship with Prejudice toward Blacks, and Gay Men and Lesbians. *Group Processes & Intergroup Relations*, 2006, 9 (1): 77 - 94.

[522] Jewson, N. D. The Disappearance of the Sick Man From Medical Cosmology, 1770 - 1870. *Sociology*, 1976, 10 (2): 225 - 244.

[523] Jiang, S. Pathway Linking Patient-centered Communication to Emotional Well-being: Taking into Account Patient Satisfaction and Emotion Management. *Journal of Health Communication*, 2017, 22 (3): 234 - 242.

[524] Jiang, Y., Ying, X., Kane, S., Mukhopadhyay, M., Qian, X. Violence Against Doctors in China. *The Lancet*, 2014, 9945 (384): 744 - 745.

[525] Jonker, D. *Illness Perception of Adolescents with Well-controlled Type* 1 *Diabetes* (*Unpublished mini-dissertation for master of art*). North - West University, 2017.

[526] Jonsson, S., Söderberg, I. L. Investigating Explanatory Theories on Laypeople's Risk Perception of Personal Economic Collapse in a Bank Crisis-the Cyprus Case. *Journal of Risk Research*, 2016 (4): 1 - 17.

[527] Joseph - Williams, N., Elwyn, G., Edwards, A. Knowledge is Not Power for Patients: A Systematic Review and Thematic Synthesis of Patient-reported Barriers and Facilitators to Shared Decision Making. *Patient Education and Counseling*, 2014, 94 (3): 291 - 309.

[528] JöRdis, M. Z., Eva, C., Evamaria, M., Martin, H., JöRg, D., Isabelle, S. Characteristics of Physician-patient Communication Measures. *Plos ONE*, 2014.

[529] Jussim, L. *Social Perception and Social Reality*: *Why Accuracy Dominates Bias and Self-fulfilling Prophecy*. New York: Oxford University Press, 2012.

[530] Juvonen, J., Weiner, B. An Attributional Analysis of Students' Interactions: The Social Consequences of Perceived Responsibility. *Educational Psychology Review*, 1993, 5 (4): 325 - 345.

[531] Kaba R, & Sooriakumaran P. The Evolution of the Doctor-patient Relationship. *International Journal of Surgery*, 2007, 5 (1): 57 - 65.

[532] Kao, A. C., Green, D. C., Davis, N. A., Koplan, J. P., Cleary, P. D. Patients' Trust in Their Physicians. *Journal of General Internal Medicine*, 1998, 13 (10): 681 - 686.

[533] Kao, A. C., Green, D. C., Zaslavsky, A. M., Koplan, J. P., Cleary, P. D. The Relationship Between Method of Physician Payment and Patient Trust. *Journal of the American Medical Association*, 1998, 280 (19): 1708 - 1714.

[534] Kaplan, S. H., Greenfield, S., Ware Jr, J. E. Assessing the Effects of Physician-patient Interactions on the Outcomes of Chronic Disease. *Medical Care*, 1989, 27 (3): S110 - S127.

[535] Katz, J. *The Silent World of Doctor and Patient*. Baltimore: Johns Hopkins University Press, 1984.

[536] Kawakami, K., Dovidio, J. F. The Reliability of Implicit Stereoty-

ping. Personality and Social Psychology Bulletin, 2001, 27 (2): 212 - 225.

[537] Keely, B. R. Recognition and Prevention of Hospital Violence. *Dimensions of Critical Care Nursing*, 2002, 21 (6): 236 - 241.

[538] Kelly, G. A. *The Psychology of Personal Constructs: Volume One - A Theory of Personality*. London: Routledge, 1991.

[539] Kelm, Z., Womer, J., Walter, J. K., Feudtner, C. Interventions to Cultivate Physician Empathy: A Systematic Review. *BMC Medical Education*, 2014, 14 (1): 219.

[540] Keltner, D., Ellsworth, P. C., Edward, K. Beyond Simple Pessimism: Effect of Sadness and Anger on Social Perception. *Journal of Personality and Social Psychology*, 1993, 64: 740 - 752.

[541] Kendeou, P., Smith, E. R., O'Brien, E. J. Updating During Reading Comprehension: Why Causality Matters. *Journal of Experimental Psychology: Learning, Memory, And Cognition*, 2013, 39 (3): 854 - 865.

[542] Kendeou, P., Walsh, E. K., Smith, E. R., O'Brien, E. J. Knowledge Revision Processes in Refutation Texts. *Discourse Processes*, 2014, 51 (5 - 6): 374 - 397.

[543] Kennedy, G. D., Tevis, S. E., Kent, K. C. Is There a Relationship Between Patient Satisfaction and Favorable Outcomes? *Annals of Surgery*, 2014, 49 (1): 592 - 598.

[544] Kenny, D. A., Snook, A., Boucher, E. M., Hancock, J. T. Interpersonal Sensitivity, Status, and Stereotype Accuracy. *Psychological Science*, 2010, 21 (12): 1735 - 1739.

[545] Kerr, N. L. Harking: Hypothesizing After the Results Are Known. *Personality and Social Psychology Review*, 1998, 2 (3): 196 - 217.

[546] Keshet, Y., Liberman, I. Coping with Illness and Threat: Why Non-religious Jews Choose to Consult Rabbis on Healthcare Issues. *Journal of Religion & Health*, 2014, 53 (4): 1146 - 1160.

[547] Keskin Güler S, Güler S, Güneş N, Çokal Bg, Yön Mi, & Yoldaş T. Validation of the Revised Illness Perception Questionnaire for Migraine Patients and the Effects of Earthquake Experience on Perception of Disease. *Neuropsychiatric Disease & Treatment*, 2017, 13 (1): 551 - 556.

[548] Kim, K. & Lee, Y. M. Understanding Uncertainty in Medicine: Concepts and Implications in Medical Education. *Korean Journal of Medical Education*, 2018, 30

(3): 181 - 188.

[549] King, P. A. L., Cederbaum, J. A., Kurzban, S., Norton, T., Palmer, S. C., Coyne, J. C. Role of Patient Treatment Beliefs and Provider Characteristics in Establishing Patient-provider Relationships. *Family Practice*, 2015, 32 (2): 224 - 231.

[550] Kirk, S. F. L., Cockbain, A. J., Beazley, J. Obesity in Tonga: A Cross-sectional Comparative Study of Perceptions of Body Size and Beliefs about Obesity in Lay People and Nurses. *Obesity Research & Clinical Practice*, 2008, 2 (1): 35 - 41.

[551] Kleinman, A. M. *Patients and healers in the context of culture.* Berkeley, CA: University of California Press, 1980.

[552] Kleinman, A. M. *Writing at the Margin: Discourse Between Anthropology and Medicine.* Los Angeles, CA: University of California Press, 1995.

[553] Klostermann, B. K., Slap, G. B., Nebrig, D. M., Tivorsak, T. L., Britto, M. T. Earning Trust and Losing it: Adolescents' Views on Trusting Physicians. *The Journal of Family Practice*, 2005, 54 (8): 679 - 687.

[554] Knettel, B. A. Attribution Through the Layperson's Lens: Development and Preliminary Validation of an Inclusive, international measure of beliefs about the causes of mental illness. *Journal of personality assessment*, 2019, 101 (1): 32 - 43.

[555] Kocsis, J. H., Leon, A. C., Markowitz, J. C., Manber, R., Arnow, B., Klein, D. N., ... Thase, M. Patient Preference as a Moderator of Outcome for Chronic forms of Major Depressive Disorder Treated with Nefazodone, Cognitive Behavioral Analysis System of Psychotherapy, or Their Combination. *Journal of Clinical Psychiatry*, 2009, 70 (3): 354 - 361.

[556] Koerner, N., Dugas, M. J. An Investigation of Appraisals in Individuals Vulnerable to Excessive Worry: The Role of Intolerance of Uncertainty. *Cognitive Therapy and Research*, 2008, 32 (5): 619 - 638.

[557] Kramer, R. M. Trust and Distrust in Organizations: Emerging Perspectives, Enduring Questions. *Annual review of psychology*, 1999, 50 (1): 569 - 598.

[558] Kraus, M. W., Piff, P. K., Mendoza - Denton, R., Rheinschmidt, M. L., Keltner, D. Social Class, Solipsism, and Contextualism: How the Rich are Different from the Poor. *Psychological Review*, 2012, 119 (3): 546 - 572.

[559] Krot, K., Rudawska, I. The Role of Trust in Doctor - Patient Relationship: Qualitative Evaluation of Online Feedback From Polish Patients. *Economics and*

Sociology, 2016, 9 (3): 76 - 88.

[560] Kwan, B. M., Dimidjian, S., Rizvi, S. L. Treatment Preference, Engagement, and Clinical Improvement in Pharmacotherapy Versus Psychotherapy for Depression. *Behaviour Research & Therapy*, 2010, 48 (8): 799 - 804.

[561] Lancet, T. Chinese Doctors Are Under Threat. *The Lancet*, 2010, 376 (9742): 657.

[562] Lancet, T. Violence Against Doctors: Why China? Why Now? What Next? *The Lancet*, 2014, 383 (9922): 1013.

[563] Lapour, A. S., Heppner, M. J. Social Class Privilege and Adolescent Women's Perceived Career Options. *Journal of Counseling Psychology*, 2009, 56 (4): 477 - 494.

[564] Lawton, J. Lay Experiences of Health and Illness: Past Research and Future Agendas. *Sociology of Health & Illness*, 2003, 25 (3): 23 - 40.

[565] Leach, C. W., Ellemers, N., Barreto, M. Group Virtue: The Importance of Morality (vs. competence and sociability) in the Positive Evaluation of Ingroups. *Journal of Personality & Social Psychology*, 2007, 93 (2): 234 - 249.

[566] Lee, Y. Y., Lin, J. L. How Much does Trust Really Matter? A Study of the Longitudinal Effects of Trust and Decision-making Preferences on Diabetic Patient Outcomes. *Patient Education and Counseling*, 2011, 85 (3): 406 - 412.

[567] Lee, Y.Y., Lin, J. L. The Effects of Trust in Physician on Self-efficacy, Adherence and Diabetes Outcomes. *Social Science and Medicine*, 2009, 68 (6): 1060 - 1068.

[568] Leisen, B., Hyman, M. R. An Improved Scale for Assessing Patients' Trust in Their Physician. *Health Marketing Quarterly*, 2001, 19 (1): 23 - 42.

[569] Leiser, D., Krill, Z. How Laypeople Understand the Economy. In R. Ranyard (Eds.): *Economic Psychology*, 2017: 139 - 154.

[570] Leliveld, M. C., Van Dijk, E., Van Beest, I. Initial Ownership in Bargaining: Introducing the Giving, Splitting, And Taking Ultimatum Bargaining Game. *Personality and Social Psychology Bulletin*, 2008, 34 (9): 1214 - 1225.

[571] Lerner, J. S., Tiedens, L. Z. Portrait of the Angry Decision Maker: How Appraisal Tendencies Shape Anger's Influence on Cognition. *Journal of behavioral decision making*, 2006, 19 (2): 115 - 137.

[572] Levenson, R. W., Ekman, P., Friesen, W. V. Voluntary Facial Action Generates Emotion-specific Autonomic Nervous System Activity. *Psychophysiology*,

1990, 27 (4): 363 -384.

[573] Leventhal, H., Meyer, D., Nerenz, D. The Common Sense Representation of Illness Danger. In S. Rachman (Ed.): *Contributions to Medical Psychology* (Pp. 7 -30). Oxford: Pergamon Press, 1980.

[574] Leventhal, H., Phillips, L. A., Burns, E. Modelling Management of chronic illness in everyday life: a common-sense approach. *Environmental Science & Management*, 2016, 25 (26): 1 -18.

[575] Levinson, H., Price, C. R., Manden, K. J., Mandle, H. J. & Solley, C. M. *Men, Management and Mental Health*. Cambridge: Harvard University Press, 1962.

[576] Levy, A. G., Weinstein, N., Kidney, E., Scheld, S., Guarnaccia, P. Lay and Expert Interpretations of Cancer Cluster Evidence. *Risk Analysis*, 2008, 28 (6): 1531 -1538.

[577] Levy, S. R., Chiu, C., Hong, Y. Lay Theories and Intergroup Relations. *Group Processes & Intergroup Relations*, 2012, 9 (1): 5 -24.

[578] Lewandowsky, S., Ecker, U. K. H., Seifert, C. M., Schwarz, N., Cook, J. Misinformation and its Correction: Continued Influence and Successful Debiasing. *Psychological Science in the Public Interest*, 2012, 13 (3): 106 -131.

[579] Lewicki, R. J., Bunker, B. B. Developing and Maintaining Trust in Work Relationships. *Trust in organizations: Frontiers of theory and research*, 1996, 114: 139.

[580] Lewis, J. D., Weigert, A. Trust as a Social Reality. *Social Forces*, 1985, 63 (4): 967 -985.

[581] Liat, H., Anat, R. S. The Role of Developmental Features, Environmental crises, and Personal Resources (self-control and social support) in Adolescents' Aggressive Behavior. *Aggressive and Violent Behavior*, 2012, 1 (18): 26 -31.

[582] Lieberman, J. D., Solomon, S., Greenberg, J. & Mcgregor, H. A. A Hot New Way to Measure Aggression: Hot Sauce Allocation. *Aggressive Behavior*, 1999, 25 (5): 331 -348.

[583] Linden, S. V. D. A Conceptual Critique of the Cultural Cognition Thesis. *Science Communication*, 2015, 38 (1): 1 -11.

[584] Linetzky, B., Jiang, D., Funnell, M. M., Curtis, B. H., Polonsky, W. H. Exploring the Role of the Patient-physician Relationship on Insulin Adherence

and Clinical Outcomes in Type 2 Diabetes: Insights from the Mosaic Study. *Journal of Diabetes*, 2017, 9 (6): 596 -605.

[585] Lin, L. Y., Juan, C. W., Chu. C. The Needs and Potential Solusions for Improvement of Workplace Violence Management in Emergency Departments in Hospitals. *Journal of Acute Medicine*, 2014, 4 (1): 13 -19.

[586] Lippman, W., *Public Opinion*, New York: The Free Press, 1997.

[587] Lobban, F., Barrowclough, C., Jones, S. Assessing Cognitive Representations of Mental Health Problems. II. The Illness Perception Questionnaire for Schizophrenia: Relatives' Version. *British Journal of Clinical Psychology*, 2005, 44 (2): 163 -179.

[588] Lord, C. G., Lepper, M. R., Preston, E. Considering the opposite: A corrective strategy for social judgment. *Journal of Personality & Social Psychology*, 1984, 47 (6): 1231 -1243.

[589] Lord, K., Ibrahim, K., Kumar, S., Rudd, N., Mitchell, A. J., Symonds, P. Measuring Trust in Healthcare Professionals – A Study of Ethnically Diverse UK Cancer Patients. *Clinical Oncology*, 2012, 24 (1): 13 -21.

[590] Lowton, K. Parents and Partners: Lay Carers' Perceptions of Their Role in the Treatment and Care of Adults with Cystic Fibrosis. *Journal of Advanced Nursing*, 2002, 39 (2): 174 -181.

[591] Lubke, G. H., Dolan, C. V., Kelderman, H., Mellenbergh, G. J. Weak Measurement Invariance with Respect to Unmeasured Variables: An Implication of Strict Factorial Invariance. *British Journal of Mathematical and Statistical Psychology*, 2003, 56 (2): 231 -248.

[592] Luhmann, N. *Trust and Power*. Chichester: Wiley, 1979.

[593] Lupton, D., Jutel, A. "It's Like Having a Physician in Your Pocket!" a Critical Analysis of Self-diagnosis Smartphone Apps. *Social Science & Medicine*, 2015, 133: 128 -135.

[594] Luther, V. P., Crandall, S. J. Commentary: Ambiguity and Uncertainty: Neglected Elements of Medical Education Curricula? *Academic Medicine Journal of the Association of American Medical Colleges*, 2011, 86 (7): 799 -800.

[595] Lyu, H., Xu, T., Brotman, D., Mayer – Blackwell, B., Cooper, M., Daniel, M., … Makary, M. A. Overtreatment in the United States. *PLOS ONE*, 2017, 12 (9): E0181970.

[596] Mahoney, K. T., Buboltz, W., Levin, I. P., Doverspike, D., Svy-

antek, D. J. Individual differences in a Within-subjects Risky-choice Framing Study. *Personality and Individual Differences*, 2011, 51 (3): 248 –257.

[597] Mahon, G., O'Brien, B., O'Conor, L. The Experience of Chronic Illness among a Group of Irish Patients: A Qualitative Study. *Journal of Research in Nursing*, 2014, 19 (4): 330 –342.

[598] Mainous, A. G., Smith, D. W., Geesey, M. E., Tilley, B. C. Development of a Measure to Assess Patient Trust in Medical Researchers. *The Annals of Family Medicine*, 2006, 4 (3): 247 –252.

[599] Manary, M. P., Boulding, W., Staelin, R., Glickman, S. W. The Patient Experience and Health Outcomes. *New England Journal of Medicine*, 2013, 368 (3): 201 –203.

[600] Markova, V., Sandal, G. M. Lay Explanatory Models of Depression and Preferred Coping Strategies among Somali Refugees in Norway. A Mixed-method Study. *Frontiers in Psychology*, 2016, 7 (69): 1 –16.

[601] Mast, M. S., Hall, J. A., Roter, D. L. Disentangling Physician Sex and Physician Communication Style: Their Effects on Patient Satisfaction in a Virtual Medical Visit. *Patient Education and Counseling*, 2007, 68 (1): 16 –22.

[602] Mayer, R. C., Davis, J. H., Schoorman, F. D. An Integrative Model of Organizational Trust. *Academy of Management Review*, 1995, 20 (3): 709 –734.

[603] Mcalearney, A. S., Oliveri, J. M., Post, D. M., Song, P. H., Jacobs, E., Waibel, J., … Paskett, E. D. Trust and Distrust among Appalachian Women Regarding Cervical Cancer Screening: A Qualitative Study. *Patient education and counseling*, 2012, 86 (1): 120 –126.

[604] Mcelroy, S., Rice, K., Davis, D. E., Hook, J. N., Hill, P. C., Worthington, E. L., … van Tongeren, D. R. Intellectual Humility: Scale Development and Theoretical Elaborations in the Context of Religious Leadership. *Journal of Psychology and Theology*, 2014, 42: 19 –30.

[605] Mcferran, B., Mukhopadhyay, A. Lay Theories of Obesity Predict Actual Body Mass. *Psychological SciencE*, 2013, 24 (8): 1428 –1436.

[606] Mead, N., Bower, P. Patient-centredness: A Conceptual Framework and Review of the Empirical Literature. *Social Science & Medicine*, 2000, 51 (7): 1087 –1110.

[607] Mechanic, D., Schlesinger, M. The impact of Managed Care on Patients' Trust in Medical Care and Their Physicians. *Journal of the American Medical Associa-*

tion, 1996, 275 (21): 1693 - 1697.

[608] Mellenbergh, & Gideon, J. Item Bias and Item Response Theory. International *Journal of Educational Research*, 1989, 13 (2): 127 - 143.

[609] Mendenhall, S., Grimaldi - Ross, M. J. Catheter Cases Show How New Technology Affects Costs. *Healthcare Financial Management: Journal of the Healthcare Financial Management Association*, 1988, 42 (11): 30 - 32, 34 - 36, 38 - 40.

[610] Meredith, W. Measurement Invariance, Factor Analysis and Factorial Invariance. *Psychometrika*, 1993, 58 (4): 525 - 543.

[611] Mikesell, L. Medicinal Relationships: Caring Conversation. *Medical Education*, 2013, 47 (5): 443 - 452.

[612] Miller, C. T., Felicio, D. M. Person-positivity Bias: Are Individuals Liked Better than Groups? *Journal of Experimental Social Psychology*, 1990, 26 (5): 408 - 420.

[613] Miller, N. E. Frestration-aggression Hypothesis. *Psycholigical Review*, 1941, 48, 336 - 339.

[614] Millward, L. J. Contextualizing Social Identity in Considerations of What it Means to be a Nurse. *European Journal of Social Psychology*, 1995, 25 (3): 303 - 324.

[615] Min, J., Chang, Y., Lee, K. M., Choe, K. H., An, J. Y. Transcultural Adaptation and Validation of the Korean Version of the Brief Illness Perception Questionnaire for Patients with Pulmonary Tuberculosis. *Journal of Global Infectious Diseases*, 2017, 9 (3): 113 - 116.

[616] Mitchell, G. E., Locke, K. D. Lay Beliefs about Autism Spectrum Disorder among the General Public and Childcare Providers. *Autism the International Journal of Research & Practice*, 2015, 19 (5): 553 - 561.

[617] Mohseni, M., Lindstrom, M. Social Capital, Trust in the Health-care System and Self-rated Health: The Role of Access to Health Care in a Population-based Study. *Social Science & Medicine*, 2007, 64 (7): 1373 - 1383.

[618] Moorley, C. R., Cahill, S., Corcoran, N. T. Life after stroke: Coping Mechanisms among African Caribbean Women. *Health & Social Care in the Community*, 2016, 24 (6): 769 - 778.

[619] Moss - Morris, R., Weinman, J., Petrie, K., Horne, R., Cameron, L., Buick, D. The Revised Illness Perception Questionnaire (IPQ - R). *Psychology Health*, 2002, 17 (1): 1 - 16.

[620] Murphy, J., Chang, H., Montgomery, J. E., Rogers, W. H., Safran, D. G. The Quality of Physician-patient Relationships. Patients' Experiences 1996 - 1999. *Journal of Family Practice*, 2001, 50 (2): 123 - 129.

[621] Murphy, S. Does New Technology Increase Or Decrease Health Care Costs? The Treatment of Peptic Ulceration. *Journal of Health Services Research & Policy*, 1998, 3 (4): 215 - 218.

[622] Mwaka, A. D., Okello, E. S., Kiguli, J., Rutebemberwa, E. Understanding Cervical Cancer: An Exploration of Lay Perceptions, Beliefs and Knowledge about Cervical Cancer among the Acholi in Northern Uganda. *BMC Women's Health*, 2014, 14 (1): 14 - 84.

[623] Myers, D. G. *Social Psychology*. Mcgraw - Hill College, 1999.

[624] Namazi, H., Aramesh, K., Larijani, B. The Doctor-patient Relationship: Toward a Conceptual Re-examination. *Journal of Medical Ethics and History of Medicine*, 2016, 9: 1 - 6.

[625] Nelson, R. Tackling Violence Against Health-care Workers. *The Lancet*, 2014, 383 (9926): 1373 - 1374.

[626] Norlander, T., Nordmarker, A., Archer, T. Effects of Alcohol and Frustration on Experimental Graffiti. *Scandinavian journal of psychology*, 1998, 39 (4): 201 - 207.

[627] Nyundu, T., Smuts, L. A Different Kind of Aids: Folk and Lay Theories in South African townships. *South African Review of Sociology*, 2016, 47 (4): 132 - 136.

[628] Oates, G. L. Enhanced Religiosity Following Illness? Assessing Evidence of Religious Consolation among Black and White Americans. *Review of Religious Research*, 2013, 55 (4): 597 - 613.

[629] O'Connor, D. B., Ferguson, E., O'Connor, R. C. Intentions to Use Hormonal Male Contraception: The Role of Message Framing, Attitudes and Stress Appraisals. *British Journal of Psychology*, 2005, 96 (3): 351 - 369.

[630] Odusola, A. O., Hendriks, M., Schultsz, C., Bolarinwa, O. A., Akande, T., Osibogun, A., … Haafkens, J. A. Perceptions of Inhibitors and Facilitators for Adhering to Hypertension Treatment among Insured Patients in Rural Nigeria: A Qualitative Study. *BMC Health Services Research*, 2014, 14 (1): 1 - 16.

[631] Orth, J. E., Stiles, W. B., Scherwitz, L., Hennrikus, D., Vallbona, C. Patient Exposition and Provider Explanation in Routine Interviews and Hyperten-

sive Patients' Blood Pressure Control. *Health Psychology*, 1987, 6 (1): 29 - 42.

[632] Ozawa, S., Sripad, P. How Do You Measure Trust in the Health System? A Systematic Review of the Literature. *Social Science and Medicine*, 2013, 91: 10 - 14.

[633] Park, S., Lee, M., Furnham, A., Jeon, M., Ko, Y. M. Lay Beliefs about the Causes and Cures of Schizophrenia. *International Journal of Social Psychiatry*, 2017, 63 (6): 518 - 524.

[634] Parsons, T. *Politics and Social Structure*. New York: Free Press, 1969.

[635] Parsons, T. *The Social System*. New York: The Free Press, 1951.

[636] Paternotte, E., van Dulmen, S., van der Lee, N., Scherpbier, A. J. J. A., Scheele, F. Factors Influencing Intercultural Doctor-patient Communication: A Realist Review. Patient Education and Counseling, 2015, 98 (4): 420 - 445.

[637] Pawlikowska - Łagód, K., Sak, J. T&Rust in the Doctor-patient Relationship in the Light of the Latest Research. *Pielegniarstwo XXI Wieku/Nursing in the 21st Century*, 2017, 16 (1): 62 - 64.

[638] Pearson, S. D., Raeke, L. H. Patients' Trust in Physicians: Many Theories, Few Measures, and Little Data. *Journal of General Internal Medicine*, 2000, 15 (7): 509 - 513.

[639] Pellegrino, E., Thomasma, D. *Fidelity to Trust in the Virtues in Medicine*. New York: Oxford University Press, 1993.

[640] Petrak, A., Sherman, K. A., Fitness, J. Validation of the Croatian and Lebanese Revised Illness Perception Questionnaires for Healthy People (IPQ - RH). *European Journal of Cancer Care*, 2015, 24 (3): 355 - 366.

[641] Phillips, L. D., Wright, C. N. Cultural Differences in Viewing Uncertainty and Assessing Probabilities. In *Decision making and change in human affairs* (p. 507 - 519). Springer, Dordrecht, 1977.

[642] Piff, P. K., Stancato, D. M., CôTé, S., Mendoza - Denton, R., Keltner, D. Higher Social Class Predicts Increased Unethical Behavior. *Proceedings of the National Academy of Sciences of the United States of America*, 2012, 109 (11): 4086 - 4091.

[643] Pino - Postigo, A. Challenges in Doctor-patient Communication in the Province of Malaga: A Multilingual Crossroads. *Procedia - Social and Behavioral Sciences*, 2017, 237: 992 - 997.

[644] Plaks, J. E., Grant, H., Dweck, C. S. Violations of Implicit Theories and the Sense of Prediction and Control: Implications for Motivated Person Perception. *Journal of Personality & Social Psychology*, 2005, 88 (2): 245 – 262.

[645] Platonova, E. A., Kennedy, K. N., Shewchuk, R. M. Understanding Patient Satisfaction, Trust, And Loyalty to Primary Care Physicians. *Medical Care Research & Review*, 2008, 65 (6): 696 – 712.

[646] Podsakoff, P. M., Mackenzie, S. B., Lee, J. Y., Podsakoff, N. P. Common Method Biases in Behavioral Research: A critical Review of the Literature and Recommended Remedies. *Journal of Applied Psychology*, 2003, 88 (5): 879 – 903.

[647] Podsakoff, P. M., Mackenzie, S. B., Podsakoff, N. P. Sources of Method Bias in Social Science Research and Recommendations on How to Control It. *Annual review of psychology*, 2012, 63: 539 – 569.

[648] Preacher, K. J., Hayes, A. F. Spss and Sas Procedures for Estimating Indirect Effects in Simple Mediation Models. *Behavior Research Methods, Instruments, & Computers*, 2004, 36 (4): 717 – 731.

[649] Preau, M., Leport, C., Salmon – Ceron, D., Carrieri, P., Portier, H., Chene, G., ... Morin, M. Health-related Quality of Life and Patient Cprovider Relationships in HIV – Infected Patients During the First Three Years after Starting PI – Containing Antiretroviral Treatment. *AIDS Care*, 2004, 16 (5): 649 – 661.

[650] Price, R. A., Elliott, M. N., Zaslavsky, A. M., Hays, R. D., Lehrman, W. G., Rybowski, L., ... Cleary, P. D. Examining the Role of Patient Experience Surveys in Measuring Health Care Quality. *Medical Care Research & Review*, 2014, 71 (5): 522 – 554.

[651] PyysiäInen, I. True Fiction: Philosophy and Psychology of Religious Belief. *Philosophical Psychology*, 2003, 16 (1): 109 – 125.

[652] Qi, X., Zaroff, C. M., Bernardo, A. B. Autism Spectrum Disorder Etiology: Lay Beliefs and the Role of Cultural Values and Social Axioms. *Autism the International Journal of Research & Practice*, 2015, 20 (6): 673 – 686.

[653] Reicher, S., Haslam, S. A. Tyranny Revisited. *Psychologist*, 2006, 19 (3): 146 – 150.

[654] Retzbach, A., Maier, M. Communicating Scientific Uncertainty. *Communication Research*, 2014, 42 (3): 429 – 456.

[655] Reyna, C., Weiner, B. Justice and Utility in the Classroom: An Attributional Analysis of the Goals of Teachers' Punishment and Intervention Strate-

gies. *Journal of Educational Psychology*, 2001, 93: 309 - 319.

[656] Robins, R. W., Mendelsohn, G. A., Connell, J. B., Kwan, V. Do People Agree about the Causes of Behavior? A Social Relations Analysis of Behavior Ratings and Causal Attributions. *Journal of Personality & Social Psychology*, 2004, 86 (2): 334 - 344.

[657] Roese, N. J. Counterfactual Thinking. *Psychological Bulletin*, 1997, 121 (1): 133 - 148.

[658] Romano, P. S., Mark, D. H. Patient and Hospital Characteristics Related to In-hospital Mortality after Lung Cancer Resection. *CHEST Journal*, 1992, 101 (5): 1332 - 1337.

[659] Rose, A., Peters, N., Shea, J. A., Armstrong, K. Development and Testing of the Health Care System Distrust Scale. *Journal of General Internal Medicine*, 2004, 19 (1): 57 - 63.

[660] Rosenbaum. The Role Learned Resourcefulness in Self-control of Health Behavior. *Journal of Work and Stress*, 1993, 7: 33 - 46.

[661] Rothschild, Z. K., Landau, M. J., Sullivan, D., Keefer, L. A. A Dual-motive Model of Scapegoating: Displacing Blame to Reduce Guilt or Increase Control. *Journal of Personality and Social Psychology*, 2012, 102: 1148 - 1163.

[662] Rotter, J. B. A New Scale for the Measurement of Interpersonal Trust. *Journal of Personality*, 1967, 35: 651 - 665.

[663] Rousseau, D. M. Psychological and Implied Contracts in Organizations. *Employee Responsibilities and Rights Journal*, 1989, 2: 121 - 138.

[664] Rousseau, D. M., Sitkin, S. B., Burt, R. S., Camerer, C. F. Not So Different after All: A Cross-discipline View of Trust. *Academy of Management Review*, 1998, 23 (3): 393 - 404.

[665] Royzman, E. B., Baron, J. The Preference for Indirect Harm. *Social Justice Research*, 2002, 15: 165 - 184.

[666] Ruggieri, T. G., Berta, P., Murante, A. M., Nuti, S. Patient Satisfaction, Patients Leaving Hospital Against Medical Advice and Mortality in Italian University Hospitals: A cross-sectional analysis. *Bmc Health Services Research*, 2018, 18 (1): 51 - 59.

[667] Sabel, C. F. Studied Trust: Building New Forms of Co-operation in a Volatile Economy. In: Richard Swedberg (Eds.): *Explorations in economic sociology*. Newyork: Russel, 1993.

[668] Sabin, J. A., Marini, M., Nosek, B. A. Implicit and Explicit Anti-fat Bias among a Large Sample of Medical Doctors by Bmi, Race/ethnicity and Gender. *Plos One*, 2012, 7 (11): E48448.

[669] Safran, D. G., Kosinski, M., Tarlov, A. R., Rogers, W. H., Taira, D. A., Lieberman, N., Ware, J. E. The Primary Care Assessment Survey: Test of Data Quality and Measurement Performance. *Medical Care*, 1998, 36 (5): 728 - 732.

[670] Safran, D. G., Montgomery, J. E., Chang, H., Murphy, J., Rogers, W. H. Switching Doctors: Predictors of Voluntary Disenrollment From a Primary Physician's Practice. *Journal of Family Practice*, 2001, 50 (2): 130 - 136.

[671] Safran, D. G., Taira, D. A., Rogers, W. H., Kosinski, M., Ware, J. E., Tarlov, A. R. Linking Primary Care Performance to Outcomes of Care. *Journal of Family Practice*, 1998, 47 (3): 213 - 220.

[672] Saha, S., Jacobs, E. A., Moore, R. D., Beach, M. C. Trust in Physicians and Racial Disparities in HIV Care. *AIDS Patient Care and STDs*, 2010, 24 (7): 415 - 420.

[673] Satorra, A, & Bentler, P. M. A Scaled Difference Chi-square Test Statistic for Moment Structure Analysis. *Psychometrika*, 2001, 66 (4): 507 - 514.

[674] Savani, K., Rattan, A., Dweck, C. S. Is Education a Fundamental right? People's Lay Theories about Intellectual Potential Drive Their Positions on Education. *Personality & Social Psychology Bulletin*, 2017, 43 (9): 1284 - 1295.

[675] Schank, R. *Dynamic Memory: A Theory of Learning in Computers and People*. New York: Cambridge University Press, 1982.

[676] Schlomann, P., Schmitke, J. Lay Beliefs about Hypertension: An Interpretive Synthesis of the Qualitative Research. *Journal of the American Academy of Nurse Practitioners*, 2007, 19 (7): 358 - 367.

[677] Schoenberg, N. E., Drew, E. M., Stoller, E. P., Kart, C. S. Situating Stress: Lessons from Lay Discourses on Diabetes. *Medical Anthropology Quarterly*, 2005, 19 (2): 171 - 193.

[678] Scott, A., Vick, S. Patients, Doctors and Contracts: An Application of Principal-agent Theory to the Doctor-patient Relationship. *Scottish Journal of Political Economy*, 1999, 46 (2): 111 - 134.

[679] Sevdalis, N., Kokkinaki, F. The Differential Effect of Realistic and Unrealistic Counterfactual Thinking on Regret. *Acta Psychologica*, 2006, 122 (2):

111 - 128.

[680] Shiloh, S., Heruti, I., Leichtentritt, R. A Common-sense Model of Injury Perceptions. *Journal of Health Psychology*, 2016, 21 (8): 1516 - 1526.

[681] Shokrgozar, S., Soleimani, R. S., Abdollahi, E., Fallahi, M., Roshandel, M., Noori, S. Z. S. An Investigation of the Psychometric Properties of Illness Perception Questionnaire for Schizophrenia (IPQS) in Iran. *Neuroquantology*, 2017, 15 (3): 80 - 88.

[682] Silvia, D. B., Fabia, M. V., Sandra, C., Andreu, V. C. How Impulsivity and Intelligence are Releated to Different Forms of Aggression. *Personality and Individual Differences*, 2017, 15 (117): 66 - 70.

[683] Simmel, G. *The Philosophy of Money*. London: Routledge & Kegan Paul, 1978.

[684] Singh, M. Intolerance and Violence Against Doctors. *The Indian Journal of Pediatrics*, 2017, 84 (10): 768 - 773.

[685] Small, D. A., Lerner, J. S. Emotional Politics: Personal Sadness and Anger Shape Public Welfare Preferences. *Political Psychology*, 2008, 29 (2): 85 - 90.

[686] Smets, E. M., Hillen, M. A., Douma, K. F., Stalpers, L. J., Koning, C. C., de Haes, H. C. Does Being Informed and Feeling Informed Affect Patients' Trust in Their Radiation Oncologist? *Patient Education and Counseling*, 2013, 90 (3): 330 - 337.

[687] St. Claire, L., Clift, A., Dumbelton, L. How Do I Know What I Feel? Evidence for the Role of Self Categorisation in Symptom Perceptions. *European Journal of Social Psychology*, 2008, 38 (1): 173 - 186.

[688] Stellar, J. E., Manzo, V. M., Kraus, M. W., Keltner, D. Class and Compassion: Socioeconomic Factors Predict Responses to Suffering. *Emotion*, 2012, 12 (3): 449 - 459.

[689] Stepanikova, I., Mollborn, S., Cook, K. S., Thom, D. H., Kramer, R. M. Patients' Race, Ethnicity, Language, And Trust in a Physician. *Journal of Health and Social Behavior*, 2006, 47 (4): 390 - 405.

[690] Stewart, M. A., Mcwhinney, I. R., Buck, C. W. The Doctor/Patient Relationship and its Effect upon Outcome. *British Journal of General Practice*, 1979, 29 (199): 77 - 82.

[691] Straten, G. F., Friele, R. D., Groenewegen, P. P. Public Trust in

Dutch Health Care. *Social Science and Medicine*, 2002, 55 (2): 227 – 234.

[692] Street, R. L., O'Malley, K. J., Cooper, L. A., Haidet, P. Understanding Concordance in Patient-physician Relationships: Personal and Ethnic Dimensions of Shared Identity. *The Annals of Family Medicine*, 2008, 6 (3): 198 – 205.

[693] Struthers, C. W., Weiner, B., Allred, K. Effects of Causal Attributions on Personnel Decisions: A Social Motivation Perspective. *Basic & Applied Social Psychology*, 1998, 20 (2): 155 – 166.

[694] Sundeep, M. Violence Against Doctors: The Class Wars. *Indian Heart Journal*, 2015, 4 (67): 289 – 292.

[695] Swift, J. K., Callahan, J. L. The Impact of Client Treatment Preferences on Outcome: A Meta-analysis. *Journal of Business Ethics*, 2009, 65 (4): 368 – 381.

[696] Szasz, T. S., Hollender, M. H. A Contribution to the Philosophy of Medicine: The Basic Models of the Doctor-patient Relationship. *AMA Archives of Internal Medicine*, 1956, 97 (5): 585 – 592.

[697] Tajfel, H. E. *Differentiation Between Social Groups: Studies in the Social Psychology of Intergroup Relations*. Academic Press, 1978.

[698] Tanaka, J. S., Huba, G. J. A fit index for covariance structure models under arbitrary GLS estimation. *British Journal of Mathematical and Statistical Psychology*, 1985, 38 (2): 197 – 201.

[699] Tefera, K., Hailay, G., Lillian, M., Tesfahun, E. Diabetes Related Knowledge, Self-care Behaviours and Adherence to Medications among Diabetic Patients in Southwest Ethiopia: A cross-sectional Survey. *BMC Endocrine Disorders*, 2016, 16 (1): 28 – 38.

[700] Tenzer, H., Pudelko, M., Harzing, A. W. The impact of Language Barriers on Trust Formation in Multinational Teams. *Journal of International Business Studies*, 2014, 45 (5): 508 – 535.

[701] Thom, D. H., Bloch, D. A., Segal, E. S. An Intervention to Increase Patients' Trust in Their Physicians. Stanford Trust Study Physician Group. *Academic Medicine*, 1999, 74 (2): 195 – 198.

[702] Thom, D. H., Campbell, B. Patient-physician Trust: An Exploratory Study. *The Journal of Family Practice*, 1997, 44 (2): 169 – 176.

[703] Thom, D. H., Hall, M. A., Pawlson, L. G. Measuring Patients' Trust in Physicians When Assessing Quality of Care. *Health affairs*, 2004, 23 (4): 124 – 132.

[704] Thom, D. H., Kravitz, R. L., Bell, R. A., Krupat, E., Azari, R. Patient Trust in the Physician: Relationship to Patient Requests. *Family Practice*, 2002, 19 (5): 476 - 483.

[705] Thom, D. H., Ribisl, K. M., Stewart, A. L., Luke, D. A. Further Validation and Reliability Testing of the Trust in Physician Scale. *Medical Care*, 1999, 37 (5): 510 - 517.

[706] Thom, D. H., Wong, S. T., Guzman, D., Wu, A., Penko, J., Miaskowski, C., Kushel, M. Physician Trust in the Patient: Development and Validation of a New Measure. *The Annals of Family Medicine*, 2011, 9 (2): 148 - 154.

[707] ThunströM, L. Welfare effects of nudges: The Emotional Tax of Calorie menu Labeling. *Judgment and Decision Making*, 2019, 14 (1): 11 - 25.

[708] Trachtenberg, F., Dugan, E., Hall, M. A. How Patients' Trust Relates to Their Involvement in Medical Care. *Journal of Family Practice*, 2005, 54 (4): 344 - 352.

[709] Tran, A. N., Haidet, P., Street, R. L, O'Malley, K. J., Ashton, C. M. Empowering Communication: A Community-based Intervention for Patients. *Patient Education and Counseling*, 2004, 52 (1): 113 - 121.

[710] Trevors, G. J., Kendeou, P., Butterfuss, R. Emotion Processes in Knowledge Revision. *Discourse Processes*, 2017, 54 (5 - 6): 406 - 426.

[711] Trevors, G. J., Muis, K. R., Pekrun, R., Sinatra, G. M., Winne, P. H. Identity and Epistemic Emotions During Knowledge Revision: A Potential Account for the Backfire Effect. *Discourse Processes*, 2016, 53 (5 - 6): 339 - 370.

[712] Tsfati, Y. Online News Exposure and Trust in the Mainstream Media: Exploring Possible Associations. *American Behavioral Scientist*, 2010, 54 (1): 22 - 42.

[713] Tullett, A. M., Plaks, J. E. Testing the Link Between Empathy and Lay Theories of Happiness. *Personality & Social Psychology Bulletin*, 2016, 42 (11): 1505 - 1521.

[714] Turman, P. D. Coaches' Use of Anticipatory and Counterfactual Regret Messages During Competition. *Journal of Applied Communication Research*, 2005, 33 (2): 116 - 138.

[715] Turner, J. H. *Face to Face: Toward a Sociological Theory of Interpersonal Behavior*. Stanford University Press, 2002.

[716] Twenge, J. M., Baumeister, R. F., Tice, D. M., Stucke, T. S. If You Can's Join Them, Beat Them: Effects of Social Exclusion on Aggressive Behav-

ior. Journal of Personality & Social Psychology, 2001, 81 (6): 1058 - 1069.

[717] van Beest, I., van Dijk, E., de Dreu, C. K. W., Wilke, H. A. M. Do-no-harm in Coalition Formation: Why Losses Inhibit Exclusion and Promote Fairness Cognitions. *Journal of Experimental Social Psychology*, 2005, 41 (6): 609 - 617.

[718] Vandenberg, R. J., Lance, C. E. A Review and Synthesis of the Measurement Invariance Literature: Suggestions, Practices, and Recommendations for Organizational Research. *Organizational Research Methods*, 2000, 3 (1): 4 - 70.

[719] van der Feltz - Cornelis, C. M., van Oppen, P., van Marwijk, H. W., de Beurs, E., Van Dyck, R. A Patient-doctor Relationship Questionnaire (PDRQ - 9) in Primary Care: Development and Psychometric Evaluation. *General Hospital Psychiatry*, 2004, 26 (2): 115 - 120.

[720] van Ryn, M., Burke, J. The Effect of Patient Race and Socio-economic Status on Physicians' Perceptions of Patients. *Social Science & Medicine*, 2000, 50 (6): 813 - 828.

[721] Veatch, R. M. Models for Ethical Medicine in a Revolutionary Age. *Hastings Center Report*, 1972, 2 (3): 5 - 7.

[722] Vermeulen, J. M., Schirmbeck, N. F., Van Tricht, M. J., de Haan, L. Satisfaction of Psychotic Patients with Care and its Value to Predict Outcomes. *European Psychiatry*, 2018, 47: 60 - 66.

[723] Villata, S., Boella, G., Gabbay, D. M., Van Der Torre, L. A Socio-cognitive Model of Trust Using Argumentation Theory. *International Journal of Approximate Reasoning*, 2013, 54 (4): 541 - 559.

[724] Vitull, K. G., Navjot, K., &Meghna, G. Is Changing Cusufficient to curb Violence Adainst Doctors. *Indian Heart Journal*, 2016, 2 (68): 231 - 233.

[725] Wald, H. S., Dube, C. E., Anthony, D. C. Untangling the Web—The impact of Internet Use on Health Care and the Physician-patient Relationship. *Patient education and counseling*, 2007, 68 (3): 218 - 224.

[726] Walker, R. L., Lester, D., Joe, S. Lay Theories of Suicide: An Examination of Culturally Relevant Suicide Beliefs and Attributions among African Americans and European Americans. *Journal of Black Psychology*, 2006, 32 (3): 320 - 334.

[727] Wang, L. D., Lam, W. W., Wu, J., Fielding, R. Hong Kong Chinese Women's Lay Beliefs about Cervical Cancer Causation and Prevention. *Asian Pacific*

Journal of Cancer Prevention, 2014, 15 (18): 7679 – 7686.

[728] Weber M. *The Religion of China: Confucianism and Taoism*. New York: The Free Press, 1951.

[729] Weiner, B. *An Attributional Theory of Motivation and Emotion*. New York: Springer – Verlag, 1986.

[730] Weiner, B. Intrapersonal and Interpersonal Theories of Motivation from an Attributional Perspective. *Educational Psychology Review*, 2000, 12: 1 – 14.

[731] Weiner, B. *Judgments of Responsibility: A Foundation for a Theory of Social Conduct*. guilford Press, 1995.

[732] Weinman, J., Petrie, K. J., Moss-morris, R., Horne, R. The Illness Perception Questionnaire: A New Method for Assessing the Cognitive Representation of Illness. *Psychology & Health*, 1996, 11 (3): 431 – 445.

[733] Werner, P., Goldberg, S., Mandel, S., Korczyn, A. D. Gender Differences in Lay Persons' Beliefs and Knowledge about Alzheimer's Disease (AD): A National Representative Study of Israeli Adults. *Archives of Gerontology & Geriatrics*, 2013, 56 (2): 400 – 404.

[734] Werner, P., Korczyn, A. D. Lay Persons' Beliefs and Knowledge about Parkinson's Disease: Pevalence and Socio-demographic Correlates. *Parkinsonism & Related Disorders*, 2010, 16 (6): 415 – 417.

[735] Wheeler, S. C., Petty, R. E. The Effects of Stereotype Activation on Behavior: A Review of Possible Mechanisms. *Psychological bulletin*, 2001, 127 (6): 797 – 826.

[736] WHO, 2016, Attacks on Health Care, Retrieved August 13th, 2018 from Http: //www. who. int/hac/techguidance/attacksreport. pdf? ua = 1.

[737] Williams, G. H. Lay Beliefs about the Causes of Rheumatoid Arthritis: Their Implications for Rehabilitation. *International Rehabilitation Medicine*, 2009, 8 (2): 65 – 68.

[738] Williams, M. Building Genuine Trust Through Interpersonal Emotion Management: A Threat Regulation Model of Trust and Collaboration Across Boundaries. *Academy of Management Review*, 2007, 32 (2): 595 – 621.

[739] Williamson, O. E. *The Mechanisms of Governance*. Oxford, UK: Oxford University Press, 1996.

[740] Winnette, R., Hess, L. M., Nicol, S. J., Tai, D. F., Copley – Merriman, C. The Patient Experience with Soft Tissue Sarcoma: A Systematic Review

of the Literature. *The Patient – Patient – Centered Outcomes Research*, 2017, 10 (2): 1 – 10.

[741] Wojciszke, B., Bazinska, R., Jaworski, M. On the Dominance of Moral Categories in Impression Formation. *Personality and Social Psychology Bulletin*, 1998, 24 (12): 1251 – 1263.

[742] Wrightsman, L. S. *Assumptions about Human Nature* (2nd Ed.). Newbury Park, CA: Sage, 1992.

[743] Wu, H., Liu, L., Wang, Y., Gao, F., Zhao, X., Wang, L. Factors Associated with Burnout among Chinese Hospital Doctors: A Cross-sectional Study. *BMC Public Health*, 2013, 13 (786): 786.

[744] Xue, W., Hine, D. W., Marks, A. D. G., Phillips, W. J., Zhao, S. Cultural Worldviews and Climate Change: A View from China. *Asian Journal of Social Psychology*, 2015, 19 (2): 1 – 10.

[745] Young, L., Cushman, F., Hauser, M., Saxe, R. The Neural Basis of the Interaction between Theory of Mind and Moral Judgment. *Proceedings of the National Academy of Sciences of the United States of America*, 2007, 104 (20): 8235 – 8240.

[746] Zedelius, C. M., MüLler, B. C. N., Schooler, J. W. (Eds). *The Science of Lay Theories: How Beliefs Shape Our Cognition, Behavior, and Health*. Berlin, Germany: Springer International Publishing, 2017.

[747] Zeelenberg, M., van den Bos, K., van Dijk, E., Pieters, R. The Inaction Effect in the Psychology of Regret. *Journal of Personality and Social Psychology*, 2002, 82 (3): 314 – 327.

[748] Zhang, J. X., Bond, M. H. Target-based Interpersonal Trust: Cross-cultural Comparison and its Cognitive Model. *Acta Psychologica Sinica*, 1992, 25 (2): 164 – 172.

[749] Zhao, X., Lynch, J. G., Chen, Q. Reconsidering Baron and Kenny: Myth and Truth about Mediation. *Journal of Consumer Research*, 2010, 37 (2): 197 – 206.

[750] Zheng, B., Hall, M. A., Dugan, E., Kidd, K. E., Levine, D. Development of a Scale to Measure Patients' Trust in Health Insurers. *Health Services Research*, 2002, 37 (1): 185 – 200.

[751] Zhou, P., Grady, S. C. Three Modes of Power Operation: Understanding Doctor-patient Conflicts in China's Hospital Therapeutic Landscapes. *Health & Place*,

2016，42：137 - 147.

［752］Zucker，G. S.，Weiner，B. Conservatism and Perceptions of Poverty：An Attributional Analysis. *Journal of Applied Social Psychology*，2006，23（12）：925 - 943.

后　记

从项目立项至今，转眼已过5年。随着项目的持续推进，我们对医患关系和医患信任的理解也在不断加深。我们深切地感受到，虽然医患关系问题这一世界性难题很难有统一、完美且及时的解决方案，但是面对这一难题，我们要做出多元、累进并持续的改进努力。经济的增长和医学水平的提高并不必然带来医疗满意度的增加，包括社会心理因素在内的诸多因素牵涉其中，它们是影响获得感和满意度的重要因素。如何发挥这些因素的积极作用，控制其消极作用，同样构成了学术研究和社会治理的重要内容。

幸运的是，研究伊始，我们就组建了一个多学科的团队，横跨心理学、社会学、医学、公共卫生、行政管理等专业领域。这使我们的研究具有一个相对广阔的视野。虽然它是医患信任的社会心理学研究，但它并不完全拘泥于狭义的社会心理学自身，还具有更多的社会问题研究和公共治理研究的意味，这也是我们课题组一直追求的方向。现实社会中的问题，其产生没有明显的"学科逻辑"，而具有跨领域的弥散性和协同性；与之对应，其解决也需要更综合、更多元的治理之道。这并不会消解单一学科的学术地位，相反，它要求每个学科都尽己所能去发挥自身的智慧、提出自身的建议，并综合融汇到"问题解决"的工具箱中。希望我们的研究能够丰富医患关系治理的工具箱，同时丰富学界对医患信任、医患关系与社会心态研究的理论想象。

在书稿完成之际，作为课题的首席专家，我要向参与课题的各位子课题负责人、青年教师和多位研究生们表示衷心的感谢，同时也要向接受我们调研，或者为我们的调研提供帮助的各地卫健委负责人、医疗机构负责人、医务工作者及医疗卫生行业的许多相关工作人员表示由衷的感激。虽然在课题组发表的几十篇论文中，无法署上每一位课题参与者的名字，但是你们的贡献一直是课题得以顺利完成的不可或缺的一部分。

项目整理完稿之际，正是新冠肺炎疫情肆虐华夏大地之时；而提交结项之时，国内的防疫治理已见实效。在重新恢复的科研教学秩序中进行后续的深入研究，正是我辈对万千医务工作者英勇抗疫的最大回报。

是为后记，以期未来。

汪新建

2020年10月15日

教育部哲学社會科学研究重大課題攻関項目

成果出版列表

序号	书　名	首席专家
1	《马克思主义基础理论若干重大问题研究》	陈先达
2	《马克思主义理论学科体系建构与建设研究》	张雷声
3	《马克思主义整体性研究》	逄锦聚
4	《改革开放以来马克思主义在中国的发展》	顾钰民
5	《新时期　新探索　新征程 ——当代资本主义国家共产党的理论与实践研究》	聂运麟
6	《坚持马克思主义在意识形态领域指导地位研究》	陈先达
7	《当代资本主义新变化的批判性解读》	唐正东
8	《当代中国人精神生活研究》	童世骏
9	《弘扬与培育民族精神研究》	杨叔子
10	《当代科学哲学的发展趋势》	郭贵春
11	《服务型政府建设规律研究》	朱光磊
12	《地方政府改革与深化行政管理体制改革研究》	沈荣华
13	《面向知识表示与推理的自然语言逻辑》	鞠实儿
14	《当代宗教冲突与对话研究》	张志刚
15	《马克思主义文艺理论中国化研究》	朱立元
16	《历史题材文学创作重大问题研究》	童庆炳
17	《现代中西高校公共艺术教育比较研究》	曾繁仁
18	《西方文论中国化与中国文论建设》	王一川
19	《中华民族音乐文化的国际传播与推广》	王耀华
20	《楚地出土戰國簡册［十四種］》	陈　伟
21	《近代中国的知识与制度转型》	桑　兵
22	《中国抗战在世界反法西斯战争中的历史地位》	胡德坤
23	《近代以来日本对华认识及其行动选择研究》	杨栋梁
24	《京津冀都市圈的崛起与中国经济发展》	周立群
25	《金融市场全球化下的中国监管体系研究》	曹凤岐
26	《中国市场经济发展研究》	刘　伟
27	《全球经济调整中的中国经济增长与宏观调控体系研究》	黄　达
28	《中国特大都市圈与世界制造业中心研究》	李廉水

序号	书　名	首席专家
29	《中国产业竞争力研究》	赵彦云
30	《东北老工业基地资源型城市发展可持续产业问题研究》	宋冬林
31	《转型时期消费需求升级与产业发展研究》	臧旭恒
32	《中国金融国际化中的风险防范与金融安全研究》	刘锡良
33	《全球新型金融危机与中国的外汇储备战略》	陈雨露
34	《全球金融危机与新常态下的中国产业发展》	段文斌
35	《中国民营经济制度创新与发展》	李维安
36	《中国现代服务经济理论与发展战略研究》	陈　宪
37	《中国转型期的社会风险及公共危机管理研究》	丁烈云
38	《人文社会科学研究成果评价体系研究》	刘大椿
39	《中国工业化、城镇化进程中的农村土地问题研究》	曲福田
40	《中国农村社区建设研究》	项继权
41	《东北老工业基地改造与振兴研究》	程　伟
42	《全面建设小康社会进程中的我国就业发展战略研究》	曾湘泉
43	《自主创新战略与国际竞争力研究》	吴贵生
44	《转轨经济中的反行政性垄断与促进竞争政策研究》	于良春
45	《面向公共服务的电子政务管理体系研究》	孙宝文
46	《产权理论比较与中国产权制度变革》	黄少安
47	《中国企业集团成长与重组研究》	蓝海林
48	《我国资源、环境、人口与经济承载能力研究》	邱　东
49	《“病有所医”——目标、路径与战略选择》	高建民
50	《税收对国民收入分配调控作用研究》	郭庆旺
51	《多党合作与中国共产党执政能力建设研究》	周淑真
52	《规范收入分配秩序研究》	杨灿明
53	《中国社会转型中的政府治理模式研究》	娄成武
54	《中国加入区域经济一体化研究》	黄卫平
55	《金融体制改革和货币问题研究》	王广谦
56	《人民币均衡汇率问题研究》	姜波克
57	《我国土地制度与社会经济协调发展研究》	黄祖辉
58	《南水北调工程与中部地区经济社会可持续发展研究》	杨云彦
59	《产业集聚与区域经济协调发展研究》	王　珺

序号	书　名	首席专家
60	《我国货币政策体系与传导机制研究》	刘　伟
61	《我国民法典体系问题研究》	王利明
62	《中国司法制度的基础理论问题研究》	陈光中
63	《多元化纠纷解决机制与和谐社会的构建》	范　愉
64	《中国和平发展的重大前沿国际法律问题研究》	曾令良
65	《中国法制现代化的理论与实践》	徐显明
66	《农村土地问题立法研究》	陈小君
67	《知识产权制度变革与发展研究》	吴汉东
68	《中国能源安全若干法律与政策问题研究》	黄　进
69	《城乡统筹视角下我国城乡双向商贸流通体系研究》	任保平
70	《产权强度、土地流转与农民权益保护》	罗必良
71	《我国建设用地总量控制与差别化管理政策研究》	欧名豪
72	《矿产资源有偿使用制度与生态补偿机制》	李国平
73	《巨灾风险管理制度创新研究》	卓　志
74	《国有资产法律保护机制研究》	李曙光
75	《中国与全球油气资源重点区域合作研究》	王　震
76	《可持续发展的中国新型农村社会养老保险制度研究》	邓大松
77	《农民工权益保护理论与实践研究》	刘林平
78	《大学生就业创业教育研究》	杨晓慧
79	《新能源与可再生能源法律与政策研究》	李艳芳
80	《中国海外投资的风险防范与管控体系研究》	陈菲琼
81	《生活质量的指标构建与现状评价》	周长城
82	《中国公民人文素质研究》	石亚军
83	《城市化进程中的重大社会问题及其对策研究》	李　强
84	《中国农村与农民问题前沿研究》	徐　勇
85	《西部开发中的人口流动与族际交往研究》	马　戎
86	《现代农业发展战略研究》	周应恒
87	《综合交通运输体系研究——认知与建构》	荣朝和
88	《中国独生子女问题研究》	风笑天
89	《我国粮食安全保障体系研究》	胡小平
90	《我国食品安全风险防控研究》	王　硕

序号	书　名	首席专家
91	《城市新移民问题及其对策研究》	周大鸣
92	《新农村建设与城镇化推进中农村教育布局调整研究》	史宁中
93	《农村公共产品供给与农村和谐社会建设》	王国华
94	《中国大城市户籍制度改革研究》	彭希哲
95	《国家惠农政策的成效评价与完善研究》	邓大才
96	《以民主促进和谐——和谐社会构建中的基层民主政治建设研究》	徐　勇
97	《城市文化与国家治理——当代中国城市建设理论内涵与发展模式建构》	皇甫晓涛
98	《中国边疆治理研究》	周　平
99	《边疆多民族地区构建社会主义和谐社会研究》	张先亮
100	《新疆民族文化、民族心理与社会长治久安》	高静文
101	《中国大众媒介的传播效果与公信力研究》	喻国明
102	《媒介素养：理念、认知、参与》	陆　晔
103	《创新型国家的知识信息服务体系研究》	胡昌平
104	《数字信息资源规划、管理与利用研究》	马费成
105	《新闻传媒发展与建构和谐社会关系研究》	罗以澄
106	《数字传播技术与媒体产业发展研究》	黄升民
107	《互联网等新媒体对社会舆论影响与利用研究》	谢新洲
108	《网络舆论监测与安全研究》	黄永林
109	《中国文化产业发展战略论》	胡惠林
110	《20 世纪中国古代文化经典在域外的传播与影响研究》	张西平
111	《国际传播的理论、现状和发展趋势研究》	吴　飞
112	《教育投入、资源配置与人力资本收益》	闵维方
113	《创新人才与教育创新研究》	林崇德
114	《中国农村教育发展指标体系研究》	袁桂林
115	《高校思想政治理论课程建设研究》	顾海良
116	《网络思想政治教育研究》	张再兴
117	《高校招生考试制度改革研究》	刘海峰
118	《基础教育改革与中国教育学理论重建研究》	叶　澜
119	《我国研究生教育结构调整问题研究》	袁本涛 王传毅
120	《公共财政框架下公共教育财政制度研究》	王善迈

序号	书　名	首席专家
121	《农民工子女问题研究》	袁振国
122	《当代大学生诚信制度建设及加强大学生思想政治工作研究》	黄蓉生
123	《从失衡走向平衡：素质教育课程评价体系研究》	钟启泉 崔允漷
124	《构建城乡一体化的教育体制机制研究》	李　玲
125	《高校思想政治理论课教育教学质量监测体系研究》	张耀灿
126	《处境不利儿童的心理发展现状与教育对策研究》	申继亮
127	《学习过程与机制研究》	莫　雷
128	《青少年心理健康素质调查研究》	沈德立
129	《灾后中小学生心理疏导研究》	林崇德
130	《民族地区教育优先发展研究》	张诗亚
131	《WTO主要成员贸易政策体系与对策研究》	张汉林
132	《中国和平发展的国际环境分析》	叶自成
133	《冷战时期美国重大外交政策案例研究》	沈志华
134	《新时期中非合作关系研究》	刘鸿武
135	《我国的地缘政治及其战略研究》	倪世雄
136	《中国海洋发展战略研究》	徐祥民
137	《深化医药卫生体制改革研究》	孟庆跃
138	《华侨华人在中国软实力建设中的作用研究》	黄　平
139	《我国地方法制建设理论与实践研究》	葛洪义
140	《城市化理论重构与城市化战略研究》	张鸿雁
141	《境外宗教渗透论》	段德智
142	《中部崛起过程中的新型工业化研究》	陈晓红
143	《农村社会保障制度研究》	赵　曼
144	《中国艺术学学科体系建设研究》	黄会林
145	《人工耳蜗术后儿童康复教育的原理与方法》	黄昭鸣
146	《我国少数民族音乐资源的保护与开发研究》	樊祖荫
147	《中国道德文化的传统理念与现代践行研究》	李建华
148	《低碳经济转型下的中国排放权交易体系》	齐绍洲
149	《中国东北亚战略与政策研究》	刘清才
150	《促进经济发展方式转变的地方财税体制改革研究》	钟晓敏
151	《中国—东盟区域经济一体化》	范祚军

序号	书　名	首席专家
152	《非传统安全合作与中俄关系》	冯绍雷
153	《外资并购与我国产业安全研究》	李善民
154	《近代汉字术语的生成演变与中西日文化互动研究》	冯天瑜
155	《新时期加强社会组织建设研究》	李友梅
156	《民办学校分类管理政策研究》	周海涛
157	《我国城市住房制度改革研究》	高　波
158	《新媒体环境下的危机传播及舆论引导研究》	喻国明
159	《法治国家建设中的司法判例制度研究》	何家弘
160	《中国女性高层次人才发展规律及发展对策研究》	佟　新
161	《国际金融中心法制环境研究》	周仲飞
162	《居民收入占国民收入比重统计指标体系研究》	刘　扬
163	《中国历代边疆治理研究》	程妮娜
164	《性别视角下的中国文学与文化》	乔以钢
165	《我国公共财政风险评估及其防范对策研究》	吴俊培
166	《中国历代民歌史论》	陈书录
167	《大学生村官成长成才机制研究》	马抗美
168	《完善学校突发事件应急管理机制研究》	马怀德
169	《秦简牍整理与研究》	陈　伟
170	《出土简帛与古史再建》	李学勤
171	《民间借贷与非法集资风险防范的法律机制研究》	岳彩申
172	《新时期社会治安防控体系建设研究》	宫志刚
173	《加快发展我国生产服务业研究》	李江帆
174	《基本公共服务均等化研究》	张贤明
175	《职业教育质量评价体系研究》	周志刚
176	《中国大学校长管理专业化研究》	宣　勇
177	《"两型社会"建设标准及指标体系研究》	陈晓红
178	《中国与中亚地区国家关系研究》	潘志平
179	《保障我国海上通道安全研究》	吕　靖
180	《世界主要国家安全体制机制研究》	刘胜湘
181	《中国流动人口的城市逐梦》	杨菊华
182	《建设人口均衡型社会研究》	刘渝琳
183	《农产品流通体系建设的机制创新与政策体系研究》	夏春玉

序号	书　名	首席专家
184	《区域经济一体化中府际合作的法律问题研究》	石佑启
185	《城乡劳动力平等就业研究》	姚先国
186	《20世纪朱子学研究精华集成——从学术思想史的视角》	乐爱国
187	《拔尖创新人才成长规律与培养模式研究》	林崇德
188	《生态文明制度建设研究》	陈晓红
189	《我国城镇住房保障体系及运行机制研究》	虞晓芬
190	《中国战略性新兴产业国际化战略研究》	汪　涛
191	《证据科学论纲》	张保生
192	《要素成本上升背景下我国外贸中长期发展趋势研究》	黄建忠
193	《中国历代长城研究》	段清波
194	《当代技术哲学的发展趋势研究》	吴国林
195	《20世纪中国社会思潮研究》	高瑞泉
196	《中国社会保障制度整合与体系完善重大问题研究》	丁建定
197	《民族地区特殊类型贫困与反贫困研究》	李俊杰
198	《扩大消费需求的长效机制研究》	臧旭恒
199	《我国土地出让制度改革及收益共享机制研究》	石晓平
200	《高等学校分类体系及其设置标准研究》	史秋衡
201	《全面加强学校德育体系建设研究》	杜时忠
202	《生态环境公益诉讼机制研究》	颜运秋
203	《科学研究与高等教育深度融合的知识创新体系建设研究》	杜德斌
204	《女性高层次人才成长规律与发展对策研究》	罗瑾琏
205	《岳麓秦简与秦代法律制度研究》	陈松长
206	《民办教育分类管理政策实施跟踪与评估研究》	周海涛
207	《建立城乡统一的建设用地市场研究》	张安录
208	《迈向高质量发展的经济结构转变研究》	郭熙保
209	《中国社会福利理论与制度构建——以适度普惠社会福利制度为例》	彭华民
210	《提高教育系统廉政文化建设实效性和针对性研究》	罗国振
211	《毒品成瘾及其复吸行为——心理学的研究视角》	沈模卫
212	《英语世界的中国文学译介与研究》	曹顺庆
213	《建立公开规范的住房公积金制度研究》	王先柱

序号	书　名	首席专家
214	《现代归纳逻辑理论及其应用研究》	何向东
215	《时代变迁、技术扩散与教育变革：信息化教育的理论与实践探索》	杨　浩
216	《城镇化进程中新生代农民工职业教育与社会融合问题研究》	褚宏启 薛二勇
217	《我国先进制造业发展战略研究》	唐晓华
218	《融合与修正：跨文化交流的逻辑与认知研究》	鞠实儿
219	《中国新生代农民工收入状况与消费行为研究》	金晓彤
220	《高校少数民族应用型人才培养模式综合改革研究》	张学敏
221	《中国的立法体制研究》	陈　俊
222	《教师社会经济地位问题：现实与选择》	劳凯声
223	《中国现代职业教育质量保障体系研究》	赵志群
224	《欧洲农村城镇化进程及其借鉴意义》	刘景华
225	《国际金融危机后全球需求结构变化及其对中国的影响》	陈万灵
226	《创新法治人才培养机制》	杜承铭
227	《法治中国建设背景下警察权研究》	余凌云
228	《高校财务管理创新与财务风险防范机制研究》	徐明稚
229	《义务教育学校布局问题研究》	雷万鹏
230	《高校党员领导干部清正、党政领导班子清廉的长效机制研究》	汪　曣
231	《二十国集团与全球经济治理研究》	黄茂兴
232	《高校内部权力运行制约与监督体系研究》	张德祥
233	《职业教育办学模式改革研究》	石伟平
234	《职业教育现代学徒制理论研究与实践探索》	徐国庆
235	《全球化背景下国际秩序重构与中国国家安全战略研究》	张汉林
236	《进一步扩大服务业开放的模式和路径研究》	申明浩
237	《自然资源管理体制研究》	宋马林
238	《高考改革试点方案跟踪与评估研究》	钟秉林
239	《全面提高党的建设科学化水平》	齐卫平
240	《“绿色化”的重大意义及实现途径研究》	张俊飚
241	《利率市场化背景下的金融风险研究》	田利辉
242	《经济全球化背景下中国反垄断战略研究》	王先林

序号	书　名	首席专家
243	《中华文化的跨文化阐释与对外传播研究》	李庆本
244	《世界一流大学和一流学科评价体系与推进战略》	王战军
245	《新常态下中国经济运行机制的变革与中国宏观调控模式重构研究》	袁晓玲
246	《推进21世纪海上丝绸之路建设研究》	梁　颖
247	《现代大学治理结构中的纪律建设、德治礼序和权力配置协调机制研究》	周作宇
248	《渐进式延迟退休政策的社会经济效应研究》	席　恒
249	《经济发展新常态下我国货币政策体系建设研究》	潘　敏
250	《推动智库建设健康发展研究》	李　刚
251	《农业转移人口市民化转型：理论与中国经验》	潘泽泉
252	《电子商务发展趋势及对国内外贸易发展的影响机制研究》	孙宝文
253	《创新专业学位研究生培养模式研究》	贺克斌
254	《医患信任关系建设的社会心理机制研究》	汪新建
	……